·执业医师资格考试通关系列·

中医执业医师资格考试
真题解析

(医学综合)

吴春虎 主编
阿虎医考研究组 组织编写

全国百佳图书出版单位
中国中医药出版社
·北京·

图书在版编目（CIP）数据

中医执业医师资格考试真题解析/吴春虎主编．—北京：中国中医药出版社，2023.11
（执业医师资格考试通关系列）

ISBN 978－7－5132－8376－2

Ⅰ.①中…　Ⅱ.①吴…　Ⅲ.①中医师－资格考试－题解　Ⅳ.①R2－44

中国国家版本馆 CIP 数据核字（2023）第 179151 号

中国中医药出版社出版

北京经济技术开发区科创十三街 31 号院二区 8 号楼
邮政编码　100176
传真　010－64405721
河北省武强县画业有限责任公司印刷
各地新华书店经销

开本 787×1092　1/16　印张 17.5　字数 548 千字
2023 年 11 月第 1 版　2023 年 11 月第 1 次印刷
书号　ISBN 978－7－5132－8376－2
定价　89.00 元
网址　www.cptcm.com

服 务 热 线　010－64405510
购 书 热 线　010－89535836
维 权 打 假　010－64405753

微信服务号　zgzyycbs
微商城网址　https://kdt.im/LIdUGr
官 方 微 博　http://e.weibo.com/cptcm
天猫旗舰店网址　https://zgzyycbs.tmall.com

如有印装质量问题请与本社出版部联系（010－64405510）
版权专有　侵权必究

使 用 说 明

中医执业医师资格考试是评价申请中医执业医师资格者是否具备从事医师工作所必需的专业知识与技能的考试。由于重点、难点较多，广大考生在复习考试中感觉困难重重，本考试已成为专业基础较薄弱、信心不足的考生从医之路上一道难以跨越的门槛。

无论哪个类别的考试，真题无疑都是考生应优先选择的复习资料。考生通过真题，一方面可以检验复习效果，另一方面，也可以巩固知识、了解出题趋向、摸索考点分布。为了帮助考生更好地复习和掌握考试要点，我们广泛征求考生、考试组织者及命题人员等多方面的意见，组织北京中医药大学的优秀博士、硕士研究生（均为一次通过考试者）编写了这本《中医执业医师资格考试真题解析》。

全书内容按2020版中医执业医师资格考试大纲进行梳理，按科目排列，细化到考点，真题与考点相对应，层次清晰，重点明确。考点后标注"★"的，表明该考点为重点、高频考点，高频考点一目了然，以求让考生心中有数，合理安排复习时间。

所有试题均是全真试题，题后附有正确答案、考点以及解析。解析采取了选项解析法，除了帮助考生掌握正确答案的含义外，还尽可能地对干扰选项进行分析，使考生能够举一反三，触类旁通，尤其适合基础薄弱、时间紧迫的考生。

书中收录了原卷真题2000道，其中以近十年的真题为主，以使考生能更好地了解考试动向，把握考试脉搏，从而使考生更有针对性地进行重点复习、提高成绩，顺利通过考试。

目　　录

中医基础理论 …………………………………………………………………… 1

中医诊断学 ……………………………………………………………………… 21

中药学 …………………………………………………………………………… 40

方剂学 …………………………………………………………………………… 58

中医经典 ………………………………………………………………………… 76

中医内科学 ……………………………………………………………………… 79

中医外科学 ……………………………………………………………………… 118

中医妇科学 ……………………………………………………………………… 144

中医儿科学 ……………………………………………………………………… 166

针灸学 …………………………………………………………………………… 189

诊断学基础 ……………………………………………………………………… 214

内科学 …………………………………………………………………………… 230

传染病学 ………………………………………………………………………… 255

医学伦理学 ……………………………………………………………………… 265

卫生法规 ………………………………………………………………………… 268

中医基础理论

【A1 型题】

1. 首先提出"六气皆从火化"观点的专家是
   A. 张从正
   B. 李杲
   C. 朱震亨
   D. 刘完素
   E. 吴鞠通

考点：中医学理论体系的发展

解析：李杲提出"内伤脾胃，百病由生"，认为疾病的发生多与脾胃内伤有关。他对脾胃升降理论多有阐发，并创立了甘温除热等理论和方法，为后世补土派（补脾派）医家的代表。张从正主张"邪气"致病说，"病由邪生"，"邪去则正安"，倡导以汗、吐、下三法攻邪祛病，为后世攻下派（攻邪派）医家的代表。朱震亨提倡"相火论"，谓"阳常有余，阴常不足"，主张滋阴降火，对"相火"学说有所发挥，为后世养阴派（滋阴派）医家的代表。刘完素受运气学说的影响，强调"六气皆从火化"，"五志过极皆能生火"之说，对火热病机多有所阐发，用药偏于寒凉，为后世寒凉派医家的代表。吴鞠通著《温病条辨》，创立三焦辨证，并发展了三焦湿热病机和临床湿温病辨证规律。故本题选 D。

2. 中医学的基本特点是
   A. 阴阳五行与藏象经络
   B. 整体观念与辨证论治
   C. 以五脏为主的整体观
   D. 望闻问切与辨证论治
   E. 辨证求因与审因论治

考点：中医学理论体系的主要特点★

解析：中医理论体系是经过长期临床实践，在中国古代哲学的指导下逐步形成的，其主要特点是整体观念和辨证论治。其余选项均为这一特点的具体体现。故本题选 B。

3. 病人异常的主观感觉或行为表现，属于
   A. 症
   B. 证
   C. 病
   D. 病因
   E. 病机

考点：辨证论治

解析：症，即症状和体征的总称，是疾病过程中表现出的个别、孤立的现象，可以是病人异常的主观感觉，也可以是医生检查病人时发现的异常征象。症是判断疾病、辨识证的主要依据。证，是疾病过程中某一阶段或某一类型的病理概括，一般由一组相对固定的、有内在联系的、能揭示疾病某一阶段或某一类型病变本质的症状和体征构成。证是病机的外在反映；病机是证的内在本质。病，即疾病，是致病邪气作用于人体，人体正气与之抗争而引起的机体阴阳失调、脏腑组织损伤、生理功能失常或心理活动障碍的一个完整的异常生命过程。故本题选 A。

4. 构成宇宙本原的是
   A. 元气
   B. 精气
   C. 神气
   D. 有形之气
   E. 无形之气

考点：精的概念★

解析：精，又称精气，在中国古代哲学中，一般泛指气，是一种充塞宇宙之中的无形（指肉眼看不见形质）而运动不息的极细微物质，是构成宇宙万物的本原；在某些情况下专指气中的精粹部分，是构成人类的本原。故本题选 B。

5. 事物或现象阴阳属性的征兆是
   A. 寒热
   B. 上下
   C. 水火
   D. 晦明

E. 动静

考点：阴阳的含义 ★

解析：寒热、动静、明暗是阴阳的标志性属性，而水火皆具备，故称"水火者，阴阳之征兆也"。故本题选 C。

6. "阴在内，阳之守也；阳在外，阴之使也"，体现了阴阳之间的哪种关系

　　A. 对立制约
　　B. 互根互用
　　C. 互为消长
　　D. 平衡协调
　　E. 互相转化

考点：阴阳互根互用 ★

解析：阴阳互根，是指一切事物或现象中相互对立着的阴阳两个方面，具有相互依存、互为根本的关系。阴阳互用，是指阴阳双方具有相互资生、促进和助长的关系。《素问·阴阳应象大论》说："阴在内，阳之守也；阳在外，阴之使也。"指出阳以阴为基，阴以阳为偶；阴为阳守持于内，阳为阴役使于外，阴阳相互为用，不可分离。故本题选 B。

7. 《灵枢·营卫生会》说"昼不精，夜不瞑"，是阴阳的何种关系失调所致

　　A. 互根互用
　　B. 对立制约
　　C. 交感互藏
　　D. 阴阳转化
　　E. 阴阳消长

考点：阴阳互根互用 ★

解析：阴阳互根，指一切事物或现象中相互对立着的阴阳两个方面，具有相互依存，互为根本的关系。阴阳互用，指阴阳双方具有相互资生、促进和助长的关系。《素问·阴阳应象大论》说："阴在内，阳之守也；阳在外，阴之使也。"阳以阴为基，阴以阳为偶；阴为阳守持于内，阳为阴役使于外。老年人"昼不精，夜不瞑"，就是因阴阳双方相互为用的关系失调而致。如果相互为用的关系破坏，阴阳不得相互资助，则出现阳损及阴、阴损及阳的病变。阴阳交感，指阴阳二气在运动中相互感应而交合，亦即发生相摩、相错、相荡的相互作用。阴阳互藏，指相互对立的阴阳双方中的任何一方都包含着另一方，即阴中有阳，阳中有阴。阴阳互藏是阴阳双方交感合和的动力根源。天气下降，地气上升，古代哲学家是用"本乎天者，本乎地

者亲下"（《周易·乾传》）来解释的，即阴中有阳则能升，阳中有阴则能降。故本题选 A。

8. "孤阴不生，独阳不长"体现的阴阳关系是

　　A. 阴阳交感互藏
　　B. 阴阳互根互用
　　C. 阴阳对立制约
　　D. 阴阳的消长
　　E. 阴阳的转化

考点：阴阳互根互用 ★

解析：参见 7 题。故本题选 B。

9. 下列各项，可用阴阳消长来解释的是

　　A. 阳虚则寒
　　B. 阳长阴消
　　C. 寒者热之
　　D. 阴损及阳
　　E. 阴盛则阳病

考点：阴阳的消长 ★

解析：消，意为减少、消耗；长，意为增多、增长。阴阳消长，包括两种表现形式：阴消阳长和阳消阴长。A、D、E 为阴阳失衡后出现的病理变化。C 为疾病的治疗原则。故本题选 B。

10. 重阴必阳，重阳必阴说明了阴阳之间的哪种关系

　　A. 相互交感
　　B. 对立制约
　　C. 互根互用
　　D. 消长平衡
　　E. 相互转化

考点：阴阳的转化 ★

解析：阴阳转化，是指事物的总体属性，在一定条件下可以向其相反的方向转化。阴阳双方的消长运动发展到一定阶段，事物内部的阴与阳的比例出现了颠倒，该事物的属性即发生转化。阴阳相互转化，一般都产生于事物发展变化的"物极"阶段，即所谓"物极必反"。故本题选 E。

11. 体表属阳，体内属阴，筋骨为

　　A. 阳中之阳
　　B. 阳中之阴
　　C. 阴中之阳
　　D. 阴中之阴
　　E. 阴中之至阴

考点：阴阳学说在组织结构和生理功能方面的应用

解析：由于阴阳之中复有阴阳，所以分属于阴阳的脏腑形体组织还可以再分阴阳。如体表属阳，然皮肉为阳中之阳，筋骨为阳中之阴。故本题选B。

12. 言人身之脏腑中之阴阳，则肺被称之为
  A. 阴中之阳
  B. 阳中之阴
  C. 阴中之阴
  D. 阴中之至阴
  E. 阳中之阳

考点：阴阳学说在组织结构和生理功能方面的应用★

解析：心为阳中之阳，肝为阴中之阳，脾为阴中之至阴，肺为阳中之阴，肾为阴中之阴。故本题选B。

13. 言脏腑之阴阳，脾为
  A. 阴中之阳
  B. 阴中之阴
  C. 阴中之至阴
  D. 阳中之阴
  E. 阳中之阳

考点：阴阳学说在组织结构方面的应用★

解析：参见12题。故本题选C。

14. 药物性味中属阳的是
  A. 辛味
  B. 酸味
  C. 咸味
  D. 苦味
  E. 性凉

考点：阴阳学说在疾病预防和治疗方面的应用

解析：阴阳，是中国古代哲学的一对范畴，是对自然界相互关联的某些事物或现象对立双方属性的概括。《内经》云："辛甘淡属阳，酸苦咸属阴。"故本题选A。

15. 五行中"木"的特性是
  A. 炎上
  B. 润下
  C. 稼穑
  D. 曲直
  E. 从革

考点：五行的特性★

解析："火曰炎上"，引申为凡具有温热、上升、光明等性质或作用的事物和现象，归属于火；"水曰润下"，引申为凡具有滋润、下行、寒凉、闭藏等性质或作用的事物和现象，归属于水；"土爱稼穑"，引申为凡具有生化、承载、受纳等性质或作用的事物和现象，归属于土；"木曰曲直"，引申为凡具有生长、升发、条达、舒畅等性质或作用的事物和现象，归属于木；"金曰从革"，引申为凡具有沉降、肃杀、收敛等性质或作用的事物和现象，归属于金。故本题选D。

16. 五行中有收敛、沉降性质的是
  A. 火
  B. 水
  C. 土
  D. 木
  E. 金

考点：五行的特性

解析：参见15题。故本题选E。

17. 按五行生克规律，五味入五脏，多食苦则伤
  A. 心
  B. 肺
  C. 肝
  D. 脾
  E. 肾

考点：事物与现象的五行归类

解析：五味酸、苦、甘、辛、咸，对应五脏分别为肝、心、脾、肺、肾。故本题选A。

18. 下列关于五行生克规律的表述，正确的是
  A. 木为土之所胜
  B. 木为水之子
  C. 火为土之子
  D. 水为火之所胜
  E. 金为木之所胜

考点：五行相生与相克★

解析：五行相生次序：木生火，火生土，土生金，金生水，水生木。"生我"者为母，"我生"者为子。五行相克次序：木克土，土克水，水克火，火克金，金克木。"克我"者为"所不胜"，"我克"者为"所胜"。故本题选B。

19. 五行中火的"所胜"是
  A. 水
  B. 木
  C. 土
  D. 金
  E. 火

考点：五行相克★

解析："克我"和"我克"，在《内经》中

称作"所不胜"和"所胜";"克我"者是"所不胜","我克"者是"所胜",火的"所胜",即火"所克"者;水克火,火克金,金克木,木克土,土克水。故本题选 D。

20. 根据五行的生克乘侮规律,以下说法错误的是
A. 心火不足,肾水乘之
B. 木火刑金
C. 肝木乘土
D. 心火过亢,反侮肺金
E. 岁土太过,雨湿流行,肾水受邪

考点:五行相生与相克、相乘与相侮

解析:心属火,肺属金,火克金,心火过亢则称心火乘肺金,不是反侮。故本题选 D。

21. 五行相乘,下列哪种说法是正确的
A. 母气有余而乘其子
B. 子气有余而乘其母
C. 气有余则乘己所胜
D. 气有余则乘己所不胜
E. 气不及则己所胜侮而乘之

考点:五行相乘★

解析:五行相乘指五行中一行对其所胜的过度克制。相乘的次序与相克同,即:木乘土,土乘水,水乘火,火乘金,金乘木。相乘有两种方式:①五行某一行过于亢盛,对其"所胜"行进行超过正常限度的克制,产生相乘。如木气过于亢盛,对土克制太过,土本无不足,但难以承受木的过度克制,导致土的不足,称之为"木乘土"。②五行中某一行过度虚弱,难以抵御其所不胜的正常限度的克制,产生相乘。如土气过于不足,木虽然处于正常水平,土仍难以承受木的克制,使土更显不足,称之为"土虚木乘"。"气有余则乘己所胜"符合①所描述。故本题选 C。

22. 见肝之病,知肝传脾的病机传变是
A. 木克土
B. 木乘土
C. 土侮木
D. 母病及子
E. 子病犯母

考点:五行相乘★

解析:肝属木,脾属土,木与土之间为相克的关系,正常的生克关系受到破坏后就会出现不正常的相克关系导致的偏盛偏衰的情况,当对被克制的"一行"因克制太过引起异常的反

应,称为相乘;当五行中的"一行"过于强盛,对原来克制自己的"一行"进行反克,称为相侮。所以肝病及脾为相乘关系。故本题选 B。

23. 肝病及心的五行传变是
A. 母病及子
B. 子病犯母
C. 相乘
D. 相侮
E. 相克

考点:五行的母子相及

解析:母病及子指五行中的某一行异常,累及其子行,导致母子两行皆异常。母病及子的一般规律是母行虚弱,引起子行亦不足,终致母子两行皆不足。肝(木)生心(火),故肝(木)为母,心(火)为子,肝(木)病及心(火),属于母病及子。子病及母指五行中的某一行异常,影响其母行,终致子母两行皆异常。子病及母的一般规律有三种:一是子行亢盛,引起母行亦亢盛,结果是子母两行皆亢盛,一般称为"子病犯母";二是子行虚弱,上累母行,引起母行亦不足,终致子母俱不足;三是子行亢盛,损伤母行,以致子盛母衰,一般称为"子盗母气"。故本题选 A。

24. 下列不属于病理变化的是
A. 五行制化
B. 母病及子
C. 子病及母
D. 五行相侮
E. 五行相乘

考点:五行学说在病理方面的应用

解析:五行学说可以说明在病理情况下脏腑间的相互影响。五脏病变的相互影响,可用五行的乘侮和母子相及规律来阐释。相生关系的传变,包括"母病及子"和"子病及母"两个方面。相克关系的传变,包括"相乘"和"相侮"两个方面。故本题选 A。

25. 属于相生关系的是
A. 泻南补北法
B. 扶土抑木法
C. 滋水涵木法
D. 培土制水法
E. 佐金平木法

考点:五行学说在疾病治疗方面的应用

解析:依据五行相生规律确定的治法,常用的有滋水涵木法、益火补土法、培土生金法和金

水相生法四种。依据五行相克规律确定的治法，常用的有抑木扶土法、培土制水法、佐金平木法和泻南补北法四种。故本题选 C。

26. 根据情志相胜法，可制约大怒的情志是
A. 喜
B. 思
C. 悲
D. 恐
E. 惊

考点：五行学说在疾病治疗方面的应用

解析："怒胜思""思胜恐""恐胜喜""喜胜忧""悲胜怒"。故本题选 C。

27. 中医"藏象"的基本含义是
A. 现代解剖学的概念
B. 人体内脏的总称
C. 脏腑组织的形象
D. 藏于体内的脏腑及其表现于外的征象
E. 脏腑的生理功能及其相互联系

考点：藏象及藏象学说的概念

解析：藏指藏于体内的内脏，象指表现于外的生理、病理现象。藏象是指藏于体内的内脏及其表现于外的生理病理征象及与自然界相通应的事物和现象。故本题选 D。

28. 藏象学说中的整体观以何者为中心
A. 六腑
B. 五体
C. 官窍
D. 四肢百骸
E. 五脏

考点：藏象学说的特点

解析：藏象学说的主要特点是以五脏为中心的整体观，主要体现在以五脏为中心的人体自身的整体性及五脏与自然环境的统一性两个方面。故本题选 E。

29. 下列除哪一项外均为五脏具有的共同特点
A. 实而不能满
B. 藏精气而不泻
C. 可行气于腑
D. 实体性器官
E. 病则多虚证

考点：五脏、六腑、奇恒之腑的分类★

解析：五脏共同的生理特点是化生和贮藏精气，六腑共同的生理特点是受盛和传化水谷。"所谓五脏者，藏精气而不泻也，故满而不能实；六腑者，传化物而不藏，故实而不能满

也。"故本题选 A。

30. 六腑共同的生理特点是
A. 化生精气
B. 贮藏精气
C. 满而不实
D. 藏而不泻
E. 受盛传化水谷

考点：五脏、六腑、奇恒之腑的分类★

解析：参见29题。故本题选 E。

31. 心主神志最主要的物质基础是
A. 津液
B. 精液
C. 血液
D. 宗气
E. 营气

考点：心的生理功能★

解析：心藏神，心具有主宰人体五脏六腑、形体官窍的一切生理活动和人体精神意识思维活动的功能。心主血脉，心气可推动和调控血液在脉管中正常运行，流注全身。心的这两种功能相互影响：一方面，心主血脉的功能受心神主宰；另一方面，心神又必须得到心血的濡养才能正常地工作。故本题选 C。

32. "生之本"指的是
A. 肝
B. 肺
C. 心
D. 脾
E. 肾

考点：心的生理功能

解析：心的主要生理功能是主血脉，主藏神。由于心的主血脉和主藏神功能起着主宰人体整个生命活动的作用，故称心为"君主之官""生之本""五脏六腑之大主"。故本题选 C。

33. 被称为五脏六腑之"华盖"的脏是
A. 心
B. 肺
C. 脾
D. 肝
E. 肾

考点：肺的生理特性

解析：肺的主要生理功能是主气司呼吸，主行水，朝百脉，主治节。肺气以宣发肃降为基本运行形式。肺在五脏六腑中位置最高，覆盖诸脏，故有"华盖"之称。故本题选 B。

34. 下列各项，具有统血功能的是
  A. 肾
  B. 肺
  C. 肝
  D. 心
  E. 脾
  考点：脾的生理功能★
  解析：脾主运化；主统血。肺主气司呼吸；主行水；朝百脉，主治节。肝主疏泄；主藏血。心主血脉；藏神。肾藏精，主生长发育生殖与脏腑气化；主水；主纳气。故本题选 E。

35. 脾为气血生化之源的理论基础是
  A. 气能生血
  B. 人以水谷为本
  C. 脾主升清
  D. 脾能运化水谷精微
  E. 脾为后天之本
  考点：脾的生理功能★
  解析：脾主运化，脾具有消化吸收饮食物中的水谷精微和津液，并将其转输至全身的生理功能，人依赖于水谷精微化生气血以维持生命活动，故脾为气血生化之源。故本题选 D。

36. 与血液生成关系最密切的脏是
  A. 心
  B. 肺
  C. 脾
  D. 肝
  E. 肾
  考点：脾的生理功能★
  解析：参见35题。故本题选 C。

37. 与四肢强健与否关系密切的是
  A. 肝的功能
  B. 心的功能
  C. 脾的功能
  D. 肺的功能
  E. 肾的功能
  考点：脾的生理功能
  解析：所谓"脾主四肢"，是说人体的四肢，需要脾气输送营养才能维持其正常的功能活动。脾气健运，营养充足，则四肢轻劲，灵活有力；脾失健运，营养不足，则四肢倦怠乏力，甚或痿弱不用。故四肢强健与脾的功能关系密切。故本题选 C。

38. 肝主疏泄的基本生理功能是
  A. 调畅情志活动
  B. 调畅全身气机
  C. 促进脾胃运化
  D. 促进血行和津液代谢
  E. 调节月经和精液的排泄
  考点：肝的生理功能★
  解析：肝主疏泄指肝气具有疏通、畅达全身气机的作用。题中选项都与肝主疏泄有关，但肝主要是通过对全身气机的影响，来调节其他方面，所以调畅全身气机是基础。故本题选 B。

39. 五脏中，具有"刚脏"特性的是
  A. 心
  B. 肺
  C. 脾
  D. 肝
  E. 肾
  考点：肝的生理特性
  解析：肺为娇脏，心为火脏，脾为土脏，肝为刚脏，肾为水火之脏。故本题选 D。

40.《素问·上古天真论》记述了肾气由稚嫩到充盛，由充盛到衰少继而耗竭的演变过程，"女子七七"可见的变化是
  A. 筋骨坚，发长极，身体盛壮
  B. 三阳脉衰于上，面皆焦，发始白
  C. 任脉虚，太冲脉衰少，天癸竭
  D. 阳明脉衰，面始焦，发始堕
  E. 肾气平均，真牙生而长极
  考点：肾的生理功能
  解析：《素问·上古天真论》："女子七岁，肾气盛，齿更发长。二七而天癸至，任脉通，太冲脉盛，月事以时下，故有子。三七，肾气平均，故真牙生而长极。四七，筋骨坚，发长极，身体盛壮。五七，阳明脉衰，面始焦，发始堕。六七，三阳脉衰于上，面皆焦，发始白。七七，任脉虚，太冲脉衰少，天癸竭，地道不通，故形坏而无子也。"故本题选 C。

41. 与肾主水液关系最密切的是
  A. 肾精的濡养作用
  B. 肾气的固摄作用
  C. 肾阴的凉润作用
  D. 肾阳的蒸化作用
  E. 肾血的营养作用
  考点：肾的生理功能
  解析：肾气蒸腾气化水液。一方面，肾气及肾阴肾阳对胃的"游溢精气"、脾气散精、肺气行水、三焦决渎以及小肠的分清别浊等作用具有推动和调控作用，致使它们稳定发挥输布津液的功能。如果肾气虚亏，或肾阴肾阳失去协调，不能支持上述各脏腑对津液的输布运行，可致津液的代谢失常。故本题选 D。

42. "命门之火"是指
    A. 肺阳
    B. 心阳
    C. 肝阳
    D. 肾阳
    E. 脾阳

    考点：肾的生理功能
    解析：肾阳亦称"真阳""元阳""命门之火"，有温养脏腑的作用，为人体阳气的根本。故本题选 D。

43. 有主水和纳气功能的脏是
    A. 肝
    B. 心
    C. 脾
    D. 肺
    E. 肾

    考点：肾的生理功能 ★
    解析：肾藏精，主生长发育生殖与脏腑气化，主水，主纳气。肝藏血，主疏泄。心主血脉，心藏神。脾主运化，主升清，主统血。肺主气，司呼吸，通调水道，宣散卫气，朝百脉，主治节。故本题选 E。

44. 具有"主蛰"特性的脏是
    A. 肝
    B. 心
    C. 脾
    D. 肺
    E. 肾

    考点：肾的生理特性
    解析：肾的生理特性是主蛰守位。主蛰，喻指肾有潜藏、封藏、闭藏之生理特性，是对其藏精功能的高度概括。肾的藏精、主纳气、主生殖、主二便等功能，都是肾主蛰藏生理特性的具体体现。故本题选 E。

45. 《素问·六节藏象论》中，"封藏之本"指的是
    A. 心
    B. 肺
    C. 脾
    D. 肝
    E. 肾

    考点：肾的生理特性
    解析：心者，生之本，神之变也；肺者，相傅之官，治节出焉；肝者，罢极之本；肾者，封藏之本，精之处也；脾者，仓廪之官，及为之本营之居也。故本题选 E。

46. 下列各脏中，其生理特性以升为主的是
    A. 肺与脾
    B. 肺与肝
    C. 肝与肾
    D. 心与肾
    E. 肝与脾

    考点：肝、脾的生理特性 ★
    解析：脾主升清，脾气上升，并将其运化的水谷精微，向上传输至心、肺、头目，通过心肺作用化生气血，以营养全身，同时其还有升举内脏的作用。肝主疏泄，肝的生理特性是升、动、散，这对气机的疏通、畅达、升发是一个重要的因素，也体现了肝为刚脏的特点。肺气的运动主要表现为宣、降两方面，宣指肺气向上向外的运动，降指肺气向下向内的运动。肾主纳气，是指肾有帮助肺保持吸气的深度，防止呼吸浅表的作用。心主血脉，心可推动血液流遍全身。肺和肾的生理活动都不单纯以升为主。故本题选 E。

47. 心与肺的关系主要表现在
    A. 气血互用方面
    B. 气机升降方面
    C. 血液运行方面
    D. 精神互养方面
    E. 化生气血方面

    考点：心与肺的关系
    解析：心与肺的关系主要表现在血液运行与呼吸吐纳之间的协调关系。故本题选 C。

48. 肝藏血与脾统血的共同生理功能是
    A. 贮藏血液
    B. 调节血量
    C. 统摄血液
    D. 防止出血
    E. 化生血液

    考点：肝与脾的关系 ★
    解析：肝藏血，是指肝有贮藏血液、调节血量及防止出血的功能，使血循经行，并且使人动时血运于诸经，人静时血归于肝脏。脾统血，是指脾有统摄血液在脉内运行，不使其逸出脉外的作用。故本题选 D。

49. 肺之华在

A. 面
B. 毛
C. 唇
D. 发
E. 爪

考点：五脏的外华★

解析：肺之华在毛。由于肺气宣发，将输送于肺的津液和部分水谷之精向上向外布散于全身皮毛肌腠以滋养之，使之红润光泽。心之华在面，脾之华在唇，肝之华在爪，肾之华在发。故本题选 B。

50. 心在志为
A. 怒
B. 喜
C. 思
D. 悲
E. 恐

考点：五脏与五志的关系★

解析：心在志为喜；肾在志为恐；肝在志为怒；肺在志为忧（悲）；脾在志为思。故本题选 B。

51. 五脏主五志，则忧属
A. 心
B. 肾
C. 肝
D. 肺
E. 脾

考点：五脏与五志的联系★

解析：参见50题。故本题选 D。

52. 中精之腑是
A. 胃
B. 胆
C. 三焦
D. 膀胱
E. 大肠

考点：胆的生理功能★

解析：胆为中空的囊状器官，内盛胆汁。因胆汁属人体的精气，故《灵枢·本输》称胆为"中精之腑"，亦有医家将其称为"中清之腑"。故本题选 B。

53. 具有喜润恶燥特性的脏腑是
A. 肝
B. 肺
C. 脾
D. 胃

E. 大肠

考点：胃的生理特性★

解析：胃主受纳、腐熟水谷，胃气下降，喜润恶燥。胃中有充足的津液，可以使受纳腐熟功能正常，并可保持通降，使腐熟之水谷下传小肠。胃为阳土，喜润恶燥，若胃中津液受损，则会使胃纳失权，产生饥不欲食等症状。故本题选 D。

54. "孤腑"指的是
A. 胆
B. 胃
C. 小肠
D. 三焦
E. 膀胱

考点：三焦的概念

解析：《灵枢·本输》说："三焦者，中渎之腑也，水道出焉，属膀胱。"明·张介宾等医家将三焦附会为分布于胸腹腔的包容五脏六腑的一个"大腑"，并因其大而称之为"孤腑"。故本题选 D。

55. 下列被称为"元神之府"的是
A. 脑
B. 髓
C. 骨
D. 脉
E. 胆

考点：脑的生理功能★

解析：脑为元神之府，脑为髓之海。故本题选 A。

56. 与女子月经来潮关系最密切的是
A. 肾阳
B. 脾阳
C. 天癸
D. 冲脉
E. 任脉

考点：女子胞与脏腑经络的关系

解析：天癸，是肾精肾气充盈到一定程度时体内出现的一种精微物质，有促进生殖器官发育成熟、女子月经来潮及排卵、男子精气溢泻，因而具备生殖能力的作用。女子胞的发育成熟、月经按时来潮及其后定期排卵，与天癸的来至和其对胞宫的作用有极其密切的关系。故本题选 C。

57. 下列哪项属于精的功能
A. 载气
B. 化气

C. 温煦
D. 中介
E. 滋润

考点：人体之精的功能★

解析：人体之精的功能体现在以下方面：①繁衍生命；②濡养：精能滋润濡养人体各脏腑形体官窍；③化血：精可以转化为血，是血液生成的来源之一；④化气：精可以化生为气；⑤化神：精是神化生的物质基础。故本题选 B。

58. 自汗，多尿，滑精，是因气的何种作用失常所致

A. 推动
B. 温煦
C. 防御
D. 固摄
E. 气化

考点：人体之气的功能★

解析：气的固摄作用包括三方面：一是固摄血液，防止血液溢出脉外，保证血液在脉中正常循行；二是固摄汗液、尿液、唾液、胃液、肠液等，控制其分泌量、排泄量，防止体液丢失；三是固摄精液，防止妄泄。故本题选 D。

59. 人体最基本、最重要的气是

A. 元气
B. 宗气
C. 营气
D. 卫气
E. 心气

考点：人体之气的分类★

解析：元气是人体最根本、最重要的气，是人体生命活动的原动力。宗气是由谷气与自然界的清气相结合而积聚于胸中的气，是后天之气的范畴。营气是行于脉中而具有营养作用的气。卫气是运行与脉外而具有保卫作用的气。心气由心血化生，具有推动和调控心脏搏动、脉管舒缩及精神活动的生理作用。故本题选 A。

60. 人体生命活动的原动力是

A. 元气
B. 宗气
C. 营气
D. 卫气
E. 脏腑之气

考点：人体之气的分类★

解析：元气是人体最根本、最重要的气，是人体生命活动的原动力。宗气是由谷气与自然界清气相结合而积聚于胸中的气，属后天之气的范畴。营气是行于脉中而具有营养作用的气。卫气是运行于脉外而具有保卫作用的气。一身之气分布到某一脏腑或某一经络，即成为某一脏腑或某一经络之气。故本题选 A。

61. 具有推动呼吸和行血功能的气是

A. 心气
B. 肺气
C. 营气
D. 卫气
E. 宗气

考点：人体之气的分类★

解析：宗气由自然界吸入的清气以及脾胃从饮食中运化而来的水谷精微组成，有走息道行呼吸，贯心脉行气血和下蓄丹田以资先天的作用。心气推动血液的运行；肺气推动呼吸；营气营养全身和化生血液；卫气起护卫肌表、温煦、调节腠理开阖的作用。故本题选 E。

62. 由水谷精微之气中的剽悍滑利部分所化生的气是

A. 元气
B. 宗气
C. 营气
D. 卫气
E. 脏腑之气

考点：人体之气的分类★

解析：卫气来源于脾胃运化的水谷精微。水谷之精化为水谷之气，其中剽悍滑利部分化生为卫气。《素问·痹论》说："卫者，水谷之悍气也。其气剽悍滑利，不能入于脉也。"故本题选 D。

63. 与血液生成有关的脏腑是

A. 心、脾、肝、肾
B. 心、脾、肝、肺
C. 心、肝、肺、肾
D. 脾、肺、肾、肝
E. 心、脾、肺、肾

考点：血的生成

解析：血液的化生是在多个脏腑的共同作用下得以完成的。脾胃是气血生化之源；脾胃运化水谷精微所化生的营气和津液，由脾向上升输于心肺，与肺吸入的清气相结合，贯注心脉，在心气的作用下变化而成为红色血液；肾藏精，精生髓，精髓是化生血液的基本物质之一。故本题选 E。

64. 治疗血行瘀滞，多配用补气、行气药，是由于
   A. 气能生血
   B. 气能行血
   C. 气能摄血
   D. 血能生气
   E. 血能载气

考点：气与血的关系★

解析：气为血之帅，能生血、行血、摄血。气能行血，气能推动与调控血液在脉中稳定运行。血液的运行主要依赖于心气、肺气的推动和调控，以及肝气的疏泄调畅。故治疗血行瘀滞时，多配用补气、行气药，气行则血行。故本题选B。

65. "吐下之余，定无完气"的生理基础是
   A. 气能生津
   B. 气能行津
   C. 气能摄津
   D. 津能载气
   E. 津能生气

考点：气与津液的关系

解析：津液是气的载体之一，在血脉之外，气必须依附于津液而存在，否则就将涣散不定而无所归。若因汗、吐太过，使津液大量丢失，则气亦随之而外脱，形成"气随津脱"之危候，故曰："吐下之余，定无完气。"故本题选D。

66. 在十二经脉走向中，足之三阴是
   A. 从脏走手
   B. 从头走足
   C. 从足走胸
   D. 从足走腹
   E. 从手走头

考点：十二经脉的走向规律★

解析：《灵枢·逆顺肥瘦》说："手之三阴，从脏走手；手之三阳，从手走头；足之三阳，从头走足；足之三阴，从足走腹。"故本题选D。

67. 手阳明大肠经在何处交于何经
   A. 在鼻翼旁交于足阳明胃经
   B. 在拇指端交于手太阴肺经
   C. 在小指端交于手太阳小肠经
   D. 在无名指端交于手少阳三焦经
   E. 在足大趾端交于足太阴脾经

考点：十二经脉的交接规律

解析：手阳明大肠经与足阳明胃经交接于鼻翼旁；手太阴肺经与手阳明大肠经在食指端交接；手少阴心经与手太阳小肠经在小指端交接，手厥阴心包经与手少阳三焦经在无名指端交接，足阳明胃经与足太阴脾经在足大趾端交接。故本题选A。

68. 十二经脉中循行于腹部的经脉，自内向外的顺序是
   A. 足少阴、足阳明、足太阴、足厥阴
   B. 足少阴、足阳明、足厥阴、足太阴
   C. 足太阴、足阳明、足少阴、足厥阴
   D. 足阳明、足少阴、足太阴、足厥阴
   E. 足阳明、足太阴、足厥阴、足少阴

考点：十二经脉的分布规律

解析：循行于腹胸面的经脉，自内向外依次为足少阴肾经、足阳明胃经、足太阴脾经和足厥阴肝经。故本题选A。

69. 三焦经在上肢的循行部位是
   A. 外侧前缘
   B. 内侧中线
   C. 外侧后缘
   D. 内侧前缘
   E. 外侧中线

考点：十二经脉的分布规律

解析：太阴、阳明在前缘；厥阴、少阳在中线；少阴、太阳在后缘；阴经行于内侧，阳经行于外侧，手少阳三焦经在外侧中线。故本题选E。

70. 奇经八脉中既称血海又称经脉之海者是
   A. 冲脉
   B. 任脉
   C. 督脉
   D. 带脉
   E. 维脉

考点：冲脉的基本功能★

解析：冲脉上行于头、下至于足，贯穿全身，调节十二经之气血，故称为"十二经脉之海"；又因其起于胞中，促进生殖功能，并与月经关系密切，故称为"血海"。督脉为"阳脉之海"；任脉为"阴脉之海"。故本题选A。

71. 具有加强十二经脉相为表里两经在体表联系的是
   A. 经别
   B. 经筋
   C. 别络
   D. 皮部
   E. 奇经

考点：别络的生理功能

解析：别络，是从经脉分出的支脉，从十二经脉及任、督二脉分出，有一定的分布部位。阴经的别络走向阳经，阳经的别络走向阴经，因而别络具有加强十二经脉表里两经在体表联系的作用。故本题选C。

72. 所谓"得气"，体现的经络功能是
 A. 沟通联络作用
 B. 运输渗灌作用
 C. 感应传导作用
 D. 调节平衡作用
 E. 运行气血作用

考点：经络的生理功能

解析：经络的生理功能为沟通联系作用、运输渗灌作用、感应传导作用、调节作用。感应传导，是指经络系统具有感应及传导针灸或其他刺激等各种信息的作用。如对经穴刺激引起的感应及传导，通常称为"得气"，即局部有酸、麻、胀的感觉及沿经脉走向传导，就是经络感应传导作用的体现。故本题选C。

73. 不属于六淫共同致病特点的是
 A. 季节性
 B. 地域性
 C. 相兼性
 D. 传染性
 E. 外感性

考点：六淫的共同致病特点

解析：六淫的共同致病特点：①外感性；②季节性；③地域性；④相兼性。传染性为疠气的致病特点。故本题选D。

74. 具有收引特性的邪气是
 A. 风邪
 B. 寒邪
 C. 火邪
 D. 湿邪
 E. 燥邪

考点：寒邪的性质及致病特点★

解析：寒为阴邪，易伤阳气；寒性凝滞，寒性收引。故本题选B。

75. 下列哪项是火邪、燥邪、暑邪共同的致病特点
 A. 耗气
 B. 上炎
 C. 伤津
 D. 动血

E. 生风

考点：火、燥、暑邪的性质及致病特点★

解析：暑邪：其性炎热、升散，易扰心神，易伤津耗气，暑多夹湿。燥邪：干涩，易伤津液，易伤肺。火邪：其性燔灼，炎上，易扰心神，耗气伤津，生风动血，易致疮痈。故本题选C。

76. 六淫之中只有外感而无内生的邪气是
 A. 风
 B. 寒
 C. 暑
 D. 湿
 E. 火

考点：暑邪的性质及致病特点★

解析：暑为夏季主气，乃火热之气所化，属外邪，无"内暑"。故本题选C。

77. 六淫邪气中，具有"阻遏气机"特点的是
 A. 风
 B. 暑
 C. 湿
 D. 寒
 E. 火

考点：湿邪的性质及致病特点★

解析：湿为阴邪，易伤阳气，湿性重浊，湿性黏滞，易阻遏气机。故本题选C。

78. 易于导致干咳少痰，或痰黏难咳，或喘息胸痛等症的邪气是
 A. 风邪
 B. 寒邪
 C. 暑邪
 D. 湿邪
 E. 燥邪

考点：燥邪的性质及致病特点★

解析：燥性干涩，易伤津液；燥易伤肺。肺为五脏六腑之华盖，性喜清肃濡润而恶燥，称为娇脏。燥邪犯肺，使肺津受损，宣肃失职，从而出现干咳少痰，或痰黏难咳，或痰中带血，以及喘息胸痛等。故本题选E。

79. 六淫中具有燔灼趋上性质的邪气是
 A. 风
 B. 暑
 C. 湿
 D. 寒
 E. 火

考点：火邪的性质及致病特点★

解析：参见75题。故本题选E。

80. 大怒易伤及的脏腑是
   A. 肝
   B. 肺
   C. 脾
   D. 肾
   E. 心

考点：情志内伤的致病特点

解析：肝在志为怒，过怒则伤肝。心在志为喜，过喜则伤心；脾在志为思，过度思虑则伤脾；肺在志为悲为忧，悲忧过度则伤肺；肾在志为恐，过恐则伤肾。故本题选A。

81. 七情刺激，易导致心气涣散的是
   A. 喜
   B. 怒
   C. 悲
   D. 恐
   E. 惊

考点：情志内伤的致病特点

解析：怒则气上，喜则气缓，悲则气消，恐则气下，寒则气收，惊则气乱，劳则气耗，思则气结。喜则气缓是指过度喜乐伤心，导致心气涣散不收，重者心气暴脱或神不守舍。故本题选A。

82. 下列关于劳逸损伤与疾病发生关系的叙述，错误的是
   A. 久视伤血
   B. 久坐伤肉
   C. 久立伤骨
   D. 久思伤心
   E. 久行伤筋

考点：过度劳累★

解析：《素问·宣明五气》中的"五劳所伤"为"久视伤血，久卧伤气，久坐伤肉，久立伤骨，久行伤筋"。而根据其五行的归类，思属土，久思应以脾胃虚损为主。故本题选D。

83. 以下各项，不是瘀血常见症状的是
   A. 肿块
   B. 胀痛
   C. 出血
   D. 唇甲青紫
   E. 肌肤甲错

考点：瘀血致病的症状特点★

解析：瘀血患者临床可见：①疼痛，多为刺痛，痛处固定不移，拒按，多夜间益甚。②肿块，瘀血积于皮下或体内可见肿块，位置固定不移。③出血，血色紫暗或夹有血块。④紫绀，面色紫暗，口唇、爪甲青紫；舌质紫暗，或有瘀点、瘀斑。⑤肌肤甲错，脉涩或脉结代等。气机失调会引起胀痛。故本题选B。

84. 外邪侵袭是否发病在于
   A. 正气的强弱
   B. 邪气的盛衰
   C. 阴阳之气的盛衰
   D. 气血的盛衰
   E. 脏腑功能的盛衰

考点：邪正相搏的胜负与发病

解析：邪气侵入机体，正气必然会与之抗争。若正气强盛，抗邪有力，则病邪难以入侵，故不发病。或虽邪气已经进入，但正气盛，能及时抑制或消除邪气的致病力，亦不发病。故本题选A。

85. 下列关于实的病机概念的叙述，错误的是
   A. 外感邪盛
   B. 肌肤经络闭塞
   C. 气机升降失调
   D. 脏腑功能亢进
   E. 气血壅滞瘀结

考点：邪正盛衰与虚实变化★

解析：所谓实，主要指邪气亢盛，正气未衰，正邪激烈相争，临床上出现太过、亢奋、有余为特征的病理反应。其中"邪气"包括了六淫病邪，以及食积、水饮、痰浊、瘀血和情志内伤等引起脏腑、经络、气血功能失调的有害因素。故外感邪盛、肌肤经络闭塞、脏腑功能亢进、气血壅滞瘀结均属"实"的病机。气机升降失调，是指疾病在其发展过程中，由于致病因素的影响，进而导致气机运行不畅或升降出入功能失去平衡协调的病理变化，不属于"实"的病机。故本题选C。

86. 疾病后期，遗留某些后遗症的病机是
   A. 正盛邪退
   B. 邪去正虚
   C. 邪盛正虚
   D. 邪正交争
   E. 正虚邪恋

考点：邪正盛衰与疾病转归

解析：若正气大虚、余邪未尽，或邪气深伏伤正、正气无力祛除病邪，致使疾病处于缠绵难愈的病理过程，称为正虚邪恋。正虚邪恋，一般

多见于疾病后期,且是多种疾病由急性转为慢性,或慢性病久治不愈,或遗留某些后遗症的主要原因之一。故本题选 E。

87. 阳偏衰所形成的证候性质是
   A. 实热
   B. 实寒
   C. 虚热
   D. 虚寒
   E. 真热假寒

考点:阴阳偏衰

解析:阳偏衰即是阳虚,指机体阳气虚损,温煦、推动、兴奋等作用减退,出现功能减退或衰弱,代谢减缓,产热不足的病理变化。其病机特点多表现为阳气不足,阳不制阴,阴气相对偏亢的虚寒证。阴偏衰多表现为阴气不足,阴不制阳,阳气相对偏盛的虚热证。阳偏盛多表现为阳盛而阴未虚的实热病变。阴偏胜多表现为阴盛而阳未虚的实寒病变。阳盛格阴多表现为真热假寒证。故本题选 D。

88. 阴偏衰以何脏为主
   A. 心
   B. 脾
   C. 肾
   D. 胃
   E. 肝

考点:阴阳偏衰★

解析:阴气不足,可见于五脏六腑,如肺阴、脾阴、胃阴、心阴、肝阴和肾阴,皆可发生亏虚的病变,但一般以肾阴亏虚为主。肾阴为诸阴之本,所以肾阴不足在阴偏衰的病机中占有极其重要的地位。故本题选 C。

89. 阳盛格阴引起的病理变化是
   A. 虚寒证
   B. 虚热证
   C. 真寒假热证
   D. 真热假寒证
   E. 阴阳两虚证

考点:阴阳格拒

解析:阳盛格阴,系指阳气偏盛至极,深伏于里,热盛于内,排斥阴气于外的一种病理状态,在热盛于内的基础上又表现为假寒之象,故称为真热假寒证。故本题选 D。

90. 以阴阳失调来阐释真寒假热或真热假寒,其病机是
   A. 阴阳偏盛

B. 阴阳偏衰
   C. 阴阳格拒
   D. 阴阳互损
   E. 阴阳离决

考点:阴阳格拒★

解析:阴阳格拒指在阴阳偏盛至极的基础上,阴阳双方相互排斥而出现寒热真假病变的一类病机。若阳盛格阴则出现真寒假热证,若阴盛格阳则出现真热假寒证。故本题选 C。

91. 下列各项,与气逆的发生有密切关系的是
   A. 心、脾、肾
   B. 心、肝、肾
   C. 肺、肝、胃
   D. 肺、脾、肾
   E. 肝、胃、三焦

考点:气的失常

解析:气逆指气升之太过,或降之不及,以致气逆于上的一种病理变化。气逆,多因情志所伤,或饮食不当,或外邪侵犯,或痰浊壅阻所致,亦可因虚而无力下降导致气机上逆者。气逆多见于肺、肝、胃等脏腑。肺气上逆,发为咳逆上气;胃气上逆,发为恶心、呕吐、嗳气、呃逆;肝气上逆,发为头痛头胀,面红目赤,易怒等。故本题选 C。

92. 恶心呕吐,呃逆嗳气频作,其病机是
   A. 痰浊上壅
   B. 肺气上逆
   C. 肝气上逆
   D. 胃气上逆
   E. 奔豚气逆

考点:气的失常★

解析:胃以降为顺,胃失和降,胃气上逆,而见恶心呕吐,呃逆嗳气。A 应出现咳嗽,痰多;B 表现为咳嗽;C 应为头痛头胀,面红目赤,易怒;E 应为气上冲于胸。故本题选 D。

93. 气不能内守而大量亡失,以致生命垂危,脏腑功能突然衰竭的病理变化。属于
   A. 气虚
   B. 气逆
   C. 气陷
   D. 气闭
   E. 气脱

考点:气的失常

解析:气脱指气虚至极,不能内守而大量脱失,以致生命功能突然衰竭的一种病理变化。气虚指一身之气不足及其功能低下的病理变化。气逆指气升之太过，或降之不及，以致气逆于上的一种病理变化。气陷指气的上升不足或下降太过，以气虚升举无力而下陷为特征的一种病理变化。气闭指气机闭阻，失于外达，甚至清窍闭塞，出现昏厥的一种病理变化。故本题选 E。

94．"湿浊内生"的主要机理是
   A．肺气不足，寒饮内停
   B．胸阳不振，阴寒内盛
   C．恣食生冷，内伤脾胃
   D．脾肾阳虚，阴寒内盛
   E．痰湿内阻，从阴化寒
   考点：湿浊内生
   解析：内湿的产生，多因过食肥甘，嗜烟好酒，恣食生冷，内伤脾胃，致使脾失健运，或喜静少动，素体肥胖，情志抑郁，致气机不利，津液输布障碍，聚而成湿所致。因此，脾的运化失职是湿浊内生的关键。故本题选 C。

95．下列关于火热内生机理的叙述，错误的是
   A．气有余便是火
   B．邪郁化火
   C．五志过极化火
   D．精亏血少，阴虚阳亢
   E．外感暑热阳邪
   考点：火热内生★
   解析：阳气过盛化火的"壮火"，又称为"气有余便是火"。外感六淫病邪，郁而从阳化火。病理性代谢产物（如痰、瘀血、结石等）和食积、虫积等郁郁化火。情志刺激，气机郁结，日久化火。暑热之邪只有外感，没有内生；外感暑热之邪，除具有一般热邪的发病特点外，还有其炎热特性，比其他季节的火邪更盛。故本题选 E。

96．治未病包括
   A．未病先防与既病防变
   B．顺应自然与养性调神
   C．避其邪气与药物预防
   D．早期诊治与防止传变
   E．阻截病传途径与先安未受邪之地
   考点：治未病的概念
   解析：治未病的内容包括未病先防和既病防变两个方面。顺应自然与养性调神、避其邪气与药物预防均为未病先防的内容；早期诊治与防止传变为既病防变的内容。故本题选 A。

97．防止病邪侵害的措施是

   A．避其邪气
   B．阻截病传途径
   C．先安未受邪之地
   D．调摄饮食
   E．顺应自然
   考点：未病先防
   解析：防止病邪侵害包括避其邪气和药物预防两方面。顺应自然、调摄饮食为养生以增强正气方面的内容。阻截病传途径、先安未受邪之地为防止传变方面的内容。故本题选 A。

98．阳偏盛而导致的实热证，其治疗方法为
   A．阴病治阳
   B．热因热用
   C．热者寒之
   D．寒者热之
   E．阳中求阴
   考点：正治
   解析："阳盛则热"的实热证，据阴阳对立制约原理，宜用寒凉药物以泻其偏盛之阳热，此即"热者寒之"之意。故本题选 C。

99．热因热用适用于
   A．实热证
   B．虚热证
   C．真热假寒证
   D．真寒假热证
   E．寒热错杂证
   考点：反治★
   解析：热因热用，即以热治热，是指用热性药物来治疗具有假热征象的病证。它适用于阴盛格阳的真寒假热证。故本题选 D。

100．下列各项，适用于真寒假热证治法的是
   A．以热治寒
   B．以热治热
   C．以寒治寒
   D．用寒远寒
   E．通因通用
   考点：反治★
   解析：正治指采用与疾病的证候性质相反的方药以治疗的一种原则。以热治寒属于正治法，适用于治疗实寒证。反治指顺从证病的外在假象而治的一种治疗原则，包括：①热因热用，即以热治热，是用热性药物来治疗具有假热征象的病证。适用于阴盛格阳的真寒假热证。②寒因寒用，即以寒治寒，是用寒性药物来治疗具有假寒征象的病证。适用于阳盛格阴的真热假寒证。

③塞因塞用，即以补开塞，是用补益药物来治疗具有闭塞不通症状的虚证。适用于"至虚有盛候"的真虚假实证。④通因通用，即以通治通，是用通利的药物来治疗具有通泻症状的实证。适用于"大实有羸状"的真实假虚证。故本题选B。

101. 扶正祛邪同时并用的原则是
   A. 先扶正后祛邪
   B. 扶正祛邪并重
   C. 以扶正为主，兼顾祛邪
   D. 扶正不留邪，祛邪不伤正
   E. 先祛邪后扶正
   考点：扶正与祛邪
   解析：A适用于正虚邪实的虚实错杂证而正气虚衰不耐攻的情况。B扶正与祛邪并重适用于正虚邪实，但二者均不甚重的病证。C的表达是以扶正为主，兼顾祛邪，一主一次，并未并用。D说的是总的治疗原则。E适用于邪盛为主，正气尚能耐受攻伐者。故本题选B。

102. 阴中求阳的治法适用于
   A. 阴虚
   B. 阳虚
   C. 阴盛
   D. 阳盛
   E. 阴阳两虚
   考点：调整阴阳★
   解析："阳虚则寒"的虚寒，当"益火之源，以消阴翳"，也可"阴中求阳"，即补阳时适当佐以补阴药，如真武汤中大量补阳药中配以芍药，以阴中求阳。故本题选B。

103. 补阳时适当配伍补阴药的方法是
   A. 阴中求阳
   B. 阳中求阴
   C. 阴病治阳
   D. 阳病治阴
   E. 阴阳双补
   考点：调整阴阳★
   解析：参见102题。故本题选A。

【B1型题】

   A. 上午
   B. 下午
   C. 中午
   D. 前半夜
   E. 后半夜

104. 上述各项，属阳中之阳的是
105. 上述各项，属阴中之阴的是
   考点：事物阴阳属性的相对性
   解析：昼夜阴阳属性的一般说法是：上午属阳中之阳，下午属阳中之阴，前半夜属阴中之阳，后半夜属阴中之阴。故104题选A，105题选D。

   A. 肝病及心
   B. 肝病及肾
   C. 肝病及肺
   D. 肝病及脾
   E. 脾病及心

106. 属五行相乘传变的是
107. 属五行相侮传变的是
   考点：五行相乘与相侮★
   解析：相乘即相克太过，超过正常制约程度，属病理变化范畴。如肝气过亢，肺金不能制约肝木，则太过之木便去抑制土，使土更虚而发生肝气犯胃的病证。相侮即反克，又称反侮。侮，恃强凌弱之意。相侮属病理变化范畴。正常情况下，金可克木，若金气不足，或木气偏亢，木就反而抑制金，出现肺金虚损而肝木亢盛的病证。故106题选D，107题选C。

   A. 母病及子
   B. 子病及母
   C. 相乘传变
   D. 相侮传变
   E. 母子同病

108. 脾病及肾，体现的关系是
109. 土壅木郁，体现的关系是
   考点：五行相乘与相侮
   解析：脾属土，肾属水，肝属木。土克水，脾病及肾为相乘传变；木克土，土病及木为相侮传变。故108题选C，109题选D。

   A. 心
   B. 肺
   C. 脾
   D. 肝
   E. 肾

110. 与血液运行关系最密切的脏是
111. 对津液代谢起主宰作用的脏是
   考点：心、肾的生理功能★

解析：心主血脉，指心气推动和调控血液在脉道中运行，流注全身，发挥营养和滋润作用。肾主水。肾气及肾阴肾阳通过对各脏腑之气及其阴阳的资助和调控，主司和调节着机体津液代谢的各个环节。故110题选A，111题选E。

A. 肺
B. 肾
C. 肝
D. 心
E. 脾

112. 具有"主行水"生理功能的脏是
113. 具有"主水"生理功能的脏是
考点：肺、肾的生理功能★
解析：参见34题。故112题选A，113题选B。

A. 心、肺
B. 心、肝
C. 肺、脾
D. 肺、肝
E. 肺、肾

114. 与气的生成关系最密切的是
115. 与呼吸运动关系最密切的是
考点：肺与脾、肺与肾的关系★
解析：肺主呼吸，吸入自然界的清气；脾主运化，化生水谷之精并进而化为谷气。清气与谷气在肺中汇为宗气，宗气与元气再合为一身之气。肺主气而司呼吸，肾藏精而主纳气。人体的呼吸运动，虽由肺所主，但亦需肾的纳气功能协助。故114题选C，115题选E。

A. 心、脾
B. 肝、肺
C. 脾、肾
D. 心、肾
E. 肝、肾

116. "乙癸同源"的"乙癸"所指的脏是
117. "水火既济"的"水火"所指的脏是
考点：肝与肾、心与肾的关系
解析：肝肾同源又称乙癸同源，肝藏血，肾藏精，精血同生，且能相互资生，故曰同源互化。心居上焦属阳，在五行中属火；肾居下焦属阴，在五行中属水。在上者宜降，在下者宜升。心火必须下降于肾，使肾水不寒；肾水必须上济于心，使心火不亢。故116题选E，117题选D。

A. 面
B. 毛
C. 唇
D. 爪
E. 发

118. "筋之余"指的是
119. "血之余"指的是
考点：五脏的外华
解析：肝之华在爪。爪甲，包括指甲和趾甲，乃筋之延续，所以有"爪为筋之余"之说。肾之华在发。发的生长，赖血以养，故称"发为血之余"。故118题选D，119题选E。

A. 喜
B. 怒
C. 悲
D. 思
E. 恐

120. 脾在志为
121. 肝在志为
考点：五脏与五志的关系★
解析：心在志为喜；肝在志为怒；肺在志为悲（忧）；脾在志为思；肾在志为恐。故120题选D，121题选B。

A. 津
B. 液
C. 受纳水谷
D. 贮存尿液
E. 运化

122. 小肠主
123. 胃主
考点：胃、小肠的生理功能★
解析：小肠的主要生理功能是主受盛化物，泌别清浊，小肠主液。胃的主要生理功能是主受纳和腐熟水谷。故122题选B，123题选C。

A. 胃
B. 小肠
C. 大肠
D. 膀胱
E. 三焦

124. 上述各项，具有"主津"功能的是

125. 上述各项，具有"主液"功能的是

考点：小肠、大肠的生理功能

解析：胃主受纳水谷；主腐熟水谷。小肠主受盛化物；主泌别清浊；小肠主液。大肠主传化糟粕；大肠主津。膀胱主汇聚水液；贮存和排泄尿液。六腑三焦主疏通水道，运行津液；部位三焦主通行诸气；运行津液。故124题选C，125题选B。

A. 中介作用
B. 防御作用
C. 固摄作用
D. 推动作用
E. 温煦作用

126. 气的功能中，与激发人体生长发育功能关系密切的是

127. 气的功能中，与维持人体相对恒定体温关系密切的是

考点：人体之气的功能

解析：气的推动作用，指气中属阳部分（阳气）的激发、兴奋、促进等作用。主要体现于：①激发和促进人体的生长发育及生殖功能。②激发和促进各脏腑经络的生理功能。③激发和促进精血津液的生成及运行输布。④激发和兴奋精神活动。气的温煦作用，指气中属阳部分（阳气）的促进产热，消除寒冷，使人体温暖的作用。气的温煦作用对人体重要的生理意义：①温煦机体，维持相对恒定的体温。②温煦各脏腑、经络、形体、官窍，助其进行正常的生理活动。③温煦精血津液，助其正常施泄、循行、输布，即所谓"得温而行，得寒而凝"。气的固摄作用，指气对体内血、津液、精等液态物质的固护、统摄和控制作用，防止其无故流失，保证它们发挥正常的生理作用。气的固摄作用表现为：①统摄血液，使其在脉中正常运行，防止其逸出脉外。②固摄汗液、尿液、唾液、胃液、肠液，控制其分泌量、排泄量，使之有度而规律地排泄，防止其过多排出及无故流失。③固摄精液，防止其妄泄。气的防御作用，气既能护卫肌表，防御外邪入侵，同时也可以祛除侵入人体内的病邪。气的中介作用，指气能感应传导信息以维系机体的整体联系。故126题选D，127题选E。

A. 元气
B. 宗气

C. 营气
D. 卫气
E. 中气

128. 贯心脉而行气血的气是

129. 推动生长发育的气是

考点：人体之气的分类★

解析：元气的生理功能主要有两个方面：一是推动和调节人体的生长发育和生殖功能；二是推动和调控各脏腑、经络、形体、官窍的生理活动。宗气的生理功能主要有走息道以行呼吸、贯心脉以行气血和下蓄丹田以资先天三个方面。故128题选B，129题选A。

A. 心肺肝脾
B. 心肾肺脾
C. 肝肾心脾
D. 肝肾心脾
E. 肾脾肝肺

130. 与血液生成关系较为密切的脏是

131. 与血液运行关系较为密切的脏是

考点：血的生成、血的运行

解析：与血生成相关的脏腑：①脾胃是血液生化之源。②心肺：脾胃运化水谷精微所化生的营气和津液，由脾向上升输于心肺，与肺吸入的清气相结合，贯注心脉，在心气的作用下变化而成为红色血液。③肾藏精，精生髓，精髓是化生血液的基本物质之一。同时肾精充足，肾气充沛，也可以促进脾胃的运化，有助于血液的化生。影响血液运行的相关脏腑：心、肝、脾、肺等脏生理功能的相互协调与密切配合，共同保证了血液的正常运行。心阳的推动和温煦、肺气的宣发与肃降、肝气的疏泄是推动和促进血液运行的重要因素；心阴的宁静与凉润、脾气的统摄、肝气的藏血是控制和固摄血液运行的重要因素。故130题选B，131题选A。

A. 气能生血
B. 气能摄血
C. 气能行血
D. 血能载气
E. 血能生气

132. 治疗血虚，常配伍补气药，其根据是

133. 气随血脱的生理基础是

考点：气与血的关系

解析：气能生血，气能行血，气能摄血。治

疗血虚，常配伍补气药，是由于气能生血。血能载气是指气存于血中，依附于血而不致散失，赖血之运载而运行全身。大失血的病人，气亦随之发生大量丧失，导致气涣散不收，漂浮无根的气脱病变，称之为"气随血脱"。故132题选A，133题选D。

A. 胸部
B. 头面部
C. 项背部
D. 下肢末端
E. 上肢末端

134. 手足阳经交接部位是
135. 手足阴经交接部位是

考点：十二经脉的交接规律

解析：十二经脉的交接规律：①相为表里的阴经与阳经在四肢末端交接。②同名手足阳经在头面部交接。③手足阴经在胸部交接。故134题选B，135题选A。

A. 督脉
B. 任脉
C. 冲脉
D. 带脉
E. 维脉

136. 与女子妊娠关系密切，主胞胎的是
137. 与妇女月经关系密切的是

考点：任脉、冲脉的基本功能★

解析：督脉主司生殖，为"阳脉之海"。任脉为"阴脉之海"，"任主胞胎"。冲脉能调整十二经气血，故有"十二经之海""五脏六腑之海"和"血海"之称。妇女月经与冲脉功能联系密切。带脉有固护胎儿和主司妇女带下的作用。阳维脉联络全身阳经，阴维脉维系联络全身阴经。故136题选B，137题选C。

A. 阴跷脉、阳跷脉
B. 阴维脉、阳维脉
C. 督脉、任脉
D. 冲脉、任脉
E. 阴跷脉、阴维脉

138. 患者，女。因流产而失血过多，导致月经不调，久不怀孕。其病在
139. 患者久病，眼睑开合失司，下肢运动不利。其病在

考点：冲脉、任脉、跷脉的基本功能

解析：阴阳跷脉主下肢运动，司眼睑开合；阴阳维脉具有维系、联络全身阳经或阴经的作用；督脉具有调节阳经气血的作用，反映脑、髓和肾的功能；任脉具有调节阴经气血的作用，"任主胞胎"；冲脉具有调节十二经气血的作用，"冲为血海"。故138题选D，139题选A。

A. 风
B. 寒
C. 暑
D. 湿
E. 火

140. 上述各项，其致病易成"行痹"的是
141. 上述各项，其致病易成"痛痹"的是

考点：风邪、寒邪的性质及致病特点

解析：风性善行而数变："善行"指风性善动不居，游走不定。故风邪致病具有病位游走、行无定处的特点。如风寒湿三气杂至而引起的痹证，若见游走性关节疼痛，痛无定处，即是风邪偏盛的表现，称为"行痹"或"风痹"。寒性凝滞：指寒邪伤人，易致所伤部位之气血津液凝结，经脉阻滞。寒邪伤人，阳气受损，失其温煦，易使经脉气血运行不畅，甚或凝结阻滞不通，不通则痛。故寒邪是最易导致疼痛的外邪。如寒客肌表经络，气血凝滞不通，则头身肢体关节疼痛，痹证中若以关节冷痛为主者，称为"寒痹"或"痛痹"。湿邪阻滞经络关节，阳气不得布达，则可见肌肤不仁、关节疼痛重着或屈伸不利等，病位多固定且附着难移，称之为"湿痹"或"着痹"。故140题选A，141题选B。

A. 风
B. 寒
C. 暑
D. 燥
E. 火

142. 六淫邪气中，最易伤肺的是
143. 具有明显季节性的邪气是

考点：燥邪、暑邪的性质及致病特点★

解析：风为百病之长，其性轻扬开泄，易袭阳位，善行数变，主动。寒为阴邪，易伤阳气，凝滞牵引。暑为阳邪，其性炎热，升散，易扰心神，易伤津耗气，多夹湿。湿为阴邪，易伤阳

气,重浊黏滞,易阻气机,其性趋下,易袭阴位。燥性干涩,易伤津液,易伤肺。火热为阳邪,其性燔灼趋上,易扰心神,易伤津耗气,易生风动血,易致疮痈。故142题选D,143题选C。

  A. 风
  B. 寒
  C. 湿
  D. 燥
  E. 火

144. 易致肿疡的邪气是
145. 易阻遏气机的邪气是
  考点:火邪、湿邪的性质及致病特点★
  解析:参见142、143题。故144题选E,145题选C。

  A. 气上
  B. 气下
  C. 气结
  D. 气消
  E. 气乱

146. 过度思虑可导致的是
147. 过度恐惧可导致的是
  考点:情志内伤的致病特点★
  解析:怒则气上,喜则气缓,悲则气消,恐则气下,寒则气收,惊则气乱,劳则气耗,思则气结。故146题选C,147题选B。

  A. 怒
  B. 喜
  C. 悲
  D. 思
  E. 恐

148. 七情内伤影响脏腑气机,导致"气上"的是
149. 七情内伤影响脏腑气机,导致"气下"的是
  考点:情志内伤的致病特点★
  解析:情志内伤影响脏腑之气的运行,导致脏腑气机升降失常而出现相应的临床表现。《素问·举痛论》说:"百病生于气也,怒则气上,喜则气缓,悲则气消,恐则气下……惊则气乱……思则气结。"故148题选A,149题选E。

  A. 实热
  B. 实寒
  C. 虚热
  D. 虚寒
  E. 真寒假热

150. 阴偏衰所形成的病理变化是
151. 阴偏盛所形成的病理变化是
  考点:阴阳偏盛、阴阳偏衰
  解析:阴偏衰的病机特点多表现为阴气不足,阴不制阳,阳气相对偏盛的虚热证。阴偏盛的病机特点多表现为阴盛而阳未虚的实寒病变。故150题选C,151题选B。

  A. 邪气偏盛
  B. 正气不足
  C. 邪盛正衰
  D. 正胜邪衰
  E. 正虚邪恋

152. 疾病发生的内在根据是
153. 疾病发生的重要条件是
  考点:正气不足是发病的基础、邪气是发病的重要条件
  解析:正气不足是疾病发生的基础,正气具有抵御病邪侵袭,及时驱除病邪而防止发病的作用。邪气是发病的重要条件,疾病是邪气作用于人体而引起邪正相搏的结果,没有邪气的侵袭,机体一般不会发病。故152题选B,153题选A。

  A. 风气内动
  B. 寒从中生
  C. 湿浊内生
  D. 津伤化燥
  E. 火热内生

154. 久病累及脾肾,以致脾肾阳虚,温煦气化失司,可以形成
155. 邪热炽盛,煎灼津液,伤及营血,燔灼肝经,可以形成
  考点:风气内动、寒从中生
  解析:寒从中生是指机体阳气虚衰,温煦作用减退,阳不制阴而虚寒内生的病理变化。多因先天禀赋不足,阳气素虚,或久病伤阳,或外感寒邪,过食生冷,损伤阳气,以致阳气虚衰所致。热极生风是指邪热炽盛,燔灼津液,劫伤肝阴,筋脉失养而动风的病理变化。多见于热性病的极期,由于火热亢盛,煎灼津液,致使筋脉失养,动而生风。故154题选B,155题选A。

A. 热因热用
B. 寒因寒用
C. 通因通用
D. 塞因塞用
E. 寒者热之

156. 适用于脾虚腹胀的治则治法是
157. 适用于真热假寒的治则治法是

考点：反治★

解析：塞因塞用即以补开塞。脾虚腹胀是因脾气虚衰无力运化所致、当采用健脾益气的方剂治疗，使其恢复运化及气机升降，则症自减。寒因寒用是指用寒性药物治疗具有假寒征象的病证。适用于阳盛格阴的真热假寒证。故156题选D，157题选B。

中医诊断学

【A1 型题】

1. 病人目无光彩，眼球呆滞，呼吸微弱，属于
A. 失神
B. 得神
C. 少神
D. 神乱
E. 假神

考点：失神★

解析：失神的临床表现：目无光彩，眼球呆滞；精神萎靡，意识模糊，反应迟钝，表情淡漠；面色无华，形体羸瘦，动作艰难等。得神的临床表现：目光明亮，目珠灵活；神志清楚；思维有序，反应灵敏，表情丰富；面色荣润；形体丰满，姿态自如等。少神的临床表现：两目乏神，精神不振，面色少华；肌肉松软，动作迟缓，倦怠乏力，少气懒言等。神乱的临床表现：主要包括神志不宁、癫、狂、痫。假神的临床表现：由失神时的目光晦暗，瞳神呆滞，突然变为目光明亮，但浮光外露；由神志昏迷或精神萎靡，突然变为神志清楚，精神躁动；由面色晦暗，突然变为颧赤如妆。故本题选 A。

2. 下列各项，属于失神表现的是
A. 颧赤如妆
B. 面色少华
C. 壮热面赤
D. 目珠灵活
E. 撮空理线

考点：失神★

解析：精亏神衰之失神的表现：精神萎靡，意识模糊，反应迟钝，面色无华，晦暗暴露，目无光彩，眼球呆滞，呼吸微弱，或喘促无力，肉削著骨，动作艰难等。邪盛神乱之失神的表现：神昏谵语，躁扰不宁，循衣摸床，撮空理线；或猝然昏倒，双手握固，牙关紧闭等。故本题选 E。

3. 病人目光乏神，面色淡白少华，少气懒言，食欲减退属于
A. 神乱
B. 假神
C. 失神
D. 少神
E. 得神

考点：少神★

解析：参见1题。故本题选 D。

4. 假神的病机是
A. 气血不足，精神亏损
B. 机体阴阳严重失调
C. 脏腑虚衰，功能低下
D. 精气衰竭，虚阳外越
E. 阴盛于内，格阳于外

考点：假神

解析：久病、重病之人，精气本已极度衰竭，而突然出现某些神气暂时"好转"的虚假表现，是为假神。假神的出现，是因为脏腑精气极度衰竭，正气将脱，阴不敛阳，虚阳外越，阴阳即将离决所致，常是危重病人临终前的征兆。故本题选 D。

5. 下列各项，不属面色青主病的是
A. 寒证
B. 惊风
C. 湿证
D. 气滞
E. 血瘀

考点：五色主病

解析：面色青主寒证、疼痛、气滞、血瘀、惊风等。湿证多见面色黄。故本题选 C。

6. 面色黑而干焦，多见于
A. 肾阳亏虚
B. 肾阴亏虚
C. 瘀血内阻
D. 水饮内停

E. 心阳虚衰

考点：五色主病★

解析：面黑淡暗者，属肾阳虚。面黑干焦者，属肾阴虚。眼眶周围色黑者，多属肾虚水饮或寒湿带下。面色黧黑伴肌肤甲错者，多为瘀血日久所致。故本题选 B。

7. 按《素问·刺热》面部分候法，候脾的部位是

A. 额部
B. 鼻部
C. 左颊
D. 右颊
E. 颏部

考点：面部色诊

解析：《素问·刺热》划分法：左颊候肝，右颊候肺，额候心，鼻候脾，颏候肾。故本题选 B。

8. 目的脏腑分属中，白睛所属的是

A. 心
B. 肺
C. 肝
D. 肾
E. 脾

考点：目的脏腑分属★

解析：瞳仁属肾，称为水轮；黑睛属肝，称为风轮；两眦及血络属心，称为血轮；白睛属肺，称为气轮；眼胞属脾，称为肉轮。故本题选 B。

9. 脾肾两亏的目态是

A. 戴眼反折
B. 目睛微定
C. 昏睡露睛
D. 双睑下垂
E. 横目斜视

考点：望目态★

解析：双睑下垂多为先天不足，脾肾亏虚。固定上视者，称戴眼反折；固定侧视者，称横目斜视，多属肝风内动所致；昏睡露睛多属脾气虚弱，气血不足，胞睑失养所致，常见于吐泻伤津和慢脾风的患儿。故本题选 D。

10. 咽喉溃烂处上覆白腐，形如白膜者，称为

A. 乳蛾
B. 喉痈
C. 发颐
D. 咽喉成脓
E. 伪膜

考点：望咽喉

解析：咽部溃烂处上覆白腐，形如白膜，称为伪膜。若伪膜坚韧不易拭去，重剥出血，旋即复生者，称为白喉。咽部一侧或两侧喉核红肿肥大、形如乳头，表面或有脓点，咽部不适称为乳蛾。咽喉部红肿高突，疼痛剧烈，吞咽困难，身发寒热者，为喉痈。咽喉红肿高突，有波动感，压之柔软凹陷者，多已成脓；压之坚硬则尚未成脓。故本题选 E。

11. 下列四肢动态异常中，因寒邪凝滞所致的临床表现是

A. 四肢痿废
B. 四肢抽搐
C. 手足拘急
D. 手足颤动
E. 手足蠕动

考点：望四肢

解析：手足拘急多因寒邪凝滞或气血亏虚，筋脉失养所致。四肢痿废常因精津亏虚或湿热浸淫，筋脉失养所致。四肢抽搐多因肝风内动，筋脉拘急所致。手足颤动多由血虚筋脉失养或饮酒过度所致。手足蠕动多由阴虚动风所致。故本题选 C。

12. 小腿部皮肤突然鲜红成片，色如涂丹，边缘清楚，灼热肿胀者，称为

A. 抱头火丹
B. 麻疹
C. 流火
D. 瘾疹
E. 赤游丹

考点：望皮肤色泽

解析：皮肤发赤，色如涂丹，边缘清楚，灼热肿胀者，称为丹毒。发于头面者，称为抱头火丹；发于小腿足部者，称为流火；发于全身，游走不定者，称为赤游丹。故本题选 C。

13. 疹的主要特点是

A. 色深红或青紫
B. 平铺于皮肤
C. 抚之碍手
D. 压之不褪色
E. 点大成片

考点：望斑疹★

解析：凡色红或紫红、粟粒状疹点，高出皮肤，抚之碍手，压之褪色者为疹。色深红或青紫，点大成片，平摊于皮肤，摸之不碍手，压之

不褪色者为斑。故本题选 C。

14. 肝胆郁热的呕吐物为
A. 黄绿色
B. 暗红色
C. 紫暗
D. 白稠
E. 黄稠

考点：望呕吐物 ★

解析：呕吐清稀无臭，多为寒呕，是因胃阳不足，腐熟无力，或寒邪犯胃，损伤胃阳，导致水饮内停，胃失和降。吐出物中夹有消化不全的食物残渣，多属伤食，因暴饮暴食，损伤脾胃，而致胃气上逆。呕吐黄绿色苦水，多属肝胆湿热或郁热。呕吐清水痰涎，胃脘有振水声者，因痰饮内停于胃腑，胃气不降所致。吐血暗红或紫暗有块，夹有食物残渣者，属胃有积热，或肝火犯胃，或胃腑瘀血所致。故本题选 A。

15. 长期服用抗生素后舌苔的变化是
A. 灰黑苔
B. 黑腻苔
C. 燥腻苔
D. 花剥苔
E. 糙苔

考点：舌诊注意事项 ★

解析：饮食和某些药物可以使舌象发生变化。如进食后，由于口腔咀嚼的摩擦、自洁作用使舌苔由厚变薄；多喝水可使舌苔由燥变润；过冷、过热或刺激性的食物可使舌色发生变化；刚进辛热食物，舌色偏红；多吃肥甘之品、服用大量镇静剂后，可使舌苔厚腻；长期服用某些抗生素，可产生黑腻苔或霉腐苔。故本题选 B。

16. 舌淡白胖嫩，苔白滑者，常提示的是
A. 阴虚夹湿
B. 脾胃湿热
C. 气分有湿
D. 阳虚水停
E. 瘀血内阻

考点：舌色变化

解析：舌淡多为气血两虚、阳虚，舌胖嫩提示虚证，苔白滑提示有水湿。阴虚者舌质为红色，有热者舌质为绛红或红，有瘀血者舌多见紫暗色。故本题选 D。

17. 舌红绛而光者，属
A. 阴虚
B. 气虚

C. 血虚
D. 气阴两虚
E. 水润火炎

考点：舌色变化 ★

解析：舌红绛少苔或无苔，或有裂纹，多属久病阴虚火旺，或热病后期阴液耗损。故本题选 A。

18. 阴寒内盛，血行瘀滞的舌象表现是
A. 舌淡红润泽
B. 舌红绛少苔
C. 舌绛紫而干
D. 舌淡白光莹
E. 舌淡紫湿润

考点：舌色变化

解析：舌色淡紫湿润，多因阴寒内盛，或阳气虚衰，血脉瘀滞所致。舌淡红润泽为气血调和的征象，常见于正常人。舌红绛少苔多为热病后期阴液受损，或久病阴虚火旺，属虚热证。舌绛紫而干多属热盛伤津，气血壅滞。舌淡白光莹，舌体瘦薄，多为气血两亏。故本题选 E。

19. 舌体小，有裂纹，舌鲜红少苔，其临床意义是
A. 虚热证
B. 实热证
C. 热盛津伤
D. 风热表证
E. 寒邪入里化热

考点：舌色变化

解析：舌体小，舌鲜红而少苔，或有裂纹，或光红无苔，属虚热证。舌色鲜红，舌体不小，或兼黄苔，多属实热证。舌紫红或绛紫而干枯少津，为热盛伤津，气血壅滞。舌色稍红，或舌边尖略红，多属外感风热表证初期。故本题选 A。

20. 气血两虚证的舌象是
A. 舌体淡瘦
B. 舌淡齿痕
C. 舌尖芒刺
D. 舌暗瘀点
E. 舌红裂纹

考点：舌形变化 ★

解析：当气血两虚时，气血不能濡养舌体，舌体失于濡养后出现瘦的表现。且因气血虚少，舌色呈现淡白。故本题选 A。

21. 下列各项，属颤动舌临床意义的是
A. 湿热蕴脾

B. 肝阳化风
C. 气虚血瘀
D. 气滞血瘀
E. 阳气虚弱

考点：舌态变化★

解析：颤动舌为肝风内动的表现，可因热盛、阳亢、阴亏、血虚等所致。气血两虚，使筋脉失于濡养而无力平稳伸展舌体；或因热极阴亏而动风、肝阳化风等导致舌抖颤难安。故本题选B。

22. 久病重病，突然语声嘶哑的临床意义是
A. 脏气将绝
B. 风热袭肺
C. 阴虚火旺
D. 肺气不足
E. 咽喉失润

考点：音哑与失音★

解析：新病音哑或失音者，多因外感风寒或风热袭肺，或痰湿壅肺，以致肺气不宣，清肃失司，邪闭清窍，即"金实不鸣"。久病、重病导致音哑或失音，多因阴虚火旺，肺肾精气内伤所致，即"金破不鸣"。暴怒叫喊或持续性高声宣讲，可导致音哑或失音，属气阴耗伤。妇女妊娠末期出现音哑或失音者，称为妊娠失音，古称"子喑"，系因胎儿渐长，压迫肾之络脉，使肾精不能上荣于咽喉听致。故本题选A。

23. 外感风寒或风热之邪，或痰湿壅肺，肺失宣肃，导致的音哑或失音，称为
A. 子喑
B. 金破不鸣
C. 金实不鸣
D. 少气
E. 短气

考点：音哑与失音★

解析：参见22题。故本题选C。

24. 独语、错语的共同病因是
A. 风痰阻络
B. 热扰心神
C. 心气大伤
D. 心气不足
E. 痰火扰心

考点：独语、错语★

解析：独语指自言自语，喃喃不休，见人语止，首尾不续的症状。多因心气虚弱，神气不足，或气郁痰阻，蒙蔽心神所致，属阴证。错语是指病人意识清楚而语言错乱，语后自知言错的症状。证有虚实之分，虚证多因心气虚弱，神气不足所致；实证多因痰湿、瘀血、气滞阻碍心窍所致。故二者的共同病因是心气虚弱，神气不足。故本题选D。

25. 食滞胃脘呕吐的特点是
A. 喷射状呕吐
B. 饮后即吐出
C. 朝食而暮吐
D. 呕吐物酸腐
E. 吐黏稠之黄水

考点：呕吐

解析：呕吐酸馊食物者，为食滞胃脘；喷射状呕吐为热扰神明；饮后即吐出为妊娠恶阻；朝食而暮吐为脾胃阳虚；吐黏稠之黄水多属实热证。故本题选D。

26. 下列哪一项不属于十问歌
A. 问饮食
B. 问胸腹
C. 问睡眠
D. 问寒热
E. 问头身

考点：十问歌

解析：十问歌："一问寒热二问汗，三问头身四问便，五问饮食六胸腹，七聋八渴俱当辨，九问旧病十问因，再兼服药参机变，妇女尤必问经期，迟速闭崩皆可见，再添片语告儿科，天花麻疹全占验。"故本题选C。

27. 下列各项，属阳明腑实证发热特点的是
A. 低热，少气自汗
B. 夏季长期低热
C. 热势较低，午后或夜间发生
D. 身热不扬，午后热甚
E. 热势较高，日晡为甚

考点：但热不寒

解析：日晡潮热发热特点的是热势较高，日晡为甚；属阳明腑实证。低热，少气自汗为气虚发热；小儿夏季长期低热，热势较低为小儿夏季热；午后或夜间发生为阴虚潮热；身热不扬，午后热甚为湿温潮热。故本题选E。

28. 外感热病中，正邪相争，提示病变发展转折点的是
A. 战汗
B. 自汗
C. 盗汗

D. 冷汗
E. 热汗

考点：特殊汗出★

解析：战汗指病人先恶寒战栗而后汗出的症状。因邪盛正馁，邪伏不去，一旦正气来复，正邪剧争所致。常见于温病或伤寒正邪剧烈斗争的阶段，是病变发展的转折点。若汗出热退，脉静身凉，提示邪去正安，疾病好转；若汗出身热不退，烦躁不安，脉来急疾，提示邪盛正衰，病情恶化。故本题选 A。

29. 有形实邪闭阻气机所致的疼痛，其疼痛性质是
    A. 胀痛
    B. 灼痛
    C. 冷痛
    D. 绞痛
    E. 隐痛

考点：疼痛的性质★

解析：胀痛为气滞作痛的特点。灼痛为火邪窜络，或阴虚火旺所致。冷痛因寒邪阻滞经络，或阳气不足，失于温煦所致。绞痛多因有形实邪闭阻气机，或寒邪凝滞气机所致。隐痛多由精血亏虚，或阳气不足，机体失却充养、温煦而致。故本题选 D。

30. 痰湿内阻所致头晕的特征，是伴有
    A. 胀痛
    B. 刺痛
    C. 眼花
    D. 耳鸣
    E. 昏沉

考点：问头晕★

解析：痰湿内阻，上蒙清窍，清阳不升，故感觉头部昏沉。故本题选 E。

31. 下列各项，可见口干但欲漱水不欲咽症状的是
    A. 湿热
    B. 阴虚
    C. 痰饮
    D. 瘀血
    E. 温病营分证

考点：口渴与饮水★

解析：口干但欲漱水不欲咽提示内有瘀血。因瘀血内阻，气不化津，津不上承，故口干欲漱水；但水本不亏，乃气化不行，故又不欲咽。湿热证可见渴不多饮，兼身热不扬，头身困重，舌苔黄腻。痰饮内停可见渴喜热饮，饮水不多，或饮后即吐。温病营分证可见口渴饮水不多，兼身热夜甚，心烦不寐，舌红绛。故本题选 D。

32. 口渴不多饮，兼见身热不扬，头身重，胸闷纳呆，舌苔黄腻，其临床意义是
    A. 湿热内蕴
    B. 饮停胃肠
    C. 瘀血内阻
    D. 热入营分
    E. 阴虚火旺

考点：口渴与饮水★

解析：参见31题。故本题选 A。

33. 饥不欲食可见于
    A. 胃火亢盛
    B. 胃强脾弱
    C. 脾胃湿热
    D. 胃阴不足
    E. 肝胃蕴热

考点：食欲与食量★

解析：胃阴不足，胃中虚热扰动，消食较快，则有饥饿感，而胃阴失滋，纳化迟滞，则饥不欲食。故本题选 D。

34. 口中黏腻，其临床意义是
    A. 胃火炽盛
    B. 湿热蕴脾
    C. 胆火上炎
    D. 心火上炎
    E. 脾胃气虚

考点：口味

解析：口黏腻常见于痰热内盛、湿热蕴脾及寒湿困脾之证。口淡多见于脾胃虚弱；口苦多见于心火上炎或肝胆火热证；口酸多见于肝胃郁热，或饮食停滞；口甜多见于脾胃湿热或脾虚之证；口咸多与肾病或寒水上泛有关；口涩多为燥热伤津，或脏腑热盛所致。故本题选 B。

35. 病人口淡乏味，常提示的是
    A. 痰热内盛
    B. 湿热蕴脾
    C. 肝胃郁热
    D. 脾胃虚弱
    E. 食滞胃脘

考点：口味★

解析：参见34题。故本题选 D。

36. 肝胃郁热的口味是
    A. 口中泛酸

B. 口中酸馊
C. 口甜黏腻
D. 口中味苦
E. 口中味咸

考点：口味★

解析：参见34题。**故本题选A。**

37. 下列各项，不属于排便感异常的是
    A. 肛门灼热
    B. 排便不爽
    C. 里急后重
    D. 肛门重坠
    E. 完谷不化

考点：大便异常

解析：排便感异常有：肛门灼热、排便不爽、里急后重、肛门重坠、大便失禁。完谷不化为便质异常。**故本题选E。**

38. 月经先期的临床意义是
    A. 血海空虚
    B. 阴寒凝滞
    C. 瘀血阻滞
    D. 肝郁化热
    E. 阳气盛衰

考点：经期异常

解析：月经先期多因脾气亏虚、肾气不固，或阳盛血热、肝郁化热、阴虚火旺，以致热扰冲任，血海不宁等所致；月经后期多因营血亏损、肾精不足、阳气虚衰、血源不足，使血海空虚，或气滞、寒凝血瘀、痰湿瘀滞，冲任受阻所致；月经先后不定期多因肝气郁滞，或脾肾虚损，使冲任气血失调、血海蓄溢失常所致。**故本题选D。**

39. 切脉时三指沿寸口脉长轴循行，诊察脉之长短，比较寸关尺三部脉象特点的方法是
    A. 循法
    B. 寻法
    C. 总按
    D. 举法
    E. 按法

考点：诊脉方法★

解析：循是指切脉时三指沿寸口脉长轴循行，诊察脉之长短，比较寸关尺三部脉象的特点。医生手指用力适中，按至肌肉以体察脉象的方法称为"中取"。寻是切脉时指力从轻到重，或从重到轻，左右推寻，调节最适当指力的方法。总按是三指同时用力诊脉的方法。举法是用

较轻的指力，按在寸口脉搏跳动部位，以体察脉搏部位的方法。亦称"轻取"或"浮取"。按法是用较重的指力，甚至按到筋骨体察脉象的方法。此法又称"重取"或"沉取"。**故本题选A。**

40. 切脉时指力从轻到重，左右推寻的是
    A. 举法
    B. 按法
    C. 寻法
    D. 推法
    E. 循法

考点：诊脉方法★

解析：参见39题。**故本题选C。**

41. 具有短、滑、数三种脉象的特点的是
    A. 涩脉
    B. 动脉
    C. 弦脉
    D. 滑脉
    E. 数脉

考点：常见脉象

解析：动脉：见于关部，滑数有力，具有短、滑、数三种脉象的特点；涩脉：形细而行迟，往来艰涩不畅，脉势不匀；弦脉：端直以长、如按琴弦；滑脉：往来流利，如盘走珠，应指圆滑；数脉：脉来急促，一息五至以上而不满七至。**故本题选B。**

42. 阳极阴竭可见的脉象是
    A. 濡脉
    B. 弱脉
    C. 缓脉
    D. 数脉
    E. 疾脉

考点：常见脉象

解析：濡脉主诸虚，又主湿；弱脉主气血俱虚，阳虚；缓脉主湿病，脾胃虚弱，亦可见于正常人；数脉主热证，亦可见于里虚证；疾脉主阳极阴竭，元气将脱。**故本题选E。**

43. 结脉与代脉的主要区别在于
    A. 节律不同
    B. 至数不同
    C. 脉力不同
    D. 脉位不同
    E. 流利度不同

考点：常见脉象★

解析：脉来缓而时一止，止无定数为结脉，

主阴盛气结，寒痰血瘀，亦主气血虚衰；脉来一止，止有定数，良久方来为代脉，主脏气衰微，亦主疼痛、惊恐，跌打损伤。故本题选 A。

44. 在脉象上濡脉与弱脉的主要区别是
A. 节律
B. 至数
C. 脉力
D. 脉位
E. 流利度

考点：常见脉象★

解析：濡脉浮细无力而软。弱脉沉细无力而软。两者均无力，而一浮一沉，可见主要区别在脉位。故本题选 D。

45. 沉弦脉多见于
A. 素体多痰湿而又感受外邪者
B. 表热证
C. 太阳中风证
D. 肝郁气滞或水饮内停
E. 肝胆湿热

考点：相兼脉的主病

解析：沉弦脉主肝郁气滞或水饮内停；沉涩脉主血瘀，尤常见于阳虚而寒凝血瘀者；沉迟脉主里寒证；沉缓脉主脾虚而水湿停留。故本题选 D。

46. 主阳虚而寒凝血瘀的脉象是
A. 沉迟脉
B. 沉弦脉
C. 沉涩脉
D. 弦紧脉
E. 沉缓脉

考点：相兼脉的主病

解析：弦紧脉主寒证、痛证，常见于寒凝肝脉，或肝郁气滞等所致疼痛等。余参见45题。故本题选 C。

47. 临床病证的虚实，主要取决于
A. 正气的强弱
B. 正邪的消长
C. 阴阳的盛衰
D. 气血的盛衰
E. 气机的失调

考点：八纲辨证的概念

解析：八纲为表里、寒热、虚实、阴阳。根据病情资料，运用八纲进行分析综合，从而辨别疾病现阶段病变部位的浅深（表里）、病情性质的寒热（寒热）、邪正斗争的盛衰（虚实）和病

证类别的阴阳（阴阳），以作为辨证纲领的方法，称为八纲辨证。故本题选 B。

48. 下列对表证与里证鉴别的叙述，最恰当的是
A. 表证为新病，里证多为久病
B. 表证病较轻浅，里证病较深重
C. 表证寒热并见，里证寒热单见
D. 表证起病较急，里证起病较缓
E. 表证多为外感，里证皆属内伤

考点：表证与里证

解析：表证一般以新起恶寒，或恶寒发热并见，脉浮，内部脏腑的症状不明显为共同特征。多见于外感病初期，具有起病急、病位浅、病程短的特点。里证可见于外感疾病的中、后期阶段，或为内伤疾病。不同的里证，可表现为不同的证候，故很难用几个症状全面概括，但其基本特征是一般病情较重，病位较深，病程较长。故本题选 B。

49. 下列各项，一般不属寒证的症状是
A. 面色㿠白，大便稀溏
B. 口淡不渴，小便清长
C. 大便秘结，口臭咽干
D. 苔白而润，舌淡胖大
E. 脉象沉紧

考点：寒证★

解析：寒证的临床表现：恶寒、畏寒、肢凉、冷痛、喜暖、口淡不渴、肢冷蜷卧、痰、涎、涕清稀，小便清长，大便稀溏，面色㿠白，舌淡苔白而润，脉紧或迟等。故本题选 C。

50. 下列关于实证和虚证的鉴别，错误的是
A. 实证疼痛拒按，虚证疼痛喜按
B. 实证多发热，虚证多恶寒
C. 实证声高气粗，虚证声低息微
D. 实证舌质老，虚证舌质嫩
E. 实证脉有力，虚证脉无力

考点：虚证与实证

解析：实证为新病，或病程短，多壮实，精神兴奋，声高气粗，疼痛拒按，胸腹胀满，按之疼痛，胀满不减，蒸蒸壮热，恶寒，添衣加被不减，舌质老，苔厚，脉实有力。虚证为久病，或病程长，多虚弱，精神萎靡，声低息微，疼痛喜按，胸腹胀满，按之不痛，胀满时减，五心烦热，午后微热，畏寒，得衣近火则减，舌质嫩，苔少或无苔，脉虚无力。故本题选 B。

51. 阳虚证最主要的表现是
A. 舌质淡白苔薄白

B. 口不渴或少饮
C. 面色白而无华
D. 脉沉细无力
E. 经常畏寒肢凉

考点：阳虚证★

解析：由于阳气亏虚，机体失却温煦，不能抵御阴寒之气，而寒从内生，于是出现畏冷肢凉等一派病性属虚、属寒的症候。故本题选E。

52. 下列哪一项不是表寒证的临床表现
    A. 恶寒发热
    B. 头身疼痛
    C. 鼻塞流清涕
    D. 无汗
    E. 舌苔薄黄

考点：证候相兼

解析：表寒证见恶寒重，发热轻，无汗，苔薄白润，脉浮紧，因外感寒邪卫阳受损所致。表热证见发热，微恶风寒或有汗，舌边尖红赤，脉数，因外感热邪卫气被郁所致。舌苔薄黄为表热证表现。故本题选E。

53. 患者身热恶热，汗多口渴，疲乏无力，舌红苔白，脉虚数的临床意义是
    A. 风淫证
    B. 火淫证
    C. 寒淫证
    D. 暑淫证
    E. 燥淫证

考点：暑淫证★

解析：暑淫证的临床表现：发热恶热，汗出，口渴喜饮，心烦，气短神疲，肢体困倦，小便短黄，舌红，苔白或黄，脉虚数，或发热，卒然昏倒，汗出不止，口渴，气急，甚或昏迷、抽搐或见高热，神昏，胸闷，腹痛，呕恶，无汗等。故本题选D。

54. 下列各项，不是血虚证临床表现的是
    A. 经少经闭
    B. 头晕眼花
    C. 心烦失眠
    D. 面色淡白
    E. 肢体麻木

考点：血虚证★

解析：血虚者血少不能上濡头目，故见头晕眼花、面色淡白；血虚不养心神，故见心悸失眠多梦；血少不能濡养经脉肌肤，故可见手足麻木、皮肤干涩；血虚则血海空虚，冲任不充，故经量少或经闭。心烦失眠为心神受扰之象。故本题选C。

55. 下列各项，不属血瘀证临床表现的是
    A. 出血紫暗
    B. 固定刺痛
    C. 面色黧黑
    D. 胸胁胀痛
    E. 脉象细涩

考点：血瘀证★

解析：血瘀证的临床表现：疼痛如针刺、痛有定处、拒按，常在夜间加重。肿块在体表者，常呈青紫色；在体内者，呈坚硬而按之不移的包块。出血反复不止，色呈紫暗色，血中多夹有瘀块，或大便色黑如柏油状，妇女崩漏。面色黧黑，唇甲青紫，皮下瘀斑，肌肤甲错，或皮肤丝状红缕，或腹壁青筋怒张，妇女闭经，舌质紫暗，或有瘀点、瘀斑，舌下络脉曲张，脉细涩或结代，或无脉。胸胁胀痛为气滞证的表现。故本题选D。

56. 脘腹痞胀，泛吐清水，肠鸣水声辘辘，舌苔白滑，脉弦，其证候是
    A. 痰证
    B. 饮证
    C. 湿证
    D. 阴水
    E. 阳水

考点：饮证

解析：饮证的临床表现：胸腹痞满，脘腹部水声辘辘，泛吐清水；咳嗽气喘，痰多清稀，喉中有哮鸣声，胸闷心悸，甚或咳逆倚息不得平卧；或肋间饱满，咳唾引痛；小便不利，四肢浮肿、沉重酸痛。头晕目眩，苔白滑，脉弦或滑。故本题选B。

57. 下列各项，属于心阴虚证和心血虚证共有症状的是
    A. 心悸心烦
    B. 失眠多梦
    C. 口燥咽干
    D. 面色淡白
    E. 潮热盗汗

考点：心血虚、心阴虚证

解析：心血虚的临床表现：心悸，失眠多梦，健忘，头晕眼花，面色淡白或萎黄，唇舌色淡，脉细无力。心阴虚证的临床表现：心悸，心烦，失眠多梦，口燥咽干，形体消瘦，五心烦

热，潮热，盗汗，颧红，舌红少苔乏津，脉细数。故本题选 B。

58. 心烦失眠，面赤口渴，尿黄便结，或口舌生疮，赤烂疼痛，舌红苔黄，脉数的临床意义是

A. 心火亢盛证
B. 热闭心神证
C. 心火迫血妄行证
D. 心火下移证
E. 热扰心神证

考点：心火亢盛证

解析：心主神明，火热内炽，扰乱心神，则心烦失眠，甚或狂躁，神昏谵语；火邪伤津，故口渴，尿黄，便结；心之华在面，开窍于舌，火热循经上炎，则面赤，口舌生疮，腐烂疼痛；热伤血络，迫血妄行，则见吐血、衄血；心热下移小肠，故小便赤、涩、灼、痛；舌尖红绛，脉数有力，为火热内盛之象。故本题选 A。

59. 肠燥津亏证的主症是

A. 口干咽燥
B. 口臭头晕
C. 便干难以排出
D. 舌红苔白干
E. 脉象细涩

考点：肠燥津亏证★

解析：肠燥津亏证，指津液亏损，肠失濡润，传导失职，以大便燥结，排便困难及津亏症状为主要表现的证候。故本题选 C。

60. 寒滞胃肠证、食滞胃肠证、胃肠气滞证的共同症状是

A. 胃脘冷痛剧烈
B. 脘腹胀痛走窜
C. 胃脘疼痛痞胀
D. 胃脘隐痛痞胀
E. 胃脘疼痛喜按

考点：寒滞胃肠证、食滞胃肠证、胃肠气滞证

解析：寒滞胃肠证的临床表现：胃脘冷痛，甚则剧痛，得温痛减，遇寒加剧，恶心呕吐，吐后痛缓，或呃逆嗳气，口淡不渴或口泛清水，形寒肢冷，舌淡苔白滑，脉沉紧或弦。食滞胃肠证的临床表现：脘腹胀满疼痛，拒按，嗳腐吞酸，或呕吐酸腐食物，吐后觉舒，纳呆厌食，或肠鸣矢气，便溏不爽或便秘，舌苔厚腻，脉滑。胃肠气滞证的临床表现：胃脘腹部胀满疼痛，走窜不定，痛而欲吐或泻，泻而不爽，嗳气，肠鸣矢气，得嗳气、矢气后痛胀缓解，或无肠鸣矢气则胀痛加剧，大便秘结，苔厚，脉弦。故本题选 C。

61. 对辨证肝阳上亢最有意义的表现是

A. 疲劳乏力
B. 眩晕耳鸣
C. 腰酸膝软
D. 口苦咽干
E. 失眠多梦

考点：肝阳上亢证★

解析：肝阳上亢证为肝阳亢扰于上，肝肾阴亏于下，以眩晕耳鸣、头目胀痛、面红、烦躁、腰膝酸软等为主要表现。由此可知答案应从 B、C 中选择。其病机属上实下虚，虚实夹杂，以眩晕、头目胀痛、头重脚轻等上亢症状为主，且见腰膝酸软、耳鸣等下虚症状。C 只是下虚，B 则为上实下虚同见。故本题选 B。

62. 鉴别肝阳上亢证与肝火炽盛证最有意义的临床表现是

A. 失眠多梦
B. 急躁易怒
C. 头重脚轻
D. 面红耳赤
E. 头晕胀痛

考点：肝火炽盛、肝阳上亢证的鉴别要点

解析：两证的共同表现：头晕胀痛，面红目赤，口苦咽干，急躁易怒，耳鸣，失眠。肝阳上亢证属上实下虚，虚实夹杂，系肝肾阴虚阳亢所致，以眩晕、头目胀痛、头重脚轻等上亢症状为主，且见腰膝酸软、耳鸣等下虚症状，阴虚证候明显，病程较长。肝火炽盛证属火热过盛的实证，以目赤头痛、胁肋灼痛、口苦口渴、便秘尿黄等火热症为主，阴虚证候不突出，病程较短，病势较急。故本题选 C。

63. 对诊断肾阳虚证最有意义的临床表现是

A. 小便频数，滑精早泄
B. 大便稀薄，完谷不化
C. 下肢水肿，凹陷不起
D. 畏寒肢冷，精神萎靡
E. 腰膝冷痛，精冷不育

考点：肾阳虚证★

解析：肾阳虚证的临床表现：腰膝酸软冷痛，畏寒肢冷，下肢尤甚，面色㿠白或黧黑，神疲乏力；或见性欲冷淡，男子阳痿、滑精、早泄，女子宫寒不孕，白带清稀量多；或大便稀

溏，或五更泄泻，尿频清长，夜尿多；舌淡苔白，脉沉细迟无力，尺部尤甚。本证以腰膝酸冷、性欲减退、夜尿多与虚寒症状为主要辨证依据。故本题选E。

64. 以胸胁胃脘胀痛，急躁易怒，嗳气吞酸，不思饮食，舌淡红，脉弦为特征的证候是
A. 肝胃不和证
B. 胃肠气滞证
C. 脾气虚证
D. 肝郁气滞证
E. 肝脾不调证

考点：肝胃不和证

解析：肝胃不和证的临床表现：胃脘、胁肋胀痛或窜痛，嗳气呃逆，吞酸嘈杂，食少纳减，情志抑郁，善太息，急躁易怒，舌红苔薄黄，脉弦或弦数。故本题选A。

65. 阳明经证与腑证的鉴别要点是
A. 有无发热
B. 有无汗出
C. 有无神志改变
D. 有无燥屎内结
E. 有无舌苔黄燥

考点：阳明经证、腑证

解析：阳明经证是指邪热亢盛，充斥阳明经，弥漫全身，而肠中无燥屎内结。阳明腑证指邪热内盛阳明之里，与肠中糟粕相结，燥屎内结所表现的证候。故两者之间的鉴别要点为有无燥屎内结。故本题选D。

66. 下列各项，称为"合病"的是
A. 伤寒病初起不从阳经传入，直接邪入于三阴者
B. 伤寒病按六经的顺序相传者
C. 伤寒病不经过传变，两经或三经同时出现病证者
D. 伤寒病按隔一经或两经以上相传者
E. 伤寒病一经证未罢，又见他经病证者

考点：合病

解析：伤寒病不经过传变，两经或三经的病证同时出现者，称为合病；传经是指病邪从外侵入，逐渐向里深入，由一经证转变为另一经病证；伤寒病凡一经病证未罢，又出现另一经病证，称为并病；凡伤寒病初起，病邪不从阳经传入，而直接侵袭三阴经而发病者，称为直中。故本题选C。

67. 上焦传中焦，中焦传下焦属于三焦病证传变的
A. 逆传
B. 顺传
C. 循经传
D. 表里传
E. 越经传

考点：顺传

解析：三焦病证的传变，一般多由上焦手太阴肺卫开始，传入中焦，进而传入下焦，此为"顺传"，标志着病情由浅入深，由轻到重的病理进程。若病邪从肺卫而传入心包者，称为"逆传"，说明邪热炽盛，病情重笃。故本题选B。

68. 下列各项，属于中焦病证临床表现的是
A. 身热不扬，烦躁，胸脘痞满
B. 五心烦热，心中憺憺大动，手指蠕动
C. 灼热，神昏，肢厥，舌謇，舌绛
D. 神志昏蒙，时清时昧，舌苔垢腻
E. 手足心热甚于手足背，口燥咽干，消瘦无力

考点：中焦病证的临床表现

解析：中焦病证临床表现：身热气粗，面红目赤，腹满便秘，渴欲饮冷，口燥咽干，唇裂舌焦，小便短赤，大便干结，苔黄燥或焦黑，甚则神昏谵语，脉沉实有力；或身热不扬，头身困重，胸脘痞闷，泛恶欲呕，小便不利，大便不爽或溏泄，舌苔黄腻，脉细而濡数。B属于下焦病证的表现，C属于上焦病证的表现。故本题选A。

【A2型题】

69. 患者身热不恶寒，反恶热，烦渴喜冷饮，神昏谵语，便秘溲赤，手足逆冷，舌红苔黄而干，脉沉数有力。其辨证是
A. 表寒里热
B. 表热里寒
C. 真热假寒
D. 真寒假热
E. 上热下寒

考点：证候真假

解析：真热假寒指内有真热而外见某些假寒的"热极似寒"证候。其临床表现有四肢凉甚至厥冷，神识昏沉，面色紫暗，脉沉迟。身热，胸腹灼热，口鼻气灼，口臭息粗，口渴引饮，小便短黄，舌红苔黄而干，脉有力。真寒假热指内

有真寒而外见某些假热的"寒极似热"证候。其临床表现有自觉发热，欲脱衣揭被，触之胸腹无灼热、下肢厥冷；面色浮红如妆，非满面通红；神志躁扰不宁，疲乏无力；口渴但不欲饮；咽痛而不红肿；脉浮大或数，按之无力；便秘而便质不燥，或下利清谷；小便清长（或尿少浮肿），舌淡，苔白。故本题选 C。

70. 患者露天睡觉后出现脘腹疼痛，呕吐，肠鸣腹泻，苔白润，脉弦紧。其辨证是

A. 风淫证
B. 伤寒证
C. 湿淫证
D. 暑淫证
E. 中寒证

考点：寒淫证

解析：中寒证是指寒邪直接内侵脏腑、气血，遏制及损伤阳气，阻滞脏腑气机和血液运行所表现的里实寒证。寒邪客于不同脏腑，可有不同的证候特点，寒邪客肺，肺失宣降，故见咳嗽、哮喘、咯稀白痰等症；寒滞胃肠，使胃肠气机失常，运化不利，则见脘腹疼痛、肠鸣腹泻、呕吐等症。伤寒证是指寒邪外袭于肌表，阻遏卫阳，阳气抗邪于外所表现的表实寒证。寒邪袭表，郁闭肌肤，阳气失却温煦，故见恶寒、头身疼痛、无汗、苔白、脉浮紧等症。湿淫证见昏沉如裹，嗜睡，身体困重，胸闷脘痞，口腻不渴，纳呆，恶心，肢体关节、肌肉酸痛，大便稀，小便浑浊。或为局部渗漏湿液，或皮肤出现湿疹、瘙痒，妇女可见带下量多。面色晦垢，舌苔滑腻，脉濡缓或细等。故本题选 E。

71. 患者于今晨小便时突发腰腹绞痛，小便中断，呼吸气粗，舌淡红苔薄白，脉沉实。其辨证是

A. 气滞证
B. 血瘀证
C. 气脱证
D. 血寒证
E. 气闭证

考点：气闭证 ★

解析：气闭证见突然发生势急、症重之昏厥，或内脏绞痛，或二便闭塞，呼吸气粗，声高，脉沉弦有力等。气滞证以胸胁脘腹或损伤部位的胀闷、胀痛、窜痛为主要表现。血瘀证以固定刺痛、肿块、出血、瘀血色脉征为主要表现。气脱证病势危重，以气息微弱、汗出不止、脉微

等为主要表现。血寒证以患处冷痛拘急、畏寒、唇舌青紫、妇女月经愈期、经色紫暗夹块等为主要表现。故本题选 E。

72. 患者头晕目眩，乏力少气，自汗，面色萎黄，心悸多梦，舌淡瘦薄，脉细无力。其辨证是

A. 气虚血瘀证
B. 气血两虚证
C. 气滞血瘀证
D. 气虚证
E. 血虚证

考点：气血两虚证 ★

解析：气血不足，不能上荣，故面色萎黄；气虚，脏腑功能减退，则见乏力少气；气虚，卫外不固，故自汗；气血双亏，脑窍失养，故头晕目眩；血虚，血不养心，神不守舍，故心悸多梦；舌淡瘦薄，脉细无力为气血两虚之象，辨证为气血两虚证。气虚血瘀证以气虚证与血瘀证的症状共见为辨证要点。气滞血瘀证以气滞证与血瘀证的症状共见为辨证要点。气虚证以神疲乏力、少气懒言、脉虚、动则诸症加剧为主要表现。血虚证以面、睑、唇、舌色淡白，脉细等为主要表现。故本题选 B。

73. 患者发热口渴，小便灼热涩痛，小腹胀痛，舌红苔黄腻，脉数。其辨证是

A. 小肠实热证
B. 膀胱湿热证
C. 湿热蕴脾证
D. 肝胆湿热证
E. 肾气不固证

考点：小肠实热证

解析：心火下移小肠，热迫膀胱，气化失司，故小便灼热涩痛；邪热内蕴，故发热；火热伤津，故口渴；小肠气机失调，故小腹胀痛；舌红苔黄腻，脉数，均为实热之征，辨证为小肠实热证。膀胱湿热证以尿频、尿急、尿道灼痛、尿短黄与湿热症状共见为辨证要点。湿热蕴脾证以腹胀、纳呆、便溏与湿热症状共见为辨证要点。肝胆湿热以胁肋胀痛、身目发黄等与湿热症状共见为辨证要点。肾气不固证以腰膝酸软、小便频数清长、滑精、滑胎、带下量多清稀与肾气虚症状共见为辨证要点。故本题选 A。

74. 患者咳嗽，少痰难咳，痰中带血，发热恶风，少汗，苔薄干，脉浮数。其辨证是

A. 风热犯肺证
B. 风寒束肺证

C. 肺阴虚证
D. 燥邪犯肺证
E. 肺热炽盛证

考点：燥邪犯肺证

解析：燥邪袭肺，肺气失宣，故见咳嗽；肺气失宣，津液不布，故见少痰难咳；燥性干涩，津伤失润，故见痰中带血、少汗；温燥夹夏热之余气，故发热微恶风寒，脉浮数，辨证为燥邪犯肺证。风热犯肺证以咳嗽、痰黄稠与风热表证的症状共见为辨证要点。风寒束肺证以咳嗽、痰稀色白与风寒表证症状共见为辨证要点。肺阴虚证以干咳无痰、痰少而黏与阴虚症状共见为辨证要点。肺热炽盛证以咳嗽、气喘、胸痛与里实热症状共见为辨证要点。故本题选 D。

【B1 型题】

A. 瞳仁
B. 黑睛
C. 白睛
D. 两眦血络
E. 眼睑

75. 五轮学说中被称为风轮的是
76. 五轮学说中被称为气轮的是

考点：目的脏腑分属★

解析：瞳仁属肾，称为水轮；黑睛属肝，称为风轮；两眦及血络属心，称为血轮；白睛属肺，称为气轮；眼胞属脾，称为肉轮。故 75 题选 B，76 题选 C。

A. 显于风关
B. 达于气关
C. 达于命关
D. 透关射甲
E. 未超风关

77. 邪入脏腑，病情严重者，食指络脉的表现是
78. 病情凶险者，食指络脉的表现是

考点：小儿食指络脉病理变化

解析：食指络脉显于风关是邪气入络，邪浅病轻之象。食指络脉达于气关，其色较深为邪气入经，邪深病重。食指络脉达于命关，为邪入脏腑之象。食指络脉透关射甲则病情凶险，预后不良。正常食指络脉不超出风关。故 77 题选 C，78 题选 D。

A. 食指络脉淡白

B. 食指络脉色青
C. 食指络脉鲜红
D. 食指络脉紫红
E. 食指络脉紫黑

79. 外感风寒常见到的小儿食指络脉是
80. 疳积常见到的小儿食指络脉是

考点：小儿食指络脉病理变化

解析：食指络脉颜色的变化多反映病邪的性质。若食指络脉鲜红，多属外感表证。食指络脉紫红，多属于里热证。食指络脉色青，主疼痛、惊风。食指络脉紫黑，为血络郁闭，病ális危重。食指络脉色淡白，多见于脾虚、疳积等。一般来说，食指络脉色深暗滞者多属实证，是邪气有余；色淡不泽多属虚证，是正气不足。故 79 题选 C，80 题选 A。

A. 气机不畅
B. 脾虚湿侵
C. 药物中毒
D. 阴虚火旺
E. 痰饮内停

81. 舌淡红中泛现青紫，其临床意义是
82. 舌淡白胖嫩，边有齿痕和裂纹，其临床意义是

考点：舌色、舌形变化

解析：舌色淡红中泛现青紫，多因肺气壅滞，或肝郁血瘀，亦可见于先天性心脏病，或某些药物、食物中毒。舌淡白胖嫩，边有齿痕而又有裂纹，属脾虚湿侵。故 81 题选 C，82 题选 B。

A. 伸舌时舌体歪向一侧
B. 舌体紧缩，不能伸长
C. 舌体震颤抖动，不能自主
D. 舌伸出口外，不即回缩或立即收回
E. 舌体软弱，无力伸缩，痿废不用

83. 颤动舌的舌象特征是
84. 吐弄舌的舌象特征是

考点：舌态变化

解析：伸舌时舌体歪向一侧称为歪斜舌；舌体紧缩，不能伸长称为短缩舌；舌体不自主地颤动，动摇不宁者，称颤动舌；舌伸于口外，不即回缩者，称为吐舌，伸舌即回缩，或反复舐口唇四周，摇动不宁者，均称弄舌。舌体软弱，无力伸缩，痿废不用称为痿软舌。故 83 题选 C，84 题选 D。

A. 痿软舌
B. 强硬舌
C. 吐弄舌
D. 短缩舌
E. 胖嫩舌

85. 热盛伤津动风，多见
86. 心脾有热，多见

考点：舌态变化

解析：痿软舌多见于伤阴或气血俱虚。强硬舌多见于热入心包或高热伤津或风痰阻络。吐弄舌属心脾有热。短缩舌为病情危重，可由寒凝筋脉、痰浊内蕴、气血俱虚或热盛伤津所致。胖嫩舌多属水湿内停痰湿上泛。故85题选D，86题选C。

A. 舌苔的润燥
B. 舌苔的腐腻
C. 舌苔的颜色
D. 舌苔的偏全
E. 舌苔的薄厚

87. 判断邪气在表在里，主要观察的是
88. 判断津液盈亏，主要观察的是

考点：苔质变化

解析：舌苔的润燥主要反映体内津液盈亏和输布情况；舌苔的腐腻主要反映阳气与湿浊的消长；舌苔的颜色需要同舌质、舌色、舌的形态变化结合起来，具体分析；舌苔的偏全：舌苔偏于某一局部，常提示舌所分候的脏腑有邪气停；舌苔的薄厚主要反映邪正的盛衰和病位的浅深。故87题选E，88题选A。

A. 燥邪犯肺
B. 痰湿阻肺
C. 热邪犯肺
D. 肺气虚损
E. 肺阴不足

89. 咳嗽，咳声不扬，痰稠色黄，不易咳出，其临床意义是
90. 咳嗽，咳有痰声，痰多色白易咳，其临床意义是

考点：咳嗽★

解析：咳声不扬，痰稠色黄，不易咯出，多属热证，多因热邪犯肺，肺津被灼所致。咳有痰声，痰多易咯，多属痰湿阻肺所致。干咳无痰或少痰，多属燥邪犯肺或阴虚肺燥所致。咳声轻清

低微，多属虚证，多因久病肺气虚损，失于宣降所致。故89题选C，90题选B。

A. 气虚阳虚
B. 邪正俱衰
C. 邪正俱盛
D. 邪去正复
E. 邪盛正衰

91. 战汗后身热不退，烦躁不安，脉来急疾的临床意义是
92. 战汗后汗出热退，脉静身凉的临床意义是

考点：特殊汗出★

解析：战汗：指患者先见恶寒战栗而后汗出者。多见于温病或伤寒病邪剧烈相争之时。战汗是病情变化的转折点，应注意观察战汗后的病情变化。若汗出热退，脉静身凉，是邪去正复之佳兆；若汗出而身热不减，烦躁不安，脉来疾急，是邪盛正衰之危候。故91题选E，92题选D。

A. 阳明热盛
B. 中风
C. 心脾两虚
D. 上焦热盛
E. 阳虚

93. 手足心汗出可见于
94. 半身汗出可见于

考点：局部汗出

解析：手足心汗出指手足心汗出过多者。可因阴经郁热熏蒸，或阳明燥热内结，或阴虚阳亢，或中焦湿热郁蒸，或阳气内郁所致。半身汗出指患者身体的一半出汗，另一半无汗。无汗的半身是病变的部位所在。多因风痰或瘀痰等邪气阻滞经络，营卫不得周流，气血失和所致，半身无汗多见于中风、痿证及截瘫等。故93题选A，94题选B。

A. 头汗
B. 半身汗
C. 手足心汗
D. 阴汗
E. 心胸汗

95. 阴经郁热熏蒸可见的汗是
96. 上焦热盛可见的汗是

考点：局部汗出★

解析：头汗多因上焦热盛，或中焦湿热蕴

结，或病危虚阳上越，或进食辛辣、热汤、饮酒，使阳气旺盛，热蒸于头。阴汗多因下焦湿热郁蒸所致。余参见93、94题。故95题选C，96题选A。

- A. 口淡
- B. 口黏腻
- C. 口甜
- D. 口酸
- E. 口苦

97. 肝胃蕴热可见的口味是
98. 湿热蕴脾可见的口味是

考点：口味★

解析：口淡多见于脾胃虚弱证。口黏腻常见于痰热内盛、湿热蕴脾及寒湿困脾之证。口甜多见于脾胃湿热或脾虚之人。口酸多因肝胃郁热或饮食停滞所致。口苦多见于心火上炎或肝胆火热之证。故97题选E，98题选B。

- A. 脉来一止，止有定数，良久方还
- B. 往来流利，应指圆滑，如盘走珠
- C. 脉形如豆，滑数有力，厥厥动摇，关部尤显
- D. 形细而行迟，往来艰涩不畅，脉势不匀
- E. 脉来数而时有一止，止无定数

99. 促脉的脉象特点是
100. 动脉的脉象特点是

考点：常见脉象★

解析：促脉脉来数而时一止，止无定数；主阳盛实热，气血、痰饮、宿食停滞，亦主脏气衰败。动脉见于关部，滑数有力，应指如豆粒摇动；主疼痛、惊恐。故99题选E，100题选C。

- A. 寒证或实热证
- B. 邪闭
- C. 阴寒内盛
- D. 气虚
- E. 里虚证

101. 迟脉见于
102. 数脉见于

考点：常见脉象★

解析：迟脉多主寒证，也可见于邪热结聚的实热证。数脉主热证，亦可见于里虚证。故101题选A，102题选E。

- A. 濡脉
- B. 缓脉
- C. 紧脉
- D. 芤脉
- E. 涩脉

103. 大失血，伤阴的脉象是
104. 可见于正常人的脉象是

考点：常见脉象

解析：濡脉主诸虚，又主湿；缓脉主湿病，脾胃虚弱，亦可见于正常人；紧脉主实寒证，痛证、宿食；芤脉主大量失血，伤阴；涩脉主精伤、血少、气滞、血瘀、痰食内停。故103题选D，104题选B。

- A. 血瘀
- B. 阳虚
- C. 寒证
- D. 热证
- E. 湿困

105. 脉沉细无力而软的临床意义是
106. 脉浮细无力而软的临床意义是

考点：常见脉象★

解析：濡脉浮细无力而软，多见于虚证或湿困。弱脉沉细无力而软，多见于阳气虚衰、气血俱虚。故105题选B，106题选E。

- A. 表寒证
- B. 真寒假热证
- C. 虚寒证
- D. 实寒证
- E. 亡阳证

107. 脘腹冷痛拒按，大便秘结，多见于
108. 脘腹冷痛喜按，大便溏软，多见于

考点：证候相兼

解析：脘腹冷痛为寒象，题干中无热象表现，故答案在C、D中选择，其中实证疼痛特点为拒按，虚证疼痛特点为喜按。故107题选D，108题选C。

- A. 疫毒痢初期，高热烦渴，舌红脉数，急骤出现四肢厥冷、面色苍白
- B. 咳嗽吐痰、息粗而喘，苔腻脉滑，久之气短而喘、声低懒言
- C. 初为关节冷痛、重着，病久见患处红肿灼痛

D. 自觉发热、欲脱衣揭被，下肢厥冷，面色浮红如妆

E. 神识昏沉，四肢厥冷、胸腹灼热，口鼻气灼，舌红苔黄

109. 热证转寒的临床表现是
110. 真寒假热的临床表现是

考点：证候转化、证候真假

解析：热证转寒是指原为热证，后出现寒证，而热证随之消失的病变。疫毒痢初期，高热烦渴，舌红脉数，急骤出现四肢厥冷，面色苍白，原为热证后出现寒证。真寒假热证其表现既有四肢厥冷，下利清谷，小便清长，舌淡苔白等一派真寒之象，又有面赤，身热，口渴，脉大的热象。但面虽赤，仅颧红如妆，时隐时现，与热证之满而通红不同；身虽热而反欲盖衣被，或自感烦热而胸腹必无灼热，下肢必厥冷；口虽渴但不欲饮或不多饮或喜热饮，与热证之渴喜冷饮不同；脉虽浮大但按之必无力，与热证之脉洪大有力不同。由此可以判定其面赤、身热、口渴、脉大均为假热。故109题选A，110题选D。

A. 真寒假热
B. 真热假寒
C. 真实假虚
D. 真虚假实
E. 不虚不实

111. 热结肠胃，痰食壅积，以致经脉阻滞，气血不能畅达，致倦怠懒言，身体羸瘦，脉象沉细。此为

112. 脏腑虚衰，气血不足，运化无力，致腹部胀满，呼吸喘促，二便闭涩等。此为

考点：证候真假★

解析：当病情发展到寒极或热极的时候，有时会出现一些与其寒热本质相反的"假象"症状或体征，即所谓真热假寒、真寒假热。辨别寒热证候的真假，应以表现于内部、中心的症状为准、为真，肢末、外部的症状可能为假象，故胸腹的冷热是辨别寒热真假的关键。虚证与实证，都有真假疑似的情况。所谓"至虚有盛候""大实有羸状"，就是指证候的虚实真假。虚实真假的辨别，关键在于脉象的有力无力、有神无神，其中尤以沉取之象为真谛；其次是舌质的嫩胖与苍老，言语呼吸的高亢粗壮与低怯微弱；病人体质状况、病之新久、治疗经过等，也是辨析的依据。故111题选C，112题选D。

A. 风淫证
B. 寒淫证
C. 暑淫证
D. 湿淫证
E. 火淫证

113. 恶寒重，或伴发热，无汗，头身疼痛，鼻塞流清涕，其证候是

114. 突发皮肤瘙痒、丘疹，其证候是

考点：风淫证、寒淫证

解析：寒淫证的临床表现：恶寒重，或伴发热，无汗，头身疼痛，鼻塞流清涕，脉浮紧，或咳喘痰鸣，咳痰稀白；或脘腹冷痛，呕吐清稀，肠鸣泄泻，或局部冷痛拘急，或四肢厥冷，面色苍白口淡不渴，或渴喜热饮，小便清长，舌苔白润，脉紧或迟而有力。风淫证的临床表现：恶风，微发热，汗出，头痛，喷嚏，鼻塞流涕，咽喉痒痛，舌苔薄白，脉浮缓，或突发皮肤瘙痒，风团时隐时现；或突发口眼㖞斜，肌肤麻木不仁；或肌肉强直、痉挛，肢体抽搐，角弓反张，或肢体关节游走性疼痛；新起颜面、眼睑、周身浮肿等。故113题选B，114题选A。

A. 风淫证
B. 暑淫证
C. 寒淫证
D. 湿淫证
E. 火淫证

115. 发热、汗出，口渴，疲乏，舌红，脉虚数，多见于

116. 脘腹冷痛，呕吐腹泻，多见于

考点：寒淫证、暑淫证★

解析：风淫证指风邪侵袭人体肌表、经络，卫外功能失常，表现出符合"风"性特征的证候。寒淫证指寒邪侵袭机体，阳气被遏，以恶寒甚、无汗、头身或胸腹疼痛、苔白、脉弦紧等为主要表现的实寒证候。暑淫证指感受暑热之邪，耗气伤津，以发热口渴、神疲气短、心烦头晕、汗出、小便短黄、舌红苔黄干等为主要表现的证候。湿淫证指感受外界湿邪，或体内水液运化失常而形成湿浊，阻遏气机与清阳，以身体困重、肢体酸痛、腹胀腹泻、纳呆、苔滑脉濡等为主要表现的证候。燥淫证指外界气候干燥，耗伤津液，以皮肤、口鼻、咽喉干燥等为主要表现的证候。故115题选B，116题选C。

A. 精神沮丧，神疲乏力
B. 精神涣散，喜笑不休
C. 哭笑无常，打人毁物
D. 忧愁不乐，胸胁胀满
E. 烦躁发狂，头昏头痛

117. 悲证的临床表现是
118. 喜证的临床表现是

考点：喜证、悲证

解析：喜证的临床表现：精神涣散，喜笑不休，心神不安，语无伦次，举止失常，肢体痿软。怒证的临床表现：烦躁多怒，胸胁胀闷，头胀头痛，面红目赤，呕逆吐血，腹胀、泄泻，眩晕。忧证的临床表现：情绪抑郁，闷闷不乐，善叹息，胸闷脘痞，干咳少痰，甚则咯血或痰中带血，面白无华，消瘦，神疲乏力。思证的临床表现：表情淡漠，神思恍惚，食少纳呆，胸闷、腹胀、脘痞、便溏，甚者心悸健忘、失眠消瘦，面色萎黄。悲证的临床表现：善悲喜哭，精神沮丧，面色惨淡，神疲乏力，甚者心悸怔忡、健忘失眠、意志消沉。恐证的临床表现：怵惕不安，常欲闭户独处，暴病则二便失禁，身体不支，久病则骨瘦痿厥，遗精遗尿。故117题选A，118题选B。

A. 面色苍白，口唇青紫
B. 头晕眼花，气短疲乏
C. 脘腹坠胀，便意频频，久泻脱肛
D. 神疲乏力，气短，汗出不止，劳累后加重
E. 全身瘫痪，神识朦胧

119. 气不固证的临床表现是
120. 气陷证的临床表现是

考点：气陷证、气不固证

解析：气不固证的临床表现：少气懒言，乏力，舌淡，脉虚无力或自汗或出血，或大便失禁，或余沥不尽，遗尿，小便失禁，或各种慢性失血，或滑胎小产，遗精早泄。气陷证的临床表现：头晕目眩，少气倦怠，便意频频，久泻久痢，形体消瘦，腹部有坠胀感，内脏下垂，脱肛，子宫脱垂，舌淡苔白，脉弱。故119题选D，120题选C。

A. 刺痛拒按，固定不移，舌暗，脉涩
B. 气短疲乏，脘腹坠胀，舌淡，脉弱
C. 胸胁胀闷窜痛，时轻时重，脉弦

D. 面色淡白，口唇爪甲色淡，舌淡，脉细
E. 少气懒言，疲乏无力，自汗，舌淡，脉虚

121. 血瘀证可见的症状是
122. 气陷证可见的症状是

考点：气陷证、血瘀证★

解析：血瘀证可见疼痛状如针刺刀割，痛处不移而固定。在腹内者，可触及较坚硬而推之不移的肿块（称为癥积），出血反复不止，色紫暗或夹有血块，或大便色黑如柏油状，可见面色黧黑，或唇甲青紫，或皮下紫斑，或肌肤甲错，或腹部青筋显露，或皮肤出现丝状红缕（皮肤显露红色脉络），或下肢筋青胀痛，妇女可见经闭。气陷证主要表现为头晕目花，少气倦怠，久痢久泻，腹部有坠胀感，脱肛或子宫脱垂等。舌淡苔白，脉弱。以气虚证伴有内脏下垂为辨证要点。故121题选A，122题选B。

A. 气血两虚证
B. 气不摄血证
C. 气虚血瘀证
D. 气随血脱证
E. 气滞血瘀证

123. 长期便血，神疲乏力，舌淡脉弱。其辨证是
124. 妇女痛经，经血紫暗有块，胸胁胀满疼痛。其辨证是

考点：气滞血瘀、气不摄血证

解析：气血两虚证见头晕目眩，少气懒言，神疲乏力，自汗，面色淡白或萎黄，唇甲淡白，心悸失眠，形体消瘦，舌淡而嫩，脉细弱。气不摄血证见吐血、便血、崩漏、皮下瘀斑、鼻衄，神疲乏力，气短懒言，面色淡白，舌淡，脉弱。气虚血瘀证见面色淡白，神疲乏力，气短懒言，食少纳呆；面色晦滞，局部青紫、肿胀、刺痛不移而拒按，或肢体瘫痪、麻木，或可触及肿块，舌淡紫或有与瘀点瘀斑，脉细涩。气随血脱证见大出血时突然面色苍白，大汗淋漓，四肢厥冷，呼吸微弱，甚至晕厥，舌淡，脉微欲绝或见芤脉。气滞血瘀证见胸胁胀满疼痛，乳房胀痛，情志抑郁或易怒，兼见痞块刺痛、拒按，妇女痛经，经血紫暗有块，或闭经，舌紫暗或有瘀点瘀斑，脉弦涩。故123题选B，124题选E。

A. 气滞血瘀

B. 气不摄血
C. 气随血脱
D. 气血两虚
E. 气血失和

125. 肝病日久，两胁胀满疼痛，并见舌质瘀斑、瘀点。其病机是
126. 产后大出血，继则冷汗淋漓，甚则晕厥。其病机是

考点：气滞血瘀、气随血脱证★

解析：肝病日久，导致肝的功能失常，肝气瘀滞，进而出现血瘀症状。胁胀疼痛，是肝气郁滞之象。且舌质出现瘀点瘀斑，更加印证了气滞血瘀的病理改变。产后大出血，导致血液丢失过多，使气随血脱，不能顾护人体，出现冷汗淋漓和晕厥的表现。故125题选A，126题选C。

A. 咳嗽痰多，胸闷
B. 神昏，喉中痰鸣
C. 形体肥胖
D. 脘痞纳呆
E. 肌肤见圆滑包块

127. 痰泛于肌肤的临床表现是
128. 痰浊中阻，胃失和降的临床表现是

考点：痰证

解析：痰浊最易内停于肺，而影响肺气的宣发肃降，故痰证以咳吐痰多、胸闷等为基本表现。痰浊中阻，胃失和降，可见脘痞、纳呆、泛恶呕吐痰涎等症；痰的流动性小而难以消散，故常凝积聚于某些局部而形成圆滑包块；痰亦可随气升降，流窜全身，如痰蒙清窍，则头晕目眩；痰蒙心神则见神昏、神乱；痰泛于肌肤，则见形体肥胖；苔腻、脉滑等为痰浊内阻的表现。故127题选C，128题选D。

A. 咳嗽，咳痰稀白
B. 咳嗽，痰多泡沫
C. 咳喘，咳痰黄稠
D. 咳嗽，痰少难咳
E. 咳喘，痰多易咳

129. 热邪壅肺证，可见
130. 燥邪犯肺证，可见

考点：热邪壅肺、燥邪犯肺证

解析：热邪壅肺，可以出现肺气宣发不利，热邪壅阻肺间，出现咳喘症状，热灼津液成痰，并出现黄稠痰。燥邪犯肺，同样导致肺气宣发不

利，因肺燥伤津，故出现咳嗽症状，而并无喘证，并导致痰少而难以咳出。故129题选C，130题选D。

A. 腹痛腹胀，暴泻如水，肛门灼热
B. 大便溏薄，时干时稀，排便不爽
C. 下痢脓血，里急后重，身热口渴
D. 腹满硬痛，大便秘结，日晡潮热
E. 大便燥结，艰涩难下，口干口臭

131. 肠热腑实证的临床表现是
132. 肠燥津亏证的临床表现是

考点：肠热腑实证、肠燥津亏证

解析：肠热腑实证的临床表现：脐腹胀满疼痛，拒按，大便秘结或热结旁流，小便短赤，高热或日晡潮热，汗出口渴；甚则神昏谵语，狂乱，舌红苔黄厚而燥，或焦黑起刺，脉沉迟有力或沉数。肠燥津亏的临床表现：大便干结难解，数日一行，口干咽燥，或伴头晕、口臭、嗳气、腹胀，舌红少津苔黄燥，脉细涩。故131题选D，132题选E。

A. 脾不统血证
B. 脾虚气陷证
C. 寒湿困脾证
D. 脾阳虚证
E. 脾气虚证

133. 以神疲乏力，气短懒言，脘腹坠胀，小便浑浊如米泔为特征的证候是
134. 以脘腹胀闷，泛恶欲呕，腹痛便溏身重为特征的证候是

考点：脾虚气陷证、寒湿困脾证

解析：脾虚气陷证的临床表现：除脾气虚证表现外，尚见眩晕耳鸣，脘腹坠胀，便意频数，肛门重坠，或久泻久痢，或小便浑浊如米泔，或脱肛、子宫下垂、胃肾下垂、眼睑下垂，舌淡苔白，脉弱。寒湿困脾的临床表现：脘腹痞闷胀痛，泛恶欲吐，口淡不渴，纳呆便溏，头身困重，或身目发黄，晦暗如烟熏色，或浮肿，小便短少，或妇女白带量多清稀，舌淡胖苔白腻，脉濡缓。故133题选B，134题选C。

A. 肝阳化风证
B. 阴虚动风证
C. 血虚生风证
D. 热极生风证

E. 肝阳上亢证
135. 可见步履不稳，眩晕欲仆症状的是
136. 可见眩晕肢体震颤，面白无华症状的是

考点：肝风内动四证★

解析：肝阳化风可见眩晕欲仆，步履不稳。阴虚风动以手足蠕动，眩晕耳鸣为主。血虚生风以手足震颤，伴面色无华为主。热极生风以高热烦躁，抽搐为主。肝阳上亢以眩晕耳鸣，头目胀痛为主。故135题选A，136题选C。

A. 腰膝酸软而痛，头晕失眠，耳鸣遗精
B. 腰及小腹胀痛，小便频数，尿血
C. 腰膝酸软，耳鸣耳聋，健忘，闭经
D. 腰膝酸软，小便频数，带下清稀量多
E. 腰膝酸冷，头目胀痛，眩晕耳鸣

137. 肾阴虚证的临床表现是
138. 肾气不固证的临床表现是

考点：肾阴虚证、肾气不固证

解析：肾阴虚证的临床表现：腰膝酸软而痛，眩晕耳鸣，失眠多梦，形体消瘦，潮热盗汗，五心烦热，咽干颧红，男子阳强易举，遗精早泄，女子经少经闭，或见崩漏，舌红少苔或无苔，脉细数。肾气不固证的临床表现：腰膝酸软，神疲乏力，耳鸣耳聋；尿频数清长，夜尿频多，或遗尿，或尿后余沥不尽，或尿失禁；男子滑精、早泄，女子月经淋漓不尽，带下清稀量多，或胎动易滑；舌淡苔白、脉弱。故137题选A，138题选D。

A. 心肝血虚证
B. 心肾阳虚证
C. 脾肺气虚证
D. 心肾不交证
E. 心脾气血虚证

139. 心悸怔忡，纳呆腹胀，便溏乏力，舌淡嫩，脉弱，其证候是
140. 心烦失眠，腰膝酸软，遗精盗汗，舌红少苔，脉细数，其证候是

考点：心肾不交、心脾气血虚证

解析：心脾气血虚证的临床表现：心悸怔忡，失眠多梦，食欲不振，腹胀便溏，面色萎黄，神疲乏力，或见皮下出血，妇女月经量少色淡，淋漓不尽，舌淡嫩，脉细弱。心肾不交证的临床表现：心烦不寐，惊悸多梦，头晕耳鸣，健忘，腰膝酸软，梦遗，五心烦热，口干咽燥，潮热盗汗，舌红少苔，脉细数。故139题选E，140题选D。

A. 脾肾阳虚证
B. 肝肾阴虚证
C. 心肾不交证
D. 肺肾阴虚证
E. 心脾气血虚证

141. 以心烦失眠，遗精，耳鸣为主症的证候是
142. 以眩晕胁痛，遗精，耳鸣为主症的证候是

考点：心肾不交、肝肾阴虚证★

解析：心肾不交证以心烦、失眠、腰酸、耳鸣、梦遗与虚热症状共见为辨证的主要依据。肝肾阴虚证以腰酸胁痛、眩晕、耳鸣、遗精等与虚热症状共见为辨证的主要依据。脾肾阳虚证以久泻久利、水肿、腰腹冷痛等与虚寒症状共见为辨证的主要依据。肺肾阴虚证以干咳、少痰、腰酸、遗精等与虚热症状共见为辨证的主要依据。心脾气血虚证以心悸、神疲、头晕、食少、腹胀、便溏等为辨证的主要依据。故141题选C，142题选B。

A. 肺肾气虚
B. 肺气虚
C. 脾肺气虚
D. 心肺气虚
E. 肾气不固

143. 久病咳喘，乏力少气，呼多吸少，自汗耳鸣，舌淡脉弱。其证候是
144. 久病咳喘，胸闷心悸，乏力少气，自汗声低，舌淡脉弱。其证候是

考点：肺肾气虚、心肺气虚证

解析：久病咳嗽提示为肺虚证，伴呼多吸少，提示肾虚摄纳无权；自汗耳鸣，舌淡脉弱为肺肾虚之象。综合以上可知143题为肺肾气虚证。久病咳喘提示肺气虚；胸闷心悸提示心气虚；伴乏力少气，自汗声低提示气虚证。可知144题为心肺气虚证。故143题选A，144题选D。

A. 心肝血虚证
B. 肝肾阴虚证
C. 肺肾阴虚证
D. 心肾不交证
E. 心脾气血虚证

145. 心悸健忘，失眠多梦，头晕目眩，面色苍白，肢体麻木，舌淡，脉细。其证候是

146. 腰膝酸软，五心烦热，失眠多梦，耳鸣目涩，遗精盗汗，舌红少苔，脉细数。其证候是

考点：心肝血虚、肝肾阴虚证

解析：心肝血虚证见心悸心慌，多梦健忘，头晕目眩，视物模糊，肢体麻木、震颤，女子月经量少色淡，甚则经闭，面白无华，爪甲不荣，舌质淡白，脉细。肝肾阴虚证见头晕，目眩，耳鸣，健忘，胁痛，腰膝酸软，口燥咽干，失眠多梦，低热或五心烦热，颧红，男子遗精，女子月经量少，舌红，少苔，脉细数。肺肾阴虚证见咳嗽痰少，或痰中带血，或声音嘶哑，腰膝酸软，形体消瘦，口燥咽干，骨蒸潮热，盗汗，颧红，男子遗精，女子经少，舌红，少苔，脉细数。心肾不交证见心烦失眠，惊悸健忘，头晕，耳鸣，腰膝酸软，梦遗，口咽干燥，五心烦热，潮热盗汗，便结尿黄，舌红少苔，脉细数。心脾气血虚证见心悸怔忡，头晕，多梦，健忘，食欲不振，腹胀，便溏，神疲乏力，或见皮下紫斑，女子月经量少色淡、淋沥不尽，面色萎黄，舌淡嫩，脉弱。故145题选A，146题选B。

中药学

【A1 型题】

1. 下列除哪项外均为苦味药的作用
   A. 清泄火热
   B. 泄降气逆
   C. 引药下行
   D. 通泻大便
   E. 燥湿坚阴

   考点：五味的作用及适应证★

   解析：苦味药能泄、燥、坚阴，即具有清泄火热、泄降气逆、通泻大便、燥湿、坚阴（泻火存阴）等作用。一般来讲，清热泻火、下气平喘、降逆止呕、通利大便、清热燥湿、苦温燥湿、泻火存阴的药物多具有苦味。故本题选 C。

2. 下列各项，与乌头相反的药物是
   A. 甘草
   B. 海藻
   C. 人参
   D. 藜芦
   E. 天花粉

   考点："十八反"的内容★

   解析："本草名言十八反，半蒌贝蔹及攻乌，藻戟遂芫俱战草，诸参辛芍叛藜芦。"里面提到与乌头相反的药物有贝母、瓜蒌、半夏、白及、白蔹。天花粉是葫芦科植物瓜蒌的干燥根，属于瓜蒌类。其余几味药不属于与乌头相反的药物类别。故本题选 E。

3. "十九畏"中，人参"畏"的是
   A. 三棱
   B. 朴硝
   C. 硫黄
   D. 五灵脂
   E. 密陀僧

   考点："十九畏"的内容★

   解析：十九畏歌：硫黄原是火中精，朴硝一见便相争，水银莫与砒霜见，狼毒最怕密陀僧，巴豆性烈最为上，偏与牵牛不顺情，丁香莫与郁金见，牙硝难合京三棱，川乌草乌不顺犀，人参最怕五灵脂，官桂善能调冷气，若逢石脂便相欺。故本题选 D。

4. 一般幼儿的用药剂量是成人的
   A. 1/6
   B. 1/3
   C. 1/2
   D. 2/3
   E. 1/4

   考点：影响中药剂量的因素

   解析：中药的剂量与年龄等因素相关，一般5岁以下的小儿用成人药量的1/4。5、6岁以上的儿童按成人用量减半服用。故本题选 E。

5. 下列各药中，入汤剂宜包煎的药物是
   A. 砂仁
   B. 沉香
   C. 磁石
   D. 五灵脂
   E. 天南星

   考点：煎煮方法

   解析：砂仁为干燥的成熟果实，宜后下。沉香为含有树脂的木材，性芳香辛散，入汤剂宜后下。磁石为矿石，宜打碎先煎。天南星为草本天南星的干燥块茎，无特殊煎法。五灵脂为复齿鼯鼠的干燥粪便，气味腥臭，服后易引起呕吐，故宜包煎。故本题选 D。

6. 既治风寒表实无汗，又治风寒表虚有汗的药物是
   A. 麻黄
   B. 紫苏
   C. 桂枝
   D. 香薷
   E. 荆芥

   考点：桂枝的应用

   解析：麻黄用于外感风寒，恶寒发热，头、

身疼痛，鼻塞，无汗，脉浮紧等表实证，排除A。紫苏用于风寒感冒、恶寒发热、咳嗽、气喘、胸腹胀满，排除B。桂枝用于外感风寒，不论表实无汗、表虚有汗及阳虚受寒者，均宜使用。香薷发散风寒，有发汗解表作用，但多用于夏季贪凉，感冒风寒所引起的发热、恶寒、头痛、无汗，排除D。荆芥辛散气香，长于发表散风，且微温不烈，药性缓和，排除E。故本题选C。

7. 下列解表药中兼有化湿和中功效的是
  A. 紫苏
  B. 香薷
  C. 生姜
  D. 白芷
  E. 防风
  考点：香薷的功效★
  解析：紫苏解表散寒，行气宽中，解鱼蟹毒。生姜解表散寒，温中止呕，温肺止咳，解鱼蟹毒。白芷解表散寒，祛风止痛，通鼻窍，燥湿止带，消肿排脓。防风祛风解表，胜湿止痛，止痉。香薷发汗解表，化湿和中，利水消肿，主治外感风寒，内伤湿邪之阴暑证，有"夏月麻黄"之称。故本题选B。

8. 炒炭后可用于治疗便血的药物是
  A. 防风
  B. 香薷
  C. 羌活
  D. 黄连
  E. 荆芥
  考点：荆芥的应用★
  解析：荆芥属于发散风寒药。功效是祛风解表，透疹消疮，止血。荆芥炒炭后其性味由辛温变为苦涩平和，长于理血止血，可用于吐血、衄血、便血、崩漏等多种出血证。其余几味药均无止血的功效。故本题选E。

9. 既可用治外感风寒，又可用于外感风热的药物是
  A. 麻黄
  B. 防风
  C. 桂枝
  D. 紫苏
  E. 羌活
  考点：防风的应用★
  解析：防风祛风解表，胜湿止痛，止痉。防风辛温发散，气味俱升，以辛散祛风解表为主，

虽不长于散寒，但又能胜湿、止痛，且甘缓微温不峻烈，故外感风寒、风湿、风热表证均可配伍使用。故本题选B。

10. 下列药物中，能燥湿止带的是
  A. 防风
  B. 白芷
  C. 羌活
  D. 苍耳子
  E. 藁本
  考点：白芷的功效★
  解析：防风祛风解表，胜湿止痛，止痉。白芷解表散寒，祛风止痛，通鼻窍，燥湿止带，消肿排脓。羌活解表散寒，祛风胜湿，止痛。苍耳子散风寒，通鼻窍，祛风湿。藁本祛风散寒，除湿止痛。故本题选B。

11. 下列各项不属于细辛功效的是
  A. 宣通鼻窍
  B. 温肺化饮
  C. 祛风止痛
  D. 解表散寒
  E. 燥湿止带
  考点：细辛的功效
  解析：细辛属于发散风寒药，其功效是解表散寒，祛风止痛，通窍，温肺化饮。A、B、C、D选项均包含在细辛的功效之内，E选项不符。故本题选E。

12. 下列具有透疹功效的药物是
  A. 桂枝、柴胡、辛夷
  B. 升麻、葛根、香薷
  C. 升麻、柴胡、藁本
  D. 薄荷、葛根、升麻
  E. 荆芥、麻黄、薄荷
  考点：薄荷、葛根、升麻的功效★
  解析：薄荷、葛根、升麻都属于发散风热药。薄荷的功效是疏散风热，清利头目，利咽透疹，疏肝行气；葛根的功效是解肌退热，透疹，生津止渴，升阳止泻，通经活络，解酒毒；升麻的功效是解表透疹，清热解毒，升举阳气，三味药均具有透疹功效。A选项中三味药无透疹之功，B选项中香薷无透疹之功，C选项中柴胡和藁本无透疹之功，E选项中麻黄无透疹之功。故本题选D。

13. 肺热壅盛，喘促气急，治疗宜与平喘药配伍的是
  A. 栀子

B. 芦根
C. 石膏
D. 夏枯草
E. 淡竹叶

考点：石膏的应用★

解析：栀子苦寒清降，主要用于清泻三焦火邪，排除A。芦根清胃热而止呕逆，主要用于祛胃热，排除B。夏枯草归肝、胆经，主要用于清肝胆经之火邪，排除D。淡竹叶性寒，清泻心胃实火，用于治疗心、胃火盛，口舌生疮及移热小肠热淋涩痛，排除E。石膏辛寒入肺经，善清肺经实热。故本题选C。

14. 治疗气分热证，症见壮热、烦渴、脉洪大等，最佳的配伍是

A. 芦根、天花粉
B. 栀子、淡豆豉
C. 夏枯草、决明子
D. 石膏、知母
E. 竹叶、淡竹叶

考点：石膏配知母的意义

解析：石膏配知母：石膏甘辛大寒，质重，入肺经，善清肺经实热；入胃经，能清泻胃火。知母苦甘寒，质润，上能清肺热而泻火，中善泻胃火而止渴，下能泻相火、滋肾燥。两药伍用，清热泻火，除烦止渴之力增强。适用于温热病气分热盛而见壮热、烦渴、汗出、脉洪大等症。栀子配淡豆豉适用于外感热病，邪热内郁胸中，心中懊憹，烦热不眠。故本题选D。

15. 关于栀子的应用，下列不正确的是

A. 热病心烦
B. 目赤肿痛
C. 骨蒸潮热
D. 淋证涩痛
E. 血热吐衄

考点：栀子的应用★

解析：栀子属于清热泻火药，其功效是泻火除烦，清热利湿，凉血解毒。栀子的应用：热病心烦、湿热黄疸、热淋涩痛、血热吐衄、目赤肿痛、火毒疮疡。A、B、D、E均属于栀子的应用。故本题选C。

16. 黄芩具有而黄柏不具有的功效是

A. 燥湿
B. 泻火
C. 解毒
D. 清肺热

E. 退虚热

考点：黄芩、黄柏功用的异同★

解析：黄芩与黄柏均能清热燥湿，泻火解毒，常用于多种湿热、火热及热毒病证。但黄芩善清上焦热邪，善清肺热及少阳肝传之热，用于肺热咳嗽之邪在少阳，寒热往来，兼能凉血止血、清热安胎，可用于血热出血与胎热不安等证；黄柏善清下焦热邪，多用于下焦湿热证，并能退虚热，可用于阴虚发热证。故本题选D。

17. 既能清热燥湿，又能泻火解毒，尤善治疗痈疽疔疮的药物是

A. 决明子
B. 生地黄
C. 大血藤
D. 黄连
E. 马勃

考点：黄连的应用

解析：这几味药都属于清热药，其中黄连既能清热燥湿，又能泻火解毒，可用于治疗痈肿疔毒。决明子清热明目，润肠通便；马勃清热解毒、利咽、止血；生地黄清热凉血，养阴生津，均不适合治疗痈疽疔疮。大血藤是治疗肠痈的要药，但不能治疗疔疮。故本题选D。

18. 下列具有清热燥湿，杀虫，利尿功效的药物是

A. 茯苓
B. 槟榔
C. 猪苓
D. 苦参
E. 秦皮

考点：苦参的功效★

解析：茯苓利水渗湿，健脾，宁心。槟榔杀虫消积，行气，利水，截疟。猪苓利水渗湿。苦参清热燥湿，杀虫，利尿。秦皮清热燥湿，收涩止痢，止带，明目。故本题选D。

19. 可用于治疗小便不利的药物是

A. 金银花
B. 大青叶
C. 苦参
D. 秦皮
E. 龙胆

考点：苦参的主治病证★

解析：苦参主治湿热泻痢，便血，黄疸；湿热带下，阴肿阴痒，湿疹湿疮，皮肤瘙痒，疥癣；湿热小便不利。金银花主治痈肿疔疮，外感

风热，温病初起，热毒血痢。大青叶主治热入营血，温毒发斑，喉痹口疮，痄腮丹毒。秦皮清热燥湿，收涩止痢，止带，明目。龙胆主治湿热黄疸，阴肿阴痒，带下，湿疹瘙痒，肝火头痛，目赤耳聋，胁痛口苦，惊风抽搐。故本题选 C。

20. 连翘用治热淋涩痛的机理是
A. 凉血止血
B. 渗湿止痛
C. 利湿去浊
D. 收涩止痛
E. 清心利尿

考点：连翘的应用★

解析：连翘苦寒通降，兼有清心利尿之功，多与车前子、白茅根、竹叶等药配伍，治疗湿热壅滞所致小便不利或淋沥涩痛，如如圣散。故本题选 E。

21. 大青叶具有的功效是
A. 清热燥湿，泻火解毒
B. 清热解毒，凉血消斑，清肝泻火，定惊
C. 清热解毒，凉血消斑
D. 清热解毒，凉血，利咽
E. 清热解毒，利咽喉，散肿止痛

考点：大青叶的功效

解析：大青叶属于清热解毒药，其功效是清热解毒，凉血消斑，A、B、D、E 均与题意不符。故本题选 C。

22. 贯众具有的功效是
A. 止血
B. 止泻
C. 止呕
D. 止咳
E. 止痒

考点：贯众的功效★

解析：贯众清热解毒、止血、杀虫。并无止泻、止呕、止咳、止痒之功。故本题选 A。

23. 具有养阴生津功效的药物是
A. 生地黄
B. 牡丹皮
C. 赤芍
D. 紫草
E. 金银花

考点：生地黄的功效

解析：生地黄有清热凉血、养阴生津之功。牡丹皮清热凉血、活血化瘀。赤芍清热凉血、散瘀止痛。紫草清热凉血，活血消斑，解毒透疹。

金银花清热解毒，疏散风热。故本题选 A。

24. 青蒿的功效是
A. 退虚热，除疳热，清湿热
B. 清热凉血，活血解毒，透疹消斑
C. 清热凉血，解毒，定惊
D. 清虚热，除骨蒸，解暑热
E. 清热凉血，利尿通淋，解毒疗疮

考点：青蒿的功效★

解析：青蒿属于清虚热药，故排除 B、C、E。青蒿的功效是清透虚热，凉血除蒸，解暑，截疟，无除疳热、清湿热的功效，排除 A。故本题选 D。

25. 具有凉血解毒功效的药物是
A. 大黄
B. 芒硝
C. 番泻叶
D. 火麻仁
E. 桃仁

考点：大黄的功效★

解析：芒硝泻下通便，润燥软坚，清火消肿，排除 B。番泻叶泻热行滞，通便，利水，排除 C。火麻仁润肠通便，排除 D。桃仁活血祛瘀，止咳平喘，润肠通便，排除 E。大黄泻下攻积，清热泻火，凉血解毒，逐瘀通经，除湿退黄。故本题选 A。

26. 郁李仁具有的功效是
A. 活血祛瘀
B. 清肝泻火
C. 下气利水
D. 软坚散结
E. 凉血解毒

考点：郁李仁的功效★

解析：郁李仁润肠通便，下气利水。故本题选 C。

27. 甘遂入丸散的用量是
A. 0.5～1g
B. 1.5～3g
C. 0.6～0.9g
D. 3～9g
E. 0.1～0.3g

考点：甘遂的用法用量

解析：一般甘遂入丸、散剂，每次 0.5～1g，内服醋制可以减轻毒性。外用适量，生用。故本题选 A。

28. 甘遂与京大戟的共同功效是

A. 泻水逐饮
B. 去积杀虫
C. 峻下冷积
D. 活血化瘀
E. 润燥软坚

考点：甘遂、京大戟的功效

解析：甘遂泻水逐饮，消肿散结。京大戟泻水逐饮，消肿散结。两者共同的功效是泻水逐饮。故本题选 A。

29. 既能泻水通便，又能去积杀虫的药物是
    A. 槟榔
    B. 甘遂
    C. 使君子
    D. 牵牛子
    E. 京大戟

考点：牵牛子的功效

解析：槟榔杀虫消积，行气利水，截疟，排除 A。甘遂泻水逐饮，消肿散结，排除 B。使君子杀虫消积，排除 C。京大戟泻水逐饮，消肿散结，排除 E。牵牛子泻水通便，消痰涤饮，去积杀虫。故本题选 D。

30. 独活可用治
    A. 阳明头痛
    B. 厥阴头痛
    C. 太阳头痛
    D. 少阳头痛
    E. 少阴头痛

考点：独活的应用★

解析：独活属于祛风寒湿药，功效是祛风湿，通痹止痛。善入肾经而搜伏风，常与细辛、川芎相配，可治疗风扰肾经，伏而不出之少阴头痛，如独活细辛汤。故本题选 E。

31. 川乌的用法是
    A. 后下
    B. 包煎
    C. 先煎
    D. 另煎
    E. 煎汤代水

考点：川乌的用法

解析：川乌属于祛风寒湿药，辛、苦、热，有大毒。用法为煎服，先煎、久煎。外用，适量。故本题选 C。

32. 秦艽的归经是
    A. 脾经
    B. 肝、胆经

C. 胃、肝、胆经
D. 肾经
E. 三焦经

考点：秦艽的性能

解析：秦艽性味辛、苦、平，归胃、肝、胆经。故本题选 C。

33. 桑寄生、五加皮除均可祛风湿外，还具有的功效是
    A. 清热安胎
    B. 利尿消肿
    C. 定惊止痉
    D. 温通经络
    E. 补肝肾，强筋骨

考点：五加皮与桑寄生等相似药物功用的异同

解析：桑寄生祛风湿，补肝肾，强筋骨，安胎；五加皮祛风湿，补肝肾，强筋骨，利水。桑寄生、五加皮除均可祛风湿外，还能补肝肾、强筋骨。故本题选 E。

34. 具有燥湿健脾，祛风湿，发汗，明目功效的药物是
    A. 苍术
    B. 厚朴
    C. 广藿香
    D. 佩兰
    E. 砂仁

考点：苍术的功效★

解析：厚朴的功效是燥湿消痰，下气除满，排除 B。广藿香的功效是芳香化浊，和中止呕，发表解暑，排除 C。佩兰的功效是芳香化湿，醒脾开胃，发表解暑，排除 D。砂仁的功效是化湿开胃，温脾止泻，理气安胎，排除 E。苍术的功效是燥湿健脾，祛风散寒，明目。故本题选 A。

35. 具有燥湿健脾功效的药组是
    A. 山药、大枣
    B. 苍术、白术
    C. 广藿香、佩兰
    D. 砂仁、草果
    E. 厚朴、茯苓

考点：苍术、白术的功效

解析：山药补脾养胃，生津益肺，补肾涩精。大枣补中益气，养血安神。苍术燥湿健脾，祛风散寒，明目。白术健脾益气，燥湿利水，止汗，安胎。广藿香芳香化浊，和中止呕，发表解暑。佩兰芳香化湿，醒脾开胃，发表解暑。砂仁

化湿开胃，温脾止泻，理气安胎。草果燥湿温中，除痰截疟。厚朴燥湿消痰，下气除满。茯苓利水渗湿，健脾，宁心。具有燥湿，健脾功效的药物是苍术、白术。故本题选 B。

36. 功能甘淡渗湿，兼能泄热的药物是
   A. 茯苓
   B. 车前子
   C. 木通
   D. 泽泻
   E. 冬瓜皮

考点：泽泻的功效★

解析：茯苓利水渗湿，健脾，宁心。车前子清热利尿通淋，渗湿止泻，明目，祛痰。木通利尿通淋，清心除烦，通经下乳。泽泻利水渗湿，泄热。冬瓜皮利水消肿，清热解暑。故本题选 D。

37. 性微寒，可用治淋证，目赤肿痛的药物是
   A. 薏苡仁
   B. 海金沙
   C. 车前子
   D. 瞿麦
   E. 石韦

考点：车前子的性能、应用

解析：薏苡仁甘、淡，凉。主治水肿，小便不利，脚气浮肿；脾虚泄泻；湿痹拘挛；肺痈，肠痈。海金沙甘、咸，寒。主治热淋，石淋，血淋，膏淋，尿道涩痛。车前子甘，寒。主治淋证，水肿；泄泻；目赤肿痛，目暗昏花；痰热咳嗽。瞿麦苦，寒。主治热淋，血淋，石淋，小便不通，淋沥涩痛；瘀阻经闭，月经不调。石韦甘、苦，微寒。主治淋证，肺热咳嗽，血热出血。故本题选 C。

38. 治疗夏伤暑湿，身热烦渴，小便不利，泄泻者，应首选
   A. 茯苓
   B. 猪苓
   C. 金钱草
   D. 滑石
   E. 泽泻

考点：滑石的主治病证★

解析：茯苓主治水肿，小便不利，痰饮，脾虚泄泻，心悸、失眠，排除 A。猪苓主治水肿，小便不利，泄泻，排除 B。金钱草主治湿热黄疸，石淋、热淋；痈肿疔疮、毒蛇咬伤，排除 C。泽泻主治水肿，小便不利，泄泻，淋证，遗

精，排除 E。滑石主治热淋，石淋，尿热涩痛，暑湿，湿温，湿疮，湿疹，痱子；滑石既能利水渗湿，又能解暑热，是治疗暑热常用药。故本题选 D。

39. 既能利尿通淋，又治湿热痹痛的药物是
   A. 滑石
   B. 通草
   C. 木通
   D. 地肤子
   E. 薏苡仁

考点：木通的功效

解析：滑石利尿通淋，清热解暑，祛湿敛疮。通草清热利尿，通气下乳。木通利尿通淋，清心火，通经下乳。地肤子通淋止痛，清热利湿。薏苡仁利水渗湿，健脾止泻，除痹，排脓。故本题选 C。

40. 金钱草具有的功效是
   A. 清肺润燥
   B. 清肺化痰
   C. 泄热通便
   D. 解毒消肿
   E. 清热解暑

考点：金钱草的功效★

解析：金钱草利湿退黄，利尿通淋，解毒消肿。用于热淋、石淋，湿热黄疸，痈肿疔疮，毒蛇咬伤。故本题选 D。

41. 具有清热利湿功效的药物是
   A. 丹参
   B. 牛膝
   C. 苏木
   D. 姜黄
   E. 虎杖

考点：虎杖的功效★

解析：丹参活血祛瘀，通经止痛，凉血消痈，清心除烦，排除 A。牛膝逐瘀通经，补肝肾，强筋骨，利水通淋，引火（血）下行，排除 B。苏木活血祛瘀，消肿止痛，排除 C。姜黄破血行气，通经止痛，排除 D。虎杖利湿退黄，清热解毒，散瘀止痛，化痰止咳。故本题选 E。

42. 常与党参、白术配伍，用治脾胃虚寒腹痛的药物是
   A. 干姜
   B. 附子
   C. 肉桂
   D. 生姜

E. 吴茱萸

考点：干姜的应用★

解析：干姜主治脾胃寒证，腹痛，呕吐，泄泻。干姜辛热燥烈，主入脾胃而长于温中散寒、健运脾阳，为温暖中焦之药。多与党参、白术等同用，治脾胃虚寒，脘腹冷痛等，如理中丸。附子主治亡阳证；阳虚内寒证；寒湿痹证。肉桂主治肾阳虚证，脘腹冷痛，寒疝腹痛，寒痹腰痛，胸痹，阴疽，闭经，痛经。吴茱萸主治寒凝疼痛，呕吐吞酸，虚寒泄泻。故本题选 A。

43. 辛甘温热，可温补命门，引火归原的药物是

A. 高良姜
B. 附子
C. 干姜
D. 吴茱萸
E. 肉桂

考点：肉桂的功效★

解析：这几味药都属于温里药。肉桂的功效是补火助阳，散寒止痛，温经通脉，引火归原。肉桂大热入肝肾，是治疗命门火衰之要药，能使因下元虚衰所致上浮之虚阳回归故里，名曰引火归原。高良姜、干姜善治中焦之寒，附子是"回阳救逆第一品药"，吴茱萸为治肝寒气滞诸痛之主药，均与题意不符。故本题选 E。

44. 可应用治疗肾虚作喘，虚阳上浮的药物是

A. 吴茱萸
B. 小茴香
C. 肉桂
D. 干姜
E. 花椒

考点：肉桂的应用★

解析：这几味药都属于温里药。其中肉桂辛、甘、大热，入肝肾，具有引火归原的功效，可用于治疗元阳亏虚，虚阳上浮之虚喘、面赤、汗出、心悸、失眠、脉微弱者。其余几味药都不具有引火归原的功效。故本题选 C。

45. 既能疏肝破气，又能散结消滞的药物是

A. 陈皮
B. 青皮
C. 枳实
D. 木香
E. 香附

考点：青皮的功效★

解析：陈皮的功效为理气健脾、燥湿化痰，排除 A。枳实的功效为破气消积，化痰除痞，排

除 C。木香的功效为行气止痛，健脾消食，排除 D。香附的功效为疏肝解郁，调经止痛，理气宽中，排除 E。青皮的功效为疏肝破气，消积化滞。故本题选 B。

46. 下列药物中，脾胃虚寒者慎服的是

A. 川楝子
B. 乌药
C. 香橼
D. 香附
E. 荔枝核

考点：川楝子的使用注意

解析：这几味药都属于理气药。川楝子药性苦寒，有小毒，脾胃虚寒者慎服，但炒用可降低寒性。乌药药性辛、温，香橼药性辛、温，香附药性辛、平，荔枝核药性辛、温。故本题选 A。

47. 均能治疗蛔虫、蛲虫证，小儿疳积的药物是

A. 使君子
B. 苦楝皮
C. 麦芽
D. 稻芽
E. 槟榔

考点：使君子的主治病证

解析：使君子功效是杀虫消积，可应用于蛔虫病、蛲虫病和小儿疳积。而麦芽、稻芽属于消食类药物，不具有驱虫的功效，苦楝皮和槟榔虽有驱虫的功效，却无治疗小儿疳积的功效，与题意不符。故本题选 A。

48. 雷丸治疗绦虫病，其内服用法是

A. 久煎
B. 后下
C. 入丸、散剂
D. 另煎兑服
E. 熬膏

考点：雷丸的用法用量

解析：雷丸杀虫消积。用法用量为入丸、散剂，15～21g。一般研末服，1 次 5～7g，饭后温开水调服，1 日 3 次，连服 3 天。故本题选 C。

49. 既能杀虫，又能润肺止咳的药物是

A. 贯众
B. 槟榔
C. 花椒
D. 雷丸
E. 榧子

考点：榧子的功效★

解析：贯众、槟榔、雷丸、花椒都有杀虫的

功效，但均无润肺的功效，排除 A、B、C、D。榧子有杀虫消积、润肠通便、润肺止咳的功效。故本题选 E。

50. 具有散瘀消痈功效的药物是

A. 大蓟
B. 地榆
C. 槐花
D. 白茅根
E. 侧柏叶

考点：大蓟的功效 ★

解析：大蓟凉血止血，散瘀解毒消痈。地榆凉血止血，解毒敛疮。槐花凉血止血，清肝泻火。白茅根凉血止血，清热利尿。侧柏叶凉血止血，化痰止咳，生发乌发。故本题选 A。

51. 善治血热便血、痔血及肝热目赤头痛的药物是

A. 虎杖
B. 槐花
C. 小蓟
D. 地榆
E. 大蓟

考点：槐花的主治病证 ★

解析：虎杖主治湿热黄疸，淋浊，带下；水火烫伤，痈肿疮毒，毒蛇咬伤；经闭，癥瘕，跌打损伤；肺热咳嗽；热结便秘。槐花主治血热出血证；肝热目赤，头痛眩晕。小蓟主治血热妄行的咯血、衄血、吐血、尿血及崩漏；热毒痈肿。地榆主治下焦血热的便血、痔血、血痢、崩漏，烫伤、湿疹、疮疡痈肿等。大蓟主治血热出血证；热毒痈肿。故本题选 B。

52. 下列各项，可用于治疗须发早白的药物是

A. 大蓟
B. 白茅根
C. 侧柏叶
D. 地榆
E. 三七

考点：侧柏叶的主治病证

解析：侧柏叶主治血热出血；肺热咳嗽；血热脱发，须发早白。故本题选 C。

53. 白茅根具有的功效是

A. 解毒敛疮
B. 消肿生肌
C. 清热利尿
D. 祛痰止咳
E. 活血祛瘀

考点：白茅根的功效 ★

解析：白茅根的功效是凉血止血，清热利尿。故本题选 C。

54. 具有收敛止血、止痢、截疟、补虚功效的药物是

A. 苦楝皮
B. 沙苑子
C. 侧柏叶
D. 仙鹤草
E. 三七

考点：仙鹤草的功效 ★

解析：苦楝皮的功效是杀虫，疗癣。沙苑子的功效是补肾助阳，固精缩尿，养肝明目。侧柏叶的功效是凉血止血，化痰止咳，生发乌发。仙鹤草的功效是收敛止血，止痢，截疟，解毒补虚。三七的功效是散瘀止血，消肿定痛。故本题选 D。

55. 具有活血，凉血功效的药组是

A. 延胡索、姜黄
B. 土鳖虫、乳香
C. 郁金、丹参
D. 姜黄、红花
E. 水蛭、莪术

考点：郁金、丹参的功效

解析：延胡索活血，行气，止痛。姜黄破血行气，通经止痛。土鳖虫破血逐瘀，续筋接骨。乳香活血定痛，消肿生肌。郁金活血止痛，行气解郁，清新凉血，利胆退黄。丹参活血祛瘀，通经止痛，清心除烦，凉血消痈。红花活血痛经，祛瘀止痛。水蛭破血通经，逐瘀消癥。莪术破血行气，消积止痛。具有活血，凉血功效的药物是郁金、丹参。故本题选 C。

56. 下列活血药中，不兼有行气作用的是

A. 川芎
B. 郁金
C. 姜黄
D. 三棱
E. 五灵脂

考点：五灵脂的功效

解析：川芎活血行气，祛风止痛。郁金活血止痛，行气解郁，清心凉血，利胆退黄。姜黄破血行气，通经止痛。三棱破血行气，消积止痛。五灵脂活血止痛，化瘀止血，无行气之功。故本题选 E。

57. 性平，可治疗经闭，腰膝酸痛，淋证的药

物是

A. 牛膝
B. 桃仁
C. 川芎
D. 益母草
E. 鸡血藤

考点：牛膝的性能、应用

解析：牛膝苦、甘、酸、平。主治瘀血阻滞的经闭、痛经、经行腹痛、胞衣不下、跌打伤痛；腰膝酸痛，下肢痿软；淋证，水肿，小便不利；上部火热证。川芎辛、温。主治血瘀气滞痛证；头痛，风湿痹痛。桃仁苦、甘、平。主治瘀血阻滞诸证；肺痈，肠痈；肠燥便秘；咳嗽气喘。益母草苦、辛，畏寒。主治血滞经闭、痛经、经行不畅、产后恶露不尽、瘀滞腹痛。鸡血藤苦、甘、温。主治月经不调，痛经，闭经；风湿痹痛，肢体麻木，血虚萎黄。故本题选 A。

58. 下列不属于牛膝功效的是

A. 活血祛瘀
B. 强健筋骨
C. 引火归元
D. 利尿通淋
E. 补益肝肾

考点：牛膝的功效★

解析：牛膝逐瘀通经，补肝肾，强筋骨，利水通淋，引火（血）下行。故本题选 C。

59. 既能活血定痛，又能敛疮生肌的药物是

A. 三七
B. 茜草
C. 红花
D. 血竭
E. 桃仁

考点：血竭的功效★

解析：三七散瘀止血，消肿定痛，排除 A。茜草凉血化瘀，止血通经，排除 B。红花活血通经，祛瘀止痛，排除 C。桃仁活血祛瘀，润肠通便，止咳平喘，排除 E。血竭活血定痛，化瘀止血，敛疮生肌。故本题选 D。

60. 破血行气首选

A. 黄连
B. 莪术
C. 益母草
D. 红花
E. 柴胡

考点：莪术的功效

解析：莪术力专破血行气，消积止痛。同类破血消癥药常用之品为三棱、水蛭、穿山甲。其余选项或清热，或活血，或解表，皆非破血药。故本题选 B。

61. 下列有消癥功效的中药是

A. 水蛭
B. 莪术
C. 丹参
D. 红花
E. 白花蛇舌草

考点：水蛭的功效

解析：水蛭破血通经，逐瘀消癥。莪术破血行气，消积止痛。丹参活血祛瘀，调经止痛，凉血消痈，清心除烦。红花活血通经，祛瘀止痛。白花蛇舌草清热解毒消痈，利湿通淋。故本题选 A。

62. 具有行水止呕功效的药物是

A. 白前
B. 旋覆花
C. 桔梗
D. 前胡
E. 芥子

考点：旋覆花的功效★

解析：白前有降气，祛痰，止咳之功效。旋覆花降气消痰、行水止呕。桔梗宣肺、祛痰、利咽、排脓。前胡降气化痰、疏散风热。芥子温肺豁痰、利气散结，通络止痛。故本题选 B。

63. 治疗胸痹结胸，乳痈，应选用的药物是

A. 半夏
B. 瓜蒌
C. 薤白
D. 桂枝
E. 枳实

考点：瓜蒌的应用★

解析：瓜蒌主治痰热咳嗽；胸痹、结胸；肺痈、肠痈、乳痈；肠燥便秘。半夏主治湿痰，寒痰证；呕吐；心下痞，胸痹，梅核气；瘿瘤，痰核，痈疽肿毒、毒蛇咬伤。薤白主治胸痹心痛；脘腹痞满胀痛，泻痢里急后重。桂枝主治风寒感冒；寒凝血滞诸痛证；痰饮，蓄水证；心悸、奔豚。枳实主治胃肠积滞，湿热泻痢；胸痹，结胸；气滞胸胁疼痛。故本题选 B。

64. 桔梗的功效是

A. 润肺，止咳，下气，化痰
B. 宣肺，利咽，清肺，化痰

C. 宣肺，利咽，祛痰，排脓
D. 降气，止咳，祛痰，排脓
E. 降气，止呕，祛痰，排脓

考点：桔梗的功效★

解析：桔梗属于化痰止咳平喘药，药性苦、辛，平。归肺经。其功效是宣肺，祛痰，利咽，排脓。故本题选C。

65. 治疗外感风热，咳嗽痰多，咽痛音哑，胸闷不舒者，应首选
   A. 百部
   B. 川贝母
   C. 桔梗
   D. 苦杏仁
   E. 旋覆花

考点：桔梗的应用★

解析：百部主治新久咳嗽，百日咳，肺痨咳嗽，蛲虫，阴痒，头虱或疥癣，排除A。川贝母主治虚劳咳嗽，肺热燥咳，排除B。苦杏仁主治咳嗽气喘，肠燥便秘，排除D。旋覆花主治咳嗽痰多，痰饮蓄结，呕吐，排除E。桔梗主治咳嗽痰多，胸闷不畅，咽喉肿痛，肺痈咳嗽。故本题选C。

66. 葶苈子的性能是
   A. 甘，寒
   B. 辛，苦，大寒
   C. 辛，微苦，平
   D. 甘，苦，涩，平
   E. 辛，温

考点：葶苈子的性能

解析：葶苈子属于止咳平喘药，药性是苦、辛，大寒，归肺、膀胱经，其功效是泻肺平喘，利水消肿。故本题选B。

67. 既能息风止痉，又能祛风通络，平抑肝阳的药物是
   A. 羚羊角
   B. 地龙
   C. 钩藤
   D. 天麻
   E. 珍珠

考点：天麻的功效★

解析：羚羊角为"肝风内动，惊痫抽搐之要药"，其功效为平肝息风，清肝明目，清热解毒。地龙清热定惊，通络平喘，利尿。钩藤息风定惊，清热平肝。天麻息风止痉，平抑肝阳，祛风通络。珍珠可安神定惊，明目消翳，解毒生肌，润肤祛斑。故本题选D。

68. 具有息风镇痉、攻毒散结、通络止痛功效的药物是
   A. 全蝎、蜈蚣
   B. 地龙、僵蚕
   C. 龙骨、牡蛎
   D. 石决明、决明子
   E. 天麻、钩藤

考点：全蝎、蜈蚣的功效

解析：全蝎、蜈蚣的功效都是息风镇痉，攻毒散结，通络止痛，两味药相须有协同增效作用，与题意相符。地龙与僵蚕都有息风之效；天麻与钩藤都有平息肝风止痉之效；龙骨与牡蛎都有重镇安神、平肝潜阳、收敛固涩之效，石决明与决明子都有清肝明目之效。故本题选A。

69. 热闭、寒闭神昏，均常选用的药物是
   A. 石菖蒲
   B. 麝香
   C. 牛黄
   D. 羚羊角
   E. 苏合香

考点：麝香的应用

解析：石菖蒲、牛黄、苏合香皆有开窍醒神之功，但是各有寒热偏性，不可同用于寒闭、热闭。羚羊角平肝息风，清肝明目，清热解毒，无开窍之功。麝香走窜之性甚烈，有极强的开窍通闭醒神作用，为醒神回苏之要药，无论寒闭、热闭，用之皆效。故本题选B。

70. 治疗大失血、大吐泻所致体虚欲脱，脉微欲绝之证，宜首选
   A. 西洋参
   B. 太子参
   C. 人参
   D. 党参
   E. 黄芪

考点：人参的应用

解析：人参为拯危救脱的要药。适用于因大汗、大泻、大失血，或大病、久病所致元气虚极欲脱，脉微欲绝的危重证候。西洋参主治气虚阴亏，虚热烦倦，咳喘痰血，内热消渴，口燥咽干。太子参主治脾虚体倦，食欲不振，病后虚弱，气阴不足，自汗口渴，肺燥干咳。党参主治脾肺气虚证，食少倦怠，咳嗽虚喘；气血不足，面色萎黄，心悸气短；津伤口渴，内热消渴。黄芪主治脾虚气陷证；肺气虚证，气虚自汗；内热

消渴，血虚萎黄；半身不遂，痹痛麻木；气血亏虚，疮疡难溃难腐，或溃久不敛。故本题选 C。

71. 具有缓急止痛、清热解毒功效的药物是
　　A. 山药
　　B. 白术
　　C. 黄芪
　　D. 甘草
　　E. 党参
考点：甘草的功效★

解析：山药的功效是补脾养胃，生津益肺，补肾涩精；白术的功效是益气健脾，燥湿利水，止汗，安胎；黄芪的功效是补气升阳，固表止汗，利尿消肿，托疮生肌；甘草的功效是补脾益气，祛痰止咳，缓急止痛，清热解毒，调和诸药；党参的功效是补脾肺气，养血，生津。故本题选 D。

72. 治疗热毒疮疡，咽喉肿痛，宜首选
　　A. 甘草
　　B. 黄芪
　　C. 猪苓
　　D. 苦参
　　E. 桂枝
考点：甘草的应用

解析：甘草性味甘、平，具有补脾益气，祛痰止咳，缓急止痛，清热解毒，调和诸药等作用。主要用于①心悸气短；②脾胃虚弱，倦怠乏力；③咳喘；④脘腹、四肢挛急疼痛；⑤热毒疮疡，咽喉肿痛，药食中毒；⑥调和药性。黄芪补气升阳，固表止汗，利尿消肿，托毒生肌。主要用于①脾肺气陷；②肺气虚；③气虚自汗；④气血亏虚，疮疡难溃难腐，或溃久难敛。⑤内热消渴，血虚萎黄。⑥半身不遂。黄芪为主要干扰项，其所治疮疡为气血亏虚，难溃难腐型；又无解咽喉肿痛之效。而甘草所治疮疡为热毒型。猪苓利水渗湿；苦参清热燥湿，杀虫，利尿；桂枝发汗解肌，温经通脉，助阳化气。均无治疗热毒疮疡，咽喉肿痛之功。故本题选 A。

73. 具有补益肝肾、强筋健骨、止崩漏、疗伤续折功效的药物是
　　A. 杜仲
　　B. 牛膝
　　C. 续断
　　D. 土鳖虫
　　E. 自然铜
考点：续断的功效★

解析：续断补肝肾，强筋骨，续折伤，止崩漏。杜仲补肝肾，强筋骨，安胎。牛膝逐瘀通经，补肝肾，强筋骨，利水通淋，引火（血）下行。土鳖虫破血逐瘀，续筋接骨。自然铜散瘀止痛，续筋接骨。故本题选 C。

74. 具有温肾补精，益气养血功效的药物是
　　A. 沉香
　　B. 磁石
　　C. 蛤蚧
　　D. 益智
　　E. 紫河车
考点：紫河车的功效★

解析：沉香行气止痛，温中止呕，纳气平喘，排除 A。磁石镇惊安神，平肝潜阳，聪耳明目，纳气定喘，排除 B。蛤蚧补肺益肾，纳气平喘，助阳益精，排除 C。益智温脾止泻摄唾，暖肾固精缩尿，排除 D。紫河车温肾补精，益气养血。故本题选 E。

75. 石斛的功效是
　　A. 养阴润肺，清心安神
　　B. 养阴清肺，益胃生津
　　C. 滋补肝肾，益精明目
　　D. 养阴润燥，生津止渴
　　E. 益胃生津，滋阴清热
考点：石斛的功效

解析：石斛属于补阴药，药性甘，微寒，归胃、肾经。其功效是益胃生津，滋阴清热。故本题选 E。

76. 墨旱莲的功效是
　　A. 解毒敛疮，凉血止血
　　B. 散瘀消痈，凉血止血
　　C. 活血化瘀止血，通经
　　D. 解毒消痈，凉血止血
　　E. 滋补肝肾，凉血止血
考点：墨旱莲的功效

解析：墨旱莲属于补阴药，药性甘、酸，寒，归肝、肾经。其功效是滋补肝肾，凉血止血。故本题选 E。

77. 女贞子的功效是
　　A. 补益肝肾，益精明目
　　B. 补益肝肾，乌须明目
　　C. 补益肝肾，润肠通便
　　D. 补益肝肾，养血补心
　　E. 补益肝肾，清心安神
考点：女贞子的功效★

解析：女贞子属于补阴药，药性甘、苦、凉，归肝、肾经，其功效是滋补肝肾，乌须明目。故本题选 B。

78. 龟甲、鳖甲共同具有的功效是
A. 养血补心
B. 软坚散结
C. 益肾健骨
D. 滋阴潜阳
E. 清肺化痰

考点：龟甲、鳖甲功用的异同

解析：龟甲滋阴潜阳，益肾健骨，养血补心，固精止崩；鳖甲滋阴潜阳，退热除蒸，软坚散结；故龟甲、鳖甲共同功效为滋阴潜阳。故本题选 D。

79. 治疗温病后期，阴液耗伤，邪伏阴分，夜热早凉，热退无汗者，宜用
A. 龟甲
B. 鳖甲
C. 女贞子
D. 胡黄连
E. 玄参

考点：鳖甲的应用

解析：玄参和胡黄连都属于清热药，但玄参属于清热凉血药，常用于温病热入营分证；胡黄连属于清虚热药，但无滋养阴分的作用；女贞子、龟甲与鳖甲都属于补阴药，前者无退虚热的作用；后两者均能滋养肝肾之阴、平肝潜阳，但龟甲长于滋阴肾，而鳖甲长于退虚热、除骨蒸，故鳖甲多用于温病后期，邪伏阴分者。故本题选 B。

80. 具有固表止汗，益气除热功效的药物是
A. 麻黄根
B. 浮小麦
C. 麻黄
D. 五味子
E. 山茱萸

考点：浮小麦的功效 ★

解析：麻黄根固表止汗，排除 A。麻黄发汗散寒，宣肺平喘，利水消肿，排除 C。五味子收敛固涩，益气生津，补肾宁心，排除 D。山茱萸补益肝肾，收敛固涩，排除 E。浮小麦止汗，益气，除热。故本题选 B。

81. 豆蔻、肉豆蔻的共同功效是
A. 温中行气
B. 涩肠止泻

C. 化湿行气
D. 温中止呕
E. 温肾助阳

考点：肉豆蔻、豆蔻功用的异同

解析：肉豆蔻涩肠止泻、温中行气。豆蔻化湿行气、温中止呕、开胃消食。两者同有温中行气之功。故本题选 A。

82. 具有收敛止带，止泻功效的药物是
A. 椿皮
B. 苦楝皮
C. 贯众
D. 榧子
E. 肉豆蔻

考点：椿皮的功效 ★

解析：苦楝皮杀虫，疗癣，排除 B。贯众清热解毒，凉血止血，杀虫，排除 C。榧子杀虫消积，润肠通便，润肺止咳，排除 D。肉豆蔻涩肠止泻，温中行气，排除 E。椿皮清热燥湿，收敛止带，止泻，止血。故本题选 A。

83. 具有攻毒杀虫，蚀疮去腐功效的药物是
A. 砒石
B. 炉甘石
C. 硫黄
D. 硼砂
E. 莲子

考点：砒石的功效

解析：炉甘石的功效是解毒明目退翳，收湿止痒敛疮；硼砂的功效是外用清热解毒，内服清肺化痰；硫黄的功效是外用解毒杀虫疗疮，内服补火助阳通便；莲子的功效是补脾止泻，止带，益肾固精，养心安神。砒石外用攻毒杀虫，蚀疮祛腐；内服祛痰平喘，截疟，与题意相符。故本题选 A。

【B1 型题】

A. 葛根
B. 荆芥
C. 生姜
D. 白芷
E. 升麻

84. 治疗风寒感冒，寒湿带下，选用
85. 治疗风寒感冒，肺寒咳嗽，选用

考点：白芷、生姜的应用 ★

解析：葛根主治表证发热，项背强痛；麻疹不透；热病口渴，阴虚消渴；热泻热痢，脾虚泄

泻。荆芥主治外感表证；麻疹不透、风疹瘙痒；疮疡初起兼有表证；吐衄下血。生姜主治风寒感冒；脾胃寒证；胃寒呕吐；肺寒咳嗽。此外，能解生半夏、生南星和鱼蟹之毒。白芷主治风寒感冒；头痛、牙痛、风湿痹痛；鼻渊；带下证；疮疡肿毒。升麻主治外感表证；麻疹不透、齿痛口疮、咽喉肿痛、温毒发斑；气虚下陷、脏器脱垂、崩漏下血等。故84题选D，85题选C。

  A. 石膏
  B. 知母
  C. 栀子
  D. 天花粉
  E. 夏枯草

86. 治疗肝火上炎，目珠疼痛，应选用
87. 治疗痰火郁结，瘰疬痰核，应选用
  考点：夏枯草的应用★
  解析：石膏主治温热病气分实热证；肺热喘咳证；胃火牙痛、头痛，实热消渴；溃疡不敛，湿疹瘙痒，水火烫伤，外伤出血等。知母主治气分实热，烦渴；肺热燥咳；骨蒸潮热；内热消渴；肠燥便秘。栀子主治热病心烦；湿热黄疸；热淋涩痛；血热吐衄；目赤肿痛；火毒疮疡。天花粉主治热病烦渴；肺热燥咳；内热消渴；疮疡肿毒。夏枯草主治目赤肿痛，头痛眩晕，目珠夜痛；瘰疬，瘿瘤；乳痈肿痛。故86题选E，87题选E。

  A. 石膏
  B. 知母
  C. 芦根
  D. 天花粉
  E. 夏枯草

88. 治疗胃热呕逆，宜选用
89. 治疗热淋涩痛，宜选用
  考点：芦根的主治病证
  解析：芦根主治热病烦渴，胃热呕逆，肺热咳嗽，肺痈吐脓，热淋涩痛。余参见86、87题。故88题选C，89题选C。

  A. 钩藤
  B. 熊胆粉
  C. 水牛角
  D. 决明子
  E. 夏枯草

90. 具有明目，散结消肿功效的药物是
91. 具有明目，息风止痉功效的药物是
  考点：夏枯草、熊胆粉的功效
  解析：钩藤息风定惊，清热平肝。熊胆粉清热解毒，清肝明目，息风止痉。水牛角清热凉血，解毒，定惊。决明子清热明目，润肠通便。夏枯草清热泻火，明目，消肿散结。故90题选E，91题选B。

  A. 连翘
  B. 白头翁
  C. 土茯苓
  D. 蒲公英
  E. 板蓝根

92. 被誉为"治痢要药"的药物是
93. 被誉为"疮家圣药"的药物是
  考点：连翘、白头翁的应用
  解析：连翘功可清热解毒、消肿散结，疏散风热，善治疗疮痈、瘰疬痰核，有"疮家圣药"之称。白头翁清热解毒、凉血止痢，为治疗热毒血痢之良药，被誉为"治痢要药"。土茯苓解毒，除湿，通利关节。蒲公英为治疗乳痈之要药。板蓝根功善清热解毒、凉血利咽。故92题选B，93题选A。

  A. 厚朴、枳实
  B. 紫苏、陈皮
  C. 石膏、知母
  D. 薤白、青皮
  E. 黄连、黄芩

94. 大黄治实热便秘，常配伍的药组是
95. 大黄治血热吐衄，常配伍的药组是
  考点：大黄的应用
  解析：大黄有较强的泻下作用，能荡涤肠胃，推陈致新，为治疗积滞便秘之要药。又因其苦寒沉降，善能泄热，故实热便秘尤为适宜。常与芒硝、厚朴、枳实配伍，以增强泻下攻积之力，为急下之剂，用治阳明腑实证，如大承气汤。大黄苦降，能使上炎之火下泄，又具清热泻火、凉血止血之功。常与黄连、黄芩同用，治血热妄行之吐血、衄血、咯血，如泻心汤。故94题选A，95题选E。

  A. 化湿和胃
  B. 凉血消肿

C. 活血止痛
D. 清热解毒
E. 清退虚热

96. 豨莶草具有的功效是
97. 络石藤具有的功效是

考点：豨莶草、络石藤的功效

解析：豨莶草祛风湿、利关节、解毒。络石藤祛风通络、凉血消肿。故96题选D，97题选B。

A. 威灵仙
B. 防己
C. 狗脊
D. 独活
E. 木瓜

98. 既能祛风湿，又能消骨鲠的药物是
99. 既能祛风湿，又能强腰膝的药物是

考点：威灵仙、狗脊的功效★

解析：威灵仙祛风湿，通络止痛，消骨鲠；木瓜疏筋活络，和胃化湿；狗脊祛风湿，补肝肾，强腰膝；防己利水消肿，祛风湿，止痛；独活祛风湿，通痹止痛。故98题选A，99题选C。

A. 独活
B. 秦艽
C. 防己
D. 狗脊
E. 川乌

100. 既能祛风湿，又能温经止痛的药物是
101. 既能祛风湿，又能退虚热的药物是

考点：川乌、秦艽的功效

解析：秦艽功效为祛风湿，通络止痛，退虚热，清湿热。川乌功效为祛风除湿，温经止痛。余参见98、99题。故100题选E，101题选B。

A. 独活
B. 川乌
C. 防己
D. 桑寄生
E. 络石藤

102. 具有祛风湿，利水消肿功效的药物是
103. 具有祛风湿，补肾安胎功效的药物是

考点：防己、桑寄生的功效

解析：独活祛风湿，通痹止痛。川乌祛风除湿，温经止痛。防己祛风湿，利水消肿。

桑寄生祛风湿，补肝肾，强筋骨，安胎元。络石藤祛风通络，凉血消肿。故102题选C，103题选D。

A. 泽泻
B. 滑石
C. 茵陈
D. 萆薢
E. 地肤子

104. 具有利湿去浊，祛风除痹功效的药物是
105. 具有清利湿热，利胆退黄功效的药物是

考点：萆薢、茵陈的功效

解析：泽泻利水渗湿，泄热；滑石利尿通淋，清热解暑，祛湿敛疮；茵陈清利湿热，利胆退黄；萆薢利湿去浊，祛风除痹；地肤子清热利湿，祛风止痒。故104题选D，105题选C。

A. 丁香
B. 肉桂
C. 吴茱萸
D. 干姜
E. 花椒

106. 治疗中焦虚寒，肝气上逆之巅顶头痛，宜选用
107. 治疗蛔虫引起的腹痛，呕吐，宜选用

考点：吴茱萸、花椒的应用

解析：丁香主治胃寒呕吐、呃逆；脘腹冷痛，阳痿，宫冷。肉桂主治肾阳虚证；脘腹冷痛，寒疝腹痛；寒痹腰痛，胸痹，阴疽，闭经，痛经；虚阳上浮。吴茱萸主治寒凝疼痛，为治寒滞肝经诸痛之主药；呕吐吞酸；虚寒泄泻。干姜主治脾胃寒证，呕吐，泄泻；亡阳证；寒饮喘咳。花椒主治中寒腹痛，寒湿吐泻；虫积腹痛；湿疹，阴痒。故106题选C，107题选E。

A. 寒湿痹痛
B. 胸痹心痛
C. 热毒血痢
D. 寒饮咳喘
E. 虚寒泄泻

108. 吴茱萸的主治病证是
109. 薤白的主治病证是

考点：吴茱萸、薤白的主治病证★

解析：吴茱萸主治寒凝疼痛、呕吐吞酸、虚寒泄泻。薤白主治胸痹心痛、脘腹痞满胀痛、泻

痢里急后重。故108题选E，109题选B。

A. 丁香
B. 细辛
C. 花椒
D. 小茴香
E. 高良姜

110. 治疗睾丸偏坠胀痛，应选用
111. 治疗阳痿肾阳不足证，应选用
考点：小茴香、丁香的主治病证
解析：细辛主治风寒感冒，阳虚外感；头痛，牙痛，风湿痹痛；鼻渊鼻衄；肺寒痰饮咳喘。小茴香主治寒疝腹痛，睾丸偏坠疼痛，少腹冷痛，痛经；中焦虚寒气滞证。高良姜温中止呕，散寒止痛。余参见106、107题。故110题选D，111题选A。

A. 杀虫，疗癣
B. 清热解毒，凉血止血，杀虫
C. 杀虫，解暑
D. 杀虫消积，行气利水，截疟
E. 杀虫，润肺下气止咳

112. 槟榔的功效是
113. 百部的功效是
考点：槟榔、百部的功效
解析：槟榔药性辛、苦、温，归胃、大肠经。其功效是杀虫消积，行气，利水，截疟。百部药性甘、苦、微温，归肺经。其功效是润肺下气止咳，杀虫灭虱。故112题选D，113题选E。

A. 三七
B. 地榆
C. 槐花
D. 仙鹤草
E. 白茅根

114. 具有凉血止血，清肝泻火功效的药物是
115. 具有凉血止血，清热利尿功效的药物是
考点：槐花、白茅根的功效★
解析：三七散瘀止血，消肿定痛。地榆凉血止血，解毒敛疮。槐花凉血止血，清肝泻火。仙鹤草收敛止血，止痢，截疟，解毒补虚。白茅根凉血止血，清热利尿。故114题选C，115题选E。

A. 白及

B. 仙鹤草
C. 棕榈炭
D. 血余炭
E. 炮姜

116. 具有止痢功效的药物是
117. 具有截疟功效的药物是
考点：仙鹤草的功效★
解析：白及收敛止血、消肿生肌。仙鹤草收敛止血、止痢、截疟、补虚、解毒。棕榈炭收敛止血。血余炭功能收敛止血，化瘀利尿。炮姜可温经止血，温中止痛。故116题选B，117题选B。

A. 侧柏叶
B. 仙鹤草
C. 白及
D. 三七
E. 炮姜

118. 具有温经止血功效的药物是
119. 只有凉血止血功效的药物是
考点：炮姜、侧柏叶的功效
解析：侧柏叶凉血止血，化痰止咳，生发乌发。三七可散瘀止血，消肿定痛。余参见116、117题。故118题选E，119题选A。

A. 活血行气，祛风止痛
B. 活血行气，清心凉血
C. 活血调经，除烦安神
D. 活血通经，清热解毒
E. 活血通经，散瘀止痛

120. 郁金具有的功效是
121. 红花具有的功效是
考点：郁金、红花的功效
解析：郁金活血止痛，行气解郁，清心凉血，利胆退黄。红花活血通经，散瘀止痛。故120题选B，121题选E。

A. 苦杏仁
B. 竹茹
C. 百部
D. 桔梗
E. 瓜蒌

122. 治疗咽喉肿痛，肺痈吐脓，宜用
123. 治疗肺热咳嗽，胃热呕吐，宜用
考点：桔梗、竹茹的应用

解析：苦杏仁主治咳嗽气喘；肠燥便秘。竹茹主治肺热咳嗽，痰热心烦不寐；胃热呕吐，妊娠恶阻。百部主治新久咳嗽，顿咳，肺痨咳嗽；蛲虫，阴痒，头虱及疥癣。桔梗主治咳嗽痰多，胸闷不畅；咽喉肿痛，音哑失音；肺痈吐脓。瓜蒌主治痰热咳嗽；胸痹、结胸；肺痈，肠痈，乳痈；肠燥便秘。故122题选D，123题选B。

A. 竹茹
B. 白果
C. 半夏
D. 瓜蒌
E. 紫菀

124. 治疗痰热咳嗽，肺痈，肠痈，宜用
125. 治疗肺热咳嗽，胃热呕吐，宜用
考点：瓜蒌、竹茹的应用
解析：瓜蒌主治痰热咳嗽；胸痹、结胸；肺痈，肠痈，乳痈；肠燥便秘。竹茹主治肺热咳嗽，痰热心烦不寐；胃热呕吐，妊娠恶阻。白果主治哮喘痰嗽；带下，白浊，尿频，遗尿。半夏主治湿痰，寒痰证；呕吐；心下痞，胸痹，梅核气；瘿瘤，痰核，痈疽肿毒，毒蛇咬伤。紫菀主治咳嗽痰多。故124题选D，125题选A。

A. 葶苈子
B. 苦杏仁
C. 芥子
D. 旋覆花
E. 紫苏子

126. 能止咳平喘，润肠通便，且无毒性的药物是
127. 能止咳平喘，润肠通便，但有小毒的药物是
考点：苦杏仁、紫苏子的功效★
解析：葶苈子泻肺平喘，利水消肿。苦杏仁降气止咳平喘，润肠通便，有小毒。芥子温肺豁痰，利气散结，通络止痛。旋覆花降气消痰，行水止呕。紫苏子降气化痰，止咳平喘，润肠通便。故126题选E，127题选B。

A. 旋覆花
B. 款冬花
C. 紫菀
D. 芥子
E. 苦杏仁

128. 有小毒，婴幼儿应慎用的药物是
129. 性温燥，阴虚燥咳者不宜的药物是
考点：苦杏仁、芥子的使用注意
解析：旋覆花，阴虚劳嗽，津伤燥咳者禁用；芥子，久咳肺虚及阴虚火旺者忌用；消化道溃疡、出血者及皮肤过敏者忌用；苦杏仁，有小毒，大便溏者慎用；婴儿慎用。故128题选E，129题选D。

A. 养心安神，润肠通便
B. 补气安神，止咳平喘
C. 安神益智，交通心肾
D. 解郁安神，活血消肿
E. 养心补肝，宁心安神

130. 柏子仁的功效是
131. 酸枣仁的功效是
考点：柏子仁、酸枣仁的功效★
解析：柏子仁和酸枣仁都属于养心安神药。柏子仁药性：甘，平，归心、肾、大肠经，功效是养心安神，润肠通便，止汗。酸枣仁药性：甘，酸，平，归心、肝、胆经，功效是养心益肝，宁心安神，敛汗，生津。故130题选A，131题选E。

A. 合欢皮
B. 酸枣仁
C. 远志
D. 琥珀
E. 磁石

132. 既能活血消肿，又能解郁安神的药物是
133. 既能活血散瘀，又能镇惊安神的药物是
考点：合欢皮、琥珀的功效
解析：合欢皮解郁安神，活血消肿；酸枣仁养心益肝，宁心安神，敛汗，生津；远志安神益智，交通心肾，祛痰，消肿；琥珀镇惊安神，活血散瘀，利尿通淋；磁石镇惊安神，平肝潜阳，聪耳明目，纳气定喘。故132题选A，133题选D。

A. 补阳
B. 通阳
C. 升阳
D. 潜阳
E. 固阳

134. 石决明具有的功效是

135. 桂枝具有的功效是
考点：石决明、桂枝的功效
解析：石决明平肝潜阳，清肝明目。桂枝发汗解肌，温经通脉，助阳化气，平冲降逆。故134题选D，135题选B。

A. 劳嗽咯血
B. 气虚自汗
C. 胃寒呕吐
D. 湿热泻痢
E. 风寒湿痹

136. 阿胶的主治病证是
137. 黄芪的主治病证是
考点：黄芪、阿胶的应用
解析：阿胶主治血虚萎黄，眩晕，心悸，肌痿无力；劳嗽咯血，吐血尿血，便血崩漏，妊娠胎漏；肺燥咳嗽；热病伤阴，心烦失眠，阴虚风动，手足瘛疭。黄芪主治脾虚气陷证；肺气虚证；气虚自汗；内热消渴；血虚萎黄；半身不遂，痹痛麻木；气血亏虚，疮疡难溃难腐，或溃久不敛。故136题选A，137题选B。

A. 补骨脂、益智
B. 淫羊藿、巴戟天
C. 沙苑子、淫羊藿
D. 杜仲、补骨脂
E. 鹿茸、肉苁蓉

138. 具有补肾阳，益精血功效的药组是
139. 具有补肾阳，祛风湿功效的药组是
考点：鹿茸、肉苁蓉、淫羊藿、巴戟天的功效
解析：补骨脂补肾助阳，纳气平喘，温脾止泻；外用消风祛斑。益智暖肾固精缩尿，温脾止泻摄唾。淫羊藿补肾阳，强筋骨，祛风湿。巴戟天补肾阳，强筋骨，祛风湿。沙苑子补肾助阳，固精缩尿，养肝明目。杜仲补肝肾，强筋骨，安胎。鹿茸壮肾阳，益精血，强筋骨，调冲任，托疮毒。肉苁蓉补肾阳，益精血，润肠通便。故138题选E，139题选B。

A. 补肾助阳，固精缩尿，养肝明目
B. 补肺益肾，纳气平喘，助阳益精
C. 补肾阳，强筋骨，祛寒湿
D. 补肾阳，强筋骨，祛风湿
E. 补肝肾，强筋骨，止崩漏

140. 沙苑子的功效是
141. 淫羊藿的功效是
考点：沙苑子、淫羊藿的功效
解析：沙苑子和淫羊藿都属于补阳药。沙苑子药性甘、温，归肝、肾经，功效是补肾助阳，固精缩尿，养肝明目；淫羊藿药性辛、甘、温，归肾、肝经，功效是补肾阳，强筋骨，祛风湿。故140题选A，141题选D。

A. 祛寒除湿
B. 祛风止痒
C. 益肝明目
D. 活血止痛
E. 温脾止泻

142. 补骨脂具有的功效是
143. 仙茅具有的功效是
考点：补骨脂、仙茅的功效
解析：补骨脂补肾助阳，温脾止泻，纳气平喘，外用消风祛斑。仙茅补肾阳，强筋骨，祛寒湿。故142题选E，143题选A。

A. 肝、脾经
B. 肝、肾经
C. 肺、肝、肾
D. 心、脾经
E. 肝、心、肾经

144. 熟地黄的归经是
145. 白芍的归经是
考点：熟地黄、白芍的性能 ★
解析：熟地黄和白芍都属于补血药，但是归经不同，功效也不同。熟地黄归肝、肾经，功效是补血养阴，填精益髓；白芍归肝、脾经，功效是养血调经，敛阴止汗，柔肝止痛，平肝抑阳。故144题选B，145题选A。

A. 玉竹
B. 百合
C. 石斛
D. 北沙参
E. 女贞子

146. 能清心安神的药物是
147. 能乌须明目的药物是
考点：百合、女贞子的功效
解析：玉竹养阴润燥，生津止渴。百合养阴润肺，清心安神。石斛益胃生津，滋阴清热。北

沙参养阴清肺，益胃生津。女贞子滋补肝肾，明目乌发。故 146 题选 B，147 题选 E。

A. 山茱萸
B. 五倍子
C. 莲子
D. 诃子
E. 金樱子

148. 具有补脾止泻，养心安神功效的药物是

149. 具有益肾固精，养心安神功效的药物是

考点：莲子的功效

解析：山茱萸补益肝肾，收敛固脱；五倍子敛肺降火，涩肠止泻，敛汗止血，收湿敛疮；莲子益肾固精，补脾止泻止带，养心安神；诃子敛肺止咳，降火利咽，涩肠止泻；金樱子固精缩尿，固崩止带，涩肠止泻。故 148 题选 C，149 题选 C。

方剂学

【A1 型题】

1. 桂枝汤中桂枝与芍药的比例为
A. 1∶1
B. 3∶1
C. 5∶1
D. 4∶1
E. 7∶1

考点：桂枝汤的配伍意义★

解析：桂枝汤中桂枝9g，芍药9g，两药比例为1∶1。桂芍等量合用的寓意有三：一为针对卫强营弱，体现营卫同治，邪正兼顾；二为相辅相成，桂枝得芍药，使汗有源，芍药得桂枝，则滋而能化；三为相制相成，散中有收，汗中寓补。故本题选 A。

2. 具有"发中有补，散中有收，邪正兼顾，阴阳并调"配伍特点的方剂是
A. 桂枝汤
B. 麻黄汤
C. 止嗽散
D. 小青龙汤
E. 九味羌活汤

考点：桂枝汤的全方配伍特点

解析：桂枝汤的功用是解肌发表，调和营卫，主治外感风寒表虚证。本方发散与酸收相配，使散中有收，汗不伤正；且助阳药与益阴药同用，以阴阳兼顾，营卫并调。故本题选 A。

3. 主治外感风寒湿邪，内有蕴热证的方剂是
A. 败毒散
B. 九味羌活汤
C. 羌活胜湿汤
D. 柴葛解肌汤
E. 麻黄杏仁甘草石膏汤

考点：九味羌活汤的主治证候★

解析：九味羌活汤以羌活为君，散表寒，祛风湿，利关节，止痹痛，为治太阳风寒湿邪在表之要药。以苍术、防风解表除湿为臣。细辛、白芷、川芎"分经论治"头痛，生地、黄芩清泄里热，以上五味俱为佐药。甘草调和为使。诸药配伍，既兼治内外，又属六经，协调表里而成发汗祛湿，兼清里热之剂。故本题选 B。

4. 止嗽散的功用是
A. 宣肺解表，止咳平喘
B. 宣肺利气，疏风止咳
C. 宣肺化痰，止嗽定喘
D. 疏风清热，止咳化痰
E. 宣降肺气，化痰止嗽

考点：止嗽散的功用

解析：止嗽散主治风邪犯肺之咳嗽证。方用紫菀、百部为君，止咳化痰，桔梗开宣肺气，白前降气化痰，二者一宣一降，恢复肺气之宣降，为臣药。陈皮燥湿化痰，佐以一味荆芥，辛而微温，疏风解表，后用甘草调和诸药，又有利咽之功。诸药配伍，宣肺利气，疏风止咳，则咳痰咽痒得瘥。故本题选 B。

5. 银翘散中辛而微温，协君药开皮毛以助祛邪的药物是
A. 薄荷、桔梗
B. 芦根、竹叶
C. 薄荷、牛蒡子
D. 荆芥穗、淡豆豉
E. 金银花、连翘

考点：银翘散的配伍意义

解析：银翘散于辛凉之中配伍少量辛温之品。荆芥穗、淡豆豉辛而微温，解表散邪，虽属辛温，但辛而不烈，温而不燥，配入辛凉解表方中，增强辛散透表之力，是为去性取用之法。故本题选 D。

6. 被称为"辛凉平剂"的方剂是
A. 桂枝汤
B. 麻杏石甘汤
C. 白虎汤

D. 桑菊饮
E. 银翘散

考点：银翘散的运用

解析：《温病条辨》称银翘散为"辛凉平剂"，是治疗外感风热表证之常用方。"辛凉轻剂"为桑菊饮，"辛凉重剂"为白虎汤。故本题选E。

7. 麻黄杏仁甘草石膏汤中，石膏与麻黄的比例为
   A. 7:1
   B. 1:1
   C. 2:1
   D. 3:1
   E. 5:1

考点：麻黄杏仁甘草石膏汤的配伍意义

解析：麻黄杏仁甘草石膏汤主治外感风邪，邪热壅肺证。石膏倍于麻黄，使本方不失为辛凉之剂。麻黄得石膏，宣肺平喘而不助热；石膏得麻黄，清解肺热而不凉遏，相制为用。方中石膏半斤，麻黄四两，两药比例为2:1。故本题选C。

8. 败毒散的组成药物中不包括
   A. 柴胡、前胡
   B. 羌活、独活
   C. 桔梗、枳壳
   D. 人参、甘草
   E. 当归、芍药

考点：败毒散的组成药物★

解析：败毒散的药物组成：柴胡、前胡、川芎、枳壳、羌活、独活、茯苓、桔梗、人参、甘草。当归、芍药不属败毒散的组成药物。故本题选E。

9. 温脾汤的功用是
   A. 攻下寒积，温补脾阳
   B. 温肾益精，润肠通便
   C. 攻下通便，补气养血
   D. 健脾和胃，消食止泻
   E. 润肠泄热，行气通便

考点：温脾汤的功用★

解析：温脾汤攻下寒积，温补脾阳。济川煎温肾益精，润肠通便。黄龙汤攻下通便，补气养血。健脾丸健脾和胃，消食止泻。麻子仁丸润肠泄热，行气通便。故本题选A。

10. 不属于麻子仁丸组成药物的是
    A. 芍药
    B. 杏仁
    C. 大黄
    D. 厚朴
    E. 甘草

考点：麻子仁丸的组成药物★

解析：麻子仁丸的药物组成：麻子仁、芍药、枳实、厚朴、大黄、杏仁。甘草不属麻子仁丸的组成药物。故本题选E。

11. 往来寒热，胸胁苦满，默默不欲饮食，心烦喜呕，口苦，咽干，目眩，舌苔薄白，脉弦者，治疗宜用
    A. 逍遥散
    B. 四逆散
    C. 大柴胡汤
    D. 小柴胡汤
    E. 半夏泻心汤

考点：小柴胡汤的主治证候★

解析：小柴胡汤主治：①伤寒少阳证。往来寒热，胸胁苦满，默默不欲饮食，心烦喜呕，口苦，咽干，目眩，舌苔薄白，脉弦。②妇人中风，热入血室。经水适断，寒热发作有时。③疟疾、黄疸以及内伤杂病而见少阳证者。故本题选D。

12. 小柴胡汤主治证候中，兼见心下悸，小便不利，治宜
    A. 去半夏、人参，加瓜蒌
    B. 去半夏加天花粉
    C. 去黄芩，加芍药
    D. 去黄芩，加茯苓
    E. 去人参，加桂枝

考点：小柴胡汤的运用

解析：若胸中烦而不呕，去半夏、人参，加瓜蒌；若渴，去半夏，加天花粉；若腹中痛者，去黄芩，加芍药；若胁下痞硬，去大枣，加牡蛎；若不渴，外有微热者，去人参，加桂枝；若咳者，去人参、大枣、生姜，加五味子、干姜。心下悸，小便不利，是水气凌心，宜去黄芩，加茯苓利水宁心。故本题选D。

13. 蒿芩清胆汤的功用是
    A. 和解少阳
    B. 清胆利湿，和胃化痰
    C. 透邪解郁，疏肝理脾
    D. 寒热平调，散结除痞
    E. 清热生津，益气和胃

考点：蒿芩清胆汤的功用★

解析：蒿芩清胆汤清胆利湿，和胃化痰。小

柴胡汤和解少阳。四逆散透邪解郁，疏肝理脾。半夏泻心汤寒热平调，散结除痞。竹叶石膏汤清热生津，益气和胃。故本题选B。

14. 具有清胆利湿，和胃化痰功用的是
 A. 蒿芩清胆汤
 B. 截疟七宝饮
 C. 四逆散
 D. 逍遥散
 E. 小柴胡汤
考点：蒿芩清胆汤的功用★
解析：蒿芩清胆汤主治少阳湿热痰浊证。方用青蒿清透少阳邪热，黄芩燥湿清胆热，共为君药。竹茹清胆胃之热，化痰止呕；枳壳下气宽中，除痰消痞；半夏燥湿化痰，和胃降逆；陈皮理气化痰，宽胸畅膈，共为臣药。赤茯苓、碧玉散清热利湿，为佐使药。诸药合用，达清胆利湿、和胃化痰之功。故本题选A。

15. 四逆散配伍中体现"一升一降，升清降浊"作用的药物是
 A. 柴胡、芍药
 B. 甘草、枳实
 C. 枳实、芍药
 D. 柴胡、甘草
 E. 柴胡、枳实
考点：四逆散的配伍意义★
解析：四逆散中柴胡入肝胆经，升发阳气，疏肝解郁，透邪外出，为君药。佐以枳实理气解郁，泄热破结，与柴胡为伍，一升一降，加强疏畅气机之功，并奏调和肝脾之效。故本题选E。

16. 四逆散中用于条达肝气的药物是
 A. 柴胡、枳实
 B. 柴胡、白芍
 C. 柴胡、甘草
 D. 枳实、白芍
 E. 柴胡、甘草
考点：四逆散的配伍意义★
解析：方用柴胡入肝胆经，升发阳气，疏肝解郁，透邪外出，为君药；白芍敛阴养血柔肝为臣，与柴胡合用以补养肝血，条达肝气，可使柴胡升散而无耗伤阴血之弊，为调肝的常用组合。故本题选B。

17. 四逆散与四逆汤的组成中均含有的药物是
 A. 茯苓
 B. 附子
 C. 白术

D. 甘草
 E. 人参
考点：四逆散与四逆汤的组成药物
解析：四逆散的组成：柴胡、枳实、芍药、甘草；四逆汤的组成：附子、干姜、甘草。两方中共同含有的药物是甘草。故本题选D。

18. 主治肝郁血虚脾弱证的方剂是
 A. 蒿芩清胆汤
 B. 痛泻要方
 C. 逍遥散
 D. 小柴胡汤
 E. 大柴胡汤
考点：逍遥散的主治证候
解析：逍遥散以柴胡疏肝解郁，为君药。当归养血和血；白芍养血敛阴，柔肝缓急，共为臣药。白术、茯苓、甘草健脾益气，共为佐药。薄荷疏散郁遏之气，透达肝经郁热；烧生姜温运和中，且能辛散达郁，为佐药。甘草调和诸药，为使药。本方疏肝解郁，养血健脾，主治肝郁血虚脾弱证。故本题选C。

19. 清营汤主治证候所见的热象是
 A. 但热不寒
 B. 往来寒热
 C. 夜热早凉
 D. 身热夜甚
 E. 日晡潮热
考点：清营汤的主治证候
解析：清营汤治热入营分证。邪热传营，伏于阴分，入夜阳气内归于营阴，与热相合，故身热夜甚。故本题选D。

20. 具有"透热转气"之功的方剂是
 A. 白头翁汤
 B. 黄连解毒汤
 C. 清瘟败毒饮
 D. 清营汤
 E. 犀角地黄汤
考点：清营汤的全方配伍特点
解析：清营汤主治热入营分证。本方以清营解毒为主，配以养阴生津和"透热转气"，使入营之邪透出气分而解。具体用银花、连翘、竹叶清热解毒，轻清透泄，使营分热有外达之机，促其透出气分而解。故本题选D。

21. 体现叶天士"入血就恐耗血动血，直须凉血散血"的方剂是
 A. 清营汤

60

B. 芍药汤
C. 白虎汤
D. 黄连解毒汤
E. 犀角地黄汤

考点：犀角地黄汤的配伍意义

解析：犀角地黄汤治热入血分证。热入血分，一则热扰心神；二则热邪迫血妄行，血不循经，溢于脉外则出血，离经之血则为瘀血；三则血分热毒耗伤血中津液，而成瘀。此时不清其热则血不宁，不散其血则瘀不去，不滋其阴则火不熄，故叶天士所谓"入血就恐耗血动血，直须凉血散血"，故组方配伍当以清热解毒，凉血散瘀为法。故本题选 E。

22. 黄连解毒汤中，既入上焦以清心火，又入中焦，泻中焦之火的药物是
 A. 黄柏
 B. 栀子
 C. 石膏
 D. 黄芩
 E. 黄连

考点：黄连解毒汤的配伍意义

解析：方中以黄连为君，既入上焦以清泻心火，盖因心为君火之脏，泻火必先清心，心火宁，则诸经之火自降；又入中焦，泻中焦之火。故本题选 E。

23. 治疗肝火犯胃宜选用
 A. 左金丸
 B. 泻白散
 C. 清胃散
 D. 玉女煎
 E. 芍药汤

考点：左金丸的主治证候

解析：左金丸主治肝火犯胃证。泻白散主治肺热咳喘证。清胃散主治胃火牙痛。玉女煎主治胃热阴虚证。芍药汤主治湿热痢疾。故本题选 A。

24. 气喘咳嗽，皮肤蒸热，日晡尤甚，舌红苔黄，脉细数，治疗应首选的方剂是
 A. 桑菊饮
 B. 泻白散
 C. 桑杏汤
 D. 清燥救肺汤
 E. 百合固金汤

考点：泻白散的主治证候★

解析：桑菊饮治风温初起，邪犯肺络证。桑杏汤治外感温燥证，特点为干咳无痰或痰少而黏。清燥救肺汤治温燥伤肺证，干咳无痰，心烦口渴，舌干少苔，脉虚大数。百合固金汤治肺肾阴虚，虚火上炎证。咳嗽气喘，痰中带血。泻白散治肺热喘咳证。肺主气，宜清肃下降，火热郁结于肺，则气逆不降为喘咳；肺合皮毛，肺热则外蒸于皮毛，故皮肤蒸热；伏热渐伤阴，故午后热甚；阴虚发热则舌红苔黄，脉细数。故本题选 B。

25. 芍药汤中大黄苦寒沉降，其泻下通腑可导湿热积滞从大便而去，此法为
 A. 塞因塞用
 B. 通因通用
 C. 热因热用
 D. 火郁发之
 E. 逆流挽舟

考点：芍药汤的配伍意义

解析：芍药汤中大黄苦寒沉降，合芩、连则清热燥湿之功著，合归、芍则活血行气之力彰，其泻下通腑可导湿热积滞从大便而去，乃"通因通用"之法。故本题选 B。

26. 下列为当归六黄汤主治的是
 A. 阴虚火旺盗汗
 B. 肾虚腰酸膝软
 C. 小便不利
 D. 阴虚口干
 E. 气虚乏力

考点：当归六黄汤的主治证候★

解析：当归六黄汤主治阴虚火旺盗汗。故本题选 A。

27. 清暑益气汤的君药是
 A. 粳米、竹叶
 B. 石斛、麦冬
 C. 西洋参、石斛
 D. 荷梗、知母
 E. 西瓜翠衣、西洋参

考点：清暑益气汤的配伍意义

解析：本方主治暑热气津两伤证。方中西瓜翠衣清热解暑，西洋参益气生津，养阴清热，共为君药。荷梗助西瓜翠衣清热解暑；石斛、麦冬助西洋参养阴生津，共为臣药。黄连苦寒泻火，以助清热祛暑之功；知母苦寒质润，泻火滋阴，竹叶甘淡，清热除烦，共为佐药。甘草、粳米益胃和中，为使药。故本题选 E。

28. 四君子汤和理中丸均含有的药物是

A. 白术、茯苓、炙甘草
B. 茯苓、干姜、白术
C. 人参、干姜、白术
D. 干姜、白术、炙甘草
E. 人参、白术、炙甘草

考点：理中丸、四君子汤的组成药物

解析：理中丸的药物组成为人参、干姜、炙甘草、白术。四君子汤的药物组成为人参、白术、茯苓、炙甘草。两方均含有人参、白术、炙甘草。故本题选 E。

29. 理中丸除温中祛寒外，还具有的功用是
A. 和中缓急
B. 和胃止呕
C. 降逆止痛
D. 养血通脉
E. 补气健脾

考点：理中丸的功用★

解析：理中丸温中祛寒、补气健脾。无和中缓急、止呕、止痛、养血之功，排除 A、B、C、D。故本题选 E。

30. 吴茱萸汤中吴茱萸的作用是
A. 温胃暖肝，降逆止呕
B. 温中补虚，和胃止呕
C. 疏肝解郁，和胃止呕
D. 温肾暖肝，降逆止呕
E. 温中补虚，疏肝解郁

考点：吴茱萸汤的配伍意义★

解析：吴茱萸汤温中补虚，降逆止呕。方中吴茱萸味辛苦而性热，归肝、脾、胃、肾经，既能温胃暖肝以祛寒，又善和胃降逆以止呕，一药而两擅其功，是为君药。故本题选 A。

31. 吴茱萸汤中用吴茱萸的意义是
A. 祛寒，止呕
B. 益气健脾
C. 回阳救逆
D. 疏肝解郁
E. 助阳止泻

考点：吴茱萸汤的配伍意义★

解析：吴茱萸味辛苦而性热，归肝、脾、胃、肾经，既能温胃暖肝以祛寒，又善和胃降逆以止呕，一药而两擅其功，是为君药。重用生姜温胃散寒，降逆止呕，用为臣药。吴茱萸与生姜相配，温降之力甚强。人参甘温，益气健脾，为佐药。大枣甘平，合人参以补脾气，合生姜以调脾胃，并能调和诸药，是佐使之药。故本题

选 A。

32. 手足厥寒，或腰、股、腿、足、肩臂疼痛，口不渴，舌淡苔白，脉沉细或细而欲绝，治疗宜选
A. 参附汤
B. 当归四逆汤
C. 金匮肾气丸
D. 活血逐瘀汤
E. 六味地黄汤

考点：当归四逆汤的主治证候★

解析：当归四逆汤温经散寒，养血通脉，主治血虚寒厥证。由营血虚弱，寒凝经脉，血行不利所致。素体血虚又经脉受寒，寒邪凝滞，血行不利，阳气不能达于四肢末端，营血不能充盈血脉，遂手足厥寒、脉细欲绝。故本题选 B。

33. 主治少阳阳明合病的方剂是
A. 当归四逆汤
B. 小柴胡汤
C. 蒿芩清胆汤
D. 大柴胡汤
E. 葛根芩连汤

考点：大柴胡汤的主治证候

解析：当归四逆汤主治血虚寒厥证。小柴胡汤主治伤寒少阳证；妇人中风，热入血室证；黄疸、疟疾，以及内伤杂病而见少阳证者。蒿芩清胆汤主治少阳湿热痰浊证。大柴胡汤主治少阳阳明合病。葛根芩连汤主治表证未解，邪热入里证。故本题选 D。

34. 全方配伍特点为和下并用，主以和解少阳，辅以内泻热结，佐以缓急降逆的是
A. 四逆汤
B. 小陷胸汤
C. 防风通圣散
D. 小柴胡汤
E. 大柴胡汤

考点：大柴胡汤的全方配伍特点

解析：大柴胡汤和下并用，主以和解少阳，辅以内泻热结，佐以缓急降逆。四逆汤大辛大热，以速挽元阳，少佐甘缓，防虚阳复耗。小柴胡汤透散清泄以和解，升清降浊兼扶正。故本题选 E。

35. 防风通圣散的功用是
A. 解表散热，清里消积
B. 解积散邪，清热止利
C. 疏风清热，宜肺止咳

D. 辛凉疏表，清肺平喘
E. 疏风解表，泻热通便

考点：防风通圣散的功用★

解析：防风通圣散的功用是疏风解表，泻热通便，主治风热壅盛，表里俱实证。故本题选 E。

36. 参苓白术散的主治病证是
A. 脾虚湿盛证
B. 脾胃气虚证
C. 脾虚气陷证
D. 心脾两虚证
E. 脾肾两虚证

考点：参苓白术散的主治证候★

解析：人参、白术、茯苓益气健脾渗湿为君。山药、莲子肉助君药以健脾益气，兼止泻；白扁豆、薏苡仁助白术、茯苓以健脾渗湿，均为臣药。砂仁行气化湿，健脾和胃，为佐药。桔梗宣肺利气，通调水道，又载药上行，培土生金；甘草健脾和中，调和诸药，共为佐使。诸药相合，益气健脾，渗湿止泻，主治脾虚夹湿证。故本题选 A。

37. 补血不滞血，行血不伤血的是
A. 补阳还五汤
B. 血府逐瘀汤
C. 四物汤
D. 归脾汤
E. 当归补血汤

考点：四物汤的全方配伍特点

解析：补阳还五汤重在补气，佐以活血，气旺血行，补而不滞。血府逐瘀汤活血与行气相伍，祛瘀与养血并施，升降兼顾，气血同调。四物汤阴柔辛甘相伍，补中寓行，补血不滞血，行血不伤血。归脾汤心脾同治，重在补脾；气血并补，重在补气。故本题选 C。

38. 归脾汤除益气补血外，还具有的功用是
A. 健脾养心
B. 补血调血
C. 敛阴止汗
D. 滋阴复脉
E. 益阴降火

考点：归脾汤的功用★

解析：归脾汤益气补血、健脾养心，主治心脾两虚、脾不统血。除益气补血外，还具有的功用是健脾养心。故本题选 A。

39. 归脾汤的功用是
A. 益气健脾，渗湿止泻
B. 益气补血，健脾养心
C. 补中益气，升阳举陷
D. 补气生血
E. 补血调血

考点：归脾汤的功用

解析：归脾汤益气补血，健脾养心。参苓白术散益气健脾，渗湿止泻。补中益气汤补中益气，升阳举陷。当归补血汤补气生血。四物汤补血调血。故本题选 B。

40. 配伍中体现"阳中求阴"之法的方剂是
A. 百合固金汤
B. 八珍汤
C. 左归丸
D. 清瘟败毒饮
E. 右归丸

考点：左归丸的配伍意义

解析：左归丸主治真阴不足证。方中重用熟地黄大补真阴，填精益髓，为君药。山茱萸滋养肝肾，涩精敛汗；山药补脾益阴，滋肾固精；龟甲胶、鹿角胶均为血肉有情之品，峻补精髓，龟甲胶偏于补阴，鹿角胶偏于补阳，在补阴之中配伍补阳药，取"阳中求阴"之义，均为臣药。故本题选 C。

41. 治疗肝肾阴虚，肝气郁滞证的方剂是
A. 暖肝煎
B. 逍遥散
C. 六味地黄丸
D. 四逆散
E. 一贯煎

考点：一贯煎的主治证候

解析：一贯煎主治肝肾阴虚，肝气郁滞证。方中重用生地黄滋阴养血，补益肝肾为君，内寓滋水涵木之意。当归、枸杞养血滋阴柔肝；北沙参、麦冬滋养肺胃，养阴生津，意在佐金平木，扶土制木，共为臣药。少量川楝子，疏肝泄热，理气止痛，复其调达之性。诸药合用，则肝阴得补，肝气得疏，则诸症自愈。故本题选 E。

42. 治疗五更泄泻的首选方剂是
A. 吴茱萸汤
B. 理中丸
C. 真人养脏汤
D. 四神丸
E. 肾气丸

考点：四神丸的主治证候★

解析：五更泻，多由命门火衰，火不暖土，脾失健运所致。吴茱萸汤主治胃寒呕吐证；肝寒上逆证；肾寒上逆证。理中丸主治脾胃虚寒证；阳虚失血证；中阳不足，阴寒上乘所致胸痹，或脾气虚寒，不能摄津之病后多涎唾，或中阳虚损，土不荣木之小儿慢惊，或清浊相干，升降失常之霍乱等。真人养脏汤主治久泻久痢，脾肾虚寒证。四神丸主治脾肾阳虚之五更泻。肾气丸主治肾阳气不足证。故本题选 D。

43. 酸枣仁汤组成中含有的药物是
A. 龙眼肉、远志
B. 川芎、柏子仁
C. 茯苓、朱砂
D. 知母、川芎
E. 甘草、石菖蒲

考点：酸枣仁汤的组成药物★

解析：酸枣仁汤的功用是养血安神，清热除烦，主治肝血不足，虚热内扰证。主要组成为：酸枣仁、甘草、知母、茯苓、川芎。故本题选 D。

44. 酸枣仁汤中养肝血，安心神的药物是
A. 知母
B. 川芎
C. 茯苓
D. 甘草
E. 酸枣仁

考点：酸枣仁汤的配伍意义★

解析：酸枣仁汤养血安神，清热除烦。酸枣仁养肝血，安心神为主药；川芎调养肝血；茯苓宁心安神；知母滋阴润燥，清热除烦，滋清兼备；甘草调和诸药。故本题选 E。

45. 紫雪的功用是
A. 辟秽解毒，清热开窍
B. 辟秽解毒，化痰开窍
C. 清热开窍，息风止痉
D. 清热开窍，化浊解毒
E. 芳香开窍，行气止痛

考点：紫雪的功用

解析：紫雪的功用为清热开窍，息风止痉。主治温热病，热闭心包及热盛动风证。症见高热烦躁，神昏谵语，痉厥，口渴唇焦，尿赤便闭，舌质红绛，苔黄燥，脉数有力或弦数；以及小儿热盛惊厥。故本题选 C。

46. 下列各项，不属于苏合香丸主治证候的是
A. 心腹卒痛

B. 高热烦躁
C. 牙关紧闭
D. 苔白
E. 脉迟

考点：苏合香丸的主治证候

解析：苏合香丸主治寒闭证。症见突然昏倒，牙关紧闭，不省人事，苔白，脉迟。亦治心腹卒痛，甚则昏厥，属寒凝气滞者。故本题选 B。

47. 越鞠丸的组成药物中不含
A. 香附
B. 白术
C. 神曲
D. 川芎
E. 栀子

考点：越鞠丸的组成药物

解析：越鞠丸主治六郁证。功用为行气解郁。主要组成为香附、川芎、苍术、栀子、神曲。故本题选 B。

48. 越鞠丸中以行气为主的药物是
A. 木香
B. 沉香
C. 香附
D. 枳壳
E. 厚朴

考点：越鞠丸的配伍意义★

解析：越鞠丸的药物组成：香附、川芎、山栀子、苍术、神曲。其中香附行气解郁以治气郁；川芎活血祛瘀以治血郁；栀子清热泻火以治火郁；苍术燥湿运脾以治湿郁；神曲消食导滞以治食郁。从越鞠丸的药物组成可排除 A、B、D、E 选项，而方中香附功效以行气为主，故本题选 C。故本题选 C。

49. 主治胸痹的方剂是
A. 十枣汤
B. 大陷胸汤
C. 苇茎汤
D. 泻白散
E. 瓜蒌薤白白酒汤

考点：瓜蒌薤白白酒汤的主治证候

解析：十枣汤的功用是攻逐水饮，主治悬饮和水肿。大陷胸汤的功用是泻热逐水，主治水热互结之结胸证。苇茎汤的功用是清肺化痰，逐瘀排脓，主治肺痈，热毒壅滞，痰瘀互结证。泻白散的功用是清热泻肺，止咳平喘，主治肺热喘咳证。瓜蒌薤白白酒汤的功用是通阳散结，行气祛痰，主治胸痹，胸阳不振，痰气互结证。故本题选E。

50. 半夏厚朴汤中体现"治痰不理脾胃非其治"的药物是
　　A. 茯苓
　　B. 半夏
　　C. 厚朴
　　D. 生姜
　　E. 苏叶
　考点：半夏厚朴汤的配伍意义
　解析：半夏厚朴汤主治梅核气，组方以行气散结，降逆化痰为法。方中半夏辛温入脾胃，化痰散结，降逆和胃，为君药；厚朴苦辛性温，下气除满，为臣药；茯苓甘淡渗湿健脾，助半夏化痰，符合"治痰不理脾胃非其治也"之说；生姜辛温散结，和胃止呕，且制半夏之毒；苏叶芳香，理肺疏肝，助厚朴行气宽中、宣通郁结之气，共为佐药。故本题选A。

51. 主治脾胃寒湿气滞证的方剂是
　　A. 半夏厚朴汤
　　B. 天台乌药散
　　C. 厚朴温中汤
　　D. 瓜蒌薤白白酒汤
　　E. 苏子降气汤
　考点：厚朴温中汤的主治证候★
　解析：半夏厚朴汤主治梅核气。天台乌药散主治肝经寒凝气滞证。厚朴温中汤主治脾胃寒湿气滞证。瓜蒌薤白白酒汤主治胸痹，胸阳不振，痰气互结证。苏子降气汤主治上实下虚喘咳证。故本题选C。

52. 定喘汤的组成药物中含有
　　A. 半夏、当归
　　B. 麻黄、杏仁
　　C. 桑白皮、地骨皮
　　D. 黄芩、陈皮
　　E. 苏子、橘红
　考点：定喘汤的组成药物★
　解析：定喘汤的药物组成：白果、麻黄、苏子、甘草、款冬花、杏仁、桑白皮、黄芩、半夏。麻黄、杏仁是定喘汤的组成药物。故本题选B。

53. 下列各项，不属血府逐瘀汤组成的药物是
　　A. 牛膝
　　B. 柴胡

　　C. 地黄
　　D. 白芍
　　E. 枳壳
　考点：血府逐瘀汤的组成药物
　解析：血府逐瘀汤主治胸中血瘀证，功用为活血化瘀，行气止痛。方中主要由桃仁、红花、当归、生地黄、川芎、赤芍、牛膝、桔梗、柴胡、枳壳、甘草组成。故本题选D。

54. 血府逐瘀汤具有的功用是
　　A. 散结止痛
　　B. 温经止痛
　　C. 补气通络
　　D. 行气止痛
　　E. 疏肝通络
　考点：血府逐瘀汤的功用★
　解析：血府逐瘀汤活血祛瘀，行气止痛。无散结、温经、补气、疏肝之功，排除A、B、C、E。故本题选D。

55. 血府逐瘀汤的臣药为
　　A. 桃仁、生地
　　B. 桔梗、枳壳
　　C. 桃仁、红花
　　D. 生地、当归
　　E. 赤芍、川芎
　考点：血府逐瘀汤的配伍意义
　解析：血府逐瘀汤主治胸中血瘀证。本方以活血化瘀，行气止痛为法。方中桃仁破血行滞润燥，红花活血祛瘀止痛，共为君药；赤芍、川芎助君药活血祛瘀，牛膝活血通经，祛瘀止痛，引血下行，共为臣药；生地、当归养血益阴，清热活血，桔梗、枳壳，一升一降，宽胸行气，柴胡疏肝解郁，升达清阳，与桔梗、枳壳同用，尤善理气行滞，使气行则血行，以上均为佐药；桔梗并能载药上行，兼有使药之用，甘草调和诸药，亦为使药。故本题选E。

56. 补阳还五汤的组成药物中不含
　　A. 地龙
　　B. 红花
　　C. 黄芪
　　D. 生地
　　E. 赤芍
　考点：补阳还五汤的组成药物
　解析：补阳还五汤主治中风之气虚血瘀证。功用为补气、活血、通络。方中主要由黄芪、当归、赤芍、地龙、川芎、红花、桃仁组成。故本题选 D。

57. 咳血方主治证的病机是
A. 肝火犯肺，灼伤肺络
B. 脾阳不足，统血失常
C. 阴虚火旺，损伤肺络
D. 血热妄行，损伤肺络
E. 心脾两虚，气不摄血
考点：咳血方的配伍意义★
解析：咳血方清肝宁肺，凉血止血，主治肝火犯肺之咳血证。本方证系肝火犯肺，灼伤肺络所致。病位虽在肺，但病本则在肝，按治病求本的原则，治当清肝泻火，使火清气降，肺金自宁。故本题选 A。

58. 咳血方的功用是
A. 凉血止血，利水通淋
B. 清肝宁肺，凉血止血
C. 清肠止血，疏风行气
D. 温阳健脾，养血止血
E. 活血祛瘀，散结止痛
考点：咳血方的功用
解析：咳血方清肝宁肺，凉血止血。小蓟饮子凉血止血，利水通淋。槐花散清肠止血，疏风行气。黄土汤温阳健脾，养血止血。失笑散活血祛瘀，散结止痛。故本题选 B。

59. 下列除哪项外，均为川芎茶调散的主治病证
A. 目眩鼻塞
B. 口眼歪斜
C. 偏正头痛
D. 巅顶头痛
E. 恶寒发热
考点：川芎茶调散的主治证候★
解析：川芎茶调散的功用是疏风止痛，主治外感风邪头痛。症见偏正头痛，或巅顶作痛，目眩鼻塞，或恶风发热，舌苔薄白，脉浮。故本题选 B。

60. 用于治疗肝热生风证的方剂是
A. 天麻钩藤饮
B. 大定风珠
C. 羚角钩藤汤
D. 镇肝息风汤
E. 川芎茶调散
考点：羚角钩藤汤的主治证候
解析：天麻钩藤饮主治肝阳偏亢，肝风上扰证，功用为平肝息风，清热活血，补益肝肾。大定风珠主治阴虚风动证，功用为滋阴息风。羚角

钩藤汤主治肝热生风证，功用为凉肝息风，增液舒筋。镇肝息风汤主治类中风，功用为镇肝息风、滋阴潜阳。川芎茶调散主治外感风邪头痛，功用为疏风止痛。故本题选 C。

61. 镇肝息风汤中清泻肝热，疏理肝气的药物是
A. 玄参、天冬
B. 龟板、白芍
C. 生麦芽、川楝子
D. 怀牛膝、代赭石
E. 龙骨、牡蛎
考点：镇肝息风汤的配伍意义
解析：镇肝息风汤的功用是镇肝息风、滋阴潜阳。方中怀牛膝引血下行，补益肝肾为君；代赭石镇肝降逆，合牛膝引血下行，急治其标；龙骨、牡蛎、龟板滋阴潜阳，白芍补肝敛阴，泻肝柔筋，共为臣药。玄参、天冬下走肾经。滋阴清热，合龟板、白芍滋水以涵木，滋阴以柔肝；茵陈利湿，川楝子、生麦芽清泄肝热，疏肝理气，甘草调和诸药，以防金石、介类药物碍胃。故本题选 C。

62. 主治肝阳偏亢、肝风上扰所致头痛、眩晕、失眠的方剂是
A. 羚角钩藤汤
B. 镇肝息风汤
C. 天麻钩藤饮
D. 大定风珠
E. 地黄饮子
考点：天麻钩藤饮的主治证候★
解析：地黄饮子主治喑痱证。余参见60题。故本题选 C。

63. 桑杏汤主治
A. 风邪犯肺的咳嗽证
B. 凉燥犯肺的咳嗽证
C. 温燥犯肺的咳嗽证
D. 风热犯肺的咳嗽证
E. 风寒犯肺的咳喘证
考点：桑杏汤的主治证候★
解析：桑杏汤的功用是清宣温燥，润肺止咳。主治外感温燥证。症见身热不甚，口渴，咽干鼻燥，干咳无痰或少痰而黏，舌红，苔薄白而干，脉浮数而右脉大者。故本题选 C。

64. 玉液汤中助脾健运，化水谷为津液的药物是
A. 山药
B. 鸡内金
C. 葛根

D. 五味子
E. 黄芪

考点：玉液汤的配伍意义

解析：玉液汤主治消渴之气阴两虚证，以口渴尿多、困倦气短、脉虚细无力为主要表现，乃元气不升，真阴不足，脾肾两虚所致，故治以益气滋阴，固肾止渴。方中以黄芪、山药益气生津，补脾固肾为君；知母、天花粉滋阴清热、润燥止渴为臣；葛根助黄芪升发脾胃清阳，输布津液以止渴为佐药；鸡内金助脾健运，运化水谷精微，五味子助山药补肾固精，收敛阴津以缩尿，使精微不至于下趋。故本题选B。

65. 生地、熟地同用的方剂是
    A. 地黄饮子
    B. 一贯煎
    C. 百合固金汤
    D. 炙甘草汤
    E. 独活寄生汤

考点：百合固金汤的组成药物

解析：百合固金汤主治肺肾阴亏，虚火上炎证。症见咳嗽气喘，痰中带血，咽喉燥痛，头晕目眩，午后潮热，舌红少苔，脉细数。方中生地、熟地并用，滋肾壮水，其中生地兼能凉血止血。故本题选C。

66. 增液汤的组成药物中含有
    A. 党参
    B. 白参
    C. 玄参
    D. 沙参
    E. 丹参

考点：增液汤的组成药物★

解析：增液汤的药物组成：玄参、麦冬、生地。玄参为增液汤的组成药物。故本题选C。

67. 治疗黄疸阳黄证，应首选
    A. 龙胆泻肝汤
    B. 柴胡疏肝散
    C. 旋覆代赭汤
    D. 一贯煎
    E. 茵陈蒿汤

考点：茵陈蒿汤的主治证候

解析：龙胆泻肝汤的功用是清泻肝胆实火，清利肝胆湿热；主治肝胆实火上炎证；肝经湿热下注证。柴胡疏肝散的功用是疏肝解郁，行气止痛；主治肝气郁滞证。旋覆代赭汤的功用是降逆化痰，益气和胃；主治胃虚痰阻气逆证。一贯煎

的功用是滋阴疏肝；主治肝肾阴虚，肝气郁滞证。茵陈蒿汤的功用是清热利湿退黄；主治黄疸阳黄证。故本题选E。

68. 三仁汤主治证中，身热的特点是
    A. 身热夜甚
    B. 身热不扬
    C. 皮肤蒸热
    D. 壮热不休
    E. 往来寒热

考点：三仁汤的主治证候

解析：三仁汤的功用是宣畅气机、清利湿热，主治湿温初起及暑温夹湿之湿重于热证。症见头痛恶寒，身重疼痛，肢体倦怠，面色淡黄，胸闷不饥，午后身热，苔白不渴，脉弦细而濡。故本题选B。

69. 三仁汤中具有"宣上、畅中、渗下"作用的药物是
    A. 杏仁、草蔻仁、薏苡仁
    B. 杏仁、白蔻仁、冬瓜仁
    C. 杏仁、白蔻仁、薏苡仁
    D. 杏仁、桃仁、薏苡仁
    E. 桃仁、白蔻仁、薏苡仁

考点：三仁汤的配伍意义★

解析：三仁汤中杏仁宣利上焦肺气。白蔻仁宣畅中焦气机，薏苡仁渗利下焦气机，共为君药。三仁"宣上、畅中、渗下"。故本题选C。

70. 下列哪项为八正散的组成药物
    A. 车前子、淡竹叶
    B. 瞿麦、山栀子仁
    C. 石膏、滑石
    D. 木通、蒲黄
    E. 白术、泽泻

考点：八正散的组成药物

解析：八正散的组成为车前子、瞿麦、萹蓄、滑石、山栀子仁、甘草、木通、大黄、灯心。故本题选B。

71. 五苓散中用桂枝的意义是
    A. 发汗解肌，外散风寒
    B. 温阳化气以助利水
    C. 温通经脉，散寒止痛
    D. 助心阳，通血脉，止悸动
    E. 利水渗湿

考点：五苓散的配伍意义

解析：五苓散重用泽泻为君，直达下焦，利水渗湿。臣以淡渗之茯苓、猪苓，利水渗湿，与

君药相须为用。脾能化湿，以白术健脾燥湿制水，用为佐药。阳能化水，又佐以桂枝温阳化气以助利水，病兼表证则解表散邪。诸药配伍，共奏利水渗湿、温阳化气，兼以解表之效。故本题选 B。

72. 下列哪项不是八正散主治证候的症状
A. 小腹急满
B. 小便涩痛
C. 恶心呕吐
D. 舌苔黄腻
E. 脉数有力

考点：八正散的主治证候★

解析：八正散清热泻火，利水通淋。主治热淋。尿频尿急，溺时涩痛，淋沥不畅，尿色混赤，甚则癃闭不通，小腹急满，口燥咽干，舌苔黄腻，脉滑数。故本题选 C。

73. 防己黄芪汤的组成药物除防己、黄芪外，还有
A. 白术、桂枝
B. 白术、防风
C. 白术、甘草
D. 茯苓、防风
E. 茯苓、甘草

考点：防己黄芪汤的组成药物★

解析：防己黄芪汤的药物组成：防己、黄芪、白术、甘草、生姜、大枣。故本题选 C。

74. 完带汤中起燥湿运脾作用的药物是
A. 苍术
B. 车前子
C. 白术
D. 白芍
E. 荆芥穗

考点：完带汤的配伍意义

解析：完带汤的功用是补脾疏肝，化湿止带。方中重用白术、山药为君，意在补脾祛湿，使脾气健运，湿浊得消；山药并有固肾止带之功。臣以人参补中益气，以助君药补脾之力；苍术燥湿运脾，以增祛湿化浊之力；白芍柔肝理脾，使肝木条达而脾土自强，车前子利湿清热，令湿浊从小便分利。佐以陈皮理气燥湿，既可使补药补而不滞，又可行气以化湿；柴胡、芥穗之辛散，得白术则升发脾胃清阳，配白芍则疏肝解郁；使以甘草调药和中。故本题选 A。

75. 二陈汤与半夏白术天麻汤二方中均含有的药物是

A. 半夏、杏仁
B. 枳实、橘皮
C. 半夏、茯苓
D. 白术、半夏
E. 橘红、乌梅

考点：二陈汤、半夏白术天麻汤的组成药物

解析：二陈汤的组成为半夏、橘红、白茯苓、甘草、乌梅、生姜。半夏白术天麻汤的组成为半夏、天麻、茯苓、橘红、白术、甘草、生姜、大枣。两方的共同药物是半夏、茯苓。故本题选 C。

76. 主治胆胃不和，痰热内扰证的方剂是
A. 温胆汤
B. 大陷胸汤
C. 小青龙汤
D. 小陷胸汤
E. 半夏泻心汤

考点：温胆汤的主治证候

解析：温胆汤的功用是理气化痰，清胆和胃，主治胆胃不和，痰热内扰证。大陷胸汤的功用是泻热逐水，主治水热互结之小结胸证。小青龙汤的功用是解表散寒，温肺化饮，主治外寒里饮证。小陷胸汤的功用是清热化痰，宽胸散结，主治痰热互结之小结胸证。半夏泻心汤的功用是寒热平调，消痞散结，主治寒热错杂之痞证。故本题选 A。

77. 主治痰热咳嗽的方剂是
A. 桑杏汤
B. 温胆汤
C. 清气化痰丸
D. 清燥救肺汤
E. 贝母瓜蒌散

考点：清气化痰丸的主治证候

解析：桑杏汤的功用是清宣温燥、润肺止咳，主治外感温燥证。温胆汤的功用是理气化痰、清胆和胃，主治胆胃不和，痰热内扰证。清气化痰丸的功用是清热化痰、理气止咳，主治痰热咳嗽。清燥救肺汤的功用是清燥润肺、养阴益气，主治温燥伤肺证。贝母瓜蒌散的功用是润肺清热、理气化痰，主治燥痰咳嗽。故本题选 C。

78. 眩晕头痛，胸膈痞闷，恶心呕吐，舌苔白腻，脉弦滑者，治宜选用
A. 温胆汤
B. 镇肝息风汤
C. 羚角钩藤汤

D. 天麻钩藤饮
E. 半夏白术天麻汤

考点：半夏白术天麻汤的主治证候★

解析：眩晕头痛，胸膈痞闷，恶心呕吐，舌苔白腻，脉弦滑，为风痰上扰之表现。半夏白术天麻汤化痰息风，健脾祛湿，主治风痰上扰证。故本题选 E。

79. 保和丸的药物组成中不含
    A. 茯苓
    B. 半夏
    C. 山楂
    D. 麦芽
    E. 神曲

考点：保和丸的组成药物★

解析：保和丸的功用是消食化滞，理气和胃，主治食积证，组成为山楂、神曲、半夏、茯苓、陈皮、连翘、莱菔子。故本题选 D。

80. 食积属湿热积滞者，宜选用
    A. 保和丸
    B. 乌梅丸
    C. 理中丸
    D. 枳实导滞丸
    E. 健脾丸

考点：枳实导滞丸的主治证候

解析：保和丸主治食积。乌梅丸主治蛔厥证。理中丸主治脾胃虚寒证，阳虚失血证，中阳不足，阴寒上乘所致胸痹等。枳实导滞丸主治湿热食积。健脾丸主治脾虚食积证。故本题选 D。

81. 仙方活命饮中的君药是
    A. 赤芍
    B. 当归
    C. 陈皮
    D. 天花粉
    E. 金银花

考点：仙方活命饮的配伍意义

解析：仙方活命饮主治痈疡肿毒初起。方中金银花善清热解毒疗疮，乃"疮疡圣药"，重用为君。故本题选 E。

82. 主治阴疽的方剂是
    A. 大黄牡丹汤
    B. 苇茎汤
    C. 阳和汤
    D. 半夏厚朴汤
    E. 仙方活命饮

考点：阳和汤的主治证候

解析：阳和汤主治阴疽。如贴骨疽、脱疽、流注、痰核、鹤膝风等，患处漫肿无头，皮色不变，酸痛无热，口中不渴，舌淡苔白，脉沉细或迟细。故本题选 C。

83. 大黄牡丹汤的功用是
    A. 攻下冷积，温补脾阳
    B. 润肠泄热，行气通便
    C. 温里散寒，通便止痛
    D. 泻热破瘀，散结消肿
    E. 泄热通便，补益气血

考点：大黄牡丹汤的功用★

解析：本方治疗肠痈初起，湿热瘀滞证。正如方名，大黄、牡丹皮共为本方君药，大黄苦寒攻下，泄热逐瘀，荡涤肠中湿热瘀结之毒；丹皮苦辛微寒，能清热凉血，活血化瘀，两药合用，泻热破瘀。臣以芒硝泻热导滞，软坚散结；桃仁活血破瘀。佐以冬瓜仁清肠利湿。本方泻下、清利、破瘀诸法并用，共奏泻热破瘀、散结消肿之功。故本题选 D。

【A2 型题】

84. 患者头痛，牙痛，齿松牙衄，烦热干渴，舌红苔黄而干。治疗应首选
    A. 百合固金汤
    B. 清胃散
    C. 川芎茶调散
    D. 玉女煎
    E. 六味地黄丸

考点：玉女煎的主治证候

解析：百合固金汤主治肺肾阴亏，虚火上炎证，见咳嗽气喘，痰中带血，咽喉燥痛，头晕目眩，午后潮热，舌红少苔，脉细数。清胃散主治胃火牙痛，见牙痛牵引头疼，面颊发热，其齿喜冷恶热，或牙宣出血，或牙龈红肿溃烂，或唇舌腮颊肿痛，口气热臭，口干舌燥，舌红苔黄，脉滑数。川芎茶调散主治外感风邪头痛，见偏正头痛，或颠顶作痛，目眩鼻塞，或恶风发热，舌苔薄白，脉浮。玉女煎主治胃热阴虚证，见头痛，牙痛，齿松牙衄，烦热干渴，舌红苔黄而干，亦治消渴，消谷善饥等。六味地黄丸主治肾阴精不足证，见腰膝酸软，头晕目眩，视物昏花，耳鸣耳聋，盗汗，遗精，消渴，骨蒸潮热，手足心热，口燥咽干，牙齿动摇，足跟作痛，小便淋沥，以及小儿囟门不合，舌红少苔，脉沉细数。故本题选 D。

85. 患者虚烦失眠，心悸不安，头目眩晕，咽干口燥，舌红。脉弦细。治疗应首选

　　A. 天王补心丹
　　B. 酸枣仁汤
　　C. 越鞠丸
　　D. 朱砂安神丸
　　E. 羚角钩藤汤

考点：酸枣仁汤的主治证候★

解析：天王补心丹主治阴虚血少，神志不安证，见心悸怔忡，虚烦失眠，神疲健忘，或梦遗，手足心热，口舌生疮，大便干结，舌红少苔，脉细数。酸枣仁汤主治肝血不足、虚热内扰之虚烦不眠证，见虚烦失眠，心悸不安，头目眩晕，咽干口燥，舌红，脉弦细。朱砂安神丸主治心火亢盛，阴血不足证，见失眠多梦，惊悸怔忡，心烦神乱，或胸中懊憹，舌尖红，脉细数。越鞠丸主治六郁证，见胸膈痞闷，脘腹胀痛，嗳腐吞酸，恶心呕吐，饮食不消。羚角钩藤汤主治肝热生风证，见高热不退，烦闷躁扰，手足抽搐，发为痉厥，甚则神昏，舌绛而干，或舌焦起刺，脉弦而数。故本题选 B。

86. 患者皮肤瘙痒，遍身云片斑点，抓破后渗出津水，苔黄，脉浮数。治宜选用

　　A. 消风散
　　B. 镇肝息风汤
　　C. 桑杏汤
　　D. 甘露消毒丹
　　E. 二妙散

考点：消风散的主治证候

解析：消风散主治风疹，湿疹，见皮肤瘙痒，疹出色红，或遍身云片斑点，抓破后渗出津水，苔白或黄，脉浮数。镇肝息风汤主治类中风，见头目眩晕，目胀耳鸣，脑部热痛，面色如醉，心中烦热；或时常噫气，或肢体渐觉不利，口眼渐形歪斜，甚或眩晕颠仆，昏不知人，移时始醒，或醒后不能复元，脉弦长有力。桑杏汤主治外感温燥证，见身热不甚，微恶风寒口渴，咽干鼻燥，干咳无痰或痰少而黏，舌红，苔薄白而干，脉浮数而右脉大。甘露消毒丹主治湿温时疫，湿热，见发热倦怠，胸闷腹胀，肢酸咽痛，身目发黄，颐肿口渴，小便短赤，泄泻淋浊，舌苔白或厚腻或干黄，脉濡数或滑数。二妙散主治湿热下注证，见骨疼痛，或两足痿软，或足膝红肿疼痛，或湿热带下，或下部湿疮、湿疹，小便短赤，舌苔黄腻者。故本题选 A。

87. 患者咳嗽呛急，咯痰不爽，涩而难出，咽喉干燥哽痛，苔白而干。治疗应首选

　　A. 贝母瓜蒌散
　　B. 清燥救肺汤
　　C. 止嗽散
　　D. 青蒿鳖甲汤
　　E. 麦门冬汤

考点：贝母瓜蒌散的主治证候

解析：贝母瓜蒌散主治燥痰咳嗽。咳嗽呛急，咯痰不爽，涩而难出，咽喉干燥哽痛，苔白而干。清燥救肺汤主治温燥伤肺证。干咳无痰，气逆而喘，头痛身热，咽喉干燥，鼻燥，胸满胁痛，心烦口渴，舌干少苔，脉虚大或数。止嗽散主治风邪犯肺之咳嗽证。咳嗽咽痒，咯痰不爽，或微有恶风发热，舌苔薄白，脉浮缓。青蒿鳖甲汤主治温病后期，邪伏阴分证。夜热早凉，热退无汗，舌红苔少，脉细数。麦门冬汤主治①虚热肺痿。咳嗽气喘，咽喉不利，咯痰不爽，或咳唾涎沫，口干咽燥，手足心热，舌红少苔，脉虚数。②胃阴不足证。气逆呕吐，口渴咽干，舌红少苔，脉虚数。故本题选 A。

88. 患者食少难消，脘腹痞闷，大便溏薄，倦怠乏力，苔腻微黄，脉虚弱。治疗应首选

　　A. 麻子仁丸
　　B. 温脾汤
　　C. 枳实导滞丸
　　D. 健脾丸
　　E. 保和丸

考点：健脾丸的主治证候★

解析：麻子仁丸主治脾约证，见大便干结，小便频数，脘腹胀满，舌红苔黄，脉数。温脾汤主治阳虚冷积证，见腹痛便秘，脐下绞结，绕脐不止，手足不温，苔白不渴，脉沉弦而迟。枳实导滞丸主治湿热食积证，见脘腹胀痛，下痢泄泻，或大便秘结，小便短赤，舌苔黄腻，脉沉有力。健脾丸主治脾虚食积证，见食少难消，脘腹痞闷，大便溏薄，倦怠乏力，苔腻微黄，脉虚弱。保和丸主治食积证，见脘腹痞满胀痛，嗳腐吞酸，恶食呕逆，或大便泄泻，舌苔厚腻，脉滑。故本题选 D。

【B1 型题】

A. 具有调和方中诸药作用的药物
B. 引方中诸药至特定病所的药物
C. 针对主病或主证起主要治疗作用的药物

D. 针对兼病或兼证起主要治疗作用的药物
E. 直接治疗次要兼证的药物

89. 上述各项,君药指的是
90. 上述各项,臣药指的是
考点:方剂的组成原则★
解析:君药是针对主病或主证起主要治疗作用的药物,是方中不可或缺,且药力居首的药物。臣药:一是辅助君药加强治疗主病或主证的药物;二是针对兼病或兼证起治疗作用的药物。故89题选C,90题选D。

A. 辅助君药加强治疗主病或主证的药物
B. 减轻或消除君、臣药毒性的药物
C. 引方中诸药以达病所的药物
D. 针对兼病或兼证起治疗作用的药物
E. 协助君、臣药以加强治疗作用

91. 佐助药指
92. 引经药指
考点:方剂的组成原则★
解析:方剂的组方原则即君臣佐使。其中佐药有三种意义:①佐助药;②佐制药;③反佐药。佐助药,即配合君、臣药以加强治疗作用,或直接治疗次要兼证的药物。此处应与臣药相区别,佐助药仅针对次要兼证,故排除D。使药有两种意义:①引经药;②调和药。引经药,即引方中诸药至特定病所的药物。A为臣药;B为佐制药。故91题选E,92题选C。

A. 麻黄汤
B. 桑菊饮
C. 银翘散
D. 麻杏石甘汤
E. 柴葛解肌汤

93. 主治风温初起,邪客肺络证的方剂是
94. 主治外感风寒表实证的方剂是
考点:桑菊饮、麻黄汤的主治证候
解析:麻黄汤主治外感风寒表实证;桑菊饮主治风温初起,邪客肺络证;银翘散主治温病初起;麻杏石甘汤主治外感风邪,邪热壅肺证;柴葛解肌汤主治外感风寒,郁而化热证。故93题选B,94题选A。

A. 发汗祛湿,兼清里热
B. 发汗解表,宣肺平喘
C. 发汗解表,兼清里热

D. 宣利肺气,疏风止咳
E. 解表散寒,温肺化饮

95. 小青龙汤的功用是
96. 大青龙汤的功用是
考点:大青龙汤、小青龙汤的功用
解析:大青龙汤的功用是发汗解表,兼清里热;主治外感风寒,里有郁热证。小青龙汤的功用是解表散寒,温肺化饮;主治外寒里饮证。故95题选E,96题选C。

A. 肉苁蓉
B. 甘遂
C. 大黄
D. 附子
E. 芒硝

97. 大陷胸汤的君药是
98. 济川煎的君药是
考点:大陷胸汤、济川煎的配伍意义
解析:大陷胸汤主治水热互结之结胸证。方中以甘遂为君,攻逐水饮,泻热破结。济川煎主治肾虚便秘。方中以肉苁蓉为君,甘咸性温,温肾益精,暖腰润肠。故97题选B,98题选A。

A. 气分热盛证
B. 热入营分证
C. 热入血分证
D. 三焦火毒证
E. 上中二焦热聚证

99. 凉膈散的主治证是
100. 黄连解毒汤的主治证是
考点:凉膈散、黄连解毒汤的主治证候
解析:白虎汤主治气分热盛证;清营汤主治热入营分证;犀角地黄汤主治热入血分证;黄连解毒汤主治三焦火毒热盛证;凉膈散主治上中二焦火热证。故99题选E,100题选D。

A. 疏散肺经风热
B. 疏达肝经郁热
C. 疏散头面风热
D. 辛凉透表散邪
E. 辛凉解表疏肝

101. 薄荷在逍遥散中的主要作用是
102. 薄荷在普济消毒饮中的主要作用是
考点:逍遥散、普济消毒饮的配伍意义
解析:逍遥散主治肝郁血虚脾弱证。肝郁易

化火，故加少许薄荷为佐药，疏散郁遏之气，透达肝经郁热。普济消毒饮主治大头瘟，故需薄荷辛凉疏散头面风热，为臣药。故101题选B，102题选C。

A. 玉女煎
B. 导赤散
C. 六一散
D. 黄连解毒汤
E. 竹叶石膏汤

103. 心胸烦热，口渴面赤，口舌生疮者，治疗应选用
104. 小便短赤，溲时热涩刺痛者，治疗应选用
考点：导赤散的主治证候
解析：玉女煎清胃热，益肾阴，主治胃热阴虚证；六一散清暑利湿，主治暑湿证；黄连解毒汤泻火解毒，主治三焦火毒热盛证；竹叶石膏汤清热生津、益气和胃，主治伤寒、温病、暑病余热未清，气津两伤证。心胸烦热，口渴面赤，口舌生疮，为心经热盛之表现。小便短赤，溲时热涩刺痛，亦为心经热盛，心热移于小肠之表现。导赤散清心利水养阴，主治心经火热证。故103题选B，104题选B。

A. 肝火犯胃
B. 胃热阴虚
C. 湿热痢疾
D. 肺热喘咳
E. 胃火牙痛

105. 清胃散主治
106. 玉女煎主治
考点：清胃散、玉女煎的主治证候★
解析：左金丸主治肝火犯胃证。玉女煎主治胃热阴虚证。芍药汤主治湿热痢疾。泻白散主治肺热喘咳证。清胃散主治胃火牙痛。故105题选E，106题选B。

A. 败毒散
B. 芍药汤
C. 白头翁汤
D. 葛根芩连汤
E. 真人养脏汤

107. 主治湿热痢疾的方剂是
108. 主治热毒痢疾的方剂是
考点：芍药汤、白头翁汤的主治证候

解析：败毒散主治气虚外感风寒湿证。芍药汤主治湿热痢疾。白头翁汤主治热毒痢疾。葛根芩连汤主治表证未解，邪热入里证。真人养脏汤主治久泻久痢，脾肾虚寒证。故107题选B，108题选C。

A. 温中补虚，理气健脾
B. 温中补虚，和里缓急
C. 温中补虚，缓急止痛
D. 温中补虚，降逆止呕
E. 温中补虚，散寒止痛

109. 大建中汤的功用是
110. 吴茱萸汤的功用是
考点：大建中汤、吴茱萸汤的功用★
解析：大建中汤温中补虚，缓急止痛。吴茱萸汤温中补虚，降逆止呕。故109题选C，110题选D。

A. 四物汤
B. 归脾汤
C. 当归补血汤
D. 四君子汤
E. 八珍汤

111. 患者妊娠2个月，食少便软，面色萎白，语声低微，四肢乏力，舌质淡，脉细缓。治疗应首选
112. 患者面色萎黄，头晕眼花，四肢倦怠，气短少言，心悸不安，食欲减退，舌淡苔白，脉细弱。治疗应首选
考点：四君子汤、八珍汤的主治证候
解析：食少便软，面色萎白，语声低微，四肢乏力，舌质淡，脉细缓，为脾胃气虚之表现。面色萎黄，头晕眼花，四肢倦怠，气短少言，心悸不安，食欲减退，舌淡苔白，脉细弱，为气血两虚之表现。四君子汤益气健脾，主治脾胃气虚。八珍汤补益气血，主治气血两虚。四物汤补血调血，主治营血虚滞证；归脾汤益气补血，健脾养心，主治心脾气血两虚证、脾不统血证；当归补血汤补气生血，主治血虚发热证。故111题选D，112题选E。

A. 炙甘草汤
B. 生脉散
C. 补中益气汤
D. 左归丸

E. 六味地黄丸

113. 配伍中体现"甘温除热"的代表方剂是
114. 配伍中体现"三补三泻"的代表方剂是

考点：补中益气汤、六味地黄丸的全方配伍特点

解析：补中益气汤的全方配伍特点是主以甘温，补中寓升，少佐以行，共成虚则补之、陷者升之、甘温除热之剂。六味地黄丸的全方配伍特点是"三补"与"三泻"相伍，以补为主；肾、肝、脾三脏兼顾，以滋肾精为主。故 113 题选 C，114 题选 E。

A. 四物汤
B. 归脾汤
C. 炙甘草汤
D. 补中益气汤
E. 当归补血汤

115. 以"补血而不滞血，行血而不伤血"为配伍特点的方剂是
116. 以"心脾同治，重在补脾"为配伍特点的方剂是

考点：四物汤、归脾汤的全方配伍特点

解析：四物汤的配伍特点是以熟地、白芍阴柔补血之品与辛甘之当归、川芎相配，动静相宜，重在滋补营血，且补中寓行，使补血而不滞血，行血而不伤血。归脾汤的配伍特点是心脾同治，重在补脾；气血双补，重在补气。故 115 题选 A，116 题选 B。

A. 炙甘草汤
B. 右归丸
C. 地黄饮子
D. 左归丸
E. 大补阴丸

117. 具有温补肾阳功用的方剂是
118. 具有滋阴补肾功用的方剂是

考点：右归丸、左归丸的功用

解析：炙甘草汤滋阴养血，益气温阳，复脉定悸。右归丸温补肾阳，填精益髓。地黄饮子滋肾阴，补肾阳，开窍化痰。左归丸滋阴补肾，填精益髓。大补阴丸滋阴降火。故 117 题选 B，118 题选 D。

A. 小活络丹
B. 血府逐瘀汤

C. 酸枣仁汤
D. 炙甘草汤
E. 失笑散

119. 主治肝血不足，虚烦不眠的是
120. 主治胸中血瘀证的是

考点：酸枣仁汤、血府逐瘀汤的主治证候★

解析：小活络丹主治风寒湿痹。血府逐瘀汤主治胸中血瘀证。酸枣仁汤主治肝血不足，虚热内扰之虚烦不眠证。炙甘草汤主治阴血不足，阳气虚弱证；虚劳肺痿。失笑散主治瘀血疼痛证。故 119 题选 C，120 题选 B。

A. 越鞠丸
B. 半夏厚朴汤
C. 厚朴温中汤
D. 旋覆代赭汤
E. 天台乌药散

121. 具有行气解郁清热功用的方剂是
122. 具有暖肝行气止痛功用的方剂是

考点：越鞠丸、天台乌药散的功用

解析：越鞠丸主治六郁证，功用为行气解郁。半夏厚朴汤主治梅核气，功用为行气散结，降逆化痰。厚朴温中汤主治脾胃寒湿气滞证，功用为行气除满，温中燥湿。旋覆代赭汤主治胃虚痰阻气逆证，功用为降逆化痰，益气和胃。天台乌药散主治气滞寒凝证，功用为行气疏肝，散寒止痛。故 121 题选 A，122 题选 E。

A. 温经汤
B. 生化汤
C. 失笑散
D. 补阳还五汤
E. 桂枝茯苓丸

123. 具有活血祛瘀，散结止痛功用的方剂是
124. 具有活血化瘀，缓消癥块功用的方剂是

考点：失笑散、桂枝茯苓丸的功用

解析：温经汤主治冲任虚寒、瘀血阻滞证，功用为温经散寒，养血祛瘀。生化汤主治血虚寒凝，瘀血阻滞证，功用为养血祛瘀，温经止痛。失笑散主治瘀血疼痛证，功用为活血祛瘀，散结止痛。补阳还五汤主治中风之气虚血瘀证，功用为补气活血通络。桂枝茯苓丸主治瘀阻胞宫证，功用为活血化瘀，缓消癥块。故 123 题选 C，124 题选 E。

A. 防风
B. 细辛
C. 白芷
D. 川芎
E. 羌活

125. 川芎茶调散中偏于治阳明经头痛的药物是
126. 川芎茶调散中偏于太阳经头痛的药物是

考点：川芎茶调散的配伍意义

解析：川芎茶调散主治外感风邪头痛。李东垣谓"头痛须用川芎。如不愈，各加引经药，太阳羌活，阳明白芷"。方中川芎长于治疗少阳、厥阴经头痛；羌活长于治疗太阳经头痛；白芷长于治疗阳明经头痛；细辛长于治疗少阴头痛。故125题选C，126题选E。

A. 沙参
B. 人参
C. 玄参
D. 石斛
E. 天花粉

127. 清燥救肺汤中含有的药物是
128. 玉液汤中含有的药物是

考点：清燥救肺汤、玉液汤的组成药物

解析：清燥救肺汤能清燥润肺、养阴益气，主治温燥伤肺证。组成为桑叶、石膏、甘草、人参、胡麻仁、阿胶、麦门冬、杏仁、枇杷叶。玉液汤的功用是益气养阴、固肾止渴，主治消渴之气阴两虚证。组成为山药、生黄芪、知母、生鸡内金、葛根、五味子、天花粉。故127题选B，128题选E。

A. 9：1
B. 7：1
C. 5：1
D. 3：1
E. 1：1

129. 麦门冬汤组成中麦门冬与半夏的用量比例是
130. 旋覆代赭汤组成中旋覆花与代赭石的用量比例是

考点：麦门冬汤、旋覆代赭汤的配伍意义

解析：麦门冬汤的功用是滋养肺胃，降逆下气，主治虚热肺痿以及胃阴不足证。方中重用麦冬为君，既养肺胃之阴又清肺胃虚热，佐以半夏降逆下气，化其痰涎，其使用比例为7：1。旋覆代赭汤的功用是降逆化痰、益气和胃，主治胃虚痰阻气逆证。方中重用旋覆花下气消痰，降逆止噫为君，代赭石质重沉降，善镇冲逆，气味苦寒，用量较小，比例为3：1。故129题选B，130题选D。

A. 三仁汤
B. 九仙散
C. 连朴饮
D. 桑螵蛸散
E. 甘露消毒丹

131. 组成中含有菖蒲、半夏的方剂是
132. 组成中含有菖蒲、远志的方剂是

考点：连朴饮、桑螵蛸散的组成药物

解析：三仁汤的组成为杏仁、飞滑石、白通草、白蔻仁、竹叶、厚朴、生薏苡仁、半夏。九仙散的组成为人参、款冬花、桑白皮、桔梗、五味子、阿胶、乌梅、贝母、罂粟壳。连朴饮的组成为制厚朴、川连、石菖蒲、制半夏、香豉、焦栀、芦根。桑螵蛸散的组成为桑螵蛸、龙骨、人参、茯神、当归、龟甲、菖蒲、远志。甘露消毒丹的组成为飞滑石、淡黄芩、绵茵陈、石菖蒲、川贝母、木通、藿香、连翘、白蔻仁、薄荷、射干。故131题选C，132题选D。

A. 白术
B. 泽泻
C. 猪苓
D. 滑石
E. 猪苓

133. 五苓散中起补气健脾作用的方剂是
134. 猪苓汤中起清热利水作用的方剂是

考点：五苓散、猪苓汤的配伍意义★

解析：五苓散的功用是利水渗湿，温阳化气，方中重用泽泻为君，甘淡利水渗湿，臣以茯苓、猪苓淡渗，增强其利水渗湿之力，佐以白术，和茯苓健脾以运化水湿，以桂枝温阳化气以助利水，解表散邪以祛表邪。猪苓汤的功用是利水渗湿，养阴清热，方中猪苓为君，专以淡渗利湿，臣以泽泻、茯苓甘淡，增加猪苓利水渗湿之力，且泽泻性寒能泄热，茯苓尚可健脾运湿，佐以滑石甘寒，利水、清热两彰其功，阿胶滋阴润燥，既益已伤之阴，又防诸药渗利重伤阴血。故133题选A，134题选D。

A. 五苓散
B. 苓桂术甘汤
C. 实脾散
D. 三仁汤
E. 真武汤

135. 主治阳虚水泛证的方剂是

136. 主治脾肾阳虚，水气内停之阴水证的方剂是

考点：实脾散、真武汤的主治证候

解析：五苓散主治蓄水证；痰饮；水湿内停证。苓桂术甘汤主治中阳不足之痰饮。实脾散主治脾肾阳虚，水气内停之阴水。三仁汤主治湿温初起及暑温夹湿之湿重于热证。真武汤主治阳虚水泛证；太阳病发汗太过，阳虚水泛证。故 135 题选 E，136 题选 C。

A. 二妙散
B. 易黄汤
C. 完带汤
D. 参苓白术散
E. 龙胆泻肝汤

137. 主治脾肾虚弱，湿热带下的首选方剂是

138. 主治脾虚肝郁，湿浊带下的首选方剂是

考点：易黄汤、完带汤的主治证候

解析：二妙散的功用是清热燥湿，主治湿热下注证。易黄汤的功用是补益脾肾，收涩止带，清热祛湿，主治脾肾虚弱，湿热带下。完带汤的功用是补脾疏肝，化湿止带，主治脾虚肝郁，湿浊带下。参苓白术散的功用是益气健脾，渗湿止泻，主治脾虚湿盛证。龙胆泻肝汤的功用是清泻肝胆实火，清利肝胆湿热，主治肝胆实火上炎证，肝经湿热下注证。故 137 题选 B，138 题选 C。

A. 祛风湿止泻
B. 祛风湿止痛
C. 祛风胜湿清热
D. 祛风胜湿化痰
E. 祛风湿，补肝肾

139. 九味羌活汤和羌活胜湿汤共同点是

140. 羌活胜湿汤和独活寄生汤共同点是

考点：九味羌活汤、羌活胜湿汤、独活寄生汤的功用

解析：九味羌活汤的功用是发汗祛湿，兼清里热，主治外感风寒湿邪，内有蕴热证。羌活胜湿汤的功用是祛风、胜湿、止痛，主治风湿在表之痹证。九味羌活汤和羌活胜湿汤均可祛风胜湿、治头身痛。独活寄生汤的功用是祛风湿，止痹痛，益肝肾，补气血，主治痹证日久，肝肾两虚、气血不足证。羌活胜湿汤和独活寄生汤均可祛风胜湿止痛。故 139 题选 B，140 题选 B。

A. 酸能安蛔，使蛔静则痛止
B. 涩肠止泻
C. 生津液，止烦渴
D. 收敛肺气
E. 固冲止漏

141. 乌梅丸中用乌梅的意义是

142. 二陈汤中用乌梅的意义是

考点：二陈汤、乌梅丸的配伍意义

解析：乌梅丸重用味酸之乌梅，取其酸能安蛔，使蛔静则痛止，为君药。蛔虫躁动因于肠寒，蜀椒、细辛、性味辛温，辛可伏蛔，温可祛寒；黄连、黄柏性味苦寒，苦能下蛔，寒能清解因蛔虫上扰、气机逆乱所生之热，共为臣药。附子、桂枝、干姜皆为辛热之品，既可增强温脏祛寒之功，亦有辛可制蛔之力；当归、人参补养气血，且合桂枝以养血通脉，以解四肢厥冷，均为佐药。以蜜为丸，甘缓和中为使药。二陈汤以辛温性燥之半夏为君，燥湿化痰，和胃降逆。橘红为臣，理气行滞，燥湿化痰。君臣相配，其意有二：一是等量合用，相辅相成，以增强燥湿化痰之力，并体现治痰先理气，气顺则痰消之意；二是半夏、橘红皆以陈久者良，而无过燥之弊，故方名"二陈"，半夏、橘红为本方燥湿化痰的基本结构。佐以茯苓健脾渗湿；生姜监制半夏之毒，又助半夏化痰降逆、和胃止呕；少佐乌梅收敛肺气，与半夏、橘红相伍，散中兼收，防其燥散伤正。甘草为佐使，健脾和中，调和诸药。故 141 题选 A，142 题选 D。

中医经典

【A1 型题】

1. 《素问·经脉别论》之"毛脉合精"的含义是
   A. 细小络脉相合
   B. 毛脉均受谷气
   C. 毛脉相会合
   D. 气血相合
   E. 经脉、经别相合

   考点:"食气入胃,散精于肝……揆度以为常也。"★

   解析:毛脉合精:肺主气,外合皮毛,心主血脉。毛脉合精,即气血相合。张志聪注:"夫皮肤主气,经脉主血,毛脉合精者,血气相合也。"故本题选 D。

2. 伤寒五六日,中风,往来寒热,胸胁苦满,嘿嘿不欲饮食,心烦喜呕,治宜选用
   A. 理中汤
   B. 四逆散
   C. 小柴胡汤
   D. 大柴胡汤
   E. 麻黄细辛附子汤

   考点:"伤寒五六日,中风,往来寒热……身有微热,或咳者,小柴胡汤主之。"

   解析:伤寒五六日,中风,往来寒热,胸胁苦满,嘿嘿不欲饮食,心烦喜呕,或胸中烦而不呕,或渴,或腹中痛,或胁下痞硬,或心下悸,小便不利,或不渴,身有微热,或咳者,小柴胡汤主之。故本题选 C。

3. 伤寒脉结代,心动悸,治宜选用
   A. 白虎加人参汤
   B. 炙甘草汤
   C. 旋覆代赭汤
   D. 生姜泻心汤
   E. 小陷胸汤

   考点:"伤寒脉结代,心动悸,炙甘草汤主之。"★

   解析:伤寒脉结代,心动悸,炙甘草汤主之。心阴虚则心失所养,心阳虚则鼓动无力,心阴阳两虚,心失所养则病人自觉心动悸。心主血脉,心阴阳两虚,脉气不得接续则脉结代。治疗用炙甘草汤滋阴养血,通阳益气复脉。故本题选 B。

4. 《金匮要略》论治血痹"阴阳俱微"的方剂是
   A. 桂枝龙骨牡蛎汤
   B. 小建中汤
   C. 薯蓣丸
   D. 肾气丸
   E. 黄芪桂枝五物汤

   考点:"血痹阴阳俱微……黄芪桂枝五物汤主之。"

   解析:血痹阴阳俱微,寸口关上微,尺中小紧,外证身体不仁,如风痹状,黄芪桂枝五物汤主之。故本题选 E。

5. 叶天士云"若其邪始终在气分流连者,可冀其战汗透邪,法宜益胃",益胃是指
   A. 宣通气机,清气生津
   B. 降气化痰,益气和胃
   C. 辛开苦降,消食和中,散水消痞
   D. 轻清解肌,清肠止利
   E. 分利湿热

   考点:"若其邪始终在气分流连者……不可不知。"★

   解析:益胃:此处指温邪留恋气分时的治法,即以轻清宣透之品,宣通气机,清气生津,补足津液,使正气得以振奋,邪热随汗而解。故本题选 A。

6. 温病后期,夜热早凉,热退无汗,热自阴来,治宜选用
   A. 加减复脉汤
   B. 三甲复脉汤

C. 大定风珠
D. 青蒿鳖甲汤
E. 黄连阿胶汤

考点："夜热早凉，热退无汗，热自阴来者，青蒿鳖甲汤主之。"

解析：夜热早凉，热退无汗，热自阴来者，青蒿鳖甲汤主之。故本题选 D。

【A2 型题】

7. 患者身热不恶寒，利下黄色稀水，势急臭秽，灼肛，心烦，口渴，喘而汗出，尿赤，苔黄，脉滑数。治宜选用
   A. 连理汤
   B. 白头翁汤
   C. 柴葛解肌汤
   D. 葛根黄芩黄连汤
   E. 芍药汤

考点："太阳病，桂枝证，医反下之……葛根黄芩黄连汤主之。"★

解析：此案例证候与原文第 34 条相符，考查学生对其灵活应用的掌握。原文：太阳病，桂枝证，医反下之，利遂不止，脉促者，表未解也，喘而汗出者，葛根黄芩黄连汤主之。故本题选 D。

8. 患者身黄如橘子色，目黄，小便深黄而不利，身热，头汗出，剂颈而还，口渴，腹微满，舌红，苔黄腻，脉滑数。治宜选用
   A. 栀子柏皮汤
   B. 茵陈蒿汤
   C. 麻黄连轺赤小豆汤
   D. 抵当汤
   E. 小柴胡汤

考点："阳明病，发热汗出者……身必发黄，茵陈蒿汤主之。"

解析：此案例证候描述与原文第 236 条相符，考查学生对其灵活应用的掌握。原文：阳明病，发热汗出者，此为热越，不能发黄也。但头汗出，身无汗，剂颈而还，小便不利，渴引水浆者，此为瘀热在里，身必发黄，茵陈蒿汤主之。故本题选 B。

9. 患者腹满身重，难以转侧，口不仁，面垢，谵语遗尿，自汗。治宜选用
   A. 大承气汤
   B. 小承气汤
   C. 清营汤

D. 白虎汤
E. 犀角地黄汤

考点："三阳合病，腹满身重，难以转侧……白虎汤主之。"★

解析：此案例证候描述与原文第 219 条相符。原文：三阳合病，腹满身重，难以转侧，口不仁，面垢，谵语遗尿。发汗则谵语，下之则额上生汗，手足逆冷。若自汗出者，白虎汤主之。故本题选 D。

10. 患者喘息咳唾，胸背痛，短气，寸口脉沉而迟，关上小紧数。治宜选用
    A. 栝蒌薤白白酒汤
    B. 栝蒌薤白半夏汤
    C. 枳实薤白桂枝汤
    D. 橘枳姜汤
    E. 厚朴七物汤

考点："胸痹之病……栝蒌薤白白酒汤主之。"

解析：此案例证候描述与原文第 3 条相符。原文：胸痹之病，喘息咳唾，胸背痛，短气，寸口脉沉而迟，关上小紧数，栝蒌薤白白酒汤主之。故本题选 A。

11. 患者少阴温病，真阴欲竭，壮火复炽，心中烦，不得卧。治宜选用
    A. 加减复脉汤
    B. 增液承气汤
    C. 黄连阿胶汤
    D. 冬地三黄汤
    E. 犀角地黄汤

考点："少阴温病，真阴欲竭，壮火复炽……黄连阿胶汤主之。"★

解析：此案例证候描述与下焦第 11 条相符。原文：少阴温病，真阴欲竭，壮火复炽，心中烦，不得卧者，黄连阿胶汤主之。故本题选 C。

【B1 型题】

A. 肾
B. 心
C. 肝
D. 肺
E. 脾

12. 《素问·至真要大论》所述，诸痛痒疮，皆属于

13. 《素问·至真要大论》所述，诸寒收引，皆属于

考点:"诸风掉眩,皆属于肝……诸呕吐酸,暴注下迫,皆属于热。"★

解析:《素问·至真要大论》曰:"诸风掉眩,皆属于肝。诸寒收引,皆属于肾。诸气膹郁,皆属于肺。诸湿肿满,皆属于脾。诸热瞀瘛,皆属于火。诸痛痒疮,皆属于心。诸厥固泄,皆属于下。诸痿喘呕,皆属于上。诸禁鼓栗,如丧神守,皆属于火。诸痉项强,皆属于湿。诸逆冲上,皆属于火。诸胀腹大,皆属于热。诸躁狂越,皆属于火。诸暴强直,皆属于风。诸病有声,鼓之如鼓,皆属于热。诸病胕肿,疼酸惊骇,皆属于火。诸转反戾,水液浑浊,皆属于热。诸病水液,澄澈清冷,皆属于寒。诸呕吐酸,暴注下迫,皆属于热。"故12题选B,13题选A。

A. 纤瘦之人
B. 肥胖之人
C. 虚弱之人
D. 强壮之人
E. 勇敢之人

《灵枢·根结》说:"以此观之,刺布衣者深以留之,刺大人者微以徐之,此皆因气剽悍滑利也。"

14. 布衣代表
15. 大人代表

考点:"黄帝曰:逆顺五体者……此皆因气剽悍滑利也。"

解析:《灵枢·根结》以布衣匹夫之士与王公大人血食之君为例,提出针刺因人而异的原则。针刺平民百姓那一类形体壮实的病人,就要深刺并留针;针刺王公贵族那一类形体柔脆的病人,就适宜用细小的针徐缓轻刺并尽快出针。故14题选D,15题选C。

A. 肺痨咳嗽
B. 二便不通
C. 喘证恢复期
D. 脾肾阳虚所致全身浮肿、尿少
E. 宿食阻滞引起的腹泻

16. 先治其标的是
17. 标本兼治的是

考点:"小大不利治其标,小大利治其本。"★

解析:小大不利治其标,小大利治其本,意指凡病见大小便不通利者,当先治其标,即先通利大小便;大小便通利者,则可以治其本。体现了《内经》急则治标,缓则治本的治疗原则。

张介宾对此注解云:"无论客气、同气之为病,即先有他病,而后为小大不利者,亦先治其标。诸皆治本,此独治标,盖二便不通,乃危急之候,虽为标病,必先治之,此所谓急则治其标也。"标本兼治,是指同时兼顾治标和治本。适用于标本俱急,或标本俱缓,但单纯治标或治本都不易收效的情况。脾肾阳虚所致全身浮肿、尿少,脾肾阳虚为本,浮肿、尿少为标。单纯治以温补脾肾或利水消肿都难取得理想效果,此时当标本兼治,温补脾肾的同时配合利水药物。故16题选B,17题选D。

中医内科学

【A1 型题】

1. 下列哪项不是时行感冒的特征
   A. 传染性强
   B. 证候相似
   C. 集中发病
   D. 老幼易感
   E. 流行性强
   考点：感冒的诊断与鉴别诊断★
   解析：时行感冒起病急，具有传染性，证候相似，集中发病；全身症状较重，高热，全身酸痛，退热之后肺系症状始明显。时行感冒可见于任何年龄。故本题选 D。

2. 下列哪项不是时行感冒和普通感冒的鉴别要点
   A. 普通感冒病情轻
   B. 普通感冒在气候变化时发生率升高
   C. 时行感冒发病急
   D. 时行感冒具有传染性
   E. 普通感冒具有流行性
   考点：感冒的鉴别诊断★
   解析：普通感冒病情较轻，全身症状不重，少有传变。在气候变化时发病率可以升高，但无明显流行特点。时行感冒病情较重，发病急，全身症状显著，具有广泛的传染性、流行性。故本题选 E。

3. 治疗咳嗽之风寒袭肺证，应首选的方剂是
   A. 桑菊饮
   B. 三拗汤合止嗽散
   C. 桑杏汤
   D. 荆防达表汤
   E. 沙参麦冬汤
   考点：咳嗽的辨证论治★
   解析：咳嗽之风寒袭肺证治当疏风散寒，宣肺止咳，方选三拗汤合止嗽散加减。桑菊饮适用于风热犯肺证，桑杏汤适用于风燥伤肺证，沙参麦冬汤适用于内伤咳嗽之肺阴亏耗证，荆防达表汤适用于感冒之风寒束表证。故本题选 B。

4. 哮病夙根的形成原因是
   A. 禀赋不足，病后体弱
   B. 肝气郁结，气机不畅
   C. 过食生冷，寒饮内停
   D. 外感风寒或风热之邪
   E. 津液运化失常，凝聚成痰
   考点：哮病的病机
   解析：哮病的病理因素以痰为主。痰的产生主要由于人体津液不归正化，凝聚而成，痰伏藏于肺，成为发病的"夙根"。故本题选 E。

5. 虚喘证的病位在
   A. 肺、脾
   B. 肝、肾
   C. 心、肾
   D. 肺、肾
   E. 肺、心
   考点：喘证的病机
   解析：喘证的病理性质有虚实之分。实喘在肺，为外邪、痰浊、肝郁气逆、邪壅肺气，宣降不利所致；虚喘责之肺、肾两脏，因阳气不足，阴精亏耗，而致肺肾出纳失常，且尤以气虚为主。故本题选 D。

6. 喘证之正虚喘脱证，治疗应首选
   A. 回阳救急汤
   B. 参蛤散
   C. 金匮肾气丸
   D. 生脉散
   E. 参附汤
   考点：喘证的辨证论治★
   解析：喘证之正虚喘脱证当扶阳固脱，镇摄肾气，方选参附汤送服黑锡丹，配合蛤蚧粉。参蛤散及金匮肾气丸适用于肾虚不纳证，生脉散适用于肺气虚耗证。故本题选 E。

7. 治疗肺痈初期，应首选

A. 银翘散
B. 千金苇茎汤
C. 加味桔梗汤
D. 沙参清肺汤
E. 桔梗杏仁煎

考点：肺痈的辨证论治★

解析：肺痈初期治当疏风散热，清肺化痰，方选银翘散加减。千金苇茎汤适用于肺痈成痈期，加减桔梗汤适用于肺痈溃脓期，沙参清肺汤和桔梗杏仁煎则适用于肺痈恢复期。故本题选 A。

8. 治疗肺痈成痈期，应首选的方剂是
   A. 银翘散
   B. 千金苇茎汤
   C. 加味桔梗汤
   D. 沙参清肺汤
   E. 桔梗杏仁煎

考点：肺痈的辨证论治★

解析：参见 7 题。故本题选 B。

9. 治疗肺痈溃脓期，应首选
   A. 千金苇茎汤
   B. 加味桔梗汤
   C. 如金解毒散
   D. 桔梗杏仁煎
   E. 桔梗白散

考点：肺痈的辨证论治★

解析：参见 7 题。故本题选 B。

10. 肺痨之肺阴亏损证最佳选方为
    A. 保真汤
    B. 月华丸
    C. 八珍汤
    D. 补天大造丸
    E. 补肺汤

考点：肺痨的辨证论治★

解析：肺阴亏损所致肺痨者治当滋阴润肺，方选月华丸加减。保真汤为气阴耗伤证首选，补天大造丸为阴阳两虚证首选。故本题选 B。

11. 肺痿的基本病机是
    A. 虚体虫侵，阴虚火旺
    B. 肺虚，津气失于濡养，肺叶枯萎
    C. 肺气上逆，宣降失职
    D. 痰饮瘀血，结于肺间
    E. 气无所主，肾失摄纳

考点：肺痿的病机

解析：肺痿的基本病机为肺虚，津气大伤，

失于濡养，以致肺叶枯萎。肺痿的病位在肺，但与脾、胃、肾等脏密切相关。病理性质有肺燥津伤（虚热）、肺气虚冷（虚寒）之分。故本题选 B。

12. 肺痿的治疗原则是
    A. 清热生津
    B. 温肺益气
    C. 补肺生津
    D. 寒热平调
    E. 纳气定喘

考点：肺痿的辨证论治

解析：肺痿的发病机理，总缘肺脏虚损，津气严重耗伤，以致肺叶枯萎。因津伤则燥，燥盛则干，肺叶弱而不用则痿，治疗总以补肺生津为原则。故本题选 C。

13. 心悸实证的治疗大法不包括
    A. 祛痰
    B. 行瘀
    C. 化饮
    D. 清火
    E. 祛风

考点：心悸的辨证论治

解析：心悸的治疗应分虚实。虚证分别予以补气、养血、滋阴、温阳；实证则应祛痰、化饮、清火、行瘀。但本病以虚实错杂为多见，且虚实的主次、缓急各有不同，治当相应兼顾。故应酌情配合安神镇心之法。故本题选 E。

14. 心悸不论虚实应酌情配伍的治法是
    A. 滋补肝肾
    B. 培土生金
    C. 镇心安神
    D. 补益心脾
    E. 温补脾肾

考点：心悸的辨证论治★

解析：参见 13 题。故本题选 C。

15. 治疗心悸之阴虚火旺证，应首选
    A. 天王补心丹合朱砂安神丸
    B. 桂枝甘草龙骨牡蛎汤合参附丸
    C. 桃仁红花煎
    D. 黄连温胆汤
    E. 天王补心丹合炙甘草汤

考点：心悸的辨证论治★

解析：心悸之阴虚火旺证治当滋阴清火，养心安神，方选天王补心丹合朱砂安神丸加减。桂枝甘草龙骨牡蛎汤合参附丸适用于心阳不振证，黄连温胆汤适用于痰火扰心证,桃仁红花煎适用于瘀阻心脉证。故本题选 A。

16. 针对胸痹标实的治法是
   A. 益气固脱
   B. 活血化瘀
   C. 补气温阳
   D. 滋阴益肾
   E. 补益心气

   考点:胸痹的辨证论治★

   解析:本病发作期以标实为主,缓解期以本虚为主,其治疗原则应先治其标,后治其本,先从祛邪入手,然后再予扶正,必要时可根据虚实标本的主次,兼顾同治。标实当泻,针对气滞、血瘀、寒凝、痰浊而疏理气机,活血化瘀,辛温通阳,泄浊豁痰,尤重活血通脉治法;本虚宜补,权衡心脏阴阳气血之不足,有无兼见肺、肝、脾、肾等脏之亏虚,补气温阳,滋阴益肾,纠正脏腑之偏衰,尤其重视补益心气之不足。故本题选 B。

17. 胸痹之气阴两虚证的胸痛类型为
   A. 心胸隐痛
   B. 心痛憋闷
   C. 心痛彻背
   D. 胸闷重而心痛微
   E. 心痛如绞

   考点:胸痹的辨证论治

   解析:胸痹之气阴两虚证胸痛的特点是心胸隐痛,时作时休;寒凝心脉证胸痛的特点是猝然心痛如绞,心痛彻背,喘不得卧;心肾阴虚证胸痛的特点是心痛憋闷;痰浊闭阻证的胸痛特点是胸闷重而心痛微。故本题选 A。

18. 治疗心衰气虚血瘀证,应首选
   A. 生脉散合血府逐瘀汤
   B. 真武汤合葶苈大枣泻肺汤
   C. 天王补心丹合炙甘草汤
   D. 保元汤合血府逐瘀汤
   E. 归脾汤

   考点:心衰的辨证论治

   解析:心衰气虚血瘀证的治法为补益心肺,活血化瘀,首选保元汤合血府逐瘀汤加减。生脉散合血府逐瘀汤为气阴两虚证首选,真武汤合葶苈大枣泻肺汤为阳虚水泛证首选,天王补心丹合炙甘草汤为心肾阴虚证首选,归脾汤为心脾两虚证首选。故本题选 D。

19. 不寐的病机总属
   A. 阴虚火旺,心肾不交
   B. 脾虚不运,心神失养
   C. 阳盛阴衰,阴阳失交
   D. 邪扰心神,心神不宁
   E. 气血阴阳亏虚,心失所养

   考点:不寐的病机

   解析:不寐的病因虽多,但其病理变化,总属阳盛阴衰,阴阳失交。其病位主要在心,与肝、脾、肾密切相关。故本题选 C。

20. 不寐实证,其病位多在
   A. 心、脾、肾
   B. 心、肝、小肠
   C. 心、肺、大肠
   D. 心、脾、肝
   E. 肝、胃、心

   考点:不寐的辨证论治★

   解析:不寐辨证首分虚实。虚证多属阴血不足,心失所养。实证为邪热扰心。次辨病位,病位主要在心,且与肝、胆、脾、胃、肾相关。如急躁易怒而不寐,多为肝火内扰;脘闷苔腻而不寐,多为胃腑宿食,痰热内盛;心烦心悸、头晕健忘而不寐,多为阴虚火旺,心肾不交;面色少华,肢倦神疲而不寐,多属脾虚不运,心神失养;心烦不寐,触事易惊,多属心胆气虚等。故本题选 E。

21. 不寐辨证首要辨
   A. 寒热
   B. 阴阳
   C. 病程
   D. 虚实
   E. 年龄

   考点:不寐的辨证论治★

   解析:参见 20 题。故本题选 D。

22. 治疗不寐痰热扰心证,应首选
   A. 黄连温胆汤
   B. 朱砂安神丸
   C. 安神定志丸
   D. 六味地黄丸
   E. 甘麦大枣汤

   考点:不寐的辨证论治★

   解析:不寐痰热扰心证乃痰热内盛,扰乱心神所致,治疗应清化痰热,和中安神,方选黄连温胆汤。安神定志丸有镇惊安神定志的功效,适用于心胆气虚型不寐。六味地黄丸有降火滋阴之效,适用于心肾不交型不寐。甘麦大枣汤养心安神,和中缓急,为治疗脏躁的主方,以精神恍惚,悲伤欲哭为证治要点。故本题选 A。

23. 不寐之心胆气虚证,治疗首选
    A. 六味地黄丸
    B. 安神定志丸合酸枣仁汤
    C. 黄连温胆汤
    D. 归脾汤
    E. 交泰丸
    考点:不寐的辨证论治★
    解析:不寐之心胆气虚证治当益气镇惊,安神定志,方选安神定志丸合酸枣仁汤加减。六味地黄丸和交泰丸适用于心肾不交证,黄连温胆汤适用于痰热扰心证,归脾汤适用于心脾两虚证。故本题选 B。

24. 内伤头痛的发生,与下列哪些脏腑关系密切
    A. 心、脾、肾
    B. 肺、胃、肾
    C. 心、肺、肾
    D. 心、肝、肾
    E. 肝、脾、肾
    考点:头痛的病机
    解析:头痛的病位在头脑,多与肝、脾、肾三脏密切相关。病理因素涉及痰湿、风火、血瘀。病理性质有虚有实。外感头痛一般病程较短,治疗养护得当则少有转化。内伤头痛大多起病较缓,病程较长,病性较为复杂,一般来说,气血亏虚、肾精不足之头痛属虚证,肝阳、痰浊、瘀血所致之头痛多属实证。故本题选 E。

25. 治疗肝阳头痛,首选的方剂是
    A. 加味四物汤
    B. 天麻钩藤饮
    C. 通窍活血汤
    D. 半夏白术天麻汤
    E. 芎芷石膏汤
    考点:头痛的辨证论治★
    解析:肝阳头痛治当平肝潜阳息风,方选天麻钩藤饮加减。加味四物汤适用于血虚头痛,通窍活血汤适用于瘀血头痛,半夏白术天麻汤适用于痰浊头痛,芎芷石膏汤适用于风热头痛。故本题选 B。

26. 眩晕的辨证中,应首辨的要点是
    A. 病变脏腑
    B. 寒热虚实
    C. 标本虚实
    D. 虚实缓急

    E. 外感内伤
    考点:眩晕的辨证论治
    解析:眩晕病在清窍,但与肝、脾、肾三脏功能失调密切相关。肝阳上亢之眩晕兼见头胀痛、面色潮红、急躁易怒、口苦脉弦等症状。脾胃虚弱,气血不足之眩晕,兼有纳呆、乏力、面色㿠白等症状。脾失健运,痰湿中阻之眩晕,兼见纳呆呕恶、头痛、苔腻诸症。肾精不足之眩晕,多兼有腰酸腿软、耳鸣如蝉等症。所以应首辨相关脏腑,故本题选 A。

27. 眩晕的证候分类中,不包括的是
    A. 肝阳上亢证
    B. 肝火上炎证
    C. 气血亏虚证
    D. 瘀血阻窍证
    E. 肾精不足证
    考点:眩晕的辨证论治
    解析:眩晕病在清窍,与肝、脾、肾三脏功能失调密切相关。眩晕的证候可分为肝阳上亢证、气血亏虚证、肾精不足证、痰浊上蒙证、瘀血阻窍证。故本题选 B。

28. 中风脱证的临床表现除下列哪项外均是
    A. 突然昏仆,不省人事
    B. 目合口开,汗多不止
    C. 手撒肢冷,二便自遗
    D. 口噤不开,牙关紧闭
    E. 舌痿,脉微欲绝
    考点:中风的辨证论治★
    解析:中风脱证属虚,乃为五脏真阳散脱,阴阳即将离决之候,临床可见突然昏仆,不省人事,目合口张,鼻鼾微,手撒肢冷,汗多,大小便自遗,肢体软瘫,舌痿,脉细弱或脉微欲绝。口噤不开,牙关紧闭为中风闭证的临床表现。故本题选 D。

29. 癫狂最重要的病理因素是
    A. 血瘀
    B. 痰结
    C. 火郁
    D. 气郁
    E. 寒凝
    考点:癫狂的病机★
    解析:病变脏腑主要在心、脑与肝、脾、肾相关。病理因素以气、痰、火、瘀为主,四者有因果兼夹的关系,且多以气郁为先。气、痰、火、瘀之间也可相互转化。其中,脏气不平,阴

阳失调，脑之神机逆乱又是病机的关键所在。故本题选 D。

30. 治疗癫证痰气郁结证，应首选的方剂是
   A. 逍遥散合顺气导痰汤
   B. 半夏厚朴汤
   C. 养心汤合越鞠丸
   D. 苏合香丸
   E. 控涎丹

   考点：癫狂的辨证论治★

   解析：癫证痰气郁结证，治当理气解郁，化痰醒神，方用逍遥散合顺气导痰汤加减。若痰伏较甚者予控涎丹，若神思迷惘，表情呆钝，言语错乱，目瞪不瞬，舌苔白腻，为痰迷心窍，宜理气豁痰，散结宣窍，先以苏合香丸，芳香开窍，继以四七汤加胆星、郁金、菖蒲之类，以行气化痰。养心汤合越鞠丸适用于癫证心脾两虚证。故本题选 A。

31. 痫病的辨证，应首先辨别的要点是
   A. 证候虚实
   B. 脏腑经络
   C. 病情轻重
   D. 外感内伤
   E. 寒热虚实

   考点：痫病的辨证论治

   解析：痫病的辨证首先要辨病情轻重，其次辨证候的虚实，再确定病理因素，即风、痰、热、瘀。故本题选 C。

32. 痫病风痰闭阻的治法是
   A. 涤痰息风，开窍定痫
   B. 清肝泻火，化痰开窍
   C. 涤痰开窍，化瘀通络
   D. 息风开窍，化痰定志
   E. 化痰通络，镇心安神

   考点：痫病的辨证论治★

   解析：痫病风痰闭阻证是指风痰蒙闭心窍，壅塞经络，气机逆乱，元神失控而发病，与 B、C、E 中分别提到的肝、瘀、心的病变关系不大。D 中的化痰定志法治疗程度弱于 A 中的涤痰定痫法。故本题选 A。

33. 中风、厥证、痫病的共同症状是
   A. 昏不知人
   B. 四肢抽搐
   C. 角弓反张
   D. 喉中有声
   E. 项背强直

   考点：痫病的鉴别诊断★

   解析：中风与痫病典型发作均见突然仆倒，昏不知人。痫病与厥证、痉证均可见四肢抽搐和怪叫。痉证还可见角弓反张，身体强直。故本题选 A。

34. 痴呆的基本病机为
   A. 阴精不足，气血亏虚
   B. 髓海不足，神机失用
   C. 脏腑亏虚，痰瘀内阻
   D. 以虚为本，虚实夹杂
   E. 气滞血瘀，痰浊内阻

   考点：痴呆的病机

   解析：痴呆为一种全身性疾病，其基本病机为髓海不足，神机失用。由精、气、血亏损不足，髓海失充，脑失所养，或气、火、痰、瘀诸邪内阻，上扰清窍所致。故本题选 B。

35. 痴呆痰浊蒙窍证，治疗应选用的方剂是
   A. 半夏厚朴汤
   B. 半夏白术天麻汤
   C. 天麻钩藤饮
   D. 涤痰汤
   E. 黄连温胆汤

   考点：痴呆的辨证论治★

   解析：痴呆痰浊蒙窍证，治当豁痰开窍，健脾化浊，方用涤痰汤加减。本方重在豁痰开窍，兼以益气健脾，适用于痰浊蒙窍之痴呆。故本题选 D。

36. 胃痛之胃阴亏耗证，治法是
   A. 养阴益胃，和中止痛
   B. 化瘀通络，脉络瘀滞
   C. 温中健脾，和胃止痛
   D. 清化热湿，理气和胃
   E. 疏肝理气，和胃止痛

   考点：胃痛的辨证论治★

   解析：胃痛之胃阴亏耗证，治法为养阴益胃，和中止痛；瘀血停胃证，治法为化瘀通络，理气和胃；脾胃虚寒证，治法为温中健脾，和胃止痛；湿热中阻证，治法为清化热湿，理气和胃；肝气犯胃证，治法为疏肝解郁，理气止痛。故本题选 A。

37. 治疗呕吐肝气犯胃证，首选的方剂是
   A. 柴胡疏肝散
   B. 四七汤
   C. 四磨汤
   D. 逍遥散

E. 金铃子散

考点：呕吐的辨证论治★

解析：呕吐肝气犯胃证治当疏肝理气，和胃降逆，方选四七汤加减。本方具有理气宽中，和胃，降逆止呕之功效，适用于因肝气郁结，气逆犯胃的呕吐。故本题选 B。

38. 噎膈的病位在

A. 胃
B. 脾
C. 肾
D. 肝
E. 食管

考点：噎膈的病机

解析：噎膈病位在食道，属胃所主，病变脏腑与肝、脾、肾三脏有关。基本病机是气、痰、瘀交结，阻隔于食道胃脘而致。病理性质总属本虚标实。故本题选 E。

39. 噎膈与梅核气最主要的鉴别点是

A. 有无吞咽困难
B. 有无进行性消瘦
C. 有无胸骨后不适，呈烧灼感
D. 有无情志不畅、酒食不节史
E. 有无自觉咽中梗塞不舒

考点：噎膈的鉴别诊断

解析：二者均可见咽中梗塞不舒的症状。噎膈系有形之物瘀阻于食道，吞咽困难。梅核气则系气逆痰阻于咽喉，为无形之气，无吞咽困难及饮食不下的症状。故本题选 A。

40. 下列哪项不是噎膈初期的治法

A. 降火
B. 消瘀
C. 化痰
D. 散寒
E. 理气

考点：噎膈的辨证论治

解析：噎膈初期重在治标，宜理气、化痰、消瘀、降火为主；后期重在治本，宜滋阴润燥，或补气温阳为主。故本题选 D。

41. 治疗噎膈痰气交阻证，应首选

A. 通幽汤
B. 丁香散
C. 启膈散
D. 通关散
E. 四七汤

考点：噎膈的辨证论治★

解析：痰气交阻证，治以开郁化痰，润燥降气，方用启膈散。通幽汤主治瘀血内结证；丁香散主治胃寒气逆证；通关散通关开窍；四七汤主治肝气犯胃证。故本题选 C。

42. 治疗呃逆胃火上逆证的主方是

A. 麦门冬汤
B. 一贯煎
C. 增液汤
D. 竹叶石膏汤
E. 理中丸

考点：呃逆的辨证论治★

解析：呃逆胃火上逆证，治当清胃泄热，降逆止呃，方选竹叶石膏汤加减。本方有清热生津、和胃降逆功能，用于治疗呃声洪亮、口臭烦渴、喜冷饮之呃逆。故本题选 D。

43. 治疗腹痛中脏虚寒证，首选的方剂是

A. 枳实导滞丸
B. 吴茱萸汤
C. 小建中汤
D. 少腹逐瘀汤
E. 理中丸

考点：腹痛的辨证论治★

解析：腹痛中脏虚寒证，治当温中补虚，缓急止痛，方选小建中汤加减。枳实导滞丸适用于饮食积滞证，少腹逐瘀汤适用于瘀血内停证，理中丸适用于脾胃阳虚证。故本题选 C。

44. 泄泻的基本病机是

A. 肝气郁结，胃失和降
B. 肝脾湿热，络脉不和
C. 脏腑气机阻滞，经脉痹阻
D. 脾虚湿盛，肠道功能失司
E. 邪滞于肠，气血壅滞，肠道传化失司

考点：泄泻的病机

解析：泄泻的主要病位在脾、胃与大、小肠。病变主脏在脾，脾失健运是关键，同时与肝、肾密切相关。基本病机为脾虚湿盛，脾失健运，水湿不化，肠道清浊不分，传导失司。脾虚湿盛是病机特点。故本题选 D。

45. 泄泻的治疗大法是

A. 健脾益气
B. 消食导滞
C. 运脾化湿
D. 清热利湿
E. 芳香化湿

考点：泄泻的辨证论治

解析：泄泻的基本病机变化为脾虚与湿盛，致肠道功能失司而发为泄泻。病理因素主要是湿，湿为阴邪，易困脾阳，《医宗必读》有"无湿不成泻"之说。脾主运化，喜燥恶湿，若脾失健运导致小肠无以分清泌浊，则发为泄泻，所以泄泻的治疗大法为运脾化湿。<u>故本题选 C</u>。

46. 虚寒痢的治法是
　　A. 补中益气，健脾升阳
　　B. 温补脾肾，收涩固脱
　　C. 养阴和营，清肠化湿
　　D. 温中燥湿，调气和血
　　E. 温中补虚，清热化湿
　　考点：痢疾的辨证论治★
　　解析：虚寒痢的治法是温补脾肾，收涩固脱；寒湿痢的治法是温中燥湿，调气和血；阴虚痢的治法是养阴和营，清肠化湿；湿热痢的治法是清肠化湿，调气和血。<u>故本题选 B</u>。

47. 便秘的基本病机是
　　A. 肝气郁结
　　B. 肺失肃降
　　C. 肝胃不和
　　D. 大肠传导失常
　　E. 脾失运化
　　考点：便秘的病机
　　解析：便秘的基本病变属大肠传导失常，同时与肺、脾、胃、肝、肾等脏腑功能失调有关。如胃热过盛，津液耗伤，则肠失濡润；脾肺气虚，则大肠传送无力；肝气郁结，气机壅滞，或气郁化火伤津，则腑失通利；肾阴不足，则肠道失润；肾阳不足，则阴寒凝滞，津液不通，故皆可影响大肠的传导。<u>故本题选 D</u>。

48. 治疗热秘首选的方剂是
　　A. 麻子仁丸
　　B. 六磨汤
　　C. 黄芪汤
　　D. 增液汤
　　E. 济川煎
　　考点：便秘的辨证论治★
　　解析：热秘治当泻热导滞，润肠通便，方选麻子仁丸加减。六磨汤适用于气秘，黄芪汤适用于气虚秘，增液汤适用于阴虚秘，济川煎适用于阳虚秘。<u>故本题选 A</u>。

49. 便秘热秘，服药后大便不爽者，治疗宜用
　　A. 麻子仁丸
　　B. 六磨汤
　　C. 更衣丸
　　D. 青麟丸
　　E. 大承气汤
　　考点：便秘的辨证论治★
　　解析：便秘属热秘者，当泻热导滞，润肠通便，方选麻子仁丸。若兼郁怒伤肝，易怒目赤者，加服更衣丸以清肝通便，若燥热不甚，或药后大便不爽者，可用青麟丸以通腑缓下，若热势较盛，痞满燥实坚者，可用大承气汤急下存阴。六磨汤则适用于便秘属气秘者。<u>故本题选 D</u>。

50. 气秘的治法为
　　A. 滋阴通便
　　B. 温阳通便
　　C. 顺气导滞
　　D. 温里散寒，通便止痛
　　E. 益气润肠
　　考点：便秘的辨证论治★
　　解析：气秘治当顺气导滞；阴虚秘治当滋阴通便；阳虚秘治当温阳通便；冷秘治当温里散寒，通便止痛；气虚秘治当益气润肠。<u>故本题选 C</u>。

51. 胁痛的基本病机为
　　A. 气滞血瘀
　　B. 肝脾不调
　　C. 瘀阻心脉
　　D. 不通则痛
　　E. 肝络失和
　　考点：胁痛的病机
　　解析：胁痛的基本病机为肝络失和，其病理变化可归结为"不通则痛"与"不荣则痛"两类。其病理性质有虚实之分，其病理因素，不外乎气滞、血瘀、湿热三者。因肝郁气滞、瘀血停着、湿热蕴结所导致的胁痛多属实证，是为"不通则痛"。而因阴血不足，肝络失养所导致的胁痛则为虚证，属"不荣则痛"。<u>故本题选 E</u>。

52. 黄疸最主要的辨证要点是
　　A. 急黄之病因
　　B. 黄疸病势轻重
　　C. 辨阳黄、阴黄
　　D. 阳黄湿热之轻重
　　E. 阴黄之病因
　　考点：黄疸的辨证论治★
　　解析：黄疸的辨证，应首辨阳黄、阴黄；次辨阳黄湿热之轻重、胆腑郁热及疫毒炽盛；三辨阴黄之病因；四辨黄疸病势轻重。<u>故本题选 C</u>。

53. 治疗黄疸胆腑郁热证，首选的方剂是
 A. 茵陈术附汤
 B. 大柴胡汤
 C. 茵陈五苓散
 D. 茵陈蒿汤
 E. 龙胆泻肝汤
考点：黄疸的辨证论治★
解析：黄疸胆腑郁热证是由湿热砂石郁滞，脾胃不和，肝胆失疏所致，治应疏肝泄热、利胆退黄，方用大柴胡汤加减。茵陈术附汤主治黄疸寒湿阻遏证；茵陈五苓散主治黄疸湿重于热证；茵陈蒿汤主治黄疸热重于湿证；龙胆泻肝汤主治肝胆湿热证。故本题选 B。

54. 治疗黄疸阴黄寒湿阻遏证，应首选
 A. 麻黄连翘赤小豆汤
 B. 栀子柏皮汤
 C. 茵陈五苓散
 D. 茵陈术附汤
 E. 茵陈蒿汤
考点：黄疸的辨证论治★
解析：参见53题。故本题选 D。

55. 腹部可见块垒，但触之有积块，固定不移，痛有定处，应诊断为
 A. 聚证
 B. 积证
 C. 胃痞
 D. 腹痛
 E. 疟疾
考点：积与聚的主症特点和病机的异同点
解析：积证与聚证都以腹内块物，腹痛为主症。分别言之，积属有形，结块固定不移，痛有定处，病在血分，是为脏病；聚属无形，包块聚散无常，痛无定处，病在气分，是为腑病。故本题选 B。

56. 积证中期的治疗原则为
 A. 行气活血
 B. 消补兼施
 C. 扶正培本
 D. 化瘀消积
 E. 疏肝理气
考点：积证的辨证论治
解析：积证治疗宜分初、中、末三个阶段：积证初期属邪实，应予消散；中期邪实正虚，应予消补兼施；后期以正虚为主，应予养正除积。故本题选 B。

57. 下列各项，不属于积证瘀血内结证的表现的是
 A. 腹部积块质软不坚，胀痛并见
 B. 腹部积块大，质地较硬
 C. 积块固定不移，隐痛或刺痛
 D. 面暗消瘦，时有寒热
 E. 纳谷减少，体倦乏力
考点：积证的辨证论治
解析：积证瘀血内结证可见腹部积块明显，质地较硬，固定不移，隐痛或刺痛，形体消瘦，纳谷减少，面色晦暗黧黑，面颈胸臂或有血痣赤缕等。故本题选 A。

58. 保和丸可用于下列除哪项以外的病证
 A. 饮食停滞型胃痛
 B. 饮食内停型胃痞
 C. 食滞痰阻型聚证
 D. 食滞肠胃型泄泻
 E. 饮食停滞型呕吐
考点：聚证的辨证论治
解析：饮食停滞型胃痛，治当消食导滞，和胃止痛，方选保和丸加减；饮食内停型胃痞，治当消食和胃，行气消痞，方选保和丸加减；食滞痰阻型聚证，治当理气化痰，导滞散结，方选六磨汤加减；食滞肠胃型泄泻，治当消食导滞，和中止泻，方选保和丸加减；饮食内停型呕吐，治当消食化滞，和胃降逆，方选保和丸加减。故本题选 C。

59. 温疟的临床特征是
 A. 发时寒热较轻
 B. 热多寒少
 C. 热少寒多
 D. 壮热不寒
 E. 但寒不热
考点：疟疾的辨证论治
解析：疟疾分为正疟、温疟、寒疟、瘴疟、劳疟。正疟的临床特征为先寒后热，寒热相当；温疟发作时热多寒少；寒疟是热少寒多；瘴疟分为热瘴和冷瘴，热瘴表现为热盛寒微或壮热不寒，冷瘴表现为寒盛热微或但热不寒；劳疟发作时寒热较轻，遇劳则发。故本题选 B。

60. 疟疾的治疗原则是
 A. 祛邪截疟
 B. 解毒除瘴
 C. 扶正截疟
 D. 祛瘀化痰软坚

E. 灭蚊截疟

考点：疟疾的辨证论治

解析：疟疾的治疗以祛邪截疟为基本治则，根据寒热的偏盛又有不同的治疗原则，温疟兼清，寒疟兼温，瘴疟宜解毒除瘴，劳疟则扶正截疟，疟母当祛瘀化痰软坚。故本题选 A。

61. 水肿发病涉及的脏腑是

A. 心、肝、脾
B. 肝、脾、肾
C. 肺、脾、肾
D. 脾、肾、心
E. 肾、心、肺

考点：水肿的病机 ★

解析：肺失宣降，不能通调水道；脾失健运，不能转输水液；肾失开合，不能化气行水；三焦气化不利，水液代谢失常，溢于肌表而为水肿，所以水肿发病与肺、脾、肾关系密切。故本题选 C。

62. 水肿风水相搏证的表现，下列哪项除外

A. 伴恶寒、发热
B. 肢节酸楚，小便不利
C. 伴咽喉红肿疼痛
D. 皮肤光亮，尿少色赤，身发疮痍
E. 眼睑浮肿，波及四肢

考点：水肿的辨证论治 ★

解析：水肿风水相搏证因风邪袭表，肺气闭塞，通调失职，风遏水阻表现为眼睑浮肿，继则四肢及全身皆肿，来势迅速，多有恶寒、发热，肢节酸楚，小便不利等症。偏于风热者，伴咽喉红肿疼痛，舌质红，脉浮滑数。偏于风寒者，兼恶寒、咳喘，舌苔薄白，脉浮滑或浮紧。故本题选 D。

63. 尿血与血淋的鉴别，主要在于

A. 尿色的深浅
B. 尿量的多少
C. 尿味的情况
D. 有无尿痛
E. 有无排尿困难

考点：淋证的鉴别诊断 ★

解析：血淋与尿血都有小便出血的表现，但血淋是溺血而痛，尿血无尿痛的表现。故本题选 D。

64. 治疗淋证之气淋，应首选的方剂是

A. 小蓟饮子
B. 无比山药丸

C. 八正散
D. 沉香散
E. 程氏萆薢分清饮

考点：淋证的辨证论治 ★

解析：淋证之气淋病机为气机郁结，膀胱气化不利，治宜理气疏导，通淋利尿，方用沉香散。小蓟饮子主治血淋，无比山药丸主治劳淋，八正散主治热淋，程氏萆薢分清饮主治膏淋。故本题选 D。

65. 石淋的治法是

A. 健脾益气，升清固摄
B. 清热利湿，分清泄浊
C. 清热利湿，排石通淋
D. 清热通淋，凉血止血
E. 理气疏导，通淋利尿

考点：淋证的辨证治法 ★

解析：石淋的病机为湿热蕴结下焦，尿液煎熬成石，膀胱气化失司。症见尿中夹砂石，排尿涩痛，或排尿时突然中断，尿道窘迫疼痛，少腹拘急，往往突发，一侧腰腹绞痛难忍，甚则牵及外阴，尿中带血，舌红苔薄黄，脉弦或带数。治宜清热利湿，排石通淋。清热利湿，分清泄浊为膏淋的治法；理气疏导，通淋利尿为气淋的治法。故本题选 C。

66. 治疗淋证之膏淋，应首选的方剂是

A. 小蓟饮子
B. 无比山药丸
C. 八正散
D. 石韦散
E. 程氏萆薢分清饮

考点：淋证的辨证论治 ★

解析：膏淋病机为湿热下注，阻滞络脉，脂汁外溢，治宜清热利湿，分清泄浊，方选程氏萆薢分清饮加减。石韦散主治石淋。余参见64题。故本题选 E。

67. 癃闭的辨证要点首辨

A. 缓急
B. 脏腑
C. 虚实
D. 阴阳
E. 气血

考点：癃闭的辨证论治 ★

解析：癃闭的辨证首先要判别病之虚实。因湿热蕴结、肺热气壅、温热毒邪、肝郁气滞、尿路阻塞所致者，多属实证；因脾气不升、肾阳不

足、命门火衰、气化不及州都者，多属虚证。其次要了解病情之缓急，病势之轻重。水蓄膀胱，小便闭塞不通为急病；小便量少，但点滴能出，无水蓄膀胱者为缓证。由"癃"转"闭"为病势加重，由"闭"转"癃"为病势减轻。故本题选 C。

68. 不属于郁证常见证型的是
A. 痰气郁结证
B. 心神失养证
C. 津液亏虚证
D. 肝气郁结证
E. 气郁化火证

考点：郁证的辨证论治

解析：郁证的病因总属情志所伤，发病与肝的关系最为密切，其次涉及心、脾。肝失疏泄、脾失健运、心失所养、脏腑阴阳气血失调是郁证的主要病机，故临床可见肝气郁结证，气郁化火证，痰气郁结证，心神失养证，心脾两虚证，心肾阴虚证。故本题选 C。

69. 治疗郁证之痰气郁结证，应首选
A. 甘麦大枣汤
B. 半夏厚朴汤
C. 柴胡疏肝散
D. 丹栀逍遥散
E. 小陷胸汤

考点：郁证的辨证论治★

解析：郁证痰气郁结证的病机为气郁痰凝，阻滞胸咽，治宜行气开郁，化痰散结，方选半夏厚朴汤加减。甘麦大枣汤主治郁证心神失养证；柴胡疏肝散主治郁证肝气郁结证；丹栀逍遥散主治郁证气郁化火证。故本题选 B。

70. 脏躁的代表方是
A. 柴胡疏肝散
B. 滋水清肝饮
C. 丹栀逍遥散
D. 甘麦大枣汤
E. 半夏厚朴汤

考点：郁证的辨证论治★

解析：脏躁的临床表现为精神恍惚，心神不宁，多疑易惊，悲忧善哭，喜怒无常，为营阴暗耗，心神失养之郁证；治宜甘润缓急，养心安神，方选甘麦大枣汤加减。柴胡疏肝散主治郁证肝气郁结证；滋水清肝饮主治郁证气郁化火证之热盛伤阴者；丹栀逍遥散主治郁证气郁化火证；半夏厚朴汤主治郁证痰气郁结证。故本题选 D。

71. 治疗"梅核气"，应首选方剂是
A. 柴胡疏肝散
B. 丹栀逍遥散
C. 五磨饮子
D. 半夏厚朴汤
E. 甘麦大枣汤

考点：郁证的辨证论治★

解析：《医宗金鉴·诸气治法》将郁证痰气郁结证称为"梅核气"，表现为咽中如有物梗塞，吞之不下，咯之不出，为气郁痰凝，阻滞胸咽所致，治宜行气开郁，化痰散结，方选半夏厚朴汤加减。故本题选 D。

72. 治疗紫斑阴虚火旺证，应首选
A. 知柏地黄丸
B. 无比山药丸
C. 六味地黄丸
D. 茜根散
E. 归脾汤

考点：血证的辨证论治★

解析：紫斑阴虚火旺证为虚火内炽，灼伤脉络，血溢肌腠，治宜滋阴降火，宁络止血，方选茜根散加减。知柏地黄丸主治尿血肾虚火旺证；无比山药丸主治尿血肾气不固证；六味地黄丸主治齿衄阴虚火旺证；归脾汤主治气不摄血证。故本题选 D。

73. 按痰饮停积的部位分类，饮流胁下的是
A. 痰饮
B. 支饮
C. 溢饮
D. 悬饮
E. 伏饮

考点：痰饮的分类★

解析：饮邪具有流动之性，饮留胃肠，则为痰饮；饮流胁下，则为悬饮；饮流肢体，则为溢饮；聚于胸肺，则为支饮。故本题选 D。

74. 痰饮的治疗原则是
A. 宣肺
B. 健脾
C. 温化
D. 补肾
E. 发汗

考点：痰饮的辨证论治★

解析：病痰饮者，当以温药和之，故以温阳化饮为痰饮的基本治疗原则。故本题选 C。

75. 治疗支饮寒饮伏肺证，应首选的方剂是
    A. 柴枳半夏汤
    B. 小青龙汤
    C. 香附旋覆花汤
    D. 甘遂半夏汤
    E. 金匮肾气丸
    考点：痰饮的辨证论治★
    解析：支饮寒饮伏肺证的病机为寒饮伏肺，遇感引动，肺失宣降，治宜宣肺化饮，方选小青龙汤加减。柴枳半夏汤主治悬饮邪犯胸肺证；香附旋覆花汤主治悬饮络气不和证；甘遂半夏汤主治痰饮饮留胃肠证；金匮肾气丸主治支饮脾肾阳虚证。故本题选 B。

76. 消渴的病变脏腑主要是
    A. 肝、脾、肾
    B. 脾、胃、肾
    C. 心、肝、肾
    D. 肺、脾、肾
    E. 肺、胃、肾
    考点：消渴的病机★
    解析：消渴的病机主要在于阴津亏损，燥热偏胜，以阴虚为本，燥热为标。两者互为因果，阴愈虚则燥热愈盛，燥热愈盛则阴愈虚；病变的脏腑主要在肺、胃、肾，尤以肾为关键。故本题选 E。

77. 治疗消渴胃热炽盛证，应首选
    A. 七味白术散
    B. 消渴方
    C. 玉女煎
    D. 茜根散
    E. 清中汤
    考点：消渴的辨证论治★
    解析：胃热炽盛证见多食易饥，口渴，尿多，形体消瘦，大便干燥，苔黄，脉滑实有力，为胃火内炽，胃热消谷，耗伤津液所致；治宜清胃泻火，养阴增液；方用玉女煎加减。七味白术散主治消渴气阴亏虚证；消渴方主治消渴肺热津伤证；茜根散主治紫斑阴虚火旺证；清中汤主治胃痛湿热中阻证。故本题选 C。

78. 阳虚发热的首选方剂是
    A. 金匮肾气丸
    B. 右归丸
    C. 中和汤
    D. 清骨散
    E. 归脾汤
    考点：内伤发热的辨证论治★
    解析：阳虚发热的病机为肾阳虚衰，火不归原，治宜温补阳气，引火归原，方选金匮肾气丸加减。中和汤主治内伤发热之痰湿郁证；清骨散主治阴虚发热；归脾汤主治血虚发热。故本题选 A。

79. 痿证的病理因素主要是
    A. 湿、热
    B. 风、湿
    C. 燥、热
    D. 痰、瘀
    E. 寒、湿
    考点：痿证的病机★
    解析：痿证的病变部位在筋脉、肌肉，与肝、肾、肺、脾、胃关系最为密切。各种外感、内伤致病因素，引起五脏受损，精津不足，气血亏耗，进而肌肉筋脉失养，而发为痿证。病理因素为湿和热。病理性质多实少虚。故本题选 A。

80. 颤证的基本病机是
    A. 阴血不足，肝失濡养，筋脉刚劲太过
    B. 脏腑功能失调
    C. 外邪侵袭肢体，经络痹阻
    D. 肝风内动，筋脉失养
    E. 气机突然逆乱，升降乖戾，气血阴阳不相顺接
    考点：颤证的病机
    解析：颤证基本病机为肝风内动，筋脉失养。病位在筋脉，与肝、肾、脾等脏关系密切。病理因素为风、火、痰、瘀。病理性质总属本虚标实。故本题选 D。

81. 寒湿腰痛的主方是
    A. 甘姜苓术汤
    B. 金匮肾气丸
    C. 右归丸
    D. 独活寄生汤
    E. 附子汤
    考点：腰痛的辨证论治★
    解析：寒湿腰痛的病机为寒湿痹阻，滞碍气血，经脉不利，治宜散寒行湿，温经通络，方选甘姜苓术汤加减。右归丸主治肾阳虚腰痛；独活寄生汤主治寒湿腰痛，肝肾虚损，气血亏损者。故本题选 A。

82. 治疗瘀血腰痛，首选的方剂是
    A. 身痛逐瘀汤
    B. 独活寄生汤

C. 甘姜苓术汤
D. 人参养荣汤
E. 血府逐瘀汤

考点：腰痛的辨证论治★

解析：瘀血腰痛的病机为瘀血阻滞，经脉痹阻，不通则痛，治宜活血化瘀，通络止痛，方选身痛逐瘀汤加减。余参见81题。故本题选A。

【A2型题】

83. 患者恶寒较甚，发热，无汗，身楚倦怠，咳嗽，咳痰无力，舌淡苔薄白，脉浮无力。治疗应首选
    A. 杏苏散
    B. 参苏饮
    C. 荆防败毒散
    D. 银翘散
    E. 桂枝汤

考点：感冒的辨证论治★

解析：根据患者临床表现诊断为感冒之气虚感冒，治法为益气解表，首选参苏饮加减。荆防败毒散为风寒束表证首选，银翘散为风热犯表证首选。故本题选B。

84. 患者，男，40岁。咳嗽气粗，喉中有痰声，痰多质黏腻，咳吐不爽，舌质红，舌苔黄腻，脉滑数。治疗应首选
    A. 桑菊饮
    B. 桑杏汤
    C. 杏苏散
    D. 清金化痰汤
    E. 沙参麦冬汤

考点：咳嗽的辨证论治★

解析：患者以咳嗽咳痰为主症，诊断为咳嗽。痰热壅肺，肺失肃降，可见咳嗽气粗，喉中有痰声，痰多质黏腻，咳吐不爽；舌质红，舌苔黄腻，脉滑数为痰热内蕴之症，辨证属痰热郁肺证，治法为清热肃肺，豁痰止咳，方用清金化痰汤加减。桑菊饮为风热犯肺证首选，桑杏汤为风燥伤肺证首选，沙参麦冬汤为肺阴亏耗证首选。故本题选D。

85. 患者，女性，63岁，反复发作气急痰鸣三十余年。短气息促，动则为甚，吸气不利，咳痰质黏起沫，脑转耳鸣，腰酸腿软，心慌，不耐劳累，畏寒肢冷，面色苍白，舌苔淡白，质胖，脉沉细。其诊断是
    A. 哮病缓解期肺脾气虚证

B. 喘证肺气虚耗证
C. 哮病缓解期肺肾两虚证
D. 哮病发作期风痰哮证
E. 喘证肾虚不纳证

考点：哮病的诊断、辨证论治★

解析：患者反复发作气急痰鸣三十余年，诊断为哮病。哮病久发，精气亏乏，肺肾摄纳失常，气不归原，津凝为痰，可见短气息促，动则为甚，吸气不利，咳痰质黏起沫；肾阳亏虚可见畏寒肢冷，面色苍白，舌苔淡白，质胖，脉沉细。辨证为肺肾两虚证，治当补肺益肾，方选生脉地黄汤合金水六君煎加减。故本题选C。

86. 患者，男，42岁。呼吸气促，喉中哮鸣有声，胸闷如窒，口不渴，形寒怕冷，面色晦暗，舌苔白滑，脉弦紧。治疗应首选
    A. 二陈汤
    B. 麻黄汤
    C. 定喘汤
    D. 射干麻黄汤
    E. 平喘固本汤

考点：哮病的辨证论治★

解析：患者呼吸急促，喉中哮鸣有声，可判定该患者为哮病。且患者表现为形寒怕冷，应以寒邪为主，寒痰伏肺，痰升气阻而见呼吸气促，喉中哮鸣有声；寒痰闭郁，肺气不宣，而见胸闷如窒，病因于寒，内无郁热则胸闷如窒，舌苔白滑，脉弦紧皆为寒盛之象，此为寒痰引起的冷哮，应以宣肺散寒，化痰平喘为主，首选射干麻黄汤或小青龙汤加减。A 燥湿化痰，B 辛温解表，皆用于表证；C 宣肺平喘，治疗喘证；E 补肺纳肾，降气化痰，治疗虚哮证。故本题选D。

87. 陈某，男性，61岁，反复发作气急痰鸣10年余。喉中哮鸣有声，胸膈烦闷，呼吸急促，喘咳气逆，咳痰不爽，痰黏色黄，烦躁，发热，恶寒，无汗，身痛，口干欲饮，大便偏干，舌苔白腻，舌尖边红，脉弦紧。治疗应选用
    A. 定喘汤
    B. 小青龙加石膏汤
    C. 三子养亲汤
    D. 射干麻黄汤
    E. 平喘固本汤

考点：哮病的辨证论治★

解析：患者反复发作气急痰鸣10年余，喉中哮鸣有声，诊断为哮病。痰热壅肺，复感风寒，客寒包火，肺失宣降，可见胸膈烦闷，呼吸

急促，喘咳气逆，咳痰不爽，痰黏色黄，烦躁，发热，恶寒，无汗等症状，结合舌脉，辨证属寒包热哮证，当解表散寒，清化痰热，方选小青龙加石膏汤或厚朴麻黄汤加减。故本题选B。

88. 何某，男性，56岁，反复发作气急痰鸣6年余。喉中痰涎壅盛，声如拽锯，喘急胸满，但坐不得卧，咳痰黏腻难出，无明显寒热倾向，面色青暗，起病多急，常倏忽来去，发前自觉鼻、咽、眼、耳发痒，喷嚏，鼻塞，流涕，胸部憋塞，随之迅即发作，舌苔厚浊，脉滑实。其治疗的主方是

　　A. 小青龙汤
　　B. 射干麻黄汤
　　C. 定喘汤
　　D. 苏子降气汤
　　E. 三子养亲汤

考点：哮病的辨证论治★

解析：患者反复发作气急痰鸣6年余，喉中痰涎壅盛，声如拽锯，诊断为哮病。痰浊伏肺，风邪引触，肺气郁闭，升降失司，可见喉中痰涎壅盛，声如拽锯，喘急胸满，但坐不得卧，咳痰黏腻难出；风邪侵袭，可见面色青暗，起病多急，常倏忽来去，结合舌脉，辨证属风痰哮证，治当祛风涤痰，降气平喘，方选三子养亲汤加减。射干麻黄汤或小青龙汤为冷哮证首选，定喘汤为热哮证首选。故本题选E。

89. 患者，女性，56岁，咳喘10余年。一月前感受风寒后见胸膺满闷，短气喘息，咳嗽痰多，色白黏腻，肢体浮肿，恶寒，无汗，干呕，脘痞纳少，舌苔白腻，脉紧。治疗宜用

　　A. 苏子降气汤
　　B. 越婢加半夏汤
　　C. 小青龙汤
　　D. 二陈平胃散
　　E. 清金化痰汤

考点：喘证的辨证论治★

解析：根据患者症状可诊断为寒饮伏肺，复感客寒而引发的喘证，治法为发表温里，方用小青龙汤加减。故本题选C。

90. 患者喘促日久，动则喘甚，呼多吸少，气不得续，汗出肢冷，跗肿，面青唇紫，舌淡苔白，脉沉弱。其治疗应首选

　　A. 平喘固本汤
　　B. 金匮肾气丸合参蛤散
　　C. 参附汤合黑锡丹

D. 生脉散合补肺汤
E. 生脉地黄汤合金水六君煎

考点：喘证的辨证论治★

解析：患者喘促日久，动则喘甚，日久必伤正气。呼多吸少，气不得续，汗出肢冷，面青唇紫，舌淡苔白，脉沉弱，此为肾气虚的表现。因此患者属肾虚不纳型喘证，治疗以补肾纳气为主。方用金匮肾气丸合参蛤散。A补肺纳肾，降气化痰，治疗虚哮证；C治疗正虚喘脱证；D益肺养阴，治疗肺气虚耗之虚喘证；E治疗哮病缓解期之肺肾两虚证。故本题选B。

91. 患者，男，32岁。素日嗜酒，外出着凉后，始见时时振寒，发热，继而壮热汗出，烦躁不宁，咳嗽气急，咳吐腥臭黄绿色浊痰，胸满作痛，口干苦，便秘，舌红苔黄腻，脉滑数。治疗应首选

　　A. 银翘散
　　B. 千金苇茎合如金解毒散
　　C. 沙参清肺汤
　　D. 桔梗杏仁煎
　　E. 加味桔梗汤

考点：肺痈的辨证论治★

解析：肺痈主要表现为咳嗽、胸痛、发热、咳吐腥臭浊痰，甚则咳吐脓血为特征的病证，根据患者症状不难诊断为肺痈，为邪热入里，热毒内盛引起，患者咳嗽气急，咳吐腥臭浊痰处于肺痈成痈期，治以清热解毒，化瘀消痈，方选千金苇茎合如金解毒散。A用于初期，E用于溃脓期，C、D用于恢复期。故本题选B。

92. 患者，男，25岁。咳痰如米粥，痰血相兼，腥臭异常，胸中烦满而痛，身热面赤，烦渴喜饮，舌苔黄腻，舌质红，脉滑数。治法是

　　A. 燥湿化痰，理气止咳
　　B. 清肺解毒，化瘀消痈
　　C. 清肺化痰，降逆平喘
　　D. 滋阴降火
　　E. 排脓解毒

考点：肺痈的辨证论治★

解析：根据患者临床表现诊断为肺痈之溃脓期，治法为排脓解毒，首选加味桔梗煎加减。燥湿化痰，理气止咳为痰湿蕴肺证的治法。清肺解毒，化瘀消痈为成痈期的治法。清肺化痰，降逆平喘为痰热郁肺证的治法。滋阴降火为虚火灼肺证的治法。故本题选E。

93. 患者，男，27岁。干咳少痰，咳声短促，痰

中带血,五心烦热,时有盗汗,形体消瘦,胸部闷痛隐隐,舌红少苔,脉细数。其诊断是

A. 咳嗽,肺阴亏耗证
B. 肺痨,肺阴亏损证
C. 哮证,肺虚证
D. 喘证,肺虚证
E. 虚劳,肺阴虚证

考点:肺痨的诊断、辨证论治★

解析:患者干咳少痰,咳声短促,痰中带血,是肺痨的主要症状,痰少,五心烦热,盗汗,形体消瘦,胸部隐痛提示肺阴虚,舌红少苔,脉细数均为阴虚的表现。故患者可诊断为肺痨之肺阴亏损证。内伤咳嗽肺阴亏耗证主症虽也见干咳,或痰中带血丝,但并无形体消瘦,胸部闷痛隐隐等症状。哮证则以发作时喉中痰鸣有声,呼吸困难为特点。喘证则以呼吸困难,甚则张口抬肩,鼻翼扇动为特点。故本题选B。

94. 患者,女,57岁。有15年肺胀病史。1周前,劳累后出现面浮,下肢肿,呼吸喘促难续,心悸,胸脘痞闷,尿少,怕冷,纳呆,舌苔白滑,脉沉细。治疗应首选

A. 济生肾气丸
B. 真武汤
C. 实脾饮
D. 参附汤
E. 金匮肾气丸

考点:肺胀的辨证论治★

解析:患者肺胀病史日久,易损伤他脏,出现相关证候,面浮肢肿为肺脾肾阳气衰微,气不化水,水上溢于面部;呼吸喘促难续,心悸,胸脘痞闷为水凌心肺;尿少,怕冷为阳虚;水寒内盛,舌苔白滑,脉沉细皆为阳虚的表现,此为阳虚水泛引起的肺胀。治疗应用真武汤健脾益肾,化饮利水。肾气丸重在补肾,化饮利水力弱;实脾饮也可温补脾肾,但还兼有下气利水的作用,而题中患者气滞症状并不明显,故不选;参附汤重在回阳救逆,均不符。故本题选B。

95. 患者,男,54岁。胸部膨满,短气喘息,稍劳即著,咳嗽痰多,色白黏腻,畏风易汗,脘痞纳少,倦怠乏力,舌暗,苔浊腻,脉滑。治疗应首选

A. 越婢加半夏汤
B. 厚朴麻黄汤
C. 二陈平胃散合三子养亲汤
D. 二陈汤合三子养亲汤

E. 苏子降气汤合三子养亲汤

考点:肺胀的辨证论治★

解析:根据患者临床表现诊断为肺胀之痰浊壅肺证,治法为化痰降气,健脾益肺,首选苏子降气汤合三子养亲汤加减。越婢加半夏汤为肺胀之痰热郁肺证首选,厚朴麻黄汤为哮病之寒包热哮证首选,二陈平胃散合三子养亲汤为咳嗽之痰湿蕴肺证首选,二陈汤合三子养亲汤为喘证之痰浊阻肺证首选。故本题选E。

96. 患者,女,40岁。平素胆小易惊,2日前因受惊吓而心悸不宁,坐卧不安,不寐多梦,恶闻声响,食少纳呆,苔薄白,脉细弦。治疗应首选

A. 安神定志丸
B. 归脾汤
C. 甘麦大枣汤
D. 黄连温胆汤
E. 酸枣仁汤

考点:心悸的辨证论治★

解析:根据患者临床表现诊断为心悸之心虚胆怯证,治法为镇惊定志,养心安神,首选安神定志丸加减。归脾汤为心血不足证首选,黄连温胆汤为痰火扰心证首选。故本题选A。

97. 王某,男,52岁。两年来心中悸动不安,眩晕,胸闷痞满,渴不欲饮,恶心,流涎,舌淡胖,苔白滑,脉沉细而滑。治疗应首选

A. 清气化痰丸
B. 归脾汤
C. 甘麦大枣汤
D. 黄连温胆汤
E. 苓桂术甘汤

考点:心悸的辨证论治★

解析:患者两年来心中悸动不安,诊断为心悸。脾肾阳虚,水饮内停,上凌于心,扰乱心神,可见悸动不安,眩晕,胸闷痞满,渴不欲饮,恶心,流涎,舌淡胖,苔白滑,脉沉细而滑。辨证属水饮凌心证,治当振奋心阳,化气行水,宁心安神,方选苓桂术甘汤加减。归脾汤为心血不足证首选,黄连温胆汤为痰火扰心证首选。故本题选E。

98. 患者,男,35岁。心悸不宁,头晕目眩,手足心热,耳鸣腰痛,舌红少苔,脉细数。其证候是

A. 心血不足
B. 心虚胆怯
C. 心阴亏虚

D. 阴虚火旺
E. 心火内盛

考点：心悸的辨证论治★

解析：患者主症心悸不宁，伴有头晕目眩，耳鸣腰痛，提示肾阴虚手足心热，舌红少苔，脉细数，为阴虚火旺的表现。故该患者为心悸之阴虚火旺证。心血不足无手足心热；心虚胆怯以善惊易恐为特点；心火内盛伴有胸闷烦躁。故本题选D。

99. 患者，女，52岁。心悸易惊，心烦失眠，五心烦热，口干，盗汗，思虑劳心则症状加重，伴有耳鸣，腰酸，头晕目眩，舌红少津，少苔，脉细数。治疗应首选

A. 桂枝甘草龙骨牡蛎汤
B. 苓桂术甘汤
C. 天王补心丹
D. 安神定志丸
E. 桃仁红花煎

考点：心悸的辨证论治★

解析：患者主症为心悸，见心烦失眠，五心烦热，口干，盗汗，一派阴虚之象。辨证为心悸之阴虚火旺证。代表方天王补心丹合朱砂安神丸。A用于心悸心阳不振证，B用于心悸水饮凌心证，D用于心悸心虚胆怯证，E用于心悸瘀阻心脉证。故本题选C。

100. 患者，女，66岁。猝然心痛如绞，心痛彻背，喘不得卧，因气候骤冷而发作，形寒，手足不温，冷汗自出，胸闷气短，心悸，面色苍白，苔薄白，脉沉紧。辨证是

A. 寒凝心脉证
B. 气滞心胸证
C. 水饮凌心证
D. 心阳不振证
E. 喘脱危证

考点：胸痹的辨证论治★

解析：外感寒邪，寒客心脉，脉络不通，气血阻滞，运行不畅，不通则痛，故猝然心痛如绞，心痛彻背，喘不得卧；寒邪内盛，故形寒，冷汗自出；气血不达四肢，故手足不温；心阳失于温养，心动失常，故心悸；面色苍白，苔薄白，脉沉紧为寒邪内盛之象，辨证为寒凝心脉证。故本题选A。

101. 患者心悸而痛，胸闷气短，动则更甚，自汗，神倦怯寒，四肢欠温，舌质淡胖，边有齿痕，苔白腻，脉沉细迟。其证候是

A. 痰浊闭阻
B. 寒凝心脉
C. 气阴两虚
D. 心肾阳虚
E. 水饮凌心

考点：胸痹的辨证论治★

解析：心肾阳虚，胸阳不振，故见心悸而痛，胸闷气短，动则更甚，自汗。阳虚失于温煦，则四肢欠温。舌质淡胖，边有齿痕，苔白腻，脉沉细迟，亦为心肾阳虚之表现。此为胸痹之心肾阳虚证。故本题选D。

102. 患者，男，60岁。胸闷疼痛，痰多气短，肢体沉重，形体肥胖，倦怠乏力，纳呆便溏，苔浊腻，脉滑。治疗应首选

A. 瓜蒌薤白半夏汤合涤痰汤
B. 枳实薤白桂枝汤
C. 血府逐瘀汤
D. 瓜蒌薤白白酒汤
E. 柴胡疏肝散

考点：胸痹的辨证论治★

解析：患者痰多气短，肢体沉重，倦怠乏力，为痰浊壅塞，痹阻心脉之象，属胸痹之痰浊闭阻证，治以通阳泄浊、豁痰宣痹，方用瓜蒌薤白半夏汤合涤痰汤。枳实薤白桂枝汤主治寒凝心脉证。血府逐瘀汤主治心血瘀阻证。柴胡疏肝散主治气滞心胸证。故本题选A。

103. 患者不易入睡，多梦易醒，心悸健忘，神疲食少，伴头晕目眩，四肢倦怠，舌淡苔薄，脉细无力。治疗应首选

A. 酸枣仁汤
B. 归脾汤
C. 交泰丸
D. 天王补心丹
E. 安神定志丸

考点：不寐的辨证论治★

解析：患者心悸健忘，为心血虚；神疲食少，头晕目眩，四肢倦怠，为脾气虚，属不寐之心脾两虚证。治以补益心脾，养血安神，方用归脾汤。酸枣仁汤合安神定志丸主治心胆气虚之不寐；交泰丸合六味地黄丸主治心肾不交之不寐。故本题选B。

104. 患者不寐多梦，甚则彻夜不眠，急躁易怒，伴头晕头胀，目赤耳鸣，口干而苦，不思饮食，便秘赤溲，舌红苔黄，脉弦而数，治疗应首选

A. 归脾汤

B. 龙胆泻肝汤
C. 朱砂安神丸
D. 天王补心丹
E. 安神定志丸

考点：不寐的辨证论治★

解析：患者不寐多梦，甚则彻夜不眠，诊断为不寐。肝郁化火，可见急躁易怒，伴头晕头胀，目赤耳鸣，口干而苦，不思饮食，便秘赤溲，结合舌脉，辨证属肝火扰心证，治当疏肝泻火，镇心安神，方选龙胆泻肝汤加减。余参见103题。故本题选B。

105. 王某，男，58岁。近年来心烦不寐，入睡困难，心悸多梦，腰膝酸软，潮热盗汗，咽干少津，舌红少苔，脉细数。治疗此病证首选方剂是

A. 左归丸合酸枣仁汤
B. 六味地黄丸合交泰丸
C. 安神定志丸合酸枣仁汤
D. 六味地黄丸合安神定志丸
E. 右归丸合酸枣仁汤

考点：不寐的辨证论治★

解析：患者心烦不寐，入睡困难，心悸多梦，诊断为不寐。肾水亏虚，不能上济于心，心火炽盛，不能下交于肾，可见心烦不寐，心悸多梦，腰酸膝软，潮热盗汗，咽干少津，结合舌脉，辨证属心肾不交证，治当滋阴降火，交通心肾，方选六味地黄丸合交泰丸加减。故本题选B。

106. 患者头痛而胀，甚则头胀如裂，恶风，面红目赤，口渴喜饮，大便便秘，溲赤，舌尖红，苔薄黄，脉浮数。治疗首选

A. 天麻钩藤饮
B. 加味四物汤
C. 羌活胜湿汤
D. 川芎茶调散
E. 芎芷石膏汤

考点：头痛的辨证论治★

解析：患者头痛而胀，甚则头胀如裂，诊断为头痛。风热外袭，上扰清空，窍络失和，可见头痛而胀，甚则头胀如裂，恶风；面红目赤，口渴喜饮，大便便秘，溲赤均为实热之症，结合舌脉，辨证为风热头痛，治当疏风清热和络，方选芎芷石膏汤加减。天麻钩藤饮为肝阳头痛首选，加味四物汤为血虚头痛首选，羌活胜湿汤为风湿头痛首选，川芎茶调散为风寒头痛首选。故本题选E。

107. 患者眩晕，头重昏蒙，胸闷恶心，呕吐痰涎，食少多寐，舌苔白腻，脉濡滑，治疗首选的方剂是

A. 三子养亲汤
B. 贝母瓜蒌散
C. 半夏白术天麻汤
D. 小陷胸汤
E. 黄连温胆汤

考点：眩晕的辨证论治★

解析：患者眩晕，头重昏蒙，诊断为眩晕。痰浊中阻，上蒙清窍，清阳不升，可见眩晕，头重昏蒙，或伴视物旋转，胸闷恶心，呕吐痰涎，食少多寐；舌苔白腻，脉濡滑均为痰浊中阻之症，辨证为痰浊上蒙证，治当化痰祛湿，健脾和胃，方选半夏白术天麻汤加减。故本题选C。

108. 患者，男，59岁。5个月前患中风。现症：口舌歪斜，舌强语謇，左侧肢体麻木，舌紫暗，苔滑腻，脉弦滑。治法是

A. 搜风化痰，行瘀通络
B. 益气养血，化瘀通络
C. 豁痰息风，辛温开窍
D. 滋阴潜阳，息风通络
E. 息风化痰，活血通络

考点：中风的辨证论治★

解析：根据患者临床表现诊断为中风恢复期和后遗症期之风痰瘀阻证，治法为搜风化痰，行瘀通络，首选解语丹加减。益气养血，化瘀通络为气虚瘀证的治法。豁痰息风，辛温开窍为阴闭证的治法。滋阴潜阳，息风通络为阴虚风动证的治法。息风化痰，活血通络为风痰瘀阻证的治法。故本题选A。

109. 患者平素头痛眩晕，突发半身不遂，口舌歪斜，舌强语謇，口苦，尿赤便干，舌红苔黄，脉弦数。治疗应首选

A. 大秦艽汤
B. 补阳还五汤
C. 镇肝息风汤
D. 天麻钩藤饮
E. 地黄饮子

考点：中风的辨证论治★

解析：根据患者症状可诊断为中风，中经络。患者平素头痛眩晕为肝阳上亢，引动肝风，横窜经络而出现半身不遂，口舌歪斜，舌强语謇。口苦，尿赤便干，舌红苔黄，脉弦数皆为热象。此为中风中经络风阳上扰证，治宜平肝潜

阳，活血通络，首选天麻钩藤饮。大秦艽汤祛风清热，养血活血；补阳还五汤益气养血，化瘀通络，用治中风恢复期气虚络瘀证；镇肝息风汤滋阴潜阳，息风通络，用治中风中经络阴虚风动证；地黄饮子滋养肝肾，合左归丸用治中风恢复期肝肾亏虚证。故本题选 D。

110. 患者口眼歪斜，舌强语謇，半身不遂，肢体麻木，苔滑腻，舌暗紫，脉弦滑。治疗应选的方剂是

A. 解语丹
B. 补阳还五汤
C. 七福饮
D. 涤痰汤
E. 三子养亲汤

考点：中风的辨证论治★

解析：患者口眼歪斜，舌强语謇，半身不遂，肢体麻木，诊断为中风。风痰阻络，气血运行不利，故见口眼歪斜，舌强语謇，半身不遂，肢体麻木；苔滑腻，舌暗紫，脉弦滑为风痰瘀阻之症，辨证属风痰瘀阻证，治法为搜风化痰，行瘀通络，方用解语丹加减。故本题选 A。

111. 患者，男，32 岁。癫狂久延，时作时止，势已较缓，妄言妄为，呼之己能自制，但有疲惫之象，寝不安寐，焦躁，形瘦，面红而秽，口干便难，舌尖红无苔，有剥裂，脉细数。治疗应首选

A. 生铁落饮
B. 左归丸合地黄饮子
C. 羚羊角汤合安宫牛黄丸
D. 二阴煎合琥珀养心丹
E. 逍遥散合顺气导痰丸

考点：癫狂的辨证论治★

解析：根据患者临床表现诊断为狂证之火盛伤阴证，治法为育阴潜阳，交通心肾，首选二阴煎合琥珀养心丹加减。生铁落饮为狂证痰火扰神证首选，左归丸合地黄饮子为中风肝肾亏虚证首选，羚羊角汤合安宫牛黄丸为阳闭证首选，逍遥散合顺气导痰丸为癫证之痰气郁结证首选。故本题选 D。

112. 患者，男，26 岁。因遇精神刺激，突发烦躁狂乱，骂詈号叫，毁物伤人，气力逾常，不食不眠，面红目赤，小便黄，大便干，舌质红绛，苔多黄燥而垢，脉滑数。治疗应首选

A. 癫狂梦醒汤
B. 生铁落饮
C. 涤痰汤
D. 通窍活血汤
E. 二阴煎

考点：癫狂的辨证论治

解析：患者主症为遇精神刺激而突发烦躁狂乱，骂詈号叫，毁物伤人，伴不食不眠，面红目赤，小便黄，大便干，舌质红绛，苔多黄燥而垢，可知为五志化火，痰热上扰。辨证为狂证之痰火扰神证。代表方生铁落饮。A 用于狂证痰热瘀结证，E 用于狂证火盛伤阴证。故本题选 B。

113. 患者表情呆滞，沉默寡言，记忆减退，失认失算，口齿含糊，词不达意，伴腰膝酸软，肌肉萎缩，食少纳呆，气短懒言，口涎外溢，腹痛喜按，鸡鸣泄泻，舌质淡白，舌体胖大，苔少脉沉细弱，双尺尤甚。治疗应首选的方剂是

A. 七福饮
B. 归脾汤
C. 洗心汤
D. 还少丹
E. 天王补心丹

考点：痴呆的辨证论治★

解析：患者表情呆滞，沉默寡言，记忆减退，失认失算，口齿含糊，词不达意，诊断为痴呆。脾肾两虚，可见腰膝酸软，肌肉萎缩，食少纳呆，气短懒言，口涎外溢；腹痛喜按，鸡鸣泄泻，舌质淡白，舌体胖大，苔少脉沉细弱，双尺尤甚均为脾肾阳虚之症，辨证为脾肾两虚证，治当补肾健脾，益气生精，方选还少丹加减。故本题选 D。

114. 患者，男，62 岁。智能减退，记忆力和计算力明显减退，头晕耳鸣，懒惰思卧，齿枯发焦，腰酸骨软，步行艰难，舌瘦色淡，苔薄白，脉沉细弱。治疗应首选

A. 洗心汤
B. 还少丹
C. 七福饮
D. 通窍活血汤
E. 涤痰汤

考点：痴呆的辨证论治★

解析：患者主症为智能减退，记忆力和计算力明显减退，伴头晕耳鸣，懒惰思卧，齿枯发焦，腰酸骨软，步行艰难，可知肾精亏虚，髓海失养。辨证为痴呆之髓海不足证。代表方七福饮。B 用于痴呆脾肾两虚证，D 用于痴呆瘀血内阻证，E 用于痴呆痰浊蒙窍证。故本题选 C。

115. 患者，男，72岁。有健忘病史多年。如今计算力、定向力明显减退，神情呆钝，词不达意，头晕耳鸣，腰酸骨软，舌瘦色淡，苔薄白，脉沉细弱。其治疗首选的方剂是

A. 补肾健脾，益气生精
B. 补益心肾，潜阳安神
C. 补益气血，健脾宁心
D. 补肾益髓，填精养神
E. 理气解郁，化痰醒神

考点：痴呆的辨证论治★

解析：根据患者临床辨证诊断为痴呆之髓海不足证，治法为补肾益髓，填精养神，首选七福饮加减。补肾健脾，益气生精为脾肾两虚证的治法。补益心肾，潜阳安神为心神亏虚证的治法。补益气血，健脾宁心为心脾两虚证的治法。理气解郁，化痰醒神为痰气郁结证的治法。故本题选 D。

116. 患者，男，45岁。反复胃脘疼痛10年，近2天胃脘疼痛，似刀割，痛有定处，按之痛甚，痛时持久，食后加剧，入夜尤甚，黑便，舌质紫暗，脉涩。治疗应首选

A. 补气运脾汤
B. 失笑散合丹参饮
C. 少腹逐瘀汤
D. 益胃汤
E. 清中汤

考点：胃痛的辨证论治★

解析：根据患者临床表现诊断为胃痛之瘀血停胃证，治法为化瘀通络，理气和胃，首选失笑散合丹参饮加减。补气运脾汤为气虚阳微证首选，少腹逐瘀汤为腹痛瘀血内停证首选，益胃汤为胃阴不足证首选，清中汤为湿热中阻证首选。故本题选 B。

117. 患者胃痛隐隐，喜温喜按，空腹痛甚，得食痛减，神疲乏力，大便溏薄，舌淡苔白，脉虚弱。其治法是

A. 散寒止痛
B. 除湿散寒
C. 温中健脾
D. 温胃止泻
E. 温补脾肾

考点：胃痛的辨证论治★

解析：患者症状以虚证为主，且喜温喜按为虚寒之症，神疲乏力，大便溏薄为脾虚不运，此可辨证为脾胃虚寒，治疗应温中健脾，和胃止

痛。故本题选 C。

118. 患者胃痛暴作，恶寒喜暖，脘腹得温则痛减，口和不渴，喜热饮，舌苔薄白，脉弦紧。治疗应首选

A. 藿朴夏苓汤
B. 理中汤
C. 小建中汤
D. 黄芪建中汤
E. 良附丸

考点：胃痛的辨证论治★

解析：患者胃痛，恶寒喜暖，得温痛减，为寒邪客胃证，治宜温胃散寒，行气止痛，应用良附丸。A解表化湿，B、C、D温中力皆不及良附丸，且建中类以补虚为主。故本题选 E。

119. 患者，女，59岁。胃痛时作，喜温喜按，空腹痛甚，得食痛减，纳差，大便溏薄，舌淡苔白，脉虚弱。治疗应首选

A. 一贯煎
B. 左归丸
C. 化肝煎
D. 黄芪建中汤
E. 龙胆泻肝汤

考点：胃痛的辨证论治★

解析：患者以胃痛为主症，因脾胃虚，故喜温喜按，得食痛减；脾虚不运，故纳差便溏；舌淡苔白，脉虚弱，为脾胃虚寒之象。可知证候为脾胃虚寒。治法为温中健脾，和胃止痛，方用黄芪建中汤。故本题选 D。

120. 患者以胃脘痞塞，满闷不舒为主，按之柔软，压之不痛，望无胀形。发病缓慢，时轻时重，反复发作，病程漫长。多因饮食、情志、起居、寒温等因素诱发。其诊断是

A. 胃痛
B. 鼓胀
C. 胃痞
D. 胸痹
E. 结胸

考点：胃痞的诊断★

解析：胃痞指胸腔部痞塞满闷，而外无胀急之形。胃痛以疼痛为主症；鼓胀以腹部胀大如鼓，皮色苍黄，脉络暴露为主症；胸痹以胸闷、胸痛、短气为主症，结胸以心下至小腹硬满而痛、拒按为主症。故本题选 C。

121. 患者脘腹痞闷，嘈杂不舒，恶心呕吐，口干不欲饮，口苦，纳少，舌红苔黄腻，脉滑数。

治疗应首选
    A. 连朴饮
    B. 保和丸
    C. 二陈平胃汤
    D. 越鞠丸
    E. 益胃汤

考点：胃痞的辨证论治★

解析：患者主症为脘腹痞闷，嘈杂不舒，见恶心呕吐，口干不欲饮，口苦，纳少，可知有湿热阻于脾胃，气机不利。辨证为胃痞之湿热阻胃证。代表方连朴饮。B用于胃痞饮食内停证，C用于胃痞痰湿中阻证，D用于胃痞肝胃不和证，E用于胃痞胃阴不足证，另有补中益气汤用于胃痞脾胃虚弱证。故本题选A。

122. 患者脘腹痞闷，胸胁胀满，心烦易怒，善太息，呕恶嗳气，大便不爽，舌质淡红，苔薄白，脉弦，首选的方剂是
    A. 保和丸
    B. 龙胆泻肝汤
    C. 越鞠丸合枳术丸
    D. 补中益气汤
    E. 泻心汤合连朴饮

考点：胃痞的辨证论治★

解析：患者脘腹痞闷，胸胁胀满，诊断为胃痞。肝气犯胃，胃气郁滞，可见心烦易怒，善太息，呕恶嗳气，大便不爽；舌质淡红，苔薄白，脉弦均为肝郁气滞之症，辨证为肝胃不和证，当疏肝解郁，和胃消痞，方选越鞠丸合枳术丸加减。余参见121题。故本题选C。

123. 患者，女，29岁。外感后，突发呕吐，恶寒头痛，胸脘满闷，舌苔白腻，脉濡缓。治疗应首选
    A. 左金丸
    B. 白虎汤
    C. 小柴胡汤
    D. 藿香正气散
    E. 龙胆泻肝汤

考点：呕吐的辨证论治★

解析：患者外感后急性起病，伴恶寒头痛、胸脘满闷为表邪犯胃之象。据此可诊断为外邪犯胃型呕吐，治宜疏邪解表，化浊和中。选方藿香正气散。左金丸治疗肝气犯胃之吐酸热证；白虎汤治疗实热证；小柴胡汤治疗少阴病变；龙胆泻肝汤泄肝胆实火。以上均无解表之功，无和胃之力。故本题选D。

124. 患者呕吐清水痰涎，脘闷不食，头晕心悸，舌苔白腻，脉滑。其证候是
    A. 饮食停滞
    B. 痰饮中阻
    C. 气滞痰阻
    D. 食积痰阻
    E. 气滞食积

考点：呕吐的辨证论治★

解析：呕吐清水痰涎，脘闷不食为脾不运化，痰饮内停，胃气上逆；头晕为水饮上犯，清阳不展；心悸为水饮凌心；舌苔白腻，脉滑都为痰饮内停之证。此为痰饮内停引起的呕吐。辨证为痰饮中阻证。故本题选B。

125. 患者恶心呕吐，食欲不振，食入难化，脘部痞闷，大便不畅，舌淡胖，苔薄，脉细，首选的方剂是
    A. 小半夏汤
    B. 四七汤
    C. 麦门冬汤
    D. 香砂六君子汤
    E. 理中汤

考点：呕吐的辨证论治★

解析：患者恶心呕吐，食欲不振，诊断为呕吐。脾胃气虚，纳运无力，胃虚气逆，可见恶心呕吐，食欲不振，食入难化，脘部痞闷，大便不畅；舌淡胖，苔薄，脉细均为气虚之症，辨证属脾胃气虚证，治当健脾益气，和胃降逆，方选香砂六君子汤加减。小半夏汤为痰饮中阻证首选，四七汤为肝气犯胃证首选，麦门冬汤为胃阴不足证首选，理中汤为脾胃阳虚证首选。故本题选D。

126. 患者恶心呕吐，食欲不振，食入难化，脘部痞闷，大便不畅，舌淡胖，苔薄，脉细。辨证是
    A. 痰气交阻证
    B. 脾胃阳虚证
    C. 饮食积滞证
    D. 脾胃气虚证
    E. 胃阴不足证

考点：呕吐的辨证论治★

解析：胃虚气逆，故恶心呕吐；脾胃气虚，纳运无力，故食欲不振，食入难化，脘部痞闷，大便不畅；脾虚失于运化水液，水湿不运，故舌淡胖；苔薄，脉细为脾胃气虚之象，辨证为脾胃气虚证。故本题选D。

127. 患者，男，60岁。饮食难下，下而复吐出，呕吐物如赤豆汁，胸膈疼痛，肌肤枯槁，形体消瘦，舌质紫暗，脉细涩。其证候是

A. 痰气交阻
B. 瘀血内结
C. 津亏热结
D. 气虚阳微
E. 肝肾阴虚

考点：噎膈的辨证论治★

解析：饮食难下，下而复吐出，诊断为噎膈。瘀血内结，阻于食道或胃口，故胸膈疼痛，饮食难下，下而复吐出，瘀热伤络，血渗脉外，故吐出物如赤豆汁。瘀血内阻，肌肤失养，故肌肤枯槁，长期饮食不入，故形体消瘦。舌质紫暗，脉细涩，均为瘀血内阻之象。故证候诊断为瘀血内结证。故本题选 B。

128. 患者呃逆，呃声沉缓有力，胸膈及胃脘不舒，得热则减，遇寒更甚，进食减少，喜食热饮，口淡不渴，舌淡白润，脉迟缓，首选的方剂是

A. 补中益气汤
B. 吴茱萸汤
C. 理中丸
D. 丁香散
E. 竹叶石膏汤

考点：呃逆的辨证论治★

解析：寒蓄中焦，气机不利，胃气上逆，可见呃声沉缓有力，胸膈及胃脘不舒；得热则减，遇寒更甚，舌苔白润，脉沉缓等为寒邪内停之症，辨证属胃寒气逆证，治当温中散寒，降逆止呃，方选丁香散加减。理中丸为脾胃阳虚证首选，竹叶石膏汤为胃火上逆证首选。故本题选 D。

129. 患者，男，42岁。呃逆频作，声音洪亮有力，冲逆而出，口臭烦渴，多喜冷饮，脘腹满闷，大便秘结，舌苔黄燥，脉滑数。治疗应首选

A. 竹叶石膏汤
B. 益胃汤
C. 凉膈散
D. 小承气汤
E. 泻心汤

考点：呃逆的辨证论治★

解析：该患者呃逆声音有力，应为实证，同时口臭烦渴，多喜冷饮，大便秘结，舌燥苔黄，脉滑数，是胃腑积热的表现，应属胃火上逆证，

方用竹叶石膏汤。益胃汤主治胃阴不足；凉膈散主治上、中二焦积热；小承气汤主治大便秘结；泻心汤清热，无止呃之功。故本题选 A。

130. 患者脘腹胀满疼痛，拒按，嗳腐吞酸，厌食呕恶，痛而欲泻，泻后痛减，舌苔厚腻，脉滑实，其首选的方剂是

A. 大承气汤
B. 丁香散
C. 益胃汤
D. 保和丸
E. 枳实导滞丸

考点：腹痛的辨证论治★

解析：患者脘腹胀满疼痛明显，诊断为腹痛。食滞内停，运化失司，胃肠不和，可见腹痛拒按，嗳腐吞酸，厌食呕恶等症，结合舌脉，辨证属饮食积滞证，治当消食导滞，理气止痛。方选枳实导滞丸加减。故本题选 E。

131. 患者泄泻清稀，脘闷食少，腹痛肠鸣，恶寒，发热，头痛，肢体酸痛，舌苔白腻，脉濡缓，首选的方剂是

A. 四神丸
B. 藿香正气散
C. 胃苓汤
D. 参苓白术散
E. 补中益气汤

考点：泄泻的辨证论治★

解析：寒湿内盛，脾失健运，清浊不分，可见泄泻清稀，脘闷食少，腹痛肠鸣；兼有外感风寒，可见恶寒，发热，头痛，肢体酸痛，结合舌脉，辨证属寒湿内盛证，治当散寒化湿，方选藿香正气散加减。四神丸为肾阳虚衰证首选，参苓白术散为脾胃虚弱证首选。故本题选 B。

132. 患者，男，21岁。泄泻、腹痛2天。泻下急迫，粪色黄褐，气味臭秽，肛门灼热，烦热口渴，小便短黄，舌质红，苔黄腻，脉滑数。辨证是

A. 湿热痢
B. 湿热伤中证
C. 寒邪内阻证
D. 津亏热结证
E. 食滞肠胃证

考点：泄泻的辨证论治★

解析：湿热壅滞，损伤脾胃，传化失常，故泄泻、腹痛；湿热内迫肠道，大肠传导失常，故泄泻，泻下急迫；湿热蕴结，热迫津液随湿浊下

注,故粪色黄褐,气味臭秽,肛门灼热;热盛伤津,故烦热口渴,小便短黄;舌质红,苔黄腻,脉滑数为湿热内蕴之象,辨证为湿热伤中证。故本题选B。

133. 患者腹痛阵阵,痛而拒按,便后腹痛暂缓,痢下赤白脓血,黏稠如胶冻,腥臭,肛门灼热,小便短赤,舌苔黄腻,脉滑数。治疗应首选

　　A. 连理汤
　　B. 不换金正气散
　　C. 真人养脏汤
　　D. 芍药汤
　　E. 葛根芩连汤
　　考点:痢疾的辨证论治★
　　解析:患者主症为痢下赤白脓血,黏稠如胶冻,腥臭,见肛门灼热,小便短赤,舌苔黄腻,脉滑数,可知为湿热蕴结肠道,辨病为痢疾之湿热痢,治法为清肠化湿,调和气血,方用芍药汤加减。连理汤为休息痢首选,不换金正气散为寒湿痢首选,真人养脏汤为虚寒痢首选。故本题选D。

134. 患者痢下赤白清稀,无腥臭,滑脱不禁,肛门坠胀,便后更甚,腹部隐痛,缠绵不已,喜温喜按,形寒畏冷,四肢不温,食少神疲,腰膝酸软,舌淡苔薄白,脉沉细弱,其证型为

　　A. 虚寒痢
　　B. 湿热痢
　　C. 疫毒痢
　　D. 阴虚痢
　　E. 休息痢
　　考点:痢疾的辨证论治★
　　解析:脾肾阳虚,寒湿内生,阻滞肠腑,可见痢下赤白清稀,滑脱不禁,肛门坠胀;喜温喜按,形寒畏冷,四肢不温,舌淡苔薄白,脉沉细弱等表现均为虚寒之症,辨证属虚寒痢。故本题选A。

135. 患者大便秘结,欲便不得,嗳气频作,胸胁痞满,重则腹中胀痛,纳食减少,舌苔薄腻,脉弦。治疗应首选

　　A. 四磨汤
　　B. 四逆散
　　C. 六磨汤
　　D. 四七汤
　　E. 柴胡疏肝散
　　考点:便秘的辨证论治★
　　解析:嗳气频作,胸胁痞满,腹中胀痛为腑气不通而上逆;纳食减少为脾气不运;舌苔薄腻,脉弦为气机阻滞之象,此为气秘,应用六磨汤顺气行滞。四磨汤行气降逆,宽胸散结;四逆散透邪解郁,疏肝理气;四七汤理气化痰;柴胡疏肝散疏肝理气。故本题选C。

136. 患者大便并不干硬,虽有便意,但排便困难,用力努挣则汗出短气,便后乏力,面白神疲,肢倦懒言,舌淡苔白,脉弱,其治法是

　　A. 养血润燥
　　B. 益气润肠
　　C. 滋阴通便
　　D. 温阳通便
　　E. 顺气导滞
　　考点:便秘的辨证论治★
　　解析:患者排便困难,诊断为便秘。脾肺气虚,传送无力,可见大便并不干硬,虽有便意,但排便困难。气虚可见汗出短气,便后乏力,面白神疲,肢倦懒言,舌淡苔白,脉弱,辨证属气虚秘,治当益气润肠,方选黄芪汤加减。故本题选B。

137. 患者,男,55岁。3个月前因胸胁部撞伤后,而出现胁肋刺痛,痛有定处,入夜痛甚,舌质紫暗,脉沉涩。治疗应首选

　　A. 复元活血汤
　　B. 少腹逐瘀汤
　　C. 膈下逐瘀汤
　　D. 调营饮
　　E. 香附旋覆花汤
　　考点:胁痛的辨证论治★
　　解析:胸胁部撞伤后,胁肋刺痛,痛有定处,入夜痛甚,舌质紫暗,脉沉涩,为外伤瘀血停着之表现。辨证为瘀血阻络证。治以祛瘀通络,方用复元活血汤或血府逐瘀汤。故本题选A。

138. 黄疸患者,身目俱黄,黄色鲜明,恶心欲吐,发热口渴,口干而苦,小便短赤,舌苔薄黄腻,脉弦滑。治疗应首选

　　A. 大柴胡汤
　　B. 小柴胡汤
　　C. 麻黄连翘赤小豆汤
　　D. 茵陈蒿汤
　　E. 甘露消毒丹
　　考点:黄疸的辨证论治★
　　解析:黄疸黄色鲜明可知为阳黄,湿热熏蒸,困遏脾胃,壅滞肝胆,胆汁泛溢,则见身目

俱黄，发热口渴，口干而苦，恶心呕吐，小便短赤，舌苔薄黄腻，脉弦滑。辨证为热重于湿证。方选茵陈蒿汤。大柴胡汤为胆腑郁热证首选，甘露消毒丹为湿重于热证首选。故本题选 D。

139. 患者突发黄疸，迅速加深，其色如金，皮肤瘙痒，高热口渴，胁痛胀满，神昏谵语，烦躁抽搐，舌质红绛，舌黄而燥，脉弦滑，其治法为
  A. 清热解毒，凉血开窍
  B. 利湿化浊运脾，佐以清热
  C. 清热通腑，利湿退黄
  D. 疏肝泄热，利胆退黄
  E. 利湿清热，以除余邪
  考点：黄疸的辨证论治★
  解析：根据患者临床表现，诊断为黄疸。湿热疫毒炽盛，故见黄疸色如金黄，皮肤瘙痒，高热口渴；热入营血，内陷心肝，故见胁痛胀满，神昏谵语，烦躁抽搐；舌质红绛，舌黄而燥，脉弦滑为湿热疫毒炽盛的表现，辨证为疫毒炽盛证，治宜清热解毒，凉血开窍。故本题选 A。

140. 患者面目及肌肤淡黄，甚则晦暗不泽，肢软乏力，心悸气短，大便溏薄，舌质淡，苔薄，脉濡细，其证候是
  A. 中脏虚寒证
  B. 湿热留恋证
  C. 阴黄脾虚湿滞证
  D. 阳黄湿重于热证
  E. 阴黄寒湿阻遏证
  考点：黄疸的辨证论治★
  解析：患者面目及肌肤淡黄，甚则晦暗不泽，辨病为阴黄。黄疸日久，脾血亏虚，湿滞残留，则见面目及肌肤淡黄，甚则晦暗不泽，肢软乏力，心悸气短，大便溏薄，舌质淡，苔薄，脉濡细。辨证为脾虚湿滞证。故本题选 C。

141. 患者身目俱黄，黄色鲜明，发热口渴，心中懊憹，腹部胀闷，口干而苦，恶心呕吐，小便短少黄赤，大便秘结，舌苔黄腻，脉弦数。治法是
  A. 利湿化浊退黄，佐以清热
  B. 疏肝泄热，利胆退黄
  C. 清热解毒，凉血开窍
  D. 清热通腑，利湿退黄
  E. 清热利湿
  考点：黄疸的辨证论治★
  解析：根据患者临床表现诊断为黄疸阳黄之热重于湿证，治法为清热通腑，利湿退黄，首

选茵陈蒿汤加减。利湿化浊退黄，佐以清热为热重于湿证的治法。疏肝泄热，利胆退黄为胆腑郁热证的治法。清热解毒，凉血开窍为疫毒炽盛证（急黄）的治法。清热利湿为湿热留恋证的治法。故本题选 D。

142. 患者，女，48 岁。两胁下积块 5 年，积块坚硬，隐痛，饮食大减，肌肉瘦削，神倦乏力，面色黧黑，舌质淡紫，脉细数。治疗应首选
  A. 六磨汤
  B. 膈下逐瘀汤合六君子汤
  C. 柴胡疏肝散合胃苓汤
  D. 海藻玉壶汤
  E. 八珍汤合化积丸
  考点：积证的辨证论治★
  解析：根据患者临床表现诊断为积证之正虚瘀结证，治法为补益气血，化瘀消积，首选八珍汤合化积丸加减。六磨汤为聚证食滞痰阻证首选，膈下逐瘀汤合六君子汤为积证瘀血内结证首选，柴胡疏肝散合胃苓汤为鼓胀气滞湿阻证首选，海藻玉壶汤为瘿病痰结血瘀证首选。故本题选 E。

143. 患者胁下结块，隐痛、刺痛不适，胸胁胀闷，面颈部见有赤丝红纹，舌有紫斑，脉涩。治疗宜首选
  A. 茵陈术附汤
  B. 黄芪建中汤
  C. 大柴胡汤
  D. 膈下逐瘀汤合六君子汤加减
  E.《千金》犀角散
  考点：积证的辨证论治
  解析：患者胁下结块，隐痛、刺痛不适，诊断为积证；瘀血内结，故见胁下结块，隐痛、刺痛不适；肝病日久，则见胸胁胀闷，面颈部见有赤丝红纹，舌有紫斑，脉涩；辨证属积证之瘀血内结证，治法为祛瘀软坚，佐以扶正健脾，方选膈下逐瘀汤合六君子汤加减。故本题选 D。

144. 患者，男，60 岁。腹胀大如鼓，按之如囊裹水，有波动感。应首先考虑的是
  A. 水饮
  B. 胃痞
  C. 积证
  D. 水鼓
  E. 内痈
  考点：鼓胀的诊断★
  解析：水鼓指腹中积水。胃痞多指胸腔部痞

塞满闷，而外无胀急之形，排除 B；积证为腹内结块，触之有形，固定不移，排除 C；内痈，系脏腑之生痈疽者，排除 E。故本题选 D。

145. 患者腹大坚满绷急，腹胀拒按，烦热口苦，渴不欲饮，小便赤涩，大便溏垢，面目肌肤发黄，舌边尖红，苔黄腻，脉弦数。治疗应首选

A. 实脾饮
B. 调营饮
C. 柴胡疏肝散合胃苓汤
D. 济生肾气丸
E. 中满分消丸

考点：鼓胀的辨证论治★

解析：患者主症为腹大坚满绷急，见腹胀拒按，烦热口苦，渴不欲饮，小便赤涩，大便溏垢，面目肌肤发黄，舌边尖红，苔黄腻，可知为湿热壅盛，蕴结中焦，浊水内停。诊断为鼓胀之水热蕴结证，治法为清热利湿，攻下逐水，方用中满分消丸合茵陈蒿汤加减。实脾饮为水湿困脾证首选，调营饮为瘀结水留证首选，柴胡疏肝散合胃苓汤为气滞湿阻证首选，济生肾气丸为阳虚水盛证首选。故本题选 E。

146. 患者，女，29 岁。颈前喉结两旁结块肿大，质软不痛，颈部觉胀，胸闷，喜太息，病情常随情志波动，苔薄白，脉弦。治疗应首选

A. 栀子清肝汤合消瘰丸
B. 天王补心丹
C. 一贯煎
D. 四海舒郁丸
E. 海藻玉壶汤

考点：瘿病的辨证论治

解析：根据患者临床表现诊断为瘿病之气郁痰阻证，治法为理气舒郁，化痰消瘿，首选四海舒郁丸加减。栀子清肝汤合消瘰丸为肝火旺盛证首选，天王补心丹或一贯煎为心肝阴虚证首选，海藻玉壶汤为痰结血瘀证首选。故本题选 D。

147. 患者倦怠乏力，短气懒言，食少消瘦，面色萎黄，遇劳则复发疟疾，寒热时作，舌质淡，脉细无力。治疗应首选

A. 鳖甲煎丸
B. 何人饮
C. 不换金正气散
D. 白虎加桂枝汤
E. 柴胡截疟饮

考点：疟疾的辨证论治

解析：患者主症为遇劳则复发疟疾，寒热时作，见倦怠乏力，短气懒言，食少消瘦，面色萎黄，可知为疟邪久留，气血耗伤，辨证为劳疟，方用何人饮。C 用于冷瘴，D 用于温疟，E 用于正疟。故本题选 B。

148. 患者眼睑浮肿，继则四肢及全身皆肿，多有恶寒，发热，肢节酸楚，小便不利，咳喘。若经治疗后表证渐解，但仍见身重而水肿不退，则其治法为

A. 疏风清热，宣肺利水
B. 运脾化湿，通阳利水
C. 宣肺解毒，利湿消肿
D. 健脾温阳利水
E. 温肾助阳，行气利水

考点：水肿的辨证论治★

解析：患者眼睑浮肿，继则四肢及全身皆肿，诊断为水肿。风邪外袭，肺气失宣不能通调水道，下输膀胱，则小便不利，全身浮肿；风邪与水液相搏，风助水势，则水肿起于面目，继则四肢及全身皆肿；邪在肌表，卫外的阳气受到遏制，故可见恶寒，发热，肢节酸楚，水气侵犯肺脏，宣降功能失职，可见咳喘。辨证属风水相搏证，治宜疏风清热，宣肺行水，若表证渐解，身重而水肿不退者，则属水湿内侵，脾气受困，脾阳不振，治宜运脾化湿，通阳利水。故本题选 B。

149. 患者遍体浮肿，皮肤绷急光亮，胸脘痞闷，烦热口渴，小便短赤，大便干结，舌红，苔黄腻，脉沉数，其治法是

A. 温肾助阳，化气行水
B. 疏风清热，宣肺利水
C. 运脾化湿，利湿消肿
D. 健脾温阳利水
E. 分利湿热

考点：水肿的辨证论治★

解析：患者遍体浮肿，皮肤绷急光亮，诊断为水肿；水湿之邪，郁而化热，或湿热之邪壅于肌肤经髓之间，故见遍体浮肿，皮肤绷急光亮；由于湿热壅滞三焦，气机通降失常，故见胸脘痞闷；若热邪偏重者，津液被耗，故见烦热口渴，小便短赤，大便干结。苔黄腻，脉沉数均为湿热之症，辨证属湿热壅盛证，治宜分利湿热。故本题选 E。

150. 患者小便频数短涩，灼热刺痛，尿色黄赤，少腹拘急胀痛，口苦、呕恶，大便秘结，苔黄

腻，脉滑数，首选的方剂是
 A. 程氏萆薢分清饮
 B. 石韦散
 C. 归脾汤
 D. 小蓟饮子
 E. 八正散
考点：淋证的辨证论治★
解析：患者小便频数短涩，诊断为淋证；湿热蕴结下焦，膀胱气化失司，故见小便频数短涩，灼热刺痛，尿色黄赤；若湿热内蕴，邪正相争，可见口苦、呕恶，热甚波及大肠，则见大便秘结；苔黄腻，脉滑数，均为湿热之症。故辨证为热淋，治宜清热利湿通淋，方选八正散加减。余参见64、66题。故本题选E。

151. 患者膏淋病久不已，反复发作，淋出如脂，涩痛不甚，形体日见消瘦，头昏无力，腰膝酸软，舌淡，苔腻，脉细无力。治疗首选
 A. 金匮肾气丸
 B. 七味都气丸
 C. 补中益气汤
 D. 程氏萆薢分清饮
 E. 膏淋汤
考点：淋证的辨证论治★
解析：患者膏淋病久不已，反复发作，淋出如脂，诊断为膏淋虚证；膏淋日久反复不愈，脾肾两虚，气不固摄，故见淋出如脂，涩痛不甚，形体日见消瘦，头昏无力，腰膝酸软，舌淡等虚症。治宜益肾固涩，方选膏淋汤。故本题选E。

152. 患者小便点滴不畅，烦渴欲饮，咽干咳嗽，舌苔薄黄，脉数。治疗应首选
 A. 八正散
 B. 济生肾气丸
 C. 沉香散
 D. 代抵当丸
 E. 清肺饮
考点：癃闭的辨证论治★
解析：根据患者临床表现诊断为癃闭之肺热壅盛证，治法为清泄肺热，通利水道，首选清肺饮加减。八正散为膀胱湿热证首选，沉香散为肝郁气滞证首选，代抵当丸为浊瘀阻塞证首选，济生肾气丸为肾阳衰惫证首选。故本题选E。

153. 患者情绪不宁，急躁易怒，胸胁胀满，口苦而干，头痛、目赤、耳鸣，嘈杂吞酸，大便秘结，舌质红，苔黄，脉弦数，其证型是
 A. 痰气郁结证

B. 气滞血瘀证
 C. 气郁化火证
 D. 肝气郁结证
 E. 心肾阴虚证
考点：郁证的辨证论治★
解析：患者情绪不宁，急躁易怒，诊断为郁证；肝气郁结疏泄不利，可见胸胁胀满；肝郁日久化火，故见情绪不宁，急躁易怒，口苦而干，若火上炎，扰乱清空，则见头痛、目赤、耳鸣，肝火犯胃则见嘈杂吞酸；舌质红，苔黄，脉弦数均为气郁化火之象；故辨证为气郁化火证。故本题选C。

154. 患者鼻衄，血色鲜红，口渴欲饮，鼻干，口干臭秽，烦躁，便秘，舌红，苔黄，脉数，其证型为
 A. 燥热伤肺
 B. 阴虚火旺
 C. 肝火上炎
 D. 胃热炽盛
 E. 热邪犯肺
考点：血证的辨证论治★
解析：胃热亢盛，上炎犯肺，迫血外溢，上出肺窍，或上扰阳明经脉，则见鼻衄，血色鲜红；胃火上熏则见鼻干，口干臭秽；热扰心神则见烦躁；热伤津液则见口渴欲饮，便秘，舌红，苔黄，脉数为胃中有热之象，故辨证为胃热炽盛证。故本题选D。

155. 患者小便短赤灼热，尿血鲜红，心烦口渴，舌红，脉数。其证候是
 A. 肾气不固
 B. 下焦湿热
 C. 脾不统血
 D. 肾虚火旺
 E. 气虚不摄
考点：血证的辨证论治★
解析：患者诊断为尿血，血尿颜色鲜红，伴有心烦口渴，舌红，脉数，这些表现皆为热象，且无虚象，此为下焦湿热，热邪损伤膀胱之络而致尿血。热伤津液则心烦口渴；舌红，脉数为热盛之症。肾气不固之尿血血色淡红，伴有头晕耳鸣，腰膝酸痛；脾不统血之尿血常兼见食少体倦乏力，面色不华；肾虚火旺之尿血伴有头晕耳鸣，颧红潮热。故本题选B。

156. 患者久病尿血，体倦乏力，气短声低，面色不华，舌质淡，脉弱。治疗应首选

102

A. 知柏地黄丸
B. 无比山药丸
C. 小蓟饮子
D. 归脾汤
E. 十灰散

考点：血证的辨证论治★

解析：患者诊断为尿血。体倦乏力，气短声低，面色不华皆因脾虚，辨证为脾不统血证。治宜补中健脾，益气摄血，方用归脾汤。知柏地黄丸用于肾虚火旺之尿血；无比山药丸用于肾气不固之尿血；小蓟饮子用于下焦湿热之尿血。故本题选 D。

157. 患者，男，39 岁。便血色红黏稠，大便不畅，腹痛，口苦，舌质红，苔黄腻，脉濡数。治疗应首选

A. 玉女煎
B. 龙胆泻肝汤
C. 加味清胃散合泻心汤
D. 地榆散合槐角丸
E. 泻心汤合十灰散

考点：血证的辨证论治★

解析：根据患者临床表现诊断为便血之肠道湿热证，治法为清化湿热，凉血止血，首选地榆散合槐角丸加减。玉女煎为鼻衄胃热炽盛证首选，龙胆泻肝汤为咳血肝火犯胃证首选，加味清胃散合泻心汤为齿衄胃火炽盛证首选，泻心汤合十灰散为吐血胃热壅盛证首选。故本题选 D。

158. 患者，女，60 岁。小便短赤带血，头晕耳鸣，神疲，颧红潮热，腰膝酸软，舌质红，脉细数。治疗应首选

A. 知柏地黄丸
B. 归脾汤
C. 无比山药丸
D. 茜根散
E. 玉女煎

考点：血证的辨证论治★

解析：根据患者临床表现诊断为血证尿血之肾虚火旺证，治法为滋阴降火，凉血止血，首选知柏地黄丸加减。归脾汤为尿血脾不统血证首选，无比山药丸为尿血肾气不固证首选，茜根散为紫斑阴虚火旺证首选，玉女煎为鼻衄胃热炽盛证首选。故本题选 A。

159. 患者，女，45 岁。尿频量多，混浊如脂膏，腰膝酸软，乏力，头晕耳鸣，口干唇燥，皮肤干燥，瘙痒，舌红苔少，脉细数。治疗应首选

A. 六味地黄丸
B. 金匮肾气丸
C. 右归丸
D. 十全大补汤
E. 七味白术散

考点：消渴的辨证论治★

解析：根据患者临床表现诊断为消渴下消之肾阴亏虚证，治法为滋阴固肾，首选六味地黄丸加减。金匮肾气丸为下消阴阳两虚证首选，七味白术散为中消气阴亏虚证首选。故本题选 A。

160. 患者烦渴多饮，口干舌燥，尿频量多，舌边尖红，苔薄黄，脉洪数，首选的方剂

A. 金匮肾气丸
B. 二冬汤
C. 玉泉丸
D. 消渴方
E. 六味地黄丸

考点：消渴的辨证论治★

解析：患者烦渴多饮，尿频量多，诊断为消渴；肺胃津伤，燥热内生，故烦渴多饮，口干舌燥；肺失宣降则治节失司，水不化津，肾关不固，故尿频量多；舌边尖红，苔薄黄，脉洪数均为肺热之症，故辨证属肺热津伤证，治宜清热润肺，生津止渴，方选消渴方加减。故本题选 D。

161. 患者，女，30 岁。低热，热势常随情绪波动而起伏，精神抑郁，胁肋胀满，烦躁易怒，口干而苦，纳食减少，舌红，苔黄，脉弦数。治疗应首选

A. 三仁汤
B. 丹栀逍遥散
C. 血府逐瘀汤
D. 补中益气汤
E. 清骨散

考点：内伤发热的辨证论治★

解析：患者主症为低热，热势常随情绪波动而起伏，见精神抑郁，胁肋胀满，烦躁易怒，口干而苦，纳食减少，可知为气郁化火。辨证为内伤发热之气郁发热证。代表方丹栀逍遥散。三仁汤为痰湿郁热证首选，血府逐瘀汤为血瘀发热证首选，补中益气汤为气虚发热证首选，清骨散为阴虚发热证首选。故本题选 B。

162. 患者，女，58 岁。自觉午后发热近 1 个月，不欲近衣，手足心热，烦躁，少寐多梦，盗汗，口干咽燥，舌质红，苔少，脉细数。辨证是

A. 胃热炽盛证
B. 肾阴亏虚证
C. 肝郁气滞证
D. 阴虚发热证
E. 阴阳两虚证

考点：内伤发热的辨证论治★

解析：阴不制阳，虚热内生，故自觉午后发热，不欲近衣，手足心热，盗汗；虚热扰神，故烦躁，少寐多梦；阴液亏少，机体失于濡养，故口干咽燥，舌质红，苔少，脉细数，辨证为阴虚发热证。故本题选D。

163. 患者，女，45岁。1年前患乙肝，经治疗后现头晕，目眩，胁痛，肢体麻木，筋脉拘急，闭经，面色不华，舌质淡，脉细涩。辨证是
A. 肝郁气滞证
B. 肾阴亏虚证
C. 肝血虚证
D. 胃阴不足证
E. 肝肾阴虚证

考点：虚劳的辨证论治★

解析：肝血不足，头目失养，故头晕、目眩；肝血不足，络脉失于濡养，不荣则痛，故胁痛；筋脉失养，则肢体麻木，筋脉拘急；肝血不足，不能充盈冲任之脉，故闭经；血虚不能上荣于面、唇、舌，故面色不华；舌质淡，脉细涩为血虚之象，辨证为肝血虚证。故本题选C。

164. 患者面色萎黄，食少，形寒，神倦乏力，少气懒言，大便溏薄，肠鸣腹痛，每因受寒而加剧，其诊断为
A. 积证之正虚瘀结证
B. 黄疸之肝脾不调证
C. 黄疸之脾虚湿滞证
D. 虚劳之脾气虚证
E. 虚劳之脾阳虚证

考点：虚劳的诊断、辨证论治★

解析：患者总体表现为一派虚象，故诊断为虚劳；面色萎黄，神倦乏力，少气懒言为气血不足，气虚日久伤阳，脾阳不足，温煦失职则形寒，肠鸣腹痛，每因受寒而加剧；阳虚运化无权则见食少便溏，故辨证属脾阳虚证。故本题选E。

165. 患者肢体关节疼痛较剧，痛有定处，得热痛减，遇寒痛增，疼痛局部皮色不红，触之不热，舌苔薄白，脉弦紧。治疗应首选
A. 独活寄生汤

B. 蠲痹汤
C. 薏苡仁汤
D. 乌头汤
E. 白虎加桂枝汤

考点：痹证的辨证论治★

解析：患者肢体关节疼痛较剧，为痹证，痛有定处，得热痛减，遇寒痛增，疼痛局部皮色不红，触之不热，舌苔薄白，脉弦紧，一派寒象，为痛痹，治以散寒通络，祛风除湿，方用乌头汤。独活寄生汤治疗肝肾亏虚证；蠲痹汤适用于着痹痛甚者；薏苡仁汤治疗着痹；白虎加桂枝汤治疗风湿热痹。故本题选D。

166. 患者游走性关节疼痛，活动不便，局部灼热红肿，痛不可触，得冷则舒，发热、恶风、汗出、口渴、烦躁不安等全身症状，舌质红，舌苔黄，脉滑数，首选的方剂为
A. 白虎桂枝汤合宣痹汤
B. 白虎汤
C. 宣痹汤
D. 犀角散
E. 桂枝芍药知母汤

考点：痹证的辨证论治★

解析：患者游走性关节疼痛，活动不便，诊断为痹证；感受风湿热邪，或风寒湿邪郁而化热，湿热壅滞经络，流注肢节，气血瘀滞不通，致活动不便，局部灼热红肿，痛不可触；湿热壅盛，营卫郁滞失和，故见发热、恶风，湿热久郁，化燥伤津，故汗出、口渴、烦躁不安；辨证属风湿热痹证，治宜清热通络，祛风除湿，方选白虎桂枝汤合宣痹汤加减。故本题选A。

167. 患者，男，50岁。患痹病10余年。现关节屈伸不利，肌肉瘦削，腰膝酸软，畏寒肢冷，阳痿，遗精，舌质淡红，舌苔薄白，脉沉细弱。治疗应首选
A. 清燥救肺汤
B. 人参养荣汤
C. 独活寄生汤
D. 虎潜丸
E. 白虎加桂枝汤

考点：痹证的辨证论治★

解析：根据患者临床表现诊断为痹证之肝肾亏虚证，治法为培补肝肾，舒筋止痛，首选独活寄生汤加减。清燥救肺汤为痿证肺热津伤证首选，人参养荣汤为颤证气血亏虚证首选，虎潜丸为痿证肝肾亏损证首选，白虎加桂枝汤为风湿热

痹首选。故本题选 C。

168. 患者肢体痿软无力，尤以下肢明显，腰膝酸软，不能久立，腿胫大肉渐脱，伴有眩晕耳鸣，舌咽干燥，遗精，遗尿。舌红少苔，脉细数。治疗应首选
　　A. 补血荣筋丸
　　B. 圣愈汤
　　C. 鹿角胶丸
　　D. 虎潜丸
　　E. 独活寄生汤
　　考点：痿证的辨证论治★
　　解析：患者肢体痿软无力，尤以下肢明显，腰膝酸软，不能久立，诊断为痿证；肝肾亏虚，精血不能濡养筋骨经脉，久则髓枯筋燥，腿胫大肉消脱，痿废不起，故见腰膝酸软，不能久立；目为肝之窍，耳为肾之窍，发为血之余，肝肾精血亏虚，失之荣养濡润，故见眩晕耳鸣，舌咽干燥；肾虚不能藏精，则见遗精或遗尿；舌红少苔，脉细数均为阴虚内热之象，辨证属肝肾亏损证，治宜补益肝肾，滋阴清热，方选虎潜丸加减。故本题选 D。

169. 患者久病体虚，四肢痿弱，肌肉瘦削，手足麻木不仁，四肢青筋显露，伴有肌肉活动时隐痛不适。舌痿不能伸，舌质暗淡有瘀点，脉细涩。治疗应首选
　　A. 参苓白术散
　　B. 圣愈汤合补阳还五汤
　　C. 虎潜丸
　　D. 加味二妙散
　　E. 清燥救肺汤
　　考点：痿证的辨证论治★
　　解析：患者主症为久病体虚，四肢痿弱，肌肉瘦削，见手足麻木不仁，四肢青筋显露，伴有肌肉活动时隐痛不适。舌痿不能伸，舌质暗淡有瘀点，脉细涩，可知为气虚血瘀，脉络失养。辨证为痿证之脉络瘀阻证。代表方圣愈汤合补阳还五汤。A 用于痿证脾胃虚弱证。C 用于痿证肝肾亏损证，D 用于痿证湿热浸淫证。故本题选 B。

170. 患者腰部冷痛重着，转侧不利，静卧痛不减，遇阴雨天疼痛加重，舌苔白腻，脉沉缓。其证候是
　　A. 寒湿
　　B. 风寒
　　C. 瘀血

　　D. 湿热
　　E. 肾虚
　　考点：腰痛的辨证论治★
　　解析：寒湿腰痛主症为：腰部冷痛重着，转侧不利，静卧不减，阴雨天加重。风寒腰痛，症见腰痛处伴有热感，热天或雨天疼痛加重，活动后可减轻，尿赤，排除 B；瘀血腰痛，症见腰痛有定处，刺痛，排除 C；湿热腰痛，症见腰痛处伴有热感，热天或雨天疼痛加重，活动后可减轻，尿赤，排除 D；肾虚腰痛，症见腰痛而酸软，喜按喜揉，足膝无力，遇劳更甚，卧则减轻，常反复发作，排除 E。故本题选 A。

171. 患者腰部冷痛，缠绵不愈，局部发凉，喜温喜按，遇劳更甚，卧则减轻，常反复发作，少腹拘急，面色㿠白，肢冷畏寒，舌质淡，脉沉细无力。其治法为
　　A. 培补肝肾，通络止痛
　　B. 散寒行湿，温经通络
　　C. 滋补肾阴，濡养筋脉
　　D. 清热利湿，疏筋止痛
　　E. 补肾壮阳，温煦经脉
　　考点：腰痛的辨证论治★
　　解析：患者腰部冷痛，诊断为腰痛；肾为腰府，充养腰部，肾中精气亏虚，元阳虚衰，腰脊失养，可见腰部冷痛，缠绵不愈，局部发凉，喜温喜按，遇劳更甚，卧则减轻，常反复发作；肾阳不振，不能温煦则见少腹拘急，肢冷畏寒，面色㿠白；舌质淡，脉沉细无力为阳虚有寒之象；故辨证为肾阳虚腰痛，治宜补肾壮阳，温煦经脉。故本题选 E。

【A3 型题】

(172~174 题共用题干)

患者，女，45 岁。3 天前外出游玩后出现咳嗽频剧，气粗，喉燥咽痛，咳痰不爽，痰黏稠，咳时汗出，鼻流黄涕，口渴，头痛，身热，舌苔薄黄，脉浮数。

172. 其诊断是
　　A. 感冒
　　B. 喘证
　　C. 咳嗽
　　D. 肺胀
　　E. 哮病

173. 其辨证是
　　A. 风热犯肺证

B. 痰热郁肺证
C. 热哮证
D. 痰浊壅肺证
E. 风热感冒

174. 治疗应首选
A. 清金化痰汤
B. 银翘散
C. 桑白皮汤
D. 越婢加半夏汤
E. 桑菊饮

考点：咳嗽的诊断、辨证论治★

解析：试题172考查疾病的诊断。根据患者临床表现诊断为咳嗽。咳嗽以咳嗽、咳痰为主要表现。外感咳嗽起病急，病程短，常伴肺卫表证。内伤咳嗽常反复发作，病程长，多伴其他兼证。感冒以鼻塞、流涕、喷嚏、咳嗽、头痛、恶寒、发热、全身不适、脉浮为特征。故172题选C。试题173、174考查疾病的辨证论治。风热犯肺，肺失清肃，肺气上逆，则咳嗽频剧，气粗；热邪伤津，咽喉不利，故见喉燥咽痛；热邪灼津为痰，则咳痰不爽，痰黏稠；热郁肌腠，故咳时汗出；肺系受邪，鼻窍不利，故见鼻流黄涕；风热伤津，则口渴；卫气抗邪，则身热；舌苔薄黄，脉浮数为风热犯表之象，辨证为风热犯肺证。治法为疏风清热，宣肺止咳，首选桑菊饮加减。清金化痰汤为咳嗽痰热郁肺证首选，银翘散为感冒风热犯表证首选，桑白皮汤为喘证、肺胀之痰热郁肺证首选，越婢加半夏汤为哮病热哮证首选。故173题选A，174题选E。

(175~177题共用题干)

患者，女，35岁。反复发作气急痰鸣6年余。10分钟前受寒复发，喉中哮鸣如水鸡声，呼吸急促，喘憋气逆，胸膈满闷如塞，咳不甚，痰少咯吐不爽，色白而多泡沫，渴喜热饮，形寒怕冷，面色青晦，舌苔白滑，脉浮紧。

175. 其诊断是
A. 哮病
B. 喘证
C. 咳嗽
D. 虚劳
E. 肺痈

176. 其治法是
A. 燥湿化痰，理气止咳
B. 宣肺散寒，化痰平喘

C. 祛风涤痰，降气平喘
D. 清肺解毒，化瘀消痈
E. 宣肺散寒

177. 治疗应首选
A. 三子养亲汤
B. 千金苇茎汤合如金解毒散
C. 小青龙汤
D. 麻黄汤合华盖散
E. 二陈平胃散合三子养亲汤

考点：哮病的诊断、辨证论治★

解析：试题175考查疾病的诊断。患者反复发作气急痰鸣6年余，喉中哮鸣如水鸡声，呼吸急促，喘憋气逆，胸膈满闷如塞，诊断为哮病。故175题选A。试题176、177考查疾病的辨证论治。寒痰伏肺，遇感触发，痰升气阻，肺失宣畅，故见上述症状，辨证为冷哮证，治法为宣肺散寒，化痰平喘，首选射干麻黄汤或小青龙汤加减。咳嗽痰湿蕴肺证的治法为燥湿化痰，理气止咳，首选二陈平胃散合三子养亲汤加减。喘证风寒壅肺的治法为宣肺散寒，首选麻黄汤合华盖散加减。哮病风痰哮证的治法为祛风涤痰，降气平喘，首选三子养亲汤加减。肺痈成痈期的治法为清肺解毒，化瘀消痈，首选千金苇茎汤合如金解毒散加减。故176题选B，177题选C。

(178~180题共用题干)

患者，男，42岁。喘逆上气，胸痛，息粗，鼻扇，咳痰不爽，质稠，形寒，身热，烦闷，身痛，无汗，口渴，舌边红，苔黄，脉浮数。

178. 其诊断是
A. 肺痿
B. 喘证
C. 咳嗽
D. 肺痈
E. 哮病

179. 其治法是
A. 清热肃肺，豁痰止咳
B. 疏散风热，清肺化痰
C. 解表清里，化痰平喘
D. 清热化痰，宣肺平喘
E. 解表散寒，清化痰热

180. 治疗应首选
A. 麻杏石甘汤
B. 厚朴麻黄汤
C. 清金化痰汤

D. 银翘散
E. 桑白皮汤

考点：喘证的诊断、辨证论治★

解析：试题178考查疾病的诊断。患者喘逆上气，胸痛，息粗，鼻扇，诊断为喘证。肺痿以咳吐浊唾涎沫为主症。故178题选B。试题179、180考查疾病的辨证论治。寒邪束表，热郁于肺，肺气上逆，故见上述症状，辨证为表寒肺热证，治法为解表清里，化痰平喘，首选麻杏石甘汤加味。咳嗽痰热郁肺证的治法为清热肃肺，豁痰止咳，首选清金化痰汤加减。肺痈初期的治法为疏散风热，清肺化痰，首选银翘散加减。喘证痰热郁肺证的治法为清热化痰，宣肺平喘，首选桑白皮汤加减。哮病寒包热哮证的治法为解表散寒，清化痰热，首选厚朴麻黄汤加减。故179题选C，180题选A。

(181~183题共用题干)

患儿，男，8岁。罹患心肌炎2年。现症：心悸不安，胸闷气短，动则尤甚，面色苍白，形寒肢冷，舌淡苔白，脉虚弱。

181. 其诊断是
A. 胸痹
B. 心衰
C. 心悸
D. 奔豚
E. 郁证

182. 其治法是
A. 辛温散寒，宣通心阳
B. 健脾养心，补益气血
C. 益气温阳，化瘀利水
D. 振奋心阳，行气利水，宁心安神
E. 温补心阳，安神定悸

183. 治疗应首选
A. 苓桂术甘汤
B. 归脾汤
C. 真武汤合葶苈大枣泻肺汤
D. 枳实薤白桂枝汤合当归四逆汤
E. 桂枝甘草龙骨牡蛎汤合参附汤

考点：心悸的诊断、辨证论治★

解析：试题181考查疾病的诊断。根据患者临床表现诊断为心悸。心悸是指病人自觉心中悸动、惊惕不安甚则不能自主的一种病证。奔豚乃上下冲逆，发自少腹，发作之时，心胸躁动不安。胸痹是指以胸部闷痛，甚则胸痛彻背，喘息不得卧为主症的一种疾病，轻者仅感胸闷如窒，呼吸欠畅，重者则有胸痛，严重者心痛彻背，背痛彻心。心衰是以心悸、气喘、肢体水肿为主症的一种病证，为多种慢性心系疾病反复发展，迁延不愈的最终归宿。临床上，轻者可表现为气短，不耐劳累；重者可见喘息心悸，不能平卧，或伴咳吐痰涎，尿少肢肿，或口唇发绀，胁下痞块，颈脉显露，甚至出现端坐呼吸，喘悸不休，汗出肢冷等厥脱危象。郁证以心情抑郁，情绪不宁，胸部满闷，胁肋胀痛，或易怒喜哭，或咽中如有异物梗塞等为主要表现。故181题选C。试题182、183考查疾病的辨证论治。心阳虚衰，推动、温运无力，心动失常，则心悸不安；心阳虚衰，宗气衰少，胸阳不展，则胸闷气短，动则尤甚；温运无力，面部血脉失充，血行不畅，则面色苍白；阳虚温煦失职，则形寒肢冷；舌淡苔白，脉虚弱为阳虚之象，辨证为心阳不振证，治法为温补心阳，安神定悸，首选桂枝甘草龙骨牡蛎汤合参附汤加减。胸痹寒凝心脉证的治法为辛温散寒，宣通心阳，首选枳实薤白桂枝汤合当归四逆汤加减。郁证心脾两虚证的治法为健脾养心，补益气血，首选归脾汤加减。心衰阳虚水泛证的治法为益气温阳，化瘀利水，首选真武汤合葶苈大枣泻肺汤。心悸水饮凌心证的治法为振奋心阳，行气利水，宁心安神，首选苓桂术甘汤加减。故182题选E，183题选E。

(184~186题共用题干)

患者，男，45岁。半年前遭遇车祸伤及头部。现头痛未愈，痛处固定不移，痛如锥刺，日轻夜重，舌质紫暗，苔薄白，脉细涩。

184. 其诊断是
A. 中风
B. 眩晕
C. 厥证
D. 头痛
E. 狂病

185. 其辨证是
A. 肾精不足证
B. 血瘀头痛
C. 风痰瘀阻证
D. 痰热瘀结证
E. 血厥

186. 治疗应首选
A. 解语丹

B. 癫狂梦醒汤
C. 左归丸
D. 通窍活血汤
E. 通瘀煎

考点：头痛的诊断、辨证论治★

解析：试题184考查疾病的诊断。患者有头部外伤史，头痛未愈，痛处固定不移，痛如锥刺，诊断为头痛。眩晕见头晕目眩，视物旋转，轻者闭目即止，重者如坐车船，甚则仆倒。严重者可伴有头痛、项强、恶心呕吐、眼球震颤、耳鸣耳聋、汗出、面色苍白等表现。中风是以猝然昏仆，不省人事，半身不遂，口舌歪斜，语言不利为主症的病证。厥证是以突然昏倒，不省人事，或伴有四肢逆冷为主要临床表现的一种急性病证。故184题选D。试题185、186考查疾病的辨证论治。头部外伤，瘀血内阻，气血运行不畅，不通则痛，故头痛痛处固定不移，痛如锥刺；夜间阳气内藏，阴气用事，血行较缓，瘀阻更甚，则日轻夜重；舌质紫暗，苔薄白，脉细涩均为血瘀之象，辨证为瘀血头痛。治法为活血化瘀，通窍止痛，首选通窍活血汤加减。左归丸为眩晕肾精不足证首选，解语丹为中风恢复期和后遗症期风痰瘀阻证首选，癫狂梦醒汤为狂病痰热瘀结证首选，通瘀煎为血厥实证首选。故185题选B，186题选D。

（187～189题共用题干）

患者，女，36岁。反复吞咽梗阻感3个月。现症：吞咽困难，胸膈痞满，情志舒畅时可稍减轻，情志抑郁时则加重，嗳气呃逆，呕吐痰涎，口干咽燥，大便艰涩，舌质红，苔薄腻，脉弦滑。

187. 其诊断是
A. 梅核气
B. 瘿病
C. 噎膈
D. 呃逆
E. 胃痞

188. 其治法是
A. 温中散寒，降逆止呃
B. 开郁化痰，润燥降气
C. 理气舒郁，化痰消瘿
D. 行气开郁，化痰散结
E. 除湿化痰，理气和中

189. 治疗应首选

A. 小半夏汤合苓桂术甘汤
B. 丁香散
C. 二陈平胃散
D. 启膈散
E. 半夏厚朴汤

考点：噎膈的诊断、辨证论治★

解析：试题187考查疾病的诊断。梅核气多见于青中年女性，因情志抑郁而起病，自觉咽中有物梗塞，但无咽痛及吞咽困难，咽中梗塞的感觉与情绪波动有关，在心情愉快、工作繁忙时，症状可减轻或消失，而当心情抑郁或注意力集中于咽部时，则梗塞感觉加重。瘿病以颈前喉结两旁结块肿大为临床特征，可随吞咽动作而上下移动。噎膈是指吞咽食物梗噎不顺，饮食难下，或纳而复出的疾患。噎即噎塞，指吞咽之时哽噎不顺；膈为格拒，指饮食不下。呃逆是指胃气上逆动膈，以气逆上冲，喉间呃呃连声，声短而频，难以自制为主要表现的病证。胃痞是指以自觉心下痞塞，胸膈胀满，触之无形，按之柔软，压之无痛为主要症状的病证。故187题选C。试题188、189考查疾病的辨证论治。肝气郁结，痰气交阻，胃气上逆，故见上述症状。辨证为痰气交阻证，治法为开郁化痰，润燥降气，首选启膈散加减。呃逆胃寒气逆证的治法为温中散寒，降逆止呃，首选丁香散加减。瘿病气郁痰阻证的治法为理气舒郁，化痰消瘿，首选四海疏郁丸加减。梅核气的治法为行气开郁，化痰散结，首选半夏厚朴汤加减。胃痞痰湿中阻证的治法为除湿化痰，理气和中，首选二陈平胃散加减。故188题选B，189题选D。

（190～192题共用题干）

患者，男，45岁。正值夏季盛暑之季，今日在户外劳动2小时后即出现泄泻腹痛，泻下急迫，粪色黄褐，气味臭秽，肛门灼热，烦热口渴，小便短黄，舌质红，苔黄腻，脉滑数。

190. 其诊断是
A. 霍乱
B. 痢疾
C. 腹痛
D. 泄泻
E. 胃痞

191. 其治法是
A. 清热利湿，分利止泻
B. 消食导滞，和中止泻

C. 泄热通腑，行气导滞
D. 清热化湿，和胃消痞
E. 清肠化湿，调气和血

192. 治疗应首选
A. 大承气汤
B. 连朴饮
C. 芍药汤
D. 保和丸
E. 葛根芩连汤

考点：泄泻的诊断、辨证论治★

解析：试题190考查疾病的诊断。根据患者临床表现诊断为泄泻。泄泻以大便粪质稀溏为诊断的主要依据，或完谷不化，或粪如水样，大便次数增多，每日三五次以至十数次以上。常兼有腹胀、腹痛、肠鸣、纳呆。霍乱来势急骤，变化迅速，病情凶险，起病时先突然腹痛，继则吐泻交作，所吐之物均为未消化之食物，气味酸腐热臭，所泻之物多为黄色粪水，或吐下如米泔水，常伴恶寒发热，部分病人在吐泻之后，津液耗伤，迅速消瘦，或发生转筋，腹中绞痛。痢疾是以腹痛、里急后重、下痢赤白脓血为主症的病证。故190题选D。试题191、192考查疾病的辨证论治。湿热壅滞，损伤脾胃，传化失常，故见上述症状。辨证湿热伤中证，治法为清热利湿，分利止泻，首选葛根芩连汤加减。泄泻食滞肠胃证的治法为消食导滞，和中止泻，首选保和丸加减。腹痛湿热壅滞证的治法为泄热通腑，行气导滞，首选大承气汤加减。胃痞湿热阻胃证的治法为清热化湿，和胃消痞，首选连朴饮加减。痢疾湿热痢的治法为清肠化湿，调气和血，首选芍药汤加减。故191题选A，192题选E。

(193~195题共用题干)

患者，男，42岁，机关职员。大便数日不行，欲便不得，伴有胸胁胀满，腹中胀痛，善太息，食后腹胀尤甚，嗳气频作，舌苔略腻，脉弦。

193. 中医辨证为
A. 热秘
B. 气秘
C. 冷秘
D. 气虚秘
E. 阳虚秘

194. 其治法为
A. 泻热导滞，润肠通便

B. 温里散寒，通便止痛
C. 益气润肠
D. 温阳通便
E. 顺气导滞

解析：肝脾气滞，腑气不通宜采用顺气导滞，降逆通便的治疗方法。

195. 其治疗首选方药是
A. 六磨汤
B. 润肠丸
C. 济川煎
D. 温脾汤
E. 黄芪汤

考点：便秘的辨证论治★

解析：试题考查疾病的辨证论治。根据患者临床表现诊断为便秘。大便数日不行，欲便不得为情志失和，肝气郁结，引起传导失常所致；气机郁滞，腑气不通，气不下行而上逆，故胸胁胀满，腹中胀痛，善太息，嗳气频作；糟粕内停，脾气不运，故食后腹胀；舌苔略腻，脉弦均为气郁之象，故辨证为气秘。气秘的治法为顺气导滞，首选六磨汤。热秘的治法为泻热导滞，润肠通便，首选麻子仁丸；冷秘的治法为温里散寒，通便止痛，首选温脾汤；气虚秘的治法为益气润肠，首选黄芪汤；阳虚秘的治法为温阳通便，首选济川煎。故194题选E，195题选A。

(196~198题共用题干)

患者，女，32岁。炎夏时节久居湿地劳作。现症：胁肋灼热疼痛，痛有定处，触痛明显。口苦口黏，胸闷纳呆，恶心呕吐，小便黄赤，大便不爽，身目发黄，舌红苔黄腻，脉弦滑数。

196. 其诊断是
A. 胁痛
B. 聚证
C. 悬饮
D. 黄疸
E. 积证

197. 其辨证是
A. 瘀血阻络证
B. 热重于湿证
C. 气滞血阻证
D. 肝胆湿热证
E. 络气不和证

198. 治疗应首选

A. 六磨汤
B. 龙胆泻肝汤
C. 茵陈蒿汤
D. 香附旋覆花汤
E. 大七气汤

考点：胁痛的诊断、辨证论治★

解析：试题196考查疾病的诊断。根据患者临床表现诊断为胁痛。胁痛是指以一侧或两侧胁肋部疼痛为主要表现的病证。聚证是以腹内结块，或痛或胀，聚散无常，痛无定处为主要临床表现的一类病证。悬饮见胸胁饱满，咳唾引痛，喘促不能平卧，或有肺痨病史，属饮流胁下。积证是以腹内结块，或痛或胀，结块固定不移，痛有定处为主要临床表现的一类病证。故196题选A。试题197、198考查疾病的辨证论治。湿热内蕴，肝胆疏泄失职，气机不畅，故胁肋灼热疼痛，痛有定处，触痛明显，胸闷；湿热阻滞，胆气上溢，则口苦；湿热困阻中焦，则口黏；脾胃纳运失司，则纳呆、恶心呕吐；热盛伤津，则小便赤；湿阻气滞，则大便不爽；湿热郁蒸，胆汁不循常道，泛溢肌肤，则身目发黄；舌苔黄腻，脉弦滑数，为湿热内蕴之象，辨证为肝胆湿热证，治法为清热利湿，首选龙胆泻肝汤加减。茵陈蒿汤为黄疸（阳黄）热重于湿证首选，大七气汤为积证气滞血阻证首选，六磨汤为聚证食滞痰阻证首选，香附旋覆花汤为悬饮络气不和证首选。故197题选D，198题选B。

(199~201题共用题干)

患者，女，30岁。全身皮肤黄染2个月。现症：身目俱黄，黄色晦暗，脘腹痞胀，纳谷减少，大便不实，神疲畏寒，口淡不渴，舌淡苔腻，脉沉迟。

199. 其辨证是
  A. 湿重于热证
  B. 脾虚湿滞证
  C. 寒湿阻遏证
  D. 湿热留恋证
  E. 肝脾不调证

200. 其治法
  A. 清热利湿
  B. 利湿化浊运脾，佐以清热
  C. 调和肝脾，理气助运
  D. 温中化湿，健脾和胃
  E. 健脾养血，利湿退黄

201. 治疗应首选的方剂是
  A. 茵陈五苓散
  B. 黄芪建中汤
  C. 茵陈四苓散
  D. 归芍六君子汤
  E. 茵陈术附汤

考点：黄疸的辨证论治★

解析：试题考查疾病的辨证论治。患者全身皮肤黄染2个月，身目俱黄，黄色晦暗，诊断为黄疸（阴黄）。中阳不振，寒湿滞留，肝胆失于疏泄，故身目俱黄，黄色晦暗；寒湿阻遏，脾失健运，故脘腹痞胀，纳谷减少；水湿下渗，故大便不实；寒湿内盛，脾阳受困失职，水谷不化，故神疲；寒邪内蕴，机体失于温煦，故畏寒；口淡不渴，舌淡苔腻，脉沉迟均为寒湿内盛之象，辨证为寒湿阻遏证。故199题选C。黄疸寒湿阻遏证的治法为温中化湿，健脾和胃，首选茵陈术附汤加减。湿热留恋证的治法为清热利湿，首选茵陈四苓散加减。湿重于热证的治法为利湿化浊运脾，佐以清热，首选茵陈五苓散加减。肝脾不调证的治法为调和肝脾，理气助运，首选归芍六君子汤加减。脾虚湿滞证的治法为健脾养血，利湿退黄，首选黄芪建中汤加减。故200题选D，201题选E。

(202~204题共用题干)

患者，男，65岁。有反复尿路感染病史5年，2天前因劳累而复发。现症：小便不甚赤涩，尿痛不甚，淋沥不已，时作时止，腰膝酸软，神疲乏力，舌淡，脉细弱。

202. 其辨证是
  A. 热淋
  B. 血淋
  C. 气淋
  D. 膏淋
  E. 劳淋

203. 其治法是
  A. 清热利湿通淋
  B. 补脾益肾
  C. 清热通淋，凉血止血
  D. 理气疏导，通淋利尿
  E. 清热利湿，分清泄浊

204. 治疗应首选的方剂是
  A. 无比山药丸
  B. 沉香散

C. 小蓟饮子
D. 八正散
E. 程氏萆薢分清饮

考点：淋证的辨证论治★

解析：试题考查疾病的辨证论治。根据患者临床表现诊断为劳淋。劳淋小便不甚赤涩，溺痛不甚，但淋沥不已，时作时止，遇劳即发。热淋起病多急骤，小便赤热，溲时灼痛，或伴有发热，腰痛拒按。血淋为溺血而痛。气淋小腹胀满较明显，小便艰涩疼痛，尿后余沥不尽。膏淋见小便浑浊如米泔水，或滑腻如膏脂。故202题选E。劳淋的治法是补脾益肾，首选无比山药丸加减。热淋的治法为清热利湿通淋，首选八正散加减。血淋的治法为清热通淋，凉血止血，首选小蓟饮子加减。气淋的治法为理气疏导，通淋利尿，首选沉香散加减。膏淋的治法为清热利湿，分清泄浊，首选程氏萆薢分清饮加减。故203题选B，204题选A。

(205～207题共用题干)

患者，男，60岁。因发热咳嗽，而出现小便不畅，点滴不爽，烦渴欲饮，呼吸急促，舌红苔薄黄，脉数。

205. 其辨证是
A. 浊瘀阻塞证
B. 膀胱湿热证
C. 脾气不升证
D. 肺热壅盛证
E. 肝郁气滞证

206. 其治法是
A. 疏利气机，通利小便
B. 行瘀散结，通利水道
C. 清泄肺热，通利水道
D. 清利湿热，通利小便
E. 升清降浊，化气行水

207. 其治疗首选方药是
A. 代抵当丸
B. 清肺饮
C. 补中益气汤
D. 八正散
E. 沉香散

考点：癃闭的辨证论治★

解析：试题考查疾病的辨证论治。根据患者临床表现诊断为癃闭。肺热壅盛，失于肃降，不能通调水道，下输膀胱，故小便不畅，点滴不

爽；肺热上壅，气逆不降，故呼吸急促；烦渴欲饮，舌红苔薄黄，脉数，均为里热内郁之象，故辨证为肺热壅盛证。故205题选D。肺热壅盛证的治法为清泄肺热，通利水道，首选清肺饮加减。肝郁气滞证的治法为疏利气机，通利小便，首选沉香散加减。浊瘀阻塞证的治法为行瘀散结，通利水道，首选代抵当丸加减。膀胱湿热证的治法为清利湿热，通利小便，首选八正散加减。脾气不升证的治法为升清降浊，化气行水，首选补中益气汤合春泽汤加减。故206题选C，207题选B。

【B1型题】

A. 再造散
B. 参苏饮
C. 荆防败毒散
D. 加减葳蕤汤
E. 银翘散

208. 患者发热，手足心热，微恶风寒，少汗，头昏心烦，口干，干咳少痰，鼻塞流涕，舌红少苔，脉细数。治疗应首选

209. 患者反复感冒，感冒则恶寒较重，或发热，热势不高，鼻塞流涕，头痛，汗出，倦怠乏力，气短，咳嗽咳痰无力，舌淡苔薄白，脉浮无力。治疗应首选

考点：感冒的辨证论治★

解析：患者主症皆为发热恶寒，一见微恶风寒，手足心热，少汗，头昏口干，可知为阴亏津少；一见恶寒较重，头痛，汗出，倦怠乏力，气短，咳嗽咳痰无力，可知为气虚卫弱。辨证为阴虚感冒——加减葳蕤汤；气虚感冒——参苏饮。C用于风寒束表证，E用于风热犯表证。故208题选D，209题选B。

A. 桔梗杏仁煎
B. 银翘散
C. 月华丸
D. 桑杏汤
E. 加味桔梗汤

210. 治疗咳嗽风燥伤肺证，应首选
211. 治疗肺痈溃脓期，应首选

考点：咳嗽、肺痈的辨证论治★

解析：咳嗽风燥伤肺证，治当疏风清肺，润燥止咳，方选桑杏汤加减。肺痈溃脓期，治当排脓解毒，方选加味桔梗汤加减。月华丸适用于肺

痨肺阴亏损证，银翘散适用于肺痈初期，桔梗杏仁煎适用于肺痈恢复期。故210题选D，211题选E。

A. 射干麻黄汤
B. 三子养亲汤
C. 定喘汤
D. 厚朴麻黄汤
E. 麻杏石甘汤

212. 治疗哮病寒包热哮证，应首选
213. 治疗哮病风痰哮证，应首选

考点：哮病的辨证论治★

解析：寒包热哮，治以解表散寒，清化痰热，方用小青龙加石膏汤或厚朴麻黄汤；风痰哮，治以祛风涤痰，降气平喘，方用三子养亲汤；射干麻黄汤主治冷哮；定喘汤主治热哮。故212题选D，213题选B。

A. 桑白皮汤
B. 麻杏石甘汤
C. 苏子降气汤
D. 定喘汤
E. 泻白散

214. 治疗热哮发作期，应首选
215. 治疗喘证痰热郁肺证，应首选

考点：哮病、喘证的辨证论治★

解析：桑白皮汤用于治疗喘证痰热郁肺证；麻杏石甘汤用于治疗喘证表寒肺热证；苏子降气汤，治疗上实下虚之喘咳；定喘汤用于热哮发作期。故214题选D，215题选A。

A. 虚热
B. 实热
C. 上虚下实
D. 上实下虚
E. 虚实夹杂

216. 肺痈多见
217. 肺痨多见

考点：肺痈、肺痨的病机

解析：肺痈总属邪热郁肺，蒸液成痰，邪阻肺络，血滞为瘀，而致痰热与瘀血互结，酝酿成痈，血败肉腐化脓，肺损络伤，脓疡破溃外泄，其病理主要表现为邪盛的实热证，脓疡溃后方见阴伤气耗之象。肺痨发病机理，总缘肺虚，津气大伤，失于濡养，以致肺叶枯萎。临床以虚热

证为多见，但久延伤气，亦可转为虚寒证。故216题选B，217题选A。

A. 月华丸
B. 百合固金汤
C. 越婢加半夏汤
D. 三子养亲汤
E. 保真汤

218. 患者咳逆喘息气粗，痰黄或白，黏稠难咳，胸满烦躁，目胀睛突，发热汗出，溲黄便干，口渴欲饮，舌质暗红，苔黄腻，脉滑数。治疗应首选

219. 患者干咳，咳声短促，咳少量黏痰，痰中带血丝或血点，血色鲜红，胸部隐隐闷痛，午后手足心热，皮肤干灼，口干咽燥，舌边尖红苔薄，脉细或细数。治疗应首选

考点：肺痨、肺胀的辨证论治★

解析：患者主症一为咳逆喘息气粗，目胀睛突，见痰黄或白，黏稠难咳，胸满烦躁，发热汗出，溲黄便干，口渴欲饮，可知为痰热壅肺，肺气上逆；一为干咳，痰中带血，见血色鲜红，胸部隐隐闷痛，午后手足心热，皮肤干灼，口干咽燥，可知为阴虚肺燥，肺络损伤。辨证为肺胀痰热郁肺证——越婢加半夏汤或桑白皮汤；肺痨肺阴亏损——月华丸。B用于肺痨虚火灼肺证，D用于肺胀痰浊壅肺证。故218题选C，219题选A。

A. 咳嗽、胸闷、喷嚏、呼吸困难
B. 反复咳吐浊唾涎沫
C. 咳嗽、咯血、潮热、盗汗
D. 胸部膨满、憋闷如塞、喘息上气
E. 咳嗽、胸痛、发热、咳吐腥臭浓痰

220. 肺痿的主症为
221. 肺痨的主症为

考点：肺痿、肺痨的概述

解析：肺痿，是指肺叶痿弱不用，临床以咳吐浊唾涎沫为主症，为肺脏的慢性虚损性疾患。肺痨是具有传染性的慢性虚损疾患，以咳嗽、咯血、潮热、盗汗以及身体逐渐消瘦为主要临床特征。故220题选B，221题选C。

A. 肉桂、细辛、高良姜
B. 乳香、没药、郁金
C. 沉香、檀香、荜茇

D. 人参、黄芪
E. 薤白、苏木

222. 胸痹血瘀气滞并重，胸闷痛甚者，可加
223. 胸痹瘀血痹阻重证，胸痛剧烈，可加

考点：胸痹的辨证论治★

解析：瘀血痹阻重证，胸痛剧烈，可加乳香、没药、郁金、降香、丹参等，加强活血理气之功；若血瘀气滞并重，胸闷痛甚者，可加沉香、檀香、荜茇等辛香理气止痛之药。故222题选C，223题选B。

A. 通窍活血汤
B. 加味四物汤
C. 血府逐瘀汤
D. 失笑散
E. 复元活血汤

224. 治疗胸痹之心血瘀阻证，应首选
225. 治疗瘀血头痛，应首选

考点：胸痹、头痛的辨证论治★

解析：胸痹之心血瘀阻证，治当活血化瘀，通脉止痛，方选血府逐瘀汤加减。瘀血头痛，治当活血化瘀，通窍止痛，方选通窍活血汤加减。加味四物汤适用于血虚头痛，复元活血汤适用于胁痛瘀血阻络证，失笑散适用于胃痛瘀血停胃证。故224题选C，225题选A。

A. 头后部
B. 前额部
C. 眉棱骨
D. 巅顶部
E. 头之两侧

226. 太阳头痛的部位在
227. 厥阴头痛的部位在

考点：根据头痛的不同部位判断其经络归属

解析：太阳头痛，在头后部，下连于项。阳明头痛，在前额部及眉棱骨等。少阳头痛，在头之两侧，并连及于耳。厥阴头痛，在巅顶部，或连目系。故226题选A，227题选D。

A. 圣愈汤
B. 荆防败毒散
C. 川芎茶调散
D. 芎芷石膏汤
E. 羌活胜湿汤

228. 患者头痛起病较急，其痛如破，痛连项背，恶风畏寒，口不渴，苔薄白，脉多浮紧。治疗应首选
229. 患者恶寒重，发热轻，无汗，头痛，肢节酸疼，鼻塞声重，时流清涕，喉痒，咳嗽，痰稀薄色白，舌苔薄白，脉浮。治疗应首选

考点：感冒、头痛的辨证论治★

解析：患者主症一为头痛连及项背，见恶风畏寒，口不渴，苔薄白；一为恶寒发热，见无汗，头痛，肢节酸疼，鼻塞声重，时流清涕，喉痒，咳嗽，痰稀薄色白，舌苔薄。皆为风寒所袭。辨证为风寒头痛——川芎茶调散；风寒感冒——荆防达表汤或荆防败毒散。D用于风热头痛，E用于风湿头痛。故228题选C，229题选B。

A. 眩晕，头痛，健忘，失眠
B. 眩晕，精神萎靡，腰膝酸软
C. 眩晕，动则加剧，面色㿠白
D. 眩晕耳鸣，头目胀痛，口苦
E. 眩晕，头重昏蒙，胸闷恶心

230. 眩晕肝阳上亢的主症是
231. 眩晕肾精不足的主症是

考点：眩晕的辨证论治★

解析：眩晕肝阳上亢证，表现为眩晕，耳鸣，头目胀痛，口苦，失眠多梦，遇烦劳郁怒而加重，甚则仆倒，颜面潮红，急躁易怒，肢麻震颤，舌红苔黄，脉弦或数。眩晕肾精不足证，表现为眩晕日久不愈，精神萎靡，腰酸膝软，少寐多梦，健忘，两目干涩，视力减退；或遗精滑泄，耳鸣齿摇；或颧红咽干，五心烦热，舌红少苔，脉细数；或面色㿠白，形寒肢冷，舌淡嫩，苔白，脉弱尺甚。故230题选D，231题选B。

A. 补阳还五汤
B. 左归丸
C. 地黄饮子
D. 解语丹
E. 七福饮

232. 中风恢复期风痰瘀阻证，治疗宜选
233. 中风恢复期气虚络瘀证，治疗宜选

考点：中风的辨证论治★

解析：中风恢复期风痰瘀阻证，治当搜风化痰，行瘀通络，方选解语丹加减。中风恢复期气虚络瘀证，治当益气养血，化瘀通络，方选补阳还五汤加减。左归丸和地黄饮子适用于中风恢复

期肝肾亏虚证，七福饮适用于痴呆髓海不足证。故 232 题选 D，233 题选 A。

A. 精神抑郁，表情淡漠，痴呆沉默，语无伦次，静而多喜
B. 表情呆滞，沉默寡言，记忆减退，失认失算，口齿含糊
C. 突然昏倒，不省人事，四肢厥冷，呼吸气粗，口噤握拳
D. 精神亢奋，狂躁不安，喧扰不宁，骂詈毁物，动而多怒
E. 突然昏仆，不省人事，牙关紧闭，面红，痰鸣气粗

234. 上述表现中属于癫证的是
235. 上述表现中属于狂证的是

考点：癫狂的概述

解析：癫狂为临床常见的精神失常疾病。癫病以精神抑郁，表情淡漠，沉默痴呆，语无伦次，静而多喜为特征。狂病以精神亢奋，狂躁不安，喧扰不宁，骂詈毁物，动而多怒为特征。痴呆则表现为表情呆滞，沉默寡言，记忆减退，失认失算，口齿含糊。气厥实证则表现为突然昏倒，不省人事，四肢厥冷，呼吸气粗，口噤握拳。中风阳闭证表现为突然昏倒，不省人事，牙关紧闭，面红，痰鸣气粗。故 234 题选 A，235 题选 D。

A. 七福饮
B. 还少丹
C. 转呆丹
D. 知柏地黄丸
E. 河车大造丸

236. 治疗痴呆髓海不足证，应首选
237. 治疗痴呆脾肾两虚证，应首选

考点：痴呆的辨证论治★

解析：痴呆髓海不足证，治法为补肾益髓，填精养神，方用七福饮加减；痴呆脾肾两虚证，治法为补肾健脾，益气生精，方用还少丹加减。故 236 题选 A，237 题选 B。

A. 通窍活血汤
B. 复元活血汤
C. 血府逐瘀汤
D. 失笑散合丹参饮
E. 加味四物汤

238. 治疗胃痛之瘀血停胃证，首选
239. 治疗头痛之血虚头痛证，首选

考点：胃痛、头痛的辨证论治★

解析：胃痛之瘀血停胃证，治当化瘀通络，理气和胃，方选失笑散合丹参饮加减。头痛之血虚头痛证，治当养血滋阴，和络止痛，方选加味四物汤加减。故 238 题选 D，239 题选 E。

A. 枳实导滞丸
B. 保和丸
C. 柴胡疏肝散
D. 二陈平胃散
E. 香砂六君子汤

240. 治疗胃痞饮食内停证，应首选
241. 治疗胃痞肝胃不和证，应首选

考点：胃痞的辨证论治★

解析：饮食内停，治以消食和胃，行气消痞，方用保和丸。肝胃不和，治以疏肝解郁，和胃消痞，方用柴胡疏肝散加减。故 240 题选 B，241 题选 C。

A. 反胃
B. 噎膈
C. 嗳气
D. 呃逆
E. 梅核气

242. 自觉咽中如物梗塞，吐之不出，吞之不下，但不妨碍进食的病证是
243. 吞咽时哽咽不顺，饮食不下，或食入即吐的病证是

考点：噎膈的诊断与鉴别诊断★

解析：反胃见食后脘腹胀满，朝食暮吐，暮食朝吐。噎膈见吞咽时哽咽不顺，饮食不下，或食入即吐。呃逆见气逆上冲，喉间呃呃连声，声短而频，不能自止，呃声或高或低，或疏或密，间歇时间不定。梅核气见自觉咽中如物梗塞，吐之不出，吞之不下，但不妨碍进食。故 242 题选 E，243 题选 B。

A. 藿香正气散
B. 不换金正气散
C. 葛根芩连汤
D. 白头翁汤
E. 芍药汤

244. 患者泄泻腹痛，泻下急迫，粪色黄褐，气

味臭秽，肛门灼热，烦热口渴，舌质红，苔黄腻，脉滑数。治疗应首选

245. 患者腹痛拘急，痢下赤白黏冻，白多赤少，里急后重，脘腹胀满，舌苔白腻，脉濡缓。治疗应首选

考点：泄泻、痢疾的辨证论治★

解析：泄泻腹痛，泻下急迫，粪色黄褐，气味臭秽，肛门灼热，烦热口渴，舌质红，苔黄腻，脉滑数，为湿热伤中型泄泻，方用葛根芩连汤。腹痛拘急，痢下赤白黏冻，白多赤少，里急后重，脘腹胀满，舌苔白腻，脉濡缓，为寒湿痢，方用不换金正气散。故244题选C，245题选B。

A. 不换金正气散
B. 芍药汤
C. 驻车丸
D. 桃花汤
E. 连理汤

246. 治疗痢疾之休息痢，应首选
247. 治疗痢疾之湿热痢，应首选

考点：痢疾的辨证论治★

解析：休息痢治以温中清肠，佐以调气化滞，方用连理汤。湿热痢治以清肠化湿，调气和血，方用芍药汤。故246题选E，247题选B。

A. 麻子仁丸
B. 增液汤
C. 济川煎
D. 黄芪汤
E. 温脾汤

248. 患者大便干结，腹胀腹痛，面红身热，口干口臭，心烦不安，小便短赤，舌红苔黄燥，脉滑数。治疗应首选

249. 患者大便干，排出困难，小便清长，面色㿠白，四肢不温，腹中冷痛，得热痛减，腰膝冷痛，舌淡苔白，脉沉迟。治疗应首选

考点：便秘的辨证论治★

解析：患者主症皆为大便干，一见腹胀腹痛，面红身热，口干口臭，心烦不安，小便短赤，可知为肠腑燥热，津伤便结；一见小便清长，面色㿠白，四肢不温，腹中冷痛，得热痛减，腰膝冷痛，可知为阳气虚衰，阴寒凝结。辨证为热秘——麻子仁丸；阳虚秘——济川煎。B用于阴虚秘，D用于气虚秘，E用于冷秘。故248题选A，249题选C。

A. 复元活血汤
B. 一贯煎
C. 龙胆泻肝汤
D. 温胆汤
E. 柴胡疏肝散

250. 治疗胁痛肝胆湿热证的首选方剂是
251. 治疗胁痛瘀血阻络证的首选方剂是

考点：胁痛的辨证论治★

解析：胁痛肝胆湿热证，为湿热蕴结，肝胆失疏，络脉失和，治宜清利湿热，方选龙胆泻肝汤加减；胁痛瘀血阻络证，为瘀血停滞，脉络痹阻，治宜祛瘀通络，方选血府逐瘀汤或复元活血汤加减。故第250题选C，第251题选A。

A. 茵陈五苓散合甘露消毒丹
B. 茵陈蒿汤
C. 茵陈术附汤
D. 《千金》犀角散
E. 大柴胡汤

252. 患者身目俱黄，黄色不甚鲜明，胸脘痞满，头重身困，食欲减退，恶心呕吐，腹胀，大便溏，舌苔厚腻微黄，脉濡数。治疗应首选

253. 患者身目俱黄，黄色鲜明，发热口渴，脘腹胀闷，口干而苦，恶心呕吐，小便短少黄赤，大便秘结，舌苔黄腻，脉象弦数。治疗应首选

考点：黄疸的辨证论治★

解析：患者主症皆为身目俱黄，一见黄色不甚鲜明，胸脘痞满，头重身困，食欲减退，大便溏，脉濡数，可知为湿遏热伏致胆汁溢出；一见黄色鲜明，发热口渴，口干而苦，小便短少黄赤，大便秘结，脉象弦数，可知为湿热熏蒸致胆汁泛滥。辨证为阳黄湿重于热证——茵陈五苓散合甘露消毒丹；阳黄热重于湿证——茵陈蒿汤。C用于阴黄寒湿阻遏证，D用于阳黄疫毒炽盛证，E用于阳黄胆腑郁热证。故252题选A，253题选B。

A. 逍遥散
B. 六磨汤
C. 柴胡疏肝散合失笑散
D. 膈下逐瘀汤合六君子汤
E. 八珍汤合化积丸

254. 患者腹胀，腹部时有条索状物聚起，按之

胀痛更甚，便秘，纳呆，舌苔腻，脉弦滑。治疗应首选

255. 患者腹部积块明显，质地较硬，固定不移，刺痛，形体消瘦，纳谷减少，面色晦暗黧黑，舌质紫，脉细涩。治疗应首选

考点：积证、聚证的辨证论治

解析：腹胀，腹部时有条索状物聚起，按之胀痛更甚，便秘，纳呆，舌苔腻，脉弦滑，为食滞痰阻之聚证，治以理气化痰，导滞散结，方用六磨汤。腹部积块明显，质地较硬，固定不移，刺痛，形体消瘦，纳谷减少，面色晦暗黧黑，舌质紫，脉细涩，为瘀血内结之积证，治以祛瘀软坚，扶正健脾，方用膈下逐瘀汤合六君子汤。故254题选B，255题选D。

A. 寒甚热微，或但寒不热，或呕吐腹泻，甚则嗜睡不语，神志昏蒙
B. 发作时热多寒少，汗出不畅，头痛，骨节酸痛
C. 每日或间一两日发作一次，寒热休作有时
D. 发作时热少寒多，口不渴，胸闷脘痞，神疲体倦
E. 每遇劳则易发作，发时寒热较轻，面色萎黄，倦怠乏力

256. 劳疟的特点是
257. 冷瘴的特点是

考点：疟疾的辨证论治

解析：劳疟的病机为疟邪久留，气血耗伤，故见疟邪迁延日久，每遇劳则易发作，发时寒热较轻，面色萎黄，倦怠乏力；冷瘴的病机为瘴毒内盛，湿浊蒙蔽清窍，故见寒甚热微，或但寒不热，或呕吐腹泻，甚则嗜睡不语，神志昏蒙。故256题选E，257题选A。

A. 肝、肾
B. 脾、肾
C. 肺、肾
D. 肺、脾
E. 肺、肝

258. 阳水的病位在
259. 阴水的病位在

考点：水肿的病机

解析：由于致病因素及体质的差异，水肿的病理性质有阴水、阳水之分；阳水属实，多由外感风邪、疮毒、水湿而成，病位在肺、脾。阴水属虚或虚实夹杂，多由饮食劳倦、禀赋不足、久病体虚所致，病位在脾、肾。故258题选D，259题选B。

A. 十灰散
B. 半夏厚朴汤
C. 滋水清肝饮
D. 柴胡疏肝散
E. 黄土汤

260. 郁证肝气郁结证的代表方剂是
261. 便血脾胃虚寒证的代表方剂是

考点：郁证、血证的辨证论治★

解析：郁证肝气郁结证为肝郁气滞，脾胃失和，治宜疏肝解郁，理气畅中，方选柴胡疏肝散加减；便血脾胃虚寒证为中焦虚寒，统血无力，血溢胃肠；治宜健脾温中，养血止血，方选黄土汤加减。故260题选D，261题选E。

A. 桑杏汤
B. 柴枳半夏汤
C. 桑菊饮
D. 黄土汤
E. 归脾汤

262. 患者鼻燥衄血，口干咽燥，身热，咳嗽痰少，舌质红，苔薄，脉数。治疗应首选
263. 患者喉痒咳嗽，痰中带血，口干鼻燥，身热，舌质红，少津，苔薄黄，脉数。治疗应首选

考点：血证的辨证论治★

解析：患者主症一为鼻燥衄血，见口干咽燥，身热，咳嗽痰少，舌质红，苔薄，脉数；一为咳嗽痰中带血，见口干鼻燥，身热，舌质红，少津，苔薄黄，脉数。皆为燥热伤肺所致动血。辨证为鼻衄热邪犯肺证——桑菊饮；咳嗽燥热伤肺证——桑杏汤。故262题选C，263题选A。

A. 温化
B. 化湿邪，利小便
C. 补虚泻实
D. 清热润燥，养阴生津
E. 治火、治气、治血

264. 消渴的治疗大法是
265. 黄疸的治疗大法是

考点：消渴、黄疸的辨证论治

解析：消渴的基本病机是阴虚为本，燥热为

标，故清热润燥、养阴生津为本病的治疗大法；黄疸的病机关键是湿，由于湿邪困遏脾胃，壅塞肝胆，疏泄失常，胆汁泛溢而发生黄疸，其治疗大法主要为化湿邪，利小便。故 264 题选 D，265 题选 B。

A. 消渴方
B. 玉女煎
C. 人参健脾丸
D. 丹参饮
E. 六味地黄丸

266. 消渴中消，可用
267. 消渴下消，可用

考点：消渴的辨证论治 ★

解析：消渴分为上、中、下消。上消肺热津伤证治宜清热润肺，生津止渴，用消渴方。中消胃热炽盛证治宜清胃泻火，养阴增液，用玉女煎；气阴亏虚证治宜益气健脾，生津止渴，用七味白术散。下消肾阴亏虚证治宜滋阴固肾，用六味地黄丸；阴阳两虚证治宜滋阴温阳，补肾固涩，用金匮肾气丸。故 266 题选 B，267 题选 E。

A. 气厥实证
B. 气厥虚证
C. 血厥实证
D. 血厥虚证
E. 痰厥

268. 患者突然昏倒，不知人事，呼吸气粗，口噤握拳，舌苔薄白，脉伏。其证候是
269. 患者突然眩晕昏仆，面色苍白，呼吸微弱，汗出肢冷，舌淡，脉沉细微。其证候是

考点：厥证的辨证论治 ★

解析：呼吸气粗，口噤握拳，为实证表现，突然昏倒，不知人事，呼吸气粗，口噤握拳，舌苔薄白，脉伏，为气厥实证。面色苍白，呼吸微弱，汗出肢冷，舌淡，脉沉细微，为虚证表现，突然眩晕昏仆，面色苍白，呼吸微弱，汗出肢冷，舌淡，脉沉细微，为气厥虚证。故 268 题选 A，269 题选 B。

A. 关节酸痛，游走不定，屈伸不利
B. 关节疼痛较剧，痛有定处，得热痛减，遇寒痛增
C. 肢体关节重着、疲痛，或肿胀
D. 关节疼痛，局部灼热红肿
E. 关节红肿，疼痛剧烈，入夜尤甚，壮热烦渴

270. 行痹的主症是
271. 着痹的主症是

考点：痹证的辨证论治 ★

解析：痹证的辨证，一是要辨邪气的偏盛，二是要辨别虚实。临床痹痛游走不定者为行痹，属风邪盛；痛势较甚，痛有定处，遇寒加重者为痛痹，属寒邪盛；关节酸痛、重着、漫肿者为着痹，属湿邪盛；关节肿胀，肌肤焮红，灼热疼痛为热痹，属热邪盛。关节疼痛日久，肿胀局限，或见皮下结者为痰；关节肿胀，僵硬，疼痛不移，肌肤紫暗或瘀斑等为瘀。故 270 题选 A，271 题选 C。

中医外科学

【A1 型题】

1. 湿邪所致外科疾病多发于人体的部位是
   A. 上部
   B. 中部
   C. 胸部
   D. 背部
   E. 下部

   考点：外感六淫致病

   解析：湿邪致病，多湿热兼夹，多侵犯人体下部，患部肿胀、水疱、脓疱、糜烂流滋、作痒，常伴纳食不佳、胸闷呕恶、腹胀腹满、舌苔腻等症状。故本题选 E。

2. "痛无定处，忽彼忽此，走注甚速"，其疼痛的原因是
   A. 风痛
   B. 湿痛
   C. 痰痛
   D. 热痛
   E. 化脓痛

   考点：辨痛

   解析：风善行而数变，故其痛无定处，忽彼忽此，走注甚速，遇风则剧。湿痛痛而酸胀，肢体沉重，按之出现可凹水肿或见糜烂流滋。痰痛疼痛轻微，或隐隐作痛，皮色不变，压之酸痛。热痛皮色焮热疼痛，遇冷则减。化脓痛痛势急胀，痛无止时，如同鸡啄，按之中软应指。故本题选 A。

3. 下列各项，不属外科疾病成脓期特点的是
   A. 疼痛剧烈呈鸡啄样
   B. 皮肤肿胀，皮薄光亮
   C. 局部皮肤瘙痒
   D. 局部皮肤温度增高
   E. 肿块变软

   考点：辨脓★

   解析：成脓的特点应从以下四点辨别。疼痛：阳证脓疡，局部按之灼热痛甚，拒按明显。阴证脓疡，则痛热不甚，而酸胀明显。肿胀：皮肤肿胀，皮薄光亮为有脓。深部脓肿，皮肤变化不明显，但胀感较甚。温度：阳证脓疡，局部温度增高。硬度：按之坚硬，指起不复，未有脓；按之半软半硬，已成脓；按之大软，指起即复，为脓成。故本题选 C。

4. 脓液不多且位于组织深部时，应采用的方法是
   A. 推拿法
   B. 接触法
   C. 穿刺法
   D. 透光法
   E. 点压法

   考点：辨脓★

   解析：确认成脓方法有按触法、透光法、点压法、穿刺法、B 超。排除 A、B。穿刺法适用于脓液不多且位于组织深部的辨脓。透光法适用于指、趾部甲下的辨脓。点压法适用于在指（趾）部脓液很少的情况。故本题选 C。

5. 创面边缘整齐，坚硬削直而如凿成，基底部高低不平，有稀薄臭秽分泌物。其溃疡属于
   A. 化脓性溃疡
   B. 压迫性溃疡
   C. 疮痨性溃疡
   D. 梅毒性溃疡
   E. 岩性溃疡

   考点：辨溃疡★

   解析：化脓性溃疡，疮面边沿整齐，周围皮肤微有红肿，口大底小，内有少量脓性分泌物。压迫性溃疡初期皮肤暗紫，很快变黑而坏死，滋水、液化、腐烂，脓液有臭味，可深至筋膜、肌肉、骨膜。疮痨性溃疡，疮口多呈凹陷形或潜行空洞或漏管，创面肉色不鲜，脓水清稀，并夹有败絮状物，疮口愈合缓慢或反复溃破，经久难愈。岩性溃疡，疮面多呈翻花如岩穴，有的在溃

· 118 ·

疡底部见有珍珠样结节，内有紫黑坏死组织，渗流血水。梅毒性溃疡，其边缘削直而如凿成或略微内凹，基底高低不平。故本题选 D。

6. 中医外科内治法中，温阳托毒法的代表方是

    A. 透脓散
    B. 托里消毒散
    C. 神功内托散
    D. 右归丸
    E. 桂附八味丸

    考点：内托法的代表方剂 ★

    解析：内托法中，透托法的代表方是透脓散。益气托毒法的代表方是托里消毒散；温阳脱毒法的代表方是神功内托散。故本题选 C。

7. 疮疡的半阴半阳证应选用的外用药物是

    A. 冲和膏
    B. 太乙膏
    C. 阳和解凝膏
    D. 咬头膏
    E. 玉露膏

    考点：油膏的临床应用

    解析：冲和膏适用于半阴半阳证；太乙膏性偏清凉，适用于阳证疮疡，为肿疡、溃疡通用方；阳和解凝膏性偏温热，适用于阴证疮疡未溃者；咬头膏具有腐蚀性，功能蚀破疮头，适用于肿疡脓成，不能自破，以及患者不愿接受手术切开排脓者；玉露膏适用于阳证疮疡。故本题选 A。

8. 疮疡破溃后，不宜使用的外用药是

    A. 膏药
    B. 油膏
    C. 箍围药
    D. 酊剂
    E. 腐蚀药

    考点：掺药的种类及临床应用

    解析：膏药：适用于一切外科疾病的初起、成脓、溃后各个阶段。油膏：适用于肿疡、溃疡，皮肤病糜烂结痂渗液不多者及肛门病等。箍围药：适用于凡外疡不论初起，成脓及溃后，肿势散漫不聚而无集中之硬块者。酊剂：一般用于疮疡未溃及皮肤病等。腐蚀药：凡肿疡在脓未溃时，或痔疮、瘰疬、赘疣、息肉等病；或溃疡破溃以后，疮口太小，引流不畅，或疮口僵硬，或胬肉突出，或腐肉不脱等妨碍收口时，均可使用。故本题选 D。

9. 治疗体表脓肿，实施切开引流的有利时机是

    A. 肿疡初起
    B. 肿疡溃后
    C. 脓肿肿疡出现透脓点
    D. 肿疡肉芽暗红
    E. 脓肿周围肿硬

    考点：切开法的具体应用 ★

    解析：当肿疡成脓之后，脓肿中央出现透脓点（脓腔中央最软的一点），即为脓已成熟，此时予以切开最为适宜。切口位置应以便于引流为原则，选择脓腔最低点或最薄弱处进刀。故本题选 C。

10. 乳房部脓肿切开引流正确的切口选择是

    A. 乳晕旁弧形切口
    B. 乳晕处放射状切口
    C. 乳房下缘弧形切口
    D. 以乳头为中心弧形切口
    E. 以乳头为中心放射状切口

    考点：切开法的具体应用 ★

    解析：成脓期局部按之有波动感或经穿刺抽脓抽得脓液者，应及时切开引流。一般采用与乳头方向呈放射状的切口，切口位置选择脓肿稍低的部位，切口长度与脓腔基底的大小基本一致，使引流通畅不致袋脓，但需避免手术损伤乳络形成乳漏。而乳晕部的浅表脓肿、乳房后的脓肿或乳房周边脓肿，则可在乳晕边缘或乳房周边作弧形切口。若脓腔较大者，必要时可在脓腔最低部位作对口引流。脓肿小而浅者，可用针吸穿刺抽脓。故本题选 E。

11. 溃疡脓腐已尽，新肉已生，但皮肉一时不能黏合者，治疗应选用

    A. 结扎法
    B. 箍围法
    C. 引流法
    D. 垫棉法
    E. 针灸法

    考点：垫棉法的适应证

    解析：结扎法适用于瘤、赘疣、痔、脱疽等病，以及脉络断裂引起的出血之症。箍围法：凡外疡不论初起、成脓及溃后，肿势散漫不聚，而无集中之硬块者，均可使用。引流法：①药线引流适用于溃疡疮口过小，脓水不易排出者；或已成瘘管、窦道者；②导管引流适用于附骨疽、流痰、流注等脓腔较深、脓液多且不易畅流者，或腹腔手术后；③扩创引流适用于痈、有头疽溃后有袋脓者，瘰疬溃后形成空腔者，脂瘤继发感染

化脓时；垫棉法适用于溃疡脓出不畅有袋脓者；或疮孔窦道形成脓水不易排尽者；或溃疡脓腐已尽，新肉已生，但皮肉一时不能黏合者。针灸法：针刺适用于瘰疬、乳痈、乳癖、湿疮、瘾疹、蛇串疮、脱疽、内痔术后疼痛、排尿困难等。灸法适用于肿疡初起坚肿，特别是阴寒毒邪凝滞筋骨，而正气虚弱，难以起发，不能托毒外达者；或溃疡久不愈合，脓水稀薄，肌肉僵化，新肉生长迟缓者。<u>故本题选 D。</u>

12. 下列各项，不属溻渍法适应证的是
   A. 阳证疮疡初起
   B. 阴证疮疡
   C. 美容
   D. 保健
   E. 创面干燥，僵而不敛

考点：溻渍法适应证★

解析：溻是将饱含药液的纱布或棉絮湿敷患处，渍是将患处浸泡在药液中。溻渍法是通过湿敷、淋洗、浸泡对患处的物理作用，以及不同药物对患部的药效作用，从而达到治疗目的的一种方法。适应证为阳证疮疡初起、溃后，半阴半阳证，阴证疮疡，美容，保健。<u>故本题选 E。</u>

13. 蛇眼疔的成脓时间是
   A. 2~3 天
   B. 10 天左右
   C. 7~10 天
   D. 3~5 天
   E. 2 周

考点：手足部疔疮的临床表现

解析：蛇眼疔初起多局限于手指甲一侧边缘的近端处，有轻微的红肿疼痛，一般 2~3 天即成脓，可在指甲背面透现一点黄色或灰白色脓疱，或整个甲身内有脓液，或甲下溃空或有胬肉突出，甚至指（趾）甲脱落。<u>故本题选 A。</u>

14. 蛇头疔的成脓时间一般是
   A. 3 天
   B. 5 天
   C. 7 天
   D. 10 天
   E. 14 天

考点：手足部疔疮的临床表现

解析：生于指头顶端者，叫蛇头疔，蛇头疔初起指端觉麻痒而痛，继而刺痛、灼热疼痛，红肿不明显，中期肿势更大，手指末节呈蛇头状肿胀，成脓时有剧烈的跳痛，患肢下垂时疼痛更甚，局部触痛明显，约 10 天成脓。常伴恶寒、发热、头痛、全身不适等症状。后期一般脓出肿消痛止，趋向痊愈。若损骨溃后脓出臭秽，经久不尽，余肿不消，或胬肉突出。<u>故本题选 D。</u>

15. 蛇头疔溃脓期的治疗，应
   A. 沿甲旁 0.2cm 挑开引流
   B. 在指掌面一侧作纵行切口，必要时可对口引流
   C. 在指掌面正中切开，务必引流通畅
   D. 在手指侧面作纵行切口，切口长度不得超过上下指关节面
   E. 沿掌横纹切开，切口应够大，保持引流通畅

考点：手足部疔疮成脓期切开引流要求

解析：成脓期脓成应切开排脓，一般应尽可能循经切开，根据患病部位不同，而选择不同的切口。蛇眼疔宜沿甲旁 0.2cm 挑开引流。蛇头疔宜在指掌侧面作一纵形切口，必要时行对口引流。蛇肚疔应在手指侧面作纵形切口，其长度不得超越上下指关节面。托盘疔应依掌横纹切开，切口应足够大，以保持引流通畅。<u>故本题选 B。</u>

16. 红丝疔的好发部位是
   A. 面部
   B. 胸腹部
   C. 四肢后侧
   D. 四肢内侧
   E. 四肢外侧

考点：红丝疔的定义

解析：红丝疔是发于四肢，皮肤呈红丝显露，迅速向上走窜的急性传染性疾病。好发于四肢内侧，常有手足部生疔或皮肤破损等病史。<u>故本题选 D。</u>

17. 治疗颈痈初起应选用
   A. 牛蒡解肌汤
   B. 黄连解毒汤
   C. 仙方活命饮
   D. 普济消毒饮
   E. 五味消毒饮

考点：颈痈的治疗

解析：颈痈初起多为风热痰毒证，治宜散风清热，化痰消肿。用牛蒡解肌汤或银翘散加减。<u>故本题选 A。</u>

18. 下列各项，不属发的临床特点是
   A. 初起仅有单个脓头
   B. 红肿蔓延成片

C. 灼热疼痛
D. 全身症状明显
E. 红肿中央明显，四周较淡

考点：发的概念与特点

解析：发的特点是初起无头，红肿蔓延成片，灼热疼痛，红肿以中心最为明显，而四周较淡，边界不清，有的3～5天后中央色褐腐溃，周围湿烂，伴有明显的全身症状。故本题选A。

19. 治疗锁喉痈初起，应首选的方剂是
A. 仙方活命饮
B. 牛蒡解肌汤
C. 普济消毒饮
D. 五味消毒饮
E. 黄连解毒汤

考点：锁喉痈的治疗

解析：锁喉痈初起红肿绕喉，肿势散漫不聚，坚硬灼热疼痛，为痰热蕴结证，用普济消毒饮散风清热，化痰解毒。肿势渐趋局限，如按之中软应指者，脓出黄稠，热退肿减为热盛肉腐证，用仙方活命饮以清热化痰，和营托毒。故本题选C。

20. 发于肌肤间的急性化脓性疾患是
A. 疖
B. 有头疽
C. 疔
D. 附骨疽
E. 痈

考点：有头疽的特点★

解析：疖是发生于肌肤浅表部位、范围较小的急性化脓性疾病；有头疽是发生于肌肤间的急性化脓性疾病；疔是一种发病迅速，易于变化而危险性较大的急性化脓性疾病；痈是指发生于体表皮肉之间的急性化脓性疾病。故本题选B。

21. 流注的病因是
A. 跌打损伤，瘀血停留
B. 内郁湿火，外感风邪
C. 恣食膏粱厚味
D. 皮肤外伤感染毒邪
E. 患痧痘、麻疹之后，体虚余毒未清

考点：流注的病因病机

解析：暑湿流注：因夏秋季节感受暑湿，客于营卫，阻于肌肉而成。余毒流注：因患疔疮、疖、痈，强行挤压或过早切开，或其他热病失于诊治，火热之毒流注入于血分，稽留于肌肉之中而发。瘀血流注：多因跌打损伤，瘀血停留，

产后恶露停滞，经络为之壅滞而成。髂窝流注：除由感受暑湿之邪外，还可由会阴、肛门、外阴、下肢皮肤破损或生疮疖，邪毒流窜，阻滞经络而成。故本题选A。

22. 内发丹毒的治法是
A. 疏风清热解毒
B. 疏肝泻火利湿
C. 利湿清热解毒
D. 凉血清热解毒
E. 清热化湿行瘀

考点：丹毒的内、外治法★

解析：丹毒是患部皮肤突然发红成片、色如涂丹的急性感染性疾病，生于躯干部者为内发丹毒，其病因为肝脾湿火，应以清肝泻火利湿的治法。故本题选B。

23. 下列关于乳痈的主要病因病机，叙述错误的是
A. 乳汁淤积，阻塞乳络
B. 肝郁痰凝，积聚乳络
C. 肝郁胃热，闭塞乳络
D. 感受外邪，闭塞乳络
E. 胎气上冲，蕴阻乳络

考点：乳痈的病因病机

解析：乳汁郁积是最常见的原因。肝郁胃热，情志不畅；产后饮食不节，阳明胃热壅滞，均可使乳络闭阻不畅。感受外邪，或乳儿含乳而睡，口中热毒之气侵入乳孔，均可使乳络郁滞不通，化热成痈。故本题选B。

24. 乳痈初起的治疗方法
A. 清热消肿
B. 疏肝解郁
C. 疏肝清胃
D. 凉血消肿
E. 疏肝健脾

考点：乳痈的治疗★

解析：乳痈初起多见乳汁郁积结块，皮色不变或微红，肿胀疼痛。伴有恶寒发热，周身酸楚，口渴，便秘，苔薄，脉数。为气滞热壅证，治宜疏肝清胃，通乳消肿。故本题选C。

25. 乳痈切开排脓的切口应该是
A. 切口尽量大
B. 切口宜高
C. 纵切口
D. 横切口
E. 按乳络方向

考点：乳痈的治疗★

解析：乳痈切开排脓的切口应该沿乳络方向，避免手术损伤乳络形成乳漏。故本题选 E。

26. 乳核的最好发年龄是
   A. 10～15 岁
   B. 15～20 岁
   C. 20～25 岁
   D. 25～30 岁
   E. 30～45 岁

考点：乳核的临床表现

解析：乳核多发于 20～25 岁女性，其次是 15～20 岁和 25～30 岁女性。乳房内出现肿块，常为单发性，或多个在单侧或双侧乳房内同时或先后出现。故本题选 C。

27. 下列各项，与乳核的发生无关的是
   A. 情志内伤
   B. 月经周期
   C. 痰湿内生
   D. 气滞痰凝
   E. 冲任失调

考点：乳核的病因病机

解析：乳核多由于恼怒伤肝，忧思伤脾，导致肝脾两伤，气机阻滞，水湿失运，痰浊内生；或因冲任失调，痰瘀互结于乳房而成。肿块一般无疼痛，少数可有轻微刺痛或胀痛，但与月经无关。故本题选 B。

28. 乳岩气血亏虚证用
   A. 神效瓜蒌散合开郁散
   B. 二仙汤合开郁散
   C. 八珍汤
   D. 参苓白术散或理中汤
   E. 人参养荣汤

考点：乳岩的辨证分型治疗★

解析：乳岩多见 5 种典型证型。肝郁痰凝治宜疏肝解郁、化痰散结，用神效瓜蒌散合开郁散加减。冲任失调治宜调摄冲任，理气散结，用二仙汤合开郁散加减。正虚毒炽治宜调补气血，清热解毒，用八珍汤酌加清热解毒之品。气血两亏治宜补益气血，宁心安神，用人参养荣汤加味。脾虚胃弱治宜健脾和胃，用参苓白术散或理中汤加减。故本题选 E。

29. 治疗乳岩冲任失调证，应首选的方剂是
   A. 神效瓜蒌散合开郁散
   B. 二仙汤合开郁散
   C. 八珍汤合开郁散

D. 人参养荣汤合开郁散
E. 参苓白术散合开郁散

考点：乳岩的辨证分型治疗★

解析：参见 28 题。故本题选 B。

30. 肉瘿可选用的外治法是
   A. 固阳玉龙膏掺黑退消
   B. 太乙膏掺红灵丹
   C. 阳和解凝膏掺桂麝散或黑退消
   D. 太乙膏掺毒内消散
   E. 阳和解凝膏掺阳毒内消散

考点：肉瘿的辨证论治

解析：肉瘿是由于情志抑郁，肝失调达，遂使肝郁气滞，肝旺侮脾，脾失健运，饮食入胃，不能化生精微，形成痰浊内蕴，湿痰留注于任、督，汇集于结喉，聚而成形，遂成本病。外治法为阳和解凝膏掺桂麝散或黑退消外敷。故本题选 C。

31. 瘿痈的治疗大法是
   A. 益气养阴，化痰散结
   B. 理气解郁，化痰软坚
   C. 疏肝活血，化痰散结
   D. 疏肝清热，化痰散结
   E. 疏肝解郁，化痰散结

考点：瘿痈的内外治法

解析：瘿痈是瘿病中一种急性炎症性疾患。其特点是结喉两侧结块，色红灼热，疼痛肿胀，甚而化脓，常伴发热、头痛等症状。本病以内治为主，宜疏肝清热、化痰散结。故本题选 D。

32. 不属于脂瘤好发部位的是
   A. 关节部
   B. 头面部
   C. 下肢
   D. 手掌
   E. 上肢

考点：脂瘤的诊断

解析：脂瘤好发于头面部、背部、臀部等皮脂腺、汗腺丰富的部位。故本题选 A。

33. 治疗小面积毛细血管瘤轻症，可用
   A. 风油膏
   B. 冲和膏
   C. 五妙水仙膏
   D. 清凉膏合藤黄膏
   E. 云南白药膏

考点：血瘤的治疗

解析：对于小面积毛细血管瘤及海绵状血管

122

瘤可用五妙水仙膏外擦；清凉膏合藤黄膏外敷，包扎固定，每日换药一次，以促其消散；若血瘤出血，可用云南白药掺敷伤口，既可止血，又具消散作用。故本题选 C。

34. 发于颈部及耳之前后的岩肿，属于
　　A. 石瘿
　　B. 瘰疬
　　C. 流痰
　　D. 失荣
　　E. 肉瘤

考点：失荣的概念

解析：失荣是发于颈部及耳之前后的岩肿，因其晚期气血亏虚，出现面容憔悴，形体消瘦，状如树木失去荣华而得名。瘿病坚硬如石不可移动者，称为石瘿。肉瘤是发于皮里膜外、由脂肪组织过度增生而形成的良性肿瘤。故本题选 D。

35. 热疮的治疗原则是
　　A. 清暑利湿
　　B. 疏风清热止痒
　　C. 清热解毒散结
　　D. 清热解毒养阴
　　E. 清热利湿，行气止痛

考点：热疮的治疗

解析：热疮的病因病机主要为外感风温热毒，阻于肺胃二经，蕴蒸皮肤而生；或由肝经湿热下注，阻于阴部而成疮；或因反复发作，热邪伤津，阴虚内热所致。故本病以清热解毒养阴为主要治法。故本题选 D。

36. 蛇串疮的皮损特点为
　　A. 初起为掌心或指缝水疱或掌皮肤角化脱屑、水疱
　　B. 初起为红斑，或为水疱，约黄豆、豌豆大小
　　C. 约如指甲盖大小的黄红色鳞屑斑
　　D. 簇集型水疱，内含透明浆液
　　E. 簇集型水疱，累累如串珠

考点：蛇串疮的概念与特点

解析：蛇串疮特点是皮肤上出现红斑、水疱或丘疱疹，累累如串珠，排列呈带状，沿一侧周围神经分布。故本题选 E。

37. 传染性软疣的首选治疗措施是
　　A. 内治
　　B. 中药外洗
　　C. 推疣

　　D. 挑治
　　E. 鸦胆子散敷贴

考点：传染性软疣的治疗★

解析：扁平疣、疣目宜内外合治，其余疣多采用外治为主。鼠乳相当于西医学中的传染性软疣。其外治疗法用消毒针头挑破患处，挤尽白色乳酪样物，再用碘酒或浓石炭酸溶液点患处。故本题选 D。

38. 鼠乳的最佳治疗方法是
　　A. 结扎法
　　B. 挂线法
　　C. 内治法
　　D. 挑治法
　　E. 砭镰法

考点：传染性软疣的治疗★

解析：参见37题。故本题选 D。

39. 下列各项，常发于多汗体质青年，并可在家庭中相互传染的是
　　A. 白秃疮
　　B. 肥疮
　　C. 鹅掌风
　　D. 圆癣
　　E. 花斑癣

考点：花斑癣的临床特点

解析：花斑癣常发于多汗体质青年，并可在家庭中互相传染。头癣包括白秃疮和肥疮。白秃疮多见于学龄儿童，男性多于女性。肥疮多见于农村，好发于儿童。鹅掌风以成年人多见，男女老幼均可染病。故本题选 E。

40. 治疗虫咬皮炎热毒蕴结证，应首选的方剂是
　　A. 五味消毒饮合清营汤
　　B. 黄连解毒汤合犀角地黄汤
　　C. 五味消毒饮合黄连解毒汤
　　D. 仙方活命饮合清营汤
　　E. 银翘散合消风霜

考点：虫咬皮炎的辨证论治★

解析：虫咬皮炎热毒蕴结证的治法为清热解毒，消肿止痛。方用五味消毒饮合黄连解毒汤加地肤子、白鲜皮、紫荆皮。故本题选 C。

41. 患者发生药毒感染的重复用药时间一般是
　　A. 36 小时
　　B. 32 小时
　　C. 28 小时
　　D. 24 小时
　　E. 20 小时

考点：药毒的诊断★

解析：药毒的发生有一定的潜伏期，第一次发病多在用药后 5～20 天内，重复用药常在 24 小时内发生，短者甚至在用药后瞬间或数分钟内发生。故本题选 D。

42. 药毒潜伏期的是
A. 5～10 天
B. 5～15 天
C. 10～20 天
D. 10～25 天
E. 5～20 天

考点：药毒的诊断★
解析：参见 41 题。故本题选 E。

43. 尿道口有白色分泌物溢出，可诊断为
A. 急性淋病
B. 尿路感染
C. 阴道感染
D. 梅毒
E. 尖锐湿疣

考点：淋病的诊断
解析：淋病特点有：通常以尿道轻度不适起病，数小时后出现尿痛和脓性分泌物。当病变扩展至后尿道时可出现尿频、尿急。检查可见脓性黄绿色尿道分泌物，尿道口红肿，因为细菌感染引起，腹股沟区淋巴结可肿大。故本题选 A。

44. 一期梅毒的主要表现是
A. 硬下疳
B. 杨梅性白斑
C. 杨梅疮
D. 玫瑰疹
E. 杨梅结毒

考点：梅毒的诊断★
解析：梅毒根据病程长短分为一期梅毒、二期梅毒、三期梅毒，其中一期梅毒主要表现为疳疮（硬下疳）。二期梅毒的主要表现为杨梅疮，皮损可有斑疹（玫瑰疹）等。三期梅毒主要表现为杨梅结毒。故本题选 A。

45. 疳疮自然消退的时间是
A. 1～2 周
B. 3～8 周
C. 6～9 周
D. 7～10 周
E. 11～12 周

考点：梅毒的诊断★
解析：一期梅毒主要表现为疳疮（硬下疳）。疳疮不经治疗，可在 3～8 周后消失，而淋巴结肿大持续时间较久。故本题选 B。

46. 直肠末端黏膜下和肛管皮肤下的静脉丛发生扩大、曲张所形成的柔软静脉团，属于
A. 痔
B. 直肠息肉
C. 肛乳头肥大
D. 肛裂
E. 直肠癌

考点：痔的概念
解析：痔是直肠末端黏膜下和肛管皮肤下的静脉丛发生扩大、曲张所形成的柔软静脉团。直肠息肉发生于直肠黏膜上的赘生物，是一种常见的直肠良性肿瘤。肛裂是齿状线下肛管皮肤纵形全层裂开或形成的缺血性溃疡。故本题选 A。

47. 初期以无痛性便血为主要症状的疾病是
A. 肛裂
B. 肛痈
C. 肛瘘
D. 外痔
E. 内痔

考点：内痔的诊断
解析：内痔初期主要表现为无痛性便血，血液与大便不相混合，出血呈间歇性。肛裂以肛门周期性疼痛为主要症状，大便时出血，量不多，鲜红色。肛痈主要表现为肛门周围皮肤发红、疼痛、肿胀、结块，伴不同程度全身症状。肛瘘以局部反复流脓、疼痛、瘙痒为主要症状。外痔特点是自觉肛门坠胀、疼痛、有异物感。故本题选 E。

48. 内痔可分为
A. 二期
B. 三期
C. 四期
D. 五期
E. 六期

考点：内痔的诊断★
解析：内痔可分为四期：Ⅰ期内痔痔核较小，不脱出，以便血为主。Ⅱ期内痔痔核较大，大便时可脱出肛外，便后自行回纳，便血或多或少。Ⅲ期内痔痔核更大，大便时痔核脱出肛外，甚至行走、咳嗽、站立时也会脱出，不能自行回纳，须用手推回。Ⅳ期内痔痔核脱出，不能及时回纳，嵌顿于外，因充血、水肿和血栓形成，以致肿痛、糜烂和坏死。故本题选 C。

49. 贯穿结扎法最适用的是
   A. 内痔嵌顿
   B. 静脉曲张性外痔
   C. 血栓性外痔
   D. 赘皮外痔
   E. Ⅱ、Ⅲ期内痔

   考点：内痔的治疗★

   解析：贯穿结扎法：用丝线贯穿结扎于痔根部，以阻断病变部位的气血流通，达到使痔核坏死脱落的目的。适应证为Ⅱ、Ⅲ期内痔，尤其是纤维型内痔更为适宜。故本题选 E。

50. 运用脓肿一次切开法治疗肛痈，与分次手术最主要的区别是
   A. 切口呈放射状
   B. 切口长度与脓肿等长
   C. 将内口组织切开并搔刮清除
   D. 分开脓腔的纤维间隔
   E. 术后常规换药

   考点：肛痈的治疗

   解析：脓肿一次切开法切口呈放射状，长度与脓肿等长，使引流通畅，同时寻找齿线处感染的肛隐窝或内口，将切口与内口之间的组织切开，并搔刮清除，以免形成肛漏。分次手术切口在压痛或波动明显处尽可能靠近肛门，切口呈弧状或放射状，须有足够长度，用红油膏纱布引流，保持引流通畅，待肛漏形成后按肛漏处理。故二者最大区别是前者要将内口组织切开并搔刮清除，避免形成肛漏。故本题选 C。

51. 高位肛漏最宜选用的手术方法是
   A. 切开法
   B. 切开疗法＋挂线疗法
   C. 结扎法
   D. 垫棉法
   E. 引流法

   考点：肛漏的挂线疗法和切开疗法的适应证

   解析：切开疗法的适应证为低位单纯性肛漏和低位复杂性肛漏，对高位肛漏切开时，必须配合挂线疗法，以免造成肛门失禁。故本题选 B。

52. 陈旧性肛裂，伴有结缔组织外痔、乳头肥大等，手术方法宜选
   A. 切开法
   B. 纵切横缝法
   C. 微创疗法
   D. 侧切法
   E. 扩肛法

   考点：肛裂手术治疗的不同方法及其适应证

   解析：扩肛法适用于早期肛裂，无结缔组织外痔、肛乳头肥大等。切开疗法适用于陈旧性肛裂，伴有结缔组织外痔、乳头肥大等。肛裂侧切术适用于陈旧性肛裂不伴有结缔组织外痔、皮下瘘等。纵切横缝法适用于陈旧性肛裂伴有肛管狭窄者。故本题选 A。

53. 治疗子痈气滞痰凝证的代表方剂是
   A. 小金丸
   B. 橘核丸
   C. 二陈汤
   D. 抵当丸
   E. 枸橘汤

   考点：子痈的治疗★

   解析：子痈气滞痰凝证表现为附睾结节，子系粗肿，轻微触痛，或牵引少腹不适；多无全身症状，舌淡苔薄白或腻，脉弦滑。应治以疏肝理气，化痰散结，方用橘核丸加减。枸橘汤为湿热下注证首选。故本题选 B。

54. 子痰初起内治宜用
   A. 透脓散
   B. 五味消毒饮
   C. 黄连解毒汤
   D. 阳和汤
   E. 滋阴除湿汤

   考点：子痰的治疗★

   解析：子痰初起硬结期，肾子处坠胀不适，附睾硬结，子系呈串珠状肿硬，苔薄，脉滑，属浊痰凝结证，应治以温经通络，化痰散结，方药用阳和汤加减，配服小金丹。故本题选 D。

55. 治疗子痰阴虚内热证，应首选的方剂是
   A. 阳和汤合小金丹
   B. 开郁散合增液汤
   C. 滋阴除湿汤合透脓散
   D. 六味地黄丸合透脓散
   E. 增液汤合知柏地黄丸

   考点：子痰的治疗★

   解析：子痰阴虚内热证见于中期成脓期，病程日久，肾子硬结逐渐增大并与阴囊皮肤粘连，阴囊红肿疼痛，触之可有应指感；伴低热，盗汗，倦怠；舌红，少苔，脉细数。应治以养阴清热，除湿化痰，佐以透脓解毒，方用滋阴除湿汤合透脓散。故本题选 C。

56. 股肿湿热下注证，症见发病较急，下肢粗

肿，局部发热、发红，疼痛，活动受限，舌质红，苔黄腻，脉弦滑。选方为

A. 活血通脉汤
B. 四妙勇安汤
C. 参苓白术散
D. 大黄牡丹汤
E. 附子薏苡仁汤

考点：股肿的辨证论治

解析：股肿内治常见3个证型。湿热下注治宜清热利湿，活血化瘀，用四妙勇安汤。血脉瘀阻治宜活血化瘀，通络止痛，用活血通脉汤。气虚湿阻治宜益气健脾，祛湿通络，用参苓白术散。故本题选B。

57. 青蛇毒好发于

A. 上肢
B. 下肢
C. 胸腹壁
D. 颈项
E. 背腰部

考点：青蛇毒的临床表现

解析：青蛇毒发病多见筋瘤后期，部位则以四肢多见，尤其多见下肢，次为胸腹壁处。故本题选B。

58. 治疗青蛇毒湿热瘀阻证，应首选的方剂是

A. 五神汤合四妙勇安汤
B. 萆薢渗湿汤合五神汤
C. 二妙散合茵陈赤豆汤
D. 四妙散合五神汤
E. 六味地黄丸合四妙散

考点：青蛇毒的辨证论治★

解析：青蛇毒湿热瘀阻证的治法为清热利湿，解毒通络，方用二妙散合茵陈赤豆汤加减。故本题选C。

59. 顾步汤适用的脱疽证候是

A. 寒湿阻络
B. 血脉瘀阻
C. 湿热毒盛
D. 热毒伤阴
E. 气阴两虚

考点：脱疽的辨证论治★

解析：脱疽寒湿阻络治宜温阳散寒，活血通络，用阳和汤加减。血脉瘀阻治宜活血化瘀，通络止痛，用桃红四物汤加减。湿热毒盛治宜清热利湿，解毒活血，用四妙勇安汤加减。热毒伤阴治宜清热解毒，养阴活血，用顾步汤加减。气阴

两虚治宜益气养阴，用黄芪鳖甲汤加减。故本题选D。

60. 下列全身受冻的复温措施，错误的是

A. 用雪搓、火烤
B. 少量饮酒
C. 姜汤热饮
D. 40℃左右温水浸泡
E. 可将伤者置于救护者怀中

考点：严重全身冻疮的复温方法★

解析：全身性冻伤患者应脱去冰冷潮湿衣服、鞋袜，如衣服鞋袜连同肢体冻结，可立即浸入40℃左右温水浸泡，融化后脱下。可予姜汤、糖水等热饮，一时无法获得热水，可将伤者置于救护者怀中或腋下复温。早期复温过程中严禁用雪搓、用火烤或冷水浴。故本题选A。

61. 对冻僵患者立即施行局部或全身快速复温的水温为

A. 36～37℃
B. 37～38℃
C. 38～42℃
D. 42～43℃
E. 43～44℃

考点：严重全身冻疮的复温方法★

解析：对冻僵患者立即施行局部或全身快速复温，用38～42℃恒热温水浸泡伤肢或全身，局部20分钟，全身30分钟内，体温迅速提高至接近正常，以指（趾）甲床出现潮红有温热感为度，不宜过久。故本题选C。

62. 烧伤面积的计算按中国九分法，双上肢面积占

A. 9%
B. 18%
C. 27%
D. 36%
E. 45%

考点：烧伤面积的计算方法★

解析：中国九分法将全身体表面积分为11个9等份。成人头、面、颈部为9%；双上肢为2×9%；躯干前后包括外阴部为3×9%；双下肢包括臀部为5×9%＋1%＝46%。故本题选B。

63. 蛇咬伤后立刻用绳子在伤口上方超过1个关节结扎的目的是

A. 以防邪毒内陷
B. 促进局部排毒
C. 破坏蛇毒

D. 以防创口闭合
E. 避免局部感染

考点：毒蛇咬伤的治疗措施

解析：毒蛇咬伤后，应立即用柔软的绳子或布袋在伤口上方超过1个关节结扎，结扎松紧度以能阻断淋巴液和静脉血的回流但不妨碍动脉血为宜，故目的是防止邪毒内陷。故本题选 A。

64. 潜伏期为4~14天，属于伏而后发的疾病是
   A. 冻疮
   B. 破伤风
   C. 肠痈
   D. 毒蛇咬伤
   E. 胆石症

考点：破伤风的临床表现★

解析：破伤风的特点是有皮肉破伤史，有一定潜伏期，一般为4~14天。冻疮是遭受寒邪侵袭引起的损伤，肠痈是发于肠道的痈肿，与毒蛇咬伤、胆石症均不是伏而后发的疾病。故本题选 B。

65. 肌肉强直性痉挛是破伤风的典型症状之一，其首先出现的部位是
   A. 上肢
   B. 下肢
   C. 头面
   D. 颈项
   E. 躯干

考点：破伤风的临床表现★

解析：典型的发作症状是全身或局部肌肉强直性痉挛和阵发性抽搐。肌肉强直性痉挛首先从头面部开始，进而延展至躯干四肢。其顺序为咀嚼肌、面肌、颈项肌、背腹肌、四肢肌群、膈肌和肋间肌。故本题选 C。

66. 肠痈湿热证，选方为
   A. 大黄牡丹汤
   B. 复方大柴胡汤
   C. 大黄牡丹汤合红藤煎
   D. 大黄牡丹汤合透脓散
   E. 附子薏苡仁汤合透脓散

考点：肠痈的辨证论治★

解析：肠痈内治常见3个证型。瘀滞证治宜行气活血，通腑泄热，用大黄牡丹汤合红藤煎剂加减。湿热证治宜通腑泄热，解毒利湿透脓，用复方大柴胡汤。热毒证治宜通腑排脓，养阴清热，用大黄牡丹汤合透脓散加减。故本题选 B。

【A2型题】

67. 患者，男，23岁。右前臂内侧有红丝一条，向上走窜，停于肘部。用砭镰疗法的操作要点是
   A. 沿红线两头，针刺出血
   B. 梅花针沿红线点刺，微微出血
   C. 用三棱针沿红线寸寸挑断，并微微出血
   D. 用三棱针点刺出血
   E. 梅花针沿红线点刺，微微出血，并加神灯照法

考点：砭镰法的用法

解析：砭镰疗法的操作要点是在常规消毒下，用三棱针或刀锋，迅速移动直刺患处或特选部位的皮肤、黏膜，宜轻、准、浅、快，以微微出血为度。故本题选 C。

68. 患者1周前因外伤出现右手食指红肿热痛。肿胀呈圆柱状，皮色光亮，关节轻度屈曲，不能伸展，现局部跳痛明显，拟切开排脓。应选择的切口部位是
   A. 指掌侧面
   B. 指掌正中
   C. 手指侧面
   D. 手指正中
   E. 食指关节处

考点：切开法的具体运用★

解析：手指脓肿应从侧方切开；关节区附近的脓肿，切口尽量避免损坏关节；若为关节区脓肿，一般施行横切口，弧形切口或"S"形切口，因为纵切口在疤痕形成后易影响关节功能。故本题选 C。

69. 患者，女，50岁。面部出现小结节，红肿热痛，逐渐肿大并隆起，出现脓栓。其诊断是
   A. 疖
   B. 痈
   C. 疽
   D. 丹毒
   E. 痰核

考点：疖的临床表现★

解析：疖常见4种。有头疖见皮肤上红色结块，约3cm，灼热疼痛，突起根浅，中心有一脓头，出脓即愈。无头疖见皮肤上红色结块，约3cm，无脓头，表面灼热，触之疼痛，2~3天化脓，溃后多迅速愈合。蝼蛄疖多发于儿童头部，常见两种。坚硬型，疮形肿势小，但根脚坚硬，溃破出脓而坚硬不退，愈合后还会复发，常一处

未愈，他处又生。多发型，疮大如梅李，相联三五枚，溃破脓出而不易愈合，日久头皮窜空，如蝼蛄串穴之状。病久可损及颅骨，如以探针或药线探之，可触及粗糙的骨质。疖病好发于项后发际、背部、臀部，几个到几十个，反复发作，缠绵不愈。也可在身体各处散发疖肿，一处将愈，他处续发，或间隔周余、月余再发。患消渴病、习惯性便秘或营养不良者易患本病。痈、疽、丹毒多伴发热等全身症状，痰核多为阴证表现。故本题选 A。

70. 患者，男，27 岁。左眉上出现一坚硬肿块，约 1cm×1cm，中有一粟粒样脓头，坚硬根深，如钉丁之状，疼痛剧烈，左上眼睑肿胀明显，不能睁眼，伴发热头痛。其诊断是

A. 痈
B. 发
C. 疖
D. 疔疮
E. 有头疽

考点：颜面部疔疮的临床表现★

解析：颜面部疔疮初期，在颜面部某处皮肤上忽起一粟米样脓头，或痒或麻，以后逐渐红肿热痛，肿势范围约 3～6cm，但根深坚硬，状如钉丁，重者有恶寒发热等症状。故本题选 D。

71. 患者，女，25 岁。左侧手臂内侧有红丝一条，向上走窜，停于肘部，可选用砭镰法治疗。其诊断是

A. 蛇头疔
B. 蛇眼疔
C. 红丝疔
D. 蛇肚疔
E. 托盘疔

考点：红丝疔的特点

解析：红丝疔是发于四肢，皮肤呈红丝显露，迅速向上走窜的急性感染性疾病。红丝细者，宜用砭镰法治疗。蛇眼疔、蛇头疔、蛇肚疔、托盘疔、足底疔均是常见的手足部疔疮。故本题选 C。

72. 患者行注射治疗后，出现臀部结块坚硬，漫肿不红，病情进展缓慢，无全身症状，舌苔白腻，脉缓。其诊断是

A. 臀痈
B. 肉瘤
C. 流痰
D. 内陷

E. 无头疽

考点：臀痈的临床特点

解析：臀痈是发生于臀部肌肉丰厚处范围较大的急性化脓性疾病。由肌肉注射引起者俗称针毒结块。局部常有注射史。慢性者多有漫肿不红，结块坚硬，进展较为缓慢，全身症状也不明显。故本题选 A。

73. 患者，男，50 岁。1 周前项后发际处突发一肿块，红肿热痛，渐渐加剧，其后出现多个粟米样脓头，部分溃破溢脓。其治法是

A. 凉血祛风，行瘀通络
B. 凉血清热，解毒利湿
C. 和营托毒，清热化湿
D. 清热解毒，活血通络
E. 养阴清热，托毒透邪

考点：有头疽的治疗★

解析：有头疽湿热壅滞证初期，患处起一肿块，上有粟粒状脓头，随即掀肿高大，脓头相继增多，皮色潮红，疼痛日增，伴有恶寒发热，头痛等全身症状，舌质红，苔薄黄，脉滑数。中期疮面逐渐腐烂，形如蜂窝，脓出黄稠，壮热恶寒，口渴，溲赤便秘，苔黄腻，脉弦数。溃后脓液畅泄，腐肉脱落，全身症状随之减轻或消失。继则脓尽肌生，疮口平复。本患者证属湿热壅滞证，治宜和营托毒，清热化湿。故本题选 C。

74. 患者，男，40 岁。背部有一圆形块物，中央有一黑头，近 1 周局部块物增大，红肿疼痛，按之中软应指，伴有发热，舌红苔黄，脉数，外治应首选

A. 手术切除
B. 切开排脓
C. 三黄洗剂外搽
D. 金黄散水调外敷
E. 青黛散油调外敷

考点：有头疽的治疗

解析：有头疽溃脓期脓已成，有波动感，按之中软应指，宜切开排脓。故本题选 B。

75. 新生儿，臀部突然出现小红斑片，迅速蔓延成大片鲜红斑，游走不定，边界清楚，压之皮肤红色减退，放手后立即恢复，患部皮肤肿胀，表面紧张光亮，摸之灼手。其诊断应是

A. 热疮
B. 疥疮
C. 血风疮
D. 赤游丹毒

E. 浸淫疮

考点：丹毒的临床特点★

解析：丹毒是患部皮肤突然发红成片、色如涂丹的急性感染性疾病。其特点是病起突然，恶寒发热，局部皮肤忽然变赤，色如丹涂脂染，嫩热肿胀，边界清楚，迅速扩大，数日内可逐渐痊愈，但容易复发。新生儿多生于臀部，称赤游丹毒。故本题选 D。

76. 患者头面部皮肤焮红灼热，肿胀疼痛，甚则发生水疱，眼睑肿胀难睁，伴恶寒，发热，头痛，舌质红，苔薄黄，脉浮数。治疗应选用

A. 普济消毒饮
B. 化斑解毒汤
C. 犀角地黄丸
D. 黄连解毒汤
E. 五神汤

考点：丹毒的内治法★

解析：风热毒邪犯上，与血分热邪蕴结，郁阻肌肤，故见头面部皮肤焮红灼热，甚则发生水疱；经络阻塞，气血不畅，故皮肤肿胀疼痛，甚则眼胞肿胀难睁，或伴头痛；风热毒邪与正气相争，故见恶寒发热；舌红、苔薄黄、脉滑数为邪热尚在表之象。辨证为风热毒蕴证。治法：疏风清热解毒。方药：普济消毒饮加减。故本题选 A。

77. 患者胸腹部皮肤红肿蔓延，摸之灼手，肿胀疼痛，伴口苦且干，舌红，苔黄腻，脉弦滑数。治疗首选

A. 仙方活命饮
B. 普济消毒饮
C. 银翘解毒丸
D. 化斑解毒汤
E. 黄连解毒汤

考点：丹毒的内治法★

解析：患者皮肤红肿蔓延，其病为丹毒，因其发于胸腹部，故为内发丹毒；摸之灼手，肿胀疼痛，为火热之象，其口苦且干，舌红，苔黄腻，脉弦滑数，为肝脾湿火证。治法为清肝泻火利湿，方用柴胡清肝汤、龙胆泻肝汤或化斑解毒汤加减。故本题选 D。

78. 患者，女，27岁。左乳胀痛3天，乳汁郁积结块，皮色微红微热，伴恶寒发热，脉滑数。其外治法是

A. 切开引流，金黄散外敷
B. 药线引流，金黄散外敷
C. 湿热疗法，金黄散外敷
D. 乳房按摩，金黄散外敷
E. 火针刺脓，金黄散外敷

考点：乳痈的治疗

解析：情志内伤，肝气郁结，郁久化热，加之产后恣食厚味，胃内积热，以致肝胃蕴热，气血凝滞，乳络阻塞，不通则痛，故乳房肿胀疼痛有块；毒热内蕴，故患侧乳房皮肤微红；邪热内盛，正邪相争，营卫失和，故恶寒发热，头痛骨楚；胃经热盛，故口渴、便秘、舌红苔薄黄；弦脉属肝，数脉主热。故为乳痈初起，应以乳房按摩，金黄散外敷。故本题选 D。

79. 患者，女，45岁。乳房肿块月经前加重，经后缓解，伴有腰酸乏力。神疲倦怠，月经失调，量少色清，舌淡苔白，脉沉细。其治法是

A. 疏肝散结
B. 化痰散结
C. 调摄冲任
D. 调补气血
E. 行气活血

考点：乳癖的辨证论治★

解析：乳癖是以乳房有形状大小不一的肿块、疼痛，与月经周期相关为主要表现的乳腺组织的良性增生性疾病。其人冲任失调，上则乳房痰浊凝结，故乳房肿块伴胀痛；下则经水逆乱，故月经周期紊乱，量少色淡，甚或闭经；脾失健运，气血亏虚，故神疲乏力，头晕；冲为血海，隶属肝肾，冲任失调，肝气不疏，故经前加重，经水一行，肝气得疏，故经后缓减；肝肾不足，故腰酸乏力；舌淡、脉沉细为冲任失调之象。治法为调摄冲任。故本题选 C。

80. 患者，女，50岁。乳房局部可见一肿块，皮色不变，质硬而边界不清，性情急躁，胸闷胁胀，苔薄，脉弦。治疗应首选

A. 银花甘草汤
B. 逍遥散合桃红四物汤
C. 丹栀逍遥散
D. 神效瓜蒌散合开郁散
E. 二仙汤合开郁散

考点：乳岩的辨证分型治疗★

解析：乳房局部可见一肿块，皮色不变，质硬而边界不清，可诊断为乳岩，好发于40~60岁。其人肝郁气滞，脾失健运，痰湿内生，以致气郁痰湿交阻乳络，故乳房肿块，皮色不变，质地坚硬，边界不清；肝失疏泄，故性情急躁；肝

郁气滞，故胸闷胁胀；舌淡、苔薄、脉弦均为肝郁气滞之象。辨证为肝郁痰凝证。治法为疏肝解郁，化痰散结。方以神效瓜蒌散合开郁散加减。故本题选 D。

81. 患者，女，19 岁。半月前无意中发现颈部粗大，无异常不适。颈部呈弥漫性肿大，边缘不清，皮色不变，无触痛，并可扪及数个大小不等的结节，随吞咽动作而上下移动。具体诊断是

A. 气瘿
B. 石瘿
C. 肉瘿
D. 瘿痈
E. 颈痈

考点：气瘿的临床表现★

解析：气瘿，初起无明显不适感，甲状腺呈弥漫性肿大，腺体表面较平坦，质软不痛，皮色如常，腺体随吞咽动作上下移动。石瘿，即甲状腺癌，特点是喉结两侧结块，坚硬如石，高低不平，推之不移。肉瘿，即甲状腺良性肿瘤，无痛，发展缓慢，随吞咽上下移动。瘿痈，喉结两侧肿块，色红灼热，疼痛肿胀，甚而化脓。颈痈，多见于儿童，冬春易发，初起时局部肿胀、灼热、疼痛而皮色不变，结块边界清楚，具有明显的风温外感症状，相当于颈部急性化脓性淋巴结炎。故本题选 A。

82. 患者，女，27 岁。发现颈前部右侧结块半月，自觉作胀。检查：肿块约有 1.5cm × 1.5cm，边界清，表面光滑，柔韧而圆，随吞咽上下移动，无压痛。其诊断是

A. 气瘿
B. 肉瘿
C. 瘿痈
D. 颈痈
E. 臀核

考点：肉瘿的特点★

解析：参见 81 题。故本题选 B。

83. 患者，男，27 岁。结喉两侧局部见肿块，疼痛明显，常牵扯颌下、耳后，拒按，伴恶寒发热、头痛、口渴、咽干，舌红苔薄黄，脉浮数或滑数。治疗应首选

A. 牛蒡解肌汤
B. 柴胡疏肝散
C. 四海疏郁丸
D. 海藻玉壶汤
E. 逍遥散

考点：瘿痈的内外治法★

解析：风热客于肺胃，灼津为痰，积热挟痰上壅，蕴结于结喉，故颈部结块；风热痰凝，蕴阻经络，气血运行不畅，故结块疼痛；毒热炽盛，故见寒战高热、咽干、脉滑数等热象；苔薄黄、脉浮数均为风热上壅之象。辨证为风热痰凝证。治法为疏风清热化痰。方用牛蒡解肌汤加减。故本题选 A。

84. 患儿，女，7 岁。结喉处红肿绕喉，根盘散漫，肿势延及颈部两侧，按之中软，有应指感，治疗应首选

A. 内服普济消毒饮
B. 外治以菊花汁调制玉露散箍围束毒
C. 半流质饮食
D. 切开排脓
E. 药线引流

考点：瘿痈的内外治法★

解析：据患者临床症状，可诊为瘿痈，肿处按之中软，可知脓已形成，治疗以切开排脓为主。故本题选 D。

85. 患者，男，40 岁。结喉两侧各有 1 个 3cm × 2cm × 1cm，表面光滑，质地韧，无压痛，推之不移的肿物。为明确诊断，应首选的检查方法是

A. 胸颈部 X 线
B. 血常规
C. 血气分析
D. T_3、T_4
E. ^{131}I 扫描

考点：石瘿的诊断★

解析：位于喉结两侧，质地韧、推之不移的肿物，诊断考虑石瘿可能性大；为明确诊断，可用同位素^{131}I 扫描，或者穿刺加活检。故本题选 E。

86. 患者，女，48 岁。颈前肿物，生长迅速，质地较硬，轻度疼痛，表面不平，推之不动，声音嘶哑，随吞咽活动减弱，同位素^{131}I 扫描显示为冷结节，应首选的治疗措施是

A. 中药外敷
B. 中药内服
C. 中药内服、外敷
D. 内服、外敷、熏洗
E. 手术治疗

考点：石瘿的治疗

解析：根据患者临床表现：颈前肿物，生长迅速，质地较硬，轻度疼痛，表面不平，推之不

动；再结合辅助检查同位素^{131}I扫描显示为冷结节，可初步诊断为石瘿。石瘿为恶性肿瘤，一旦确诊，宜早期手术切除。故本题选E。

87. 患者，男，36岁。背部左侧肿物约3年，大小约3cm×3cm×3cm，经常出现红、肿、热、痛等症状。检查后确诊为脂瘤，其简便有效的治疗方法是

A. 中药外敷
B. 中药内服
C. 神灯照法
D. 针刺治疗
E. 手术摘除

考点：脂瘤的治疗

解析：脂瘤之小如豆粒者，可暂行观察，不予特殊治疗。脂瘤较大而未染毒者，宜首选手术疗法予以完整切除。脂瘤染毒成脓者要及时切开引流。伴有全身症状者，可予内服药物治疗。故本题选E。

88. 患者，男，45岁。左上臂内侧有一肿块，呈半球形，暗红色，质地柔软，状如海绵，压之可缩小。应首先考虑的是

A. 气瘤
B. 筋瘤
C. 脂瘤
D. 血瘤
E. 肉瘤

考点：血瘤的诊断

解析：筋瘤是以筋脉色紫、盘曲突起状如蚯蚓、形成团块为主要表现的浅表静脉病变。脂瘤是皮肤间出现圆形质软的肿块，中央有粗大毛孔，可挤出有臭味的粉渣样物。血瘤的病变局部色泽鲜红或暗紫，或呈局限性柔软肿块，边界不清，触之如海绵状。肉瘤软似棉，肿似馒，皮色不变，不紧不宽，如肉之隆起。故本题选D。

89. 患者，男，40岁。左肩部可见一肿块，呈扁平团块状，边界清楚，触之柔软，推之可动。无明显疼痛。应首先考虑的是

A. 血瘤
B. 失荣
C. 肾岩
D. 肉瘿
E. 肉瘤

考点：肉瘤的临床表现特点★

解析：失荣一般表现为颈部淋巴结肿大，生长较快，质地坚硬。病变开始时多为单发结节，可活动；后期肿块体积增大，数量增多，融合成团块或连结成串，表面不平，固定不移。一般无疼痛，但合并染毒时可有压痛。日久癌肿溃破，疮面渗流血水，高低不平，形似翻花状，其肿痛波及范围可向面部、胸部、肩背部扩展。肉瘿，即甲状腺良性肿瘤，无痛，发展缓慢，随吞咽上下移动。余参见88题。故本题选E。

90. 患者耳前出现坚硬肿块，聚结成团，与周围组织粘连而固定，轻度胀痛，颈项牵扯感，活动转侧不利，伴心烦、胸闷、胁痛，舌质淡红，苔腻，脉弦滑。治疗应首选

A. 三妙丸合散肿溃坚汤
B. 化痰开郁方
C. 阳和汤
D. 黄连解毒汤合化坚二陈丸
E. 八珍汤合四妙散

考点：失荣的辨证论治方法

解析：肝郁痰凝，阻隔经络，故颈部或耳前后肿块质地坚硬，与周围组织粘连而固定；肝郁不疏，故轻度胀痛，胸闷胁痛、情绪急躁；肝木克脾土，故其水液运化障碍而痰生，苔腻、脉弦滑为肝郁痰凝之象。辨证为气郁痰结证。治法为理气解郁，化痰散结。方用化痰开郁方加减。故本题选B。

91. 患者，女，32岁。左侧面颊反复起疱疹3年，每于感冒发热、食辣上火时发作。2天前疱疹又起，局部有烧灼、痒痛感，伴口干、咽痛、便秘。查体：左侧面颊一片水肿性红斑上有群集的小水疱，舌红，苔黄，脉弦数。治疗应首选

A. 辛夷清肺饮合竹叶石膏汤
B. 柴胡疏肝散合桃红四物汤
C. 防风通圣散
D. 消风导赤汤
E. 龙胆泻肝汤

考点：热疮的治疗★

解析：根据患者临床表现诊断为热疮之肺胃热盛证，治法为疏风清热，首选辛夷清肺饮合竹叶石膏汤加减。柴胡疏肝散合桃红四物汤为蛇串疮气滞血瘀证首选，防风通圣散为瘾疹胃肠湿热证首选，消风导赤汤为婴儿湿疮之胎火湿热证首选，龙胆泻肝汤为热疮湿热下注证首选。故本题选A。

92. 患者，女，58岁。左侧腰周出现绿豆大水疱，簇集成群，累累如串珠，排列成带状，疼痛较重，舌苔薄黄，脉弦数。其诊断是

A. 接触性皮炎
B. 药物性皮炎
C. 蛇串疮
D. 热疮
E. 湿疮

考点：蛇串疮的特点★

解析：接触性皮炎，是指皮肤或黏膜因接触某些外界致病物质引起的皮肤急性或慢性炎症，排除A；药物性皮炎，药物通过口服、注射或皮肤黏膜直接用药等途径，进入人体后所引起的皮肤或黏膜的急性炎症，排除B；热疮，是指发热或高热过程中皮肤黏膜交界处所发生的急性疱疹性皮肤病，排除D；湿疮，皮损对称分布，多形损害，剧烈瘙痒，有渗出倾向，反复发作，易成慢性等。急性湿疮以丘疱疹为主，炎症明显，易渗出；慢性湿疮以苔藓样变为主，易反复发作，排除E。蛇串疮，是一种皮肤上出现成串水疱，呈身体单侧带状分布，痛如火燎的急性疱疹性皮肤病。故本题选C。

93. 患儿，男，9岁。头皮部初起丘疹色红，灰白色鳞屑成斑，毛发干枯，容易折断，易于拔落而不疼痛，已有年余，自觉瘙痒。其诊断是

A. 肥疮
B. 牛皮癣
C. 白秃疮
D. 白疕
E. 圆癣

考点：头癣的临床特点与诊断★

解析：肥疮有黄癣痂堆积，呈蜡黄色，肥厚，上有毛发贯穿，质脆易粉碎，有特殊的鼠尿臭，排除A；牛皮癣为圆形或多角形的扁平丘疹融合成片，剧烈瘙痒，搔抓后皮损肥厚，皮沟加深，排除B；白疕，特点为表面覆盖有干燥的银色鳞屑，轻轻刮除鳞屑，可见小片血点，排除D；圆癣，皮损多呈钱币状，圆形，多发于股胯、外阴处，排除E。白秃疮，特征为头皮有圆形或不规则的覆盖灰白鳞屑的斑片，病损区毛发干枯无泽，头发易剥落且无疼痛。故本题选C。

94. 患者，男，30岁。两大腿内侧可见3枚钱币形红斑，边界清楚，中心消退，外围扩张，无明显疼痛，瘙痒感明显，多在夏季加重，入冬减轻。应首先考虑的是

A. 圆癣
B. 紫白癜风
C. 白秃疮
D. 鹅掌风
E. 肥疮

考点：体癣的诊断

解析：鹅掌风以成年人多见，男女老幼均可染病。多数为单侧发病，也可波及双手。夏天起水疱，病情加重，冬天则枯裂、疼痛明显。皮疹特点初起为掌心或指缝水疱或掌部皮肤角化脱屑、水疱。水疱多透明如晶，散在或簇集，瘙痒难忍。水疱破后干涸，叠起白屑，中心向愈，四周继发疱疹，并可延及手背、腕部。若反复发作，可致手掌皮肤肥厚，枯槁干裂，疼痛，屈伸不利，宛如鹅掌。余参见93题。故本题选A。

95. 患者，男，54岁。平素嗜食辛辣厚味，现症见脱发成片，偶有头皮瘙痒；心烦易怒，急躁不安；舌质红，苔薄，脉弦。其证候为

A. 肝肾不足证
B. 血热风燥证
C. 气血两虚证
D. 肝郁气滞证
E. 气血瘀滞证

考点：油风的辨证论治

解析："发为血之余"，油风的发生与血热、血瘀、血虚有关。过食辛辣厚味，情志不遂，抑郁化火，损耗阴血，血热生风，风热上窜巅顶，故毛发失于阴血濡养而突然脱落；头部烘热，血热风燥，故头皮瘙痒；舌质红、苔薄、脉弦均为气郁化热表现。辨证为血热风燥证。故本题选B。

96. 患者，女，26岁。3天前突然发生面、颈部红肿与水疱，自觉痒痛，伴恶寒，发热，头痛，舌苔薄黄，脉滑数。怀疑接触过敏引起，治疗应首选

A. 桑菊饮
B. 银翘散
C. 普济消毒饮
D. 龙胆泻肝汤
E. 黄连解毒汤

考点：接触性皮炎的治疗

解析：据患者恶寒、发热等临床表现，为风寒束表证。桑菊饮，应用于风热表证，排除A；银翘散，应用于风热表证，排除B；龙胆泻肝汤，应用于湿热毒蕴证，排除D；黄连解毒汤，应用于热毒盛证，偏于中焦热，排除E。普济消毒饮，用于内有热邪，外有表证，清热解毒，疏

风散邪。故本题选C。

97. 患者因牙痛服用去痛片，7天后四肢出现豌豆至蚕豆大圆形水肿性红斑，有些部位中央有水疱。其药毒的类型是

A. 多形红斑样型
B. 湿疹皮炎样型
C. 固定红斑型
D. 紫癜型药毒
E. 大疱性表皮松解型药毒

考点：药毒的诊断★

解析：多形红斑型药毒皮损为豌豆至蚕豆大圆形或椭圆形水肿性红斑、丘疹，红斑中心呈紫红色或有水疱。湿疹皮炎样型药毒皮损为湿疹样皮炎。固定红斑型药疹典型皮损为圆形或椭圆形水肿性紫红斑，边界清楚，重者红斑中央形成水疱或大疱。紫癜型药毒出现针头至豆大的或更大的紫红色瘀点或瘀斑，散在或密集分布。大疱性表皮松解型药毒是最严重的一型，为紫红或暗红色略带铁灰色斑，扩大、增多、融合，红斑上出现松弛性水疱及表皮松解，水疱易破，该处表皮极松，一推即成糜烂面。故本题选A。

98. 患者，男，27岁。颈项部皮肤增厚，瘙痒反复发作一年余，局部皮肤呈苔藓化。其诊断是

A. 热疮
B. 风瘙痒
C. 牛皮癣
D. 白屑风
E. 慢性湿疮

考点：牛皮癣的皮损特点

解析：白屑风的特点为头发、皮肤多脂发亮，油腻，瘙痒，出现红斑白屑，脱而复生。余参见92、93题。故本题选C。

99. 患者，男，33岁。患白疕，发病较久，皮疹多呈斑片状，颜色淡红，鳞屑减少，干燥皲裂，自觉瘙痒，伴口干，舌质淡红，苔少，脉沉细。其治法是

A. 清热泻火，凉血解毒
B. 清利湿热，解毒通络
C. 活血化瘀，解毒通络
D. 养血滋阴，润肤息风
E. 清热凉血，解毒消斑

考点：白疕（寻常型）的辨证治疗

解析：疾病日久，气血耗伤，营血不足，气血循行受阻，阻于肌表而成。表现为斑片状疹，色淡红，干燥皲裂，瘙痒。口干，舌淡红，苔少，脉沉细，均为血虚风燥之象。故辨证属白疕之血虚风燥证，治以养血滋阴，润肤息风。故本题选D。

100. 患者入冬后全身皮疹逐渐增多，呈点滴状，颜色鲜红，层层鳞屑，刮除鳞屑则露出发亮的半透明的薄膜，再刮除薄膜，出现多个筛状出血点。其诊断是

A. 白疕
B. 圆癣
C. 黄水疮
D. 湿疮
E. 牛皮癣

考点：白疕（寻常型）的皮损特点

解析：根据患者临床表现诊断为白疕。黄水疮主要表现为浅在性脓疱和脓痂，有接触传染和自体接种的特性，在托儿所、幼儿园或家庭中传播流行。余参见92、93题。故本题选A。

101. 患者，男，40岁。患慢性淋病，小便短涩，淋沥不尽，腰酸腿软，五心烦热，食少纳差，舌红，苔少，脉细数。其证候是

A. 湿热毒蕴
B. 脾肾阳虚
C. 阴虚毒恋
D. 脾虚肝旺
E. 阴虚火旺

考点：淋病的辨证论治★

解析：久病体虚，或房劳过度，以致正虚毒恋不出，下注膀胱，故小便不畅，短涩，淋沥不尽；肾阴亏虚，虚热内生，则腰酸腿软，五心烦热；脾虚不运，故见食少、纳差，舌红、苔少、脉细数为阴虚之象。故辨证属淋病之阴虚毒恋证，治以滋阴降火，利湿祛浊。故本题选C。

102. 患者，女，44岁。周身起杨梅疮，色如玫瑰，不痛不痒，伴口干咽燥，口舌生疮，大便秘结，舌质红绛，苔薄黄，脉细滑。其治法为

A. 清热利湿，化浊解毒
B. 滋阴降火，解毒除湿
C. 凉血解毒，泻热散瘀
D. 活血解毒，通络止痛
E. 清热利湿，解毒驱梅

考点：梅毒的辨证论治★

解析：血热蕴毒证多见于二期梅毒，热入血分，灼伤血络故见色如玫瑰，舌质红绛，苔薄黄，脉细滑；热毒炽盛、煎灼津液故见口干咽

燥、口舌生疮、大便秘结。治以凉血解毒，泻热散瘀。故本题选C。

103. 张某，女，23岁。患尖锐湿疣，外生殖器及肛门出现疣状赘生物，色灰，质柔软，表面秽浊潮湿，触之易出血，恶臭，小便色黄，不畅，舌苔黄腻，脉弦数。治拟利湿化浊，清热解毒。应首选

A. 黄连解毒汤
B. 萆薢化毒汤
C. 龙胆泻肝汤
D. 知柏地黄丸
E. 土茯苓合剂

考点：尖锐湿疣的辨证论治★

解析：感受秽浊之毒，毒邪蕴聚，酿生湿毒，湿毒下注皮肤黏膜而产生赘生物。小便色黄，不畅，舌苔黄腻，脉弦数，均为湿毒下注之象。故辨证属尖锐湿疣之湿毒下注证，治以利湿化浊，清热解毒，方选萆薢化毒汤。黄连解毒汤主治湿热毒蕴证。故本题选B。

104. 患者，男，65岁。动则气急，欲便无力，排便时有肿物自肛门内脱出，严重时走路、咳嗽均有脱出，需手助复位，伴有少量出血，舌淡苔薄，脉细。其诊断是

A. Ⅰ期内痔
B. Ⅱ期内痔
C. Ⅲ期内痔
D. 肛乳头肥大
E. 炎性混合痔

考点：内痔的诊断★

解析：参见48题。故本题选C。

105. 患者，男，28岁。肛门部剧痛2天，肛缘可扪及肿物，表面色紫，触痛明显。应首先考虑的是

A. 肛裂
B. 肛旁皮下脓肿
C. 血栓性外痔
D. 混合痔
E. 内痔

考点：血栓性外痔的诊断

解析：血栓性外痔多发于截石位3、9点，病前有便秘、饮酒或用力负重等诱因。肛门部突然剧烈疼痛，肛缘皮下有一触痛性肿物，排便、坐下、行走，甚至咳嗽等动作均可使疼痛加剧。肛裂是肛管的皮肤全层纵行裂开并形成感染性溃疡，周期性疼痛是肛裂的主要症状。混合痔是

直肠上、下静脉丛瘀血、扩张、屈曲、相互沟通吻合而形成的静脉团。内痔发生于齿线上，以便血、坠胀、肿块脱出为主要表现。故本题选C。

106. 患者，男，30岁。便后肛门部疼痛、出血反复发作10年。检查：肛门外观截石位6点有结缔组织外痔，并有梭形裂口通向肛内，边缘不齐，创面较深，术中见肛管狭窄明显。应首选的治疗措施是

A. 注射疗法
B. 扩肛疗法
C. 切除疗法
D. 纵切横缝
E. 肛裂切开

考点：痔的治疗★

解析：注射疗法，用于内痔，排除A；扩肛疗法，应用于肛裂，排除B；切除疗法，应用于血栓外痔，排除C；肛裂切开，应用于肛裂，排除E。外痔的外科处理，应在痔中心自下缘至齿线做一纵行V切口，缝合应横向缝合。故本题选D。

107. 患者，男，30岁。大量饮酒后肛门周围突然肿痛，逐渐加剧，肛周压痛红肿，伴恶寒发热，口干尿黄，舌红，苔黄腻，脉数。方用

A. 透脓散
B. 青蒿鳖甲汤合三妙丸
C. 龙胆泻肝汤
D. 仙方活命饮合黄连解毒汤
E. 萆薢渗湿汤合黄连解毒汤

考点：肛痈的治疗★

解析：肛痈指肛管直肠周围间隙发生急慢性感染而形成的脓肿。其特点是多发病急骤，疼痛剧烈，伴高热，破溃后多形成肛漏。多因过食肥甘、辛辣、醇酒等物，湿热内生，下注大肠，蕴阻肛门；或肛门破损染毒，致经络阻塞，气血凝滞而成。此患者大量饮酒后肛门周围突然肿痛，符合肛痈诊断。且持续加剧，肛周红肿，伴有恶寒发热、口干尿黄，舌红苔黄腻，脉数，辨证为热毒蕴结，兼有湿热之象，治宜清热解毒，用仙方活命饮、黄连解毒汤加减。A用于肛痈火毒炽盛证。B用于肛痈阴虚毒恋证。E为干扰项。故本题选D。

108. 患者，男，30岁。便干，便后出血并疼痛1周。检查：肛门外观可见截石位6点有一梭形裂口通向肛内，创面不深，边缘整齐。其分类应是

A. 内痔
B. 外痔
C. 肛窦炎
D. 早期肛裂
E. 陈旧性肛裂

考点：肛裂的诊断★

解析：内痔，是生于齿线以上，由黏膜下痔内静脉丛扩大曲张所形成柔软的静脉团，排除A；外痔，位于齿线以下，是由痔外静脉丛曲张或肛缘皱襞皮肤发炎、肥大、结缔组织增生或血栓淤滞而形成的肿块，排除B；肛窦炎，是指发生在肛隐窝、肛门瓣的急慢性炎症，又称肛隐窝炎，排除C；患者出现症状1周，排除陈旧性肛裂可能，排除E。肛裂，是指肛管的全层皮肤纵行裂开并形成感染性溃疡者，患者发病1周，为早期肛裂。故本题选D。

109. 患者，女，29岁，便血伴肛痛五月余，病起于产后，因大便干结所致，每次便后肛门疼痛，持续数小时方缓，大便带血，量少色红，大便干结，状如羊屎，伴面色潮红，形体消瘦，舌红，苔少，脉细数，截石位12点，肛管裂创溃疡面约0.2cm×0.8cm，伴见赘皮外痔。其诊断是

A. 结缔组织性外痔
B. 内痔
C. 早期肛裂
D. 陈旧性肛裂
E. 肛窦炎

考点：肛裂的诊断★

解析：肛裂是肛管皮肤纵形全层裂开并形成感染性溃疡，主要表现为周期性疼痛、便血、量不多、色红、便秘等，故可诊断为肛裂。根据病程长短及病情轻重分为早期肛裂和陈旧性肛裂，患者肛裂五月余未经适当治疗，裂口组织发炎、充血，引起水肿及结缔组织增生，形成赘皮性外痔，属陈旧性肛裂。余参见108题。故本题选D。

110. 患者，男，30岁。肛门部有物反复脱出近10年。检查：脱出物呈圆锥状，长约7cm，上可见沟纹。其诊断是

A. 混合痔
B. 内痔三期
C. 一度直肠脱垂
D. 二度直肠脱垂
E. 三度直肠脱垂

考点：脱肛的分类★

解析：直肠脱垂可分为三度。一度脱垂：为直肠黏膜脱出，脱出物淡红色，长3～5cm，触之柔软，无弹性，不易出血，便后可自行回纳。二度脱垂：为直肠全层脱出，脱出物长5～10cm，呈圆锥状，淡红色，表面为环状而有层次的黏膜皱襞，触之较厚，有弹性，肛门松弛，便后有时需用手回复。三度脱垂：直肠及部分乙状结肠脱出，长达10cm以上，呈圆柱形，触之很厚，肛门松弛无力。内痔脱出时痔核分颗脱出，无环状黏膜皱襞，暗红色或青紫色，容易出血。故本题选D。

111. 患者，男，38岁。患急性子痈2天，恶寒发热，左侧睾丸肿大疼痛，疼痛引及子系（精索），舌红苔黄腻，脉滑数。应首选

A. 透脓散
B. 滋阴除湿汤
C. 萆薢化毒汤
D. 橘核丸
E. 枸橘汤

考点：子痈的治疗★

解析：湿热下注肾子，气血壅阻，经络不畅，故见睾丸或附睾肿大疼痛，阴囊皮肤红肿，皱纹消失，灼热疼痛，少腹抽痛，局部压痛明显；苔黄腻、脉滑为湿热之象。故辨证属痈之湿热下注证，治以清热利湿，解毒消肿。方选枸橘汤或龙胆泻肝汤加减。滋阴除湿汤合透脓散主治子痰之阴虚内热证。橘核丸主治子痈之气滞痰凝证。故本题选E。

112. 患者，男，40岁。小便频急，茎中热痛，刺痒不适，尿色黄浊，尿末有白浊滴出，会阴、腰骶、睾丸有明显的胀痛不适，舌红，苔黄腻，脉弦滑。其证候是

A. 肾阳虚损
B. 肝肾不足
C. 阴虚火旺
D. 湿热蕴结
E. 气滞血瘀

考点：精浊的辨证论治★

解析：根据患者的临床表现诊断为精浊。湿热蕴结下焦，则见小便频急，茎中热痛，刺痒不适，尿色黄浊，尿末有白浊滴出，会阴、腰骶、睾丸有明显的胀痛不适；舌红，苔黄腻，脉弦滑均为湿热之象。辨证为湿热蕴结证。治法为清热利湿，方用八正散或龙胆泻肝汤加减。故本题

选 D。

113. 患者，男，43 岁。尿道中有白色分泌物滴出 3 年，劳累后更为明显，伴腰膝酸冷，放射至会阴部。形寒肢冷，精神不振，头晕。治疗应首选

A. 龙胆泻肝汤
B. 知柏地黄汤
C. 左归丸
D. 济生肾气丸
E. 独活寄生汤

考点：精浊的辨证论治★

解析：根据患者的临床表现诊断为精浊。肾阳气不足，精神失养，温煦失司，则见腰膝酸冷，放射至会阴部，形寒肢冷，精神不振，头晕。辨证为肾阳虚损证，治法为补肾助阳，方用济生肾气丸加减。龙胆泻肝汤为湿热蕴结证首选，知柏地黄汤为阴虚火旺证首选。故本题选 D。

114. 患者，女，30 岁。左手背不慎被热汤灼伤，皮肤色红肿胀，疼痛剧烈，间有大小不等水疱，基底部潮红。其烧伤深度为

A. Ⅰ度
B. 浅Ⅱ度
C. 深Ⅱ度
D. 浅Ⅲ度
E. 深Ⅲ度

考点：烧伤深度的分类★

解析：Ⅰ度烧伤，创面红肿热痛，感觉过敏，表面干燥；浅Ⅱ度烧伤，创面剧痛，感觉过敏，有水疱、基底部呈均匀红色，局部肿胀；深Ⅱ度烧伤，创面痛觉消失，有水疱，基底苍白，间有红色斑点，潮湿；Ⅲ度烧伤，痛觉消失，无弹性，坚硬如皮革样，蜡白焦黄或炭化，干燥。干后皮下静脉阻塞如树枝状。故本题选 B。

115. 患者转移性右下腹痛，呈持续性、进行性加剧，右下腹局限性压痛，拒按，伴恶心纳差，可有轻度发热。苔白腻，脉弦滑。治疗应选用

A. 仙方活命饮合黄连解毒汤
B. 止痛如神汤
C. 大黄牡丹汤合红藤煎剂
D. 复方大柴胡汤
E. 大黄牡丹汤合透脓散

考点：肠痈的辨证论治★

解析：转移性右下腹痛，呈持续性、进行性加剧，右下腹局限性压痛或拒按为肠痈典型临床表现与体征。六腑以通为用，通腑泄热是治疗肠痈的主要法则。恶心纳差，可有轻度发热，苔白腻，脉弦滑或弦紧，为瘀滞证，应治以行气活血，通腑泄热。方用大黄牡丹汤合红藤煎剂加减。复方大柴胡汤为湿热证首选，大黄牡丹汤合透脓散为热毒证首选。故本题选 C。

116. 患者，男，73 岁。左下肢内臁疮，面积 5cm×5cm，局部红肿，渗液量较少。外治应首选

A. 红油膏、九一丹
B. 白玉膏、生肌散
C. 金黄膏、九一丹
D. 金黄膏掺桃花散
E. 青黛膏、九一丹

考点：臁疮的治疗

解析：题干所述为臁疮初期表现。臁疮初期，局部红肿，渗液量少者，宜用金黄膏薄敷，日一次，亦可加少量九一丹撒布于疮面上，再盖金黄膏。故本题选 C。

117. 患者，男，66 岁。有高血压病史十余年。2 年来双下肢发凉麻木，时有小腿部抽痛及间歇性跛行，近来足痛转为持久性静止痛，夜间尤甚，往往抱膝而坐，足背动脉搏动消失。其诊断是

A. 血栓闭塞性脉管炎
B. 雷诺病
C. 糖尿病足
D. 动脉硬化性闭塞症
E. 动脉栓塞

考点：脱疽的诊断★

解析：雷诺病，即雷诺综合征，又称肢端动脉痉挛症，是由于支配周围血管的交感神经功能紊乱引起的肢端小动脉痉挛性疾病。动脉栓塞是一种全身性疾患，可以发生在全身大、中动脉，但以腹主动脉远侧及髂－股－腘动脉最为常见，病变后期可以累及腘动脉远侧的主干动脉。由于动脉腔狭窄或闭塞，引起下肢动脉慢性缺血的临床表现。脱疽初起时患肢末端发凉、怕冷、酸痛、麻木，间歇性跛行，继而出现夜间痛，疼痛可剧烈难忍。后期患肢出现坏死，趾（指）节脱落。相当于西医的血栓闭塞性脉管炎、闭塞性动脉硬化症和糖尿病足。具体鉴别见下表。故本题选 D。

脱疽相关疾病的临床鉴别

项目	血栓闭塞性脉管炎	动脉硬化性闭塞症	糖尿病足
发病年龄	20~40 岁	40 岁以上	40 岁以上
浅静脉炎	游走性	无	无
高血压	极少	大部分有	大部分有
冠心病	无	有	可有可无
血脂	基本正常	升高	多数升高
血糖、尿糖	正常	正常	血糖升高、尿糖阳性
受累血管	中小动脉	大中动脉	大微血管

【A3 型题】

(118~120 题共用题干)

患者,女,60岁。左小腿焮红灼热疼痛伴高热3天。现症:小腿皮肤鲜红一片,稍高出皮面,色如涂丹,扪之灼热,压痛明显,边界清楚,按压时红色稍退,放手后立即恢复。体温39℃,胃纳不佳,大便2日未行。舌红,苔黄腻,脉滑数。

118. 其诊断是

A. 丹毒

B. 疔

C. 痈

D. 发

E. 流注

119. 其治法是

A. 清热解毒,凉血通络

B. 和营清热,透脓解毒

C. 清热解毒,和营化湿

D. 利湿清热解毒

E. 疏风清热解毒

120. 治疗应首选

A. 五神汤合萆薢渗湿汤

B. 黄连解毒汤合犀角地黄汤

C. 仙方活命饮合五味消毒饮

D. 黄连解毒汤合仙方活命饮

E. 普济消毒饮

考点:丹毒的诊断、辨证治疗★

解析:试题118考查疾病的诊断。根据患者临床表现诊断为丹毒之湿热毒蕴证。丹毒是患部皮肤突然发红成片、色如涂丹的急性感染性疾病。其特点是病起突然,恶寒发热,局部皮肤忽然变赤,色如丹涂脂染,焮热肿胀,边界清楚,迅速扩大,数日内可逐渐痊愈,但容易复发。故118题选A。试题119、120考查疾病的辨证论治。丹毒之湿热毒蕴证治法为利湿清热解毒,首选五神汤合萆薢渗湿汤加减。流注余毒攻窜证治法为清热解毒,凉血通络,首选黄连解毒汤合犀角地黄汤加减。痈热盛肉腐证的治法为和营清热,透脓解毒,首选仙方活命饮合五味消毒饮加减。臀痈湿火蕴结证的治法为清热解毒,和营化湿,首选黄连解毒汤合仙方活命饮加减。丹毒风热毒蕴证的治法为疏风清热解毒,首选普济消毒饮加减。故119题选D,120题选A。

(121~123题共用题干)

患者,女,27岁。产后1月余,突然出现左乳肿块红肿疼痛,乳汁排出不畅,发热,体温最高达39.5℃。查体:左乳外侧红肿,范围约6cm×6cm×4cm大小,表面皮薄光亮,中心区变软,按之应指,局部皮温高,压痛明显。舌质红,苔黄腻,脉洪数。血常规白细胞 14×10⁹/L。

121. 其诊断是

A. 乳痈

B. 乳癖

C. 乳核

D. 乳岩

E. 粉刺性乳痈

122. 其辨证是

A. 血瘀痰凝证

B. 肝郁痰凝证

C. 正虚毒盛证

D. 热毒炽盛证

E. 冲任失调证

123. 治疗应首选

A. 逍遥蒌贝散
B. 透脓散
C. 逍遥散合桃红四物汤
D. 二仙汤合四物汤
E. 八珍汤

考点：乳痈的诊断、辨证治疗★

解析：试题121考查疾病的诊断。根据患者临床表现诊断为乳痈。乳痈多见于3~4周的哺乳期妇女。初起乳房局部肿胀疼痛，乳汁排出不畅，或有结块。伴恶寒发热，头痛骨楚，或胸闷不舒，纳少泛恶，大便干结等。成脓期乳房结块逐渐增大，疼痛加重，或焮红灼热，同侧腋窝淋巴结肿大压痛。伴壮热不退，口渴喜饮，便秘溲赤。7~10天成脓。溃后脓肿成熟，可破溃出脓，或手术切开排脓。乳癖是单侧或双侧乳房疼痛并出现肿块，乳痛和肿块与月经周期及情志变化密切相关，肿块大小不等，形态不一，边界不清，质地不硬，活动度好，好发于25~45岁的中青年妇女。乳核好发于20~25岁青年妇女，乳中结核，形如丸卵，边界清楚，表面光滑，推之活动。乳岩见乳房部出现无痛、无热、皮色不变而质地坚硬的肿块，推之不移，表面不光滑，凹凸不平，或乳头溢血，晚期溃烂，凸如泛莲。粉刺性乳痈多在非哺乳期或非妊娠期发病，常有乳头凹陷或溢液，初起肿块多位于乳晕部，化脓溃破后脓中夹有脂质样物质，易反复发作，形成漏管，经久难愈，全身炎症反应较轻。<u>故121题选A</u>。试题122、123考查疾病的辨证论治。热毒炽盛，乳络闭阻不畅，则左乳肿块红肿疼痛，乳汁排出不畅，发热；舌质红，苔黄腻，脉洪数为热毒内盛之象，辨证为热毒炽盛证。治法为清热解毒，托里透脓，首选透脓散加味。逍遥蒌贝散为乳癖肝郁痰凝证首选，二仙汤合四物汤为乳癖冲任失调首选，逍遥散合桃红四物汤为乳核血瘀痰凝证首选，八珍汤为乳岩正虚毒盛证首选。<u>故122题选D，123题选B</u>。

(124~126题共用题干)

患者，女，38岁。喉结右侧可及3cm×3cm×3cm肿物，表面光滑，质韧，无压痛，随吞咽上下移动。舌苔薄腻，脉弦滑。

124. 其诊断是
A. 气瘿
B. 肉瘿
C. 瘿痈

D. 肉瘤
E. 脂瘤

125. 其治法是
A. 疏肝解郁，化痰软坚
B. 疏肝理气，化痰散结
C. 理气解郁，化痰软坚
D. 解郁化痰，活血消坚
E. 理气化痰散结

126. 治疗应首选
A. 四海舒郁丸
B. 海藻玉壶汤合桃红四物汤
C. 二陈汤合四七汤
D. 牛蒡解肌汤
E. 逍遥散合海藻玉壶汤

考点：肉瘿的诊断、辨证治疗★

解析：试题124考查疾病的诊断。根据患者临床表现诊断为肉瘿。肉瘿见颈前喉结一侧或两侧结块，柔韧而圆，如肉之团，随吞咽动作而上下移动，发展缓慢。好发于青年女性及中年人。气瘿一般多发生在青春期，在流行地区常见于入学年龄的儿童。初起时无明显不适感，甲状腺呈弥漫性肿大，腺体表面较平坦，质软不痛，皮色如常，腺体随吞咽动作上下移动。瘿痈见结喉两侧结块，色红灼热，疼痛肿胀，甚而化脓，常伴有发热、头痛等症状。肉瘤的特点是软似棉，肿似馒，皮色不变，不紧不宽，如肉之隆起。脂瘤的特点是皮肤间出现圆形质软的肿块，中央有粗大毛孔，可挤出有臭味的粉渣样物。<u>故124题选B</u>。试题125、126考查疾病的辨证论治。根据患者临床表现辨证为气滞痰凝证，治法为理气解郁，化痰软坚，首选逍遥散合海藻玉壶汤加减。石瘿痰瘀内结证的治法为解郁化痰，活血消坚，首选海藻玉壶汤合桃红四物汤加白花蛇舌草、三棱、莪术等。气瘿肝郁气滞证的治法为疏肝解郁，化痰软坚，首选四海舒郁丸加减。瘿痈气郁痰凝证的治法为疏肝理气，化痰散结，首选柴胡疏肝散加减。脂瘤痰气凝结证的治法为理气化痰散结，首选二陈汤合四七汤加减。<u>故125题选C，126题选E</u>。

(127~129题共用题干)

患者，女，20岁。全身起皮疹3天，躯干潮红，四肢泛发丘疱疹，灼热，瘙痒剧烈，抓破渗水，心烦口渴，身热不扬，大便干，小便短赤，舌红，苔黄，脉滑。

127. 其诊断是
   A. 湿疮
   B. 急性荨麻疹
   C. 黄水疮
   D. 热疮
   E. 蛇串疮

128. 其治法是
   A. 清肝泻火，解毒止痛
   B. 疏风解表，通腑泻热
   C. 清热利湿
   D. 清暑利湿解毒
   E. 清热利湿止痒

129. 治疗应首选
   A. 龙胆泻肝汤
   B. 龙胆泻肝汤合萆薢渗湿汤
   C. 龙胆泻肝汤合化斑解毒汤
   D. 防风通圣散
   E. 清暑汤

考点：湿疮的诊断、辨证治疗★

解析：试题127考查疾病的诊断。根据患者临床表现诊断为急性湿疮之湿热蕴肤证。湿疮皮损对称分布，多形损害，剧烈瘙痒，有渗出倾向，反复发作，易成慢性等。急性湿疮以丘疱疹为主，炎症明显，易渗出；慢性湿疮以苔藓样变为主，易反复发作。急性荨麻疹皮疹为大小不等的风团，色鲜红，也可为苍白色，孤立、散在或融合成片，数小时内风团减轻，变为红斑而渐消失。但不断有新的风团出现。黄水疮皮损主要表现为浅在性脓疱和脓痂，有接触传染和自体接种的特性，在托儿所、幼儿园或家庭中传播流行。热疮好发于皮肤黏膜交界处，常见于口角、唇缘、鼻孔周围、面颊及外阴等部位。皮损初起为红斑，灼热而痒，继而形成针头大小簇集成群的水疱，内含透明浆液，破裂后露出糜烂面，逐渐干燥，结痂脱落而愈，留有轻微色素沉着。病程1～2周，易反复发作。蛇串疮见皮肤上出现红斑、水疱或丘疱疹，累累如串珠，排列成带状，沿一侧周围神经分布区出现，局部刺痛或伴臀核肿大。多数患者愈后很少复发，极少数患者可多次发病。<u>故127题选A</u>。试题128、129考查疾病的辨证论治。湿疮湿热蕴肤证的治法为清热利湿止痒，首选龙胆泻肝汤合萆薢渗湿汤加减。蛇串疮肝经郁热证的治法为清肝泻火，解毒止痛，首选龙胆泻肝汤加紫草、板蓝根、玄胡等。瘾疹胃肠湿热证的治法为疏风解表，通腑泻热，首选防风通圣散加减。热疮湿热下注证的治法为清热利湿，首选龙胆泻肝汤加板蓝根、紫草、玄胡等。黄水疮暑湿热蕴证的治法为清暑利湿解毒，首选清暑汤加马齿苋、藿香。<u>故128题选E，129题选B</u>。

（130～132题共用题干）

患者，男，62岁。进行性排尿困难5月余。现症：小便频数不爽，尿少热赤，头晕目眩，腰膝酸软，失眠多梦，五心烦热，咽干，大便秘结，舌红苔黄，脉细数。前列腺指诊：前列腺Ⅱ度增大，中央沟变浅，光滑有弹性。

130. 其诊断是
   A. 上尿路结石
   B. 子痈
   C. 精癃
   D. 精浊
   E. 子痰

131. 其辨证是
   A. 肾气不足证
   B. 浊痰凝结证
   C. 肾阴亏虚证
   D. 肾阳不足证
   E. 阴虚火旺证

132. 治疗应首选
   A. 济生肾气丸
   B. 阳和汤
   C. 龙胆泻肝汤
   D. 知柏地黄丸
   E. 补中益气汤

考点：精癃的诊断、辨证治疗★

解析：试题130考查疾病的诊断。根据患者临床表现诊断为精癃。精癃多见于50岁以上的中老年男性。逐渐出现进行性尿频，夜间明显，并伴排尿困难，尿线变细。部分患者由于尿液长期不能排尽，致膀胱残余尿增多，而出现假性尿失禁。在发病过程中，常因受寒、劳累、憋尿、便秘等，而发生急性尿潴留。严重者可引起肾功能损伤，而出现肾功能不全的一系列症状。直肠指检，前列腺常有不同程度的增大，表面光滑，中等硬度而富有弹性，中央沟变浅或消失。上尿路结石见突然发作的腰或腰腹部绞痛和血尿。子痈以睾丸或附睾肿胀疼痛为特点。精浊急性者发病较急，突发寒战高热，尿频、尿急、尿痛，腰骶部及会阴部疼痛，或伴有直肠刺激征。直肠指检前列腺饱满肿胀，压痛明显，温度增高。慢性者见不同程度的尿频、尿急、尿痛、尿不尽、尿道灼热，腰骶、小腹、会阴及睾丸等处坠胀隐痛。晨起、尿末或大便时尿道偶见有少量白色分泌物。直肠指检前列腺多为正常大小，或稍大或稍小，质软或软硬不均，轻度压痛。子痰的特点是附睾有慢性硬结，逐渐增大，形成脓肿，溃破后脓液稀薄如痰，并夹有败絮样物质，易成窦道，经久不愈。故130题选C。试题131、132考查疾病的辨证论治。肾阴亏虚，阴虚生内热，影响膀胱气化，故小便频数不爽；肾阴不足，腰膝、脑、骨、耳窍失养，故头晕目眩，腰膝酸软；阴虚内热，热灼津液，故尿少热赤；肾水亏虚，不能上承于心，水火失济，心火偏亢，致心神不宁，故失眠多梦；肾阴亏虚，阴不制阳，虚火内生，故五心烦热，咽干，大便秘结；舌红苔黄，脉细数均为阴虚内热之象，辨证为肾阴亏虚证。治法为滋补肾阴，通窍利尿，首选知柏地黄丸加丹参、琥珀、王不留行、地龙等。济生肾气丸为尿石症肾气不足证首选，阳和汤为子痰浊痰凝结证首选，龙胆泻肝汤为子痈湿热下注证首选，补中益气汤为精癃脾肾气虚证首选。故131题选C，132题选D。

(133~135题共用题干)

患者，男，75岁。高血压、冠心病病史10余年。近5年肢体乏力、发凉呈进行性加重，怕冷，行走时下肢出现疼痛，稍休息又可缓解。查体：双下肢肤色苍白，皮肤温度明显降低，趺阳脉搏动弱。舌淡，苔白腻，脉沉细。

133. 其诊断是
  A. 股肿
  B. 臁疮
  C. 脱疽
  D. 青蛇毒
  E. 筋瘤

134. 其治法是
  A. 益气活血，祛瘀生新
  B. 温阳散寒，活血通络
  C. 暖肝散寒，益气通脉
  D. 活血化瘀，行气散结
  E. 益气健脾，祛湿通络

135. 治疗应首选
  A. 活血通脉汤
  B. 参苓白术散
  C. 阳和汤
  D. 暖肝煎合当归四逆汤
  E. 补阳还五汤合四妙汤

考点：脱疽的诊断、辨证治疗★

解析：试题133考查疾病的诊断。根据患者的临床表现诊断为脱疽之寒湿阻络证。脱疽好发于四肢末端，以下肢多见，初起患肢末端发凉、怕冷、苍白、麻木，可伴间歇性跛行，继则疼痛剧烈，日久患趾（指）坏死变黑，甚至趾（指）节脱落。部分患者起病急骤，进展迅速，预后严重，需紧急处理。股肿的特点为肢体肿胀、疼痛、局部皮温升高和浅静脉怒张四大症状，好发于下肢髂股静脉和股腘静脉，可并发肺栓塞和肺梗塞而危及生命。臁疮是指发生于小腿臁骨部位的慢性皮肤溃疡。多见于久立久行者，常为筋瘤的后期并发症，主要发于双小腿内、外侧的下1/3处，其临床特点是经久难以收口，或虽经收口，每易因损伤而复发，与季节无关。青蛇毒初期（急性期）在浅层脉络（静脉）径路上出现条索状柱，患处疼痛，皮肤发红，触之较硬，扪之发热，按压疼痛明显，肢体沉重。一般无全身症状；后期（慢性期）患处遗有一条索状物，其色黄褐，按之如弓弦，可有按压疼痛，或结节破溃形成臁疮。筋瘤坚而色紫，累累青筋，盘曲甚者结若蚯蚓，是由于长期从事站立负重工作，劳倦伤气，或多次妊娠等，使筋脉结块成瘤。故133题选C。试题134、135考查疾病的辨证论治。脱疽寒湿阻络证的治法为温阳散寒，活血通络，首选阳和汤加减。臁疮气虚血瘀证的治法为益气活血，祛瘀生新，首选补阳还五汤合四妙汤加减。筋瘤寒湿凝筋证的治法为暖肝散寒，益气通脉，首选暖肝煎合当归四逆汤加减。青蛇毒血瘀湿阻证的治法为活血化瘀，行气散结，首选活血通脉汤加减。股肿气虚湿阻证的治法为益气健脾，祛湿通络，首选参苓白术散加味。故134题选B，135题选C。

【B1型题】

  A. 五味消毒饮
  B. 知柏八味丸
  C. 黄连解毒汤
  D. 犀角地黄汤
  E. 清骨散

136. 疮疡内治，清气分热之常用方剂是

137. 疮疡内治，清血分热之常用方剂是

考点：清热法的代表方剂

解析：清热法是用寒凉药物使内蕴之热毒得以清解，是外科的主要治疗法则。代表方剂为清热解毒方，如五味消毒饮；清气分之热方，如黄连解毒汤；清血分之热方，如犀角地黄汤、清营汤；养阴清热方，如知柏八味丸；清骨蒸潮热方，如清骨散。故136题选C，137题选D。

  A. 施行"S"形切口
  B. 循经直切
  C. 从侧方切开
  D. 沿皮肤的自然纹理切开
  E. 放射状切开

138. 手指脓肿切开引流，应
139. 关节区脓肿切开引流，应

考点：切开法的具体运用★

解析：手指脓肿应从侧方切开；关节区附近的脓肿，切口尽量避免损坏关节；若为关节区脓肿，一般施行横切口、弧形切口或"S"形切口，因为纵切口在疤痕形成后易影响关节功能。故138题选C，139题选A。

  A. 红丝疗
  B. 蛇头疗
  C. 蛇眼疗
  D. 托盘疗
  E. 蛇肚疗

140. 生于整个手掌的疗疮称为
141. 生于指腹部的疗疮称为

考点：手足部疗疮的临床表现

解析：红丝疗生于四肢。蛇头疗生于指头顶端。蛇眼疗生于指甲缘。托盘疗生于整个手掌。蛇肚疗生于指腹部。故140题选D，141题选E。

  A. 缠腰火丹
  B. 抱头火丹
  C. 流火
  D. 赤游丹毒
  E. 内发丹毒

142. 发于躯干部的丹毒称为
143. 发于小腿部的丹毒称为

考点：不同部位丹毒的命名★

解析：丹毒是以患部突然皮肤鲜红成片，色如涂丹，灼热肿胀，迅速蔓延为主要表现的急性感染性疾病。本病发无定处，生于躯干者，称内发丹毒；发于头面部者，称抱头火丹；发于小腿足部者，称流火；新生儿多生于臀部，称赤游丹毒。故142题选E，143题选C。

  A. 痈
  B. 瘰疬
  C. 流痰
  D. 有头疽
  E. 红丝疗

144. 易发生内陷的疾病是
145. 可发生走黄的疾病是

考点：有头疽、红丝疗的特点★

解析：有头疽是发生于肌肤间的急性化脓性疾病，好发于项后、背部等皮肤厚韧之处，多见于中老年人及消渴病患者，并容易发生内陷。红丝疗的特点是先有手足疗疮或皮肤破损，红肿热痛，继则患肢内侧皮肤出现红丝一条或数条，迅速向躯干方向走窜，可伴恶寒发热等症状，邪毒重者可内攻脏腑，发生走黄。故144题选D，145题选E。

  A. 仙方活命饮
  B. 瓜蒌牛蒡汤
  C. 龙胆泻肝汤
  D. 逍遥蒌贝散
  E. 柴胡疏肝散

146. 治疗乳痈气滞热壅证，应首选
147. 治疗乳癖肝郁痰凝证，应首选

考点：乳痈、乳癖的辨证论治★

解析：乳痈气滞热壅证，多由乳汁郁积，乳络阻塞结块，郁久化热酿脓而成，治法为疏肝清胃，通乳消肿，方用瓜蒌牛蒡汤加减。乳癖肝郁痰凝证多因情志不畅，肝郁气滞，脾失健运，痰浊内生所致。治法为疏肝解郁，化痰散结。方用逍遥蒌贝散加减。故146题选B，147题选D。

  A. 阳和汤
  B. 生脉散合海藻玉壶汤
  C. 柴胡疏肝散
  D. 逍遥散合海藻玉壶汤
  E. 牛蒡解肌汤

148. 治疗肉瘿气阴两虚证，首选
149. 治疗肉瘿气滞痰凝证，首选

考点：肉瘿的辨证论治★

解析：肉瘿气阴两虚证的治法为益气养阴，

软坚散结，方用生脉散合海藻玉壶汤加减。气滞痰凝证的治法为理气解郁，化痰散结，方用逍遥散合海藻玉壶汤加减。故148题选B，149题选D。

A. 挂线法
B. 内治法
C. 手术切除
D. 砭镰法
E. 挑治法

150. 肉瘤早期的治法是
151. 石瘿早期的治法是

考点：肉瘤的辨证论治、石瘿的治疗

解析：肉瘤的治疗一般多采用内治法，以理气解郁，化痰软坚为主。而石瘿为恶性肿瘤，应及早诊断并早期手术治疗。故150题选B，151题选C。

A. 气瘤
B. 血瘤
C. 筋瘤
D. 肉瘤
E. 骨瘤

152. 体表血络扩张，纵横交集的肿瘤，属于
153. 发于皮里膜外，由脂肪组织过度增生而形成的肿瘤，属于

考点：血瘤、肉瘤的概念

解析：血瘤是指体表血络扩张，纵横交集而形成的肿瘤。可发生于身体任何部位，其特点是局部色泽鲜红或紫，可呈局限性柔软肿块状，边界清或尚清，触之或如海绵。肉瘤是发于皮里膜外，由脂肪组织过度增生而形成的肿瘤。其特点是软似棉，肿似馒，皮色不变，不紧不宽，如肉之隆起。故152题选B，153题选D。

A. 5%碘酒
B. 紫金锭磨水外涂
C. 肥皂水
D. 1∶5000～1∶8000高锰酸钾溶液
E. 1∶10聚维酮碘溶液

154. 桑毛虫皮炎的外治，应选用
155. 蜂蜇皮炎的外治，应选用

考点：虫咬皮炎的辨证论治

解析：虫咬皮炎是被致病虫类叮咬，接触其毒液或虫体毒毛而引起的一种皮炎。发病以外

治为主。桑毛虫皮炎可用橡皮膏粘去毛刺，外涂5%碘酒。蜂蜇皮炎应先拔去毒刺，火罐吸出毒汁，消毒后用紫金锭磨水外涂。故154题选A，155题选B。

A. 硫黄软膏
B. 青黛膏
C. 黄连膏
D. 黄柏霜
E. 硼酸水

156. 儿童干性湿疮的外治，应选用
157. 成人慢性湿疮的外治，应选用

考点：湿疮、婴儿湿疮的辨证治疗

解析：婴儿干性湿疮外治法为三黄洗剂、黄柏霜外搽。成人慢性湿疮可选用各种软膏剂、乳剂，根据瘙痒程度及皮肤肥厚程度不同加入不同浓度的止痒剂、角质促成剂和溶解剂，一般可外搽青黛膏、5%硫黄软膏、10%～20%黑豆馏油软膏。故156题选D，157题选A。

A. Ⅰ期痔疮
B. Ⅱ期痔疮
C. Ⅲ期痔疮
D. 肛瘘
E. 便血

158. 痔核较大隆起，质柔软，痔面鲜红色，便时痔核脱出肛外，便后自行回纳。属于
159. 便时痔核脱出肛外伴3～5cm直肠脱出，不能自行回纳，须用手推回，或平卧、热敷后才能回纳。属于

考点：内痔的诊断★

解析：参见48题。故158题选B，159题选C。

A. 透脓散
B. 仙方活命饮
C. 黄连解毒汤
D. 青蒿鳖甲汤合三妙丸
E. 草薢渗湿汤

160. 治疗肛痈火毒炽盛证，应首选
161. 治疗肛痈阴虚毒恋证，应首选

考点：肛痈的治疗★

解析：肛痈热毒蕴结证，方用仙方活命饮、黄连解毒汤；火毒炽盛证，方用透脓散加减；阴虚毒恋证，方用青蒿鳖甲汤合三妙丸加减。故

160 题选 A，161 题选 D。

A. 程氏萆薢分清饮
B. 三金排石汤
C. 金铃子散合石韦散
D. 十全大补汤
E. 八正散或龙胆泻肝汤

162. 治疗尿石症之气血瘀滞证，应首选
163. 治疗尿石症之湿热蕴结证，应首选

考点：尿石症的治疗方法★

解析：尿石症的气血瘀滞证，应治以理气活血，通淋排石，选用金铃子散合石韦散加减。湿热蕴结证，应治以清热利湿，通淋排石，选用三金排石汤加减。故 162 题选 C，163 题选 B。

A. 失笑散
B. 沉香散
C. 前列腺汤
D. 归脾汤
E. 血府逐瘀汤

164. 治疗精浊之气滞血瘀证，应首选
165. 治疗精癃之气滞血瘀证，应首选

考点：精浊、精癃的辨证论治★

解析：精浊气滞血瘀证的治法为活血祛瘀，行气止痛，方用前列腺汤加减。精癃气滞血瘀证的治法为行气活血，通窍利尿，方用沉香散加减。故 164 题选 C，165 题选 B。

A. 金锁固精丸
B. 济生肾气丸
C. 真武汤
D. 附桂八味丸
E. 调元肾气丸

166. 治疗精浊肾阳虚损证，应首选
167. 治疗精癃肾阳不足证，应首选

考点：精浊、精癃的辨证论治★

解析：精浊肾阳虚损证的治法为补肾助阳，方用济生肾气丸加减。精癃肾阳不足证的治法为温补肾阳，通窍利尿，方用济生肾气丸加减。故 166 题选 B，167 题选 B。

A. 患肢末端发凉、怕冷、苍白、麻木
B. 筋脉色紫，盘曲突起，状如蚯蚓
C. 肢体浅静脉呈条索状突起，色赤，形如蚯蚓
D. 肢体疼痛，肢体肿胀以踝及小腿部为主
E. 突然性、广泛性、单侧下肢粗肿

168. 小腿深静脉血栓的临床表现是
169. 髂股静脉栓塞的临床表现是

考点：股肿的诊断

解析：下肢深静脉血栓由于阻塞部位不同临床表现不一，小腿深静脉血栓最主要的临床症状之一是肢体疼痛，肢体肿胀一般较局限，以踝及小腿部为主。髂股静脉栓塞的临床特征是突然性、广泛性、单侧下肢粗肿。患肢末端发凉、怕冷、苍白、麻木为脱疽临床表现；筋脉色紫，盘曲突起，状如蚯蚓为筋瘤临床表现，即下肢静脉曲张；肢体浅静脉呈条索状突起，色赤，形如蚯蚓为血栓浅静脉炎临床表现。故 168 题选 D，169 题选 E。

A. 阳和汤
B. 桃红四物汤
C. 顾步汤
D. 人参养荣汤
E. 附桂八味丸

170. 治疗脱疽寒湿阻络证，应首选
171. 治疗脱疽热毒伤阴证，应首选

考点：脱疽的辨证论治★

解析：脱疽内治法中，寒湿阻络证用阳和汤；血脉瘀阻证用桃红四物汤；湿热毒盛证用四妙勇安汤；热毒伤阴证用顾步汤；气阴两虚证用黄芪鳖甲汤。故 170 题选 A，171 题选 C。

中医妇科学

【A1 型题】

1. 下列关于阴道功能的叙述，错误的是
   A. 排出月经
   B. 分泌带下
   C. 种子育胎
   D. 防御外邪
   E. 阴阳交合

   考点：阴道的功能

   解析：阴道，位于子宫与阴户之间。阴道是防御外邪入侵的关口，是排出月经、分泌带下的通道，是阴阳交合的器官，又是娩出胎儿的路径，故亦称产道。种子育胎是胞宫的功能。故此题选 C。

2. 胞宫的主要生理功能是
   A. 主月经
   B. 主带下
   C. 主孕育胎儿
   D. 主月经和孕育胎儿
   E. 主经、带、胎、产

   考点：子宫的功能 ★

   解析：胞宫即子宫，其主要的生理功能是产生、排出月经；孕育、分娩胎儿；排出余血浊液、分泌生理性带下。故本题选 E。

3. 与妊娠有关的是
   A. 冲、任、肾
   B. 冲、任、督
   C. 肾、督、带
   D. 冲、任、带
   E. 任、带、肾

   考点：受孕机理

   解析：男女之精妙合，结为胚胎，并在子宫内种植，在肾气、天癸、冲任、胞宫各个环节的协调和滋养下，逐渐发育成长。故本题选 A。

4. 下列关于妊娠期的说法中，错误的是
   A. 妊娠足月子宫容量增大至 100 倍

   B. 子宫增大变软，子宫颈呈紫蓝色而质软
   C. 非孕时子宫容量为 5mL
   D. 非孕时子宫重量为 50g
   E. 妊娠足月子宫重量增大至 20 倍

   考点：妊娠的生理现象 ★

   解析：孕后子宫变化最大，早孕 40 多天，可扪及子宫增大变软，子宫颈呈紫蓝色而质软。非孕时子宫容量为 5mL，至妊娠足月约 5000mL，增大至 1000 倍。子宫重量，非孕时 50g，至足月妊娠约 1000g，增加 20 倍。故本题选 A。

5. 下列各项，不属妊娠期生理现象的是
   A. 脉滑
   B. 月经停闭
   C. 头痛
   D. 乳晕加大变黑
   E. 恶心欲呕，择食

   考点：妊娠的生理现象 ★

   解析：妊娠的生理现象有月经停闭；脉滑；孕后常出现胃纳不香或饱胀不思饮食或恶心欲呕、择食的早孕反应；子宫增大；乳房自孕早期开始增大、发胀，乳头增大变黑，易勃起，乳晕变大变黑，乳晕外周散在褐色小结节状隆起；下腹膨隆。故本题选 C。

6. 某孕妇末次月经的时间为 2013 年 7 月 22 日，则其预产期为
   A. 2014 年 3 月 29 日
   B. 2014 年 4 月 26 日
   C. 2014 年 4 月 27 日
   D. 2014 年 4 月 28 日
   E. 2014 年 4 月 29 日

   考点：预产期的计算方法 ★

   解析：现代推算预产期的公式是：按末次月经的第一天算起，月数加 9（或减 3），日数加 7（阴历则加 14）。故此题算法为：（7 – 3）月（22 + 7）日 = 4 月 29 日。故本题选 E。

7. 妊娠月份已足，腹痛或作或止，腰不痛者，

称为

A. 临产
B. 盛胎
C. 试胎
D. 弄胎
E. 正产

考点：临产先兆★

解析：弄胎指妇女怀孕足月腹痛或作或止的一种征兆。《医宗金鉴·妇科心法要诀》："若月数已足，腹痛或作或止，腰不痛者，此名弄胎。"故本题选 D。

8. 中医妇科内治法中，温补肾阳法的代表方是

A. 温经汤
B. 左归丸
C. 温胞饮
D. 参附汤
E. 举元煎

考点：调补脏腑★

解析：温补肾阳的常用药有附子、肉桂、巴戟天、肉苁蓉、仙灵脾、仙茅、补骨脂、菟丝子、鹿角霜、益智仁、蛇床子等。代表方有右归丸、右归饮、温胞饮等。左归丸为滋肾益阴的代表方；温经汤为温经散寒的代表方；举元煎为健脾升阳的代表方。故本题选 C。

9. 养血柔肝法的代表方剂是

A. 乌药汤
B. 丹栀逍遥散
C. 左归丸
D. 一贯煎
E. 六味地黄丸

考点：调补脏腑★

解析：营阴不足，肝血衰少，肝脉乳络失于濡养，治宜养血柔肝。常用地黄、白芍、桑椹子、女贞子、枸杞子、玉竹、山茱萸、北沙参、制首乌、当归等药。代表方有一贯煎、杞菊地黄丸。乌药汤为疏肝解郁的代表方；丹栀逍遥散为疏肝清热的代表方；左归丸、六味地黄丸为滋肾益阴的代表方。故本题选 D。

10. 子宫脱垂合并感染的外治法是

A. 坐浴法
B. 阴道纳药
C. 贴敷法
D. 宫腔注入
E. 中药离子导入

考点：坐浴

解析：坐浴可以起到清热解毒、杀虫止痒、消肿止痛及软化局部组织的治疗作用。适用于阴疮、阴痒、阴痛、外阴白色病变、带下量多、小便淋痛、子宫脱垂合并感染等。凡阴道出血、患处溃烂出血、月经期禁用，妊娠期慎用；注意浴具分开，防止交叉感染。阴道纳药适用于带下病、阴痒、阴道炎、宫颈糜烂或肥大、宫颈原位癌、子宫脱垂等。贴敷法多用于外阴红肿、溃疡、脓肿切开、回乳、乳痈、痛经、产后腹痛、妇产科术后腹痛、不孕症、癥瘕等。宫腔注入适用于了解输卵管畅通情况，治疗宫腔及输卵管粘连、阻塞造成的疾病。中药离子导入适用于治疗慢性盆腔炎、输卵管阻塞、妇科术后盆腔粘连、子宫内膜异位症、陈旧性宫外孕、外阴炎等。故本题选 A。

11. 下列各项，属月经先期阳盛血热证主症的是

A. 经色暗淡，质清稀
B. 经色淡红，质清稀
C. 经色深红，质黏稠
D. 经色暗红，有血块
E. 经色淡红，质黏稠

考点：月经先期的辨证论治★

解析：阳盛血热证的主症为经来先期，量多，色深红或紫红，质黏稠；或伴心烦，面红口干，小便短黄，大便燥结；舌质红，苔黄，脉数或滑数。故本题选 C。

12. 月经延后，量少，经色暗红，经行不畅，有血块，胸胁胀痛，乳房胀痛。治疗原则是

A. 补肾养血调经
B. 补血益气调经
C. 理气行滞调经
D. 扶阳祛寒调经
E. 温经散寒调经

考点：月经后期的辨证论治★

解析：主症为月经延后，伴经色暗红，经行不畅，有血块，胸胁胀痛，乳房胀痛，辨证为月经后期气滞证，治宜理气行滞调经。A 为月经后期肾虚证的治法，B 为月经后期血虚证的治法，D 为月经后期血寒之虚寒证的治法，E 为月经后期血寒之实寒证的治法。故本题选 C。

13. 治疗月经后期实寒证，应首选的方剂是

A. 少腹逐瘀汤
B. 温经汤（《妇人大全良方》）
C. 乌药汤
D. 艾附暖宫丸

E. 温经汤（《金匮要略》）

考点：月经后期的辨证论治★

解析：月经后期实寒证的治法为温经散寒调经，方用温经汤（《妇人大全良方》）。乌药汤为气滞证首选，艾附暖宫丸或温经汤（《金匮要略》）为虚寒证首选。故本题选 B。

14. 月经先后无定期的主要发病机理是

　　A. 肝郁气滞，疏泄失调

　　B. 肾气不足，封藏失职

　　C. 脾气虚弱，统摄无权

　　D. 湿热下注，任带不固

　　E. 气血失调，血海蓄溢失常

考点：月经先后无定期的病机★

解析：月经先后无定期的发病机理，主要是肝肾功能失调，冲任功能紊乱，血海蓄溢失常。其病因多为肝郁和肾虚。故本题选 E。

15. 月经先后不定期，经行不畅，胸胁、乳房、少腹胀痛，脘闷不舒，嗳气少食，应首选

　　A. 固阴煎

　　B. 半夏泻心汤

　　C. 逍遥丸

　　D. 归脾汤

　　E. 六味地黄丸

考点：月经先后无定期的辨证论治★

解析：主症为月经先后不定期，伴经行不畅，胸胁、乳房、少腹胀痛，脘闷不舒，嗳气少食，辨证为月经先后无定期肝郁证，治宜疏肝理气调经，首选逍遥散。A 用治月经先后无定期肾虚证。故本题选 C。

16. 下列除哪项外，均是经期延长血瘀证的主症

　　A. 经行 8～10 天始净

　　B. 月经量少、色暗、有块

　　C. 小腹疼痛拒按

　　D. 腰酸腿软

　　E. 舌紫暗，脉弦涩

考点：经期延长的辨证论治★

解析：经期延长血瘀证的主要证候为经行时间延长，量或多或少，经色紫暗，有块；经行小腹疼痛，拒按；舌质紫暗或有瘀点，脉弦涩。D 为肾虚证候。故本题选 D。

17. 治疗经间期出血肾阴虚证，应首选

　　A. 清肝止淋汤

　　B. 左归丸

　　C. 两地汤合二至丸

　　D. 逐瘀止血汤

E. 调肝汤

考点：经间期出血的辨证论治★

解析：经间期出血肾阴虚证治以滋肾养阴，固冲止血。主方为两地汤合二至丸或加减一阴煎。清肝止淋汤为湿热证首选，逐瘀止血汤为血瘀证首选。故本题选 C。

18. 崩漏的治疗原则是

　　A. 塞流与澄源结合

　　B. 澄源与复旧结合

　　C. 复旧与塞流结合

　　D. 固本与澄源结合

　　E. 急则治标，缓则治本

考点：崩漏的治疗原则★

解析：崩漏的治则是急则治其标，缓则治其本，具体分为三步，即塞流、澄源、复旧。故本题选 E。

19. 治疗崩漏实热证，应首选

　　A. 保阴煎

　　B. 固本止崩汤

　　C. 清热固经汤

　　D. 清热调血汤

　　E. 左归丸

考点：崩漏的辨证论治★

解析：崩漏实热证治以清热凉血，固冲止血，主方为清热固经汤。固本止崩汤为脾虚证首选，左归丸为肾阴虚证首选。故本题选 C。

20. 实证闭经的主要发病机理是

　　A. 寒凝气滞

　　B. 血海空虚

　　C. 气血阻滞

　　D. 肝肾亏损

　　E. 湿热瘀阻

考点：闭经的病因病机

解析：闭经的发病机制有虚实两个方面。虚者多因肾气不足，冲任虚弱；或肝肾亏损，精血不足；或脾胃虚弱，气血乏源；或阴虚血燥等。实者多因气血阻滞，或痰湿流注下焦，使血流不通，冲任受阻，血海阻隔，经血不得下行而成闭经。故本题选 C。

21. 痛经之所以随月经周期而发作，与下列哪项有关

　　A. 寒凝胞中

　　B. 经期胞中血虚邪盛

　　C. 经期冲任气血变化急骤

　　D. 血虚冲任、胞宫失养

E. 湿热蕴结胞中

考点：痛经的病机★

解析：痛经之所以伴随月经周期而发，与经期及经期前后特殊生理状态有关。未行经期间，由于冲任气血平和，致病因素尚不足以引起冲任、子宫气血瘀滞或不足，故平时不发生疼痛。经期前后，血海由满盈而泻溢，气血盛实而骤虚，子宫、冲任气血变化较平时急剧，易受病因素干扰，加之体质因素的影响，导致子宫、冲任气血运行不畅或失于煦濡，不通或不荣而痛。故本题选 C。

22. 治疗痛经气滞血瘀证，应首选
  A. 血府逐瘀汤
  B. 膈下逐瘀汤
  C. 少腹逐瘀汤
  D. 身痛逐瘀汤
  E. 通窍活血汤

考点：痛经的辨证论治★

解析：痛经气滞血瘀证的治法为理气行滞，化瘀止痛，方用膈下逐瘀汤。C 适用于痛经寒凝血瘀证。故本题选 B。

23. 下列各项，不属痛经气血虚弱证主症的是
  A. 月经量少、色淡、质稀
  B. 腹痛出现在行经之后
  C. 神疲乏力，面色无华
  D. 头晕眼花，腰痛如折
  E. 下腹隐隐作痛，喜按

考点：痛经的辨证论治★

解析：痛经气血虚弱证的主症为经期或经后小腹隐隐作痛，喜按或小腹及阴部空坠不适；月经量少，色淡，质清稀；面色无华，头晕心悸，神疲乏力；舌质淡，脉细无力。故本题选 D。

24. 经行乳房胀痛肝肾亏虚证的治法是
  A. 疏肝养血，和胃通络
  B. 温肾养阴，和胃通络
  C. 疏肝理气，和胃通络
  D. 滋肾养肝，和胃通络
  E. 补肾健脾，和胃通络

考点：经行乳房胀痛的辨证论治★

解析：经行乳房胀痛肝肾亏虚证症见经行或经后两乳作胀痛，乳房按之柔软无块，月经量少，色淡；两目干涩，咽干口燥，五心烦热；舌淡或舌红少苔，脉细数。治法为滋肾养肝，和胃通络。故本题选 D。

25. 经行头痛血瘀证的主症是
  A. 经前头痛，甚或巅顶掣痛
  B. 经期头痛，甚或巅顶掣痛
  C. 经期头痛，痛如锥刺
  D. 经后头晕，绵绵作痛
  E. 经后头痛，痛如锥刺

考点：经行头痛血瘀证的辨证论治★

解析：经行头痛血瘀证症见每逢经前、经期头痛剧烈，痛如锥刺，经色紫暗有块；伴小腹疼痛拒按，胸闷不舒；舌暗或尖边有瘀点，脉细涩或弦涩。故本题选 C。

26. 治疗经行头痛血瘀证，应首选的方剂是
  A. 失笑散合四物汤
  B. 桃红四物汤
  C. 少腹逐瘀汤
  D. 通窍活血汤
  E. 血府逐瘀汤

考点：经行头痛的辨证论治★

解析：经行头痛血瘀证症见每逢经前、经期头痛剧烈，痛如锥刺，经色紫暗有块；伴小腹疼痛拒按，胸闷不舒；舌暗或尖边有瘀点，脉细涩或弦涩。治宜化瘀通络，方用通窍活血汤。故本题选 D。

27. 每值经行前后或正值经期出现感冒症状，属于
  A. 经行乳房胀痛
  B. 经行身痛
  C. 经行发热
  D. 经行头痛
  E. 经行感冒

考点：经行感冒的概述

解析：经行乳房胀痛是指每于行经前后，或正值经期，出现乳房作胀，或乳头胀痒疼痛，甚至不能触衣者。经行身痛是指每遇经行前后或正值经期，出现以身体疼痛为主症者。经行发热是指每值经期或行经前后，出现以发热为主症者。经行头痛是指每遇经期或行经前后，出现以头痛为主要症状，经后辄止者。经行感冒是指每逢经行前后或正值经期，出现感冒症状，经后逐渐缓解者。故本题选 E。

28. 治疗经行身痛血瘀证，应首选的方剂是
  A. 失笑散合四物汤
  B. 桃红四物汤
  C. 趁痛散
  D. 通窍活血汤

E. 血府逐瘀汤

考点：经行身痛的辨证论治

解析：经行身痛血瘀证症见经行时腰膝、肢体、关节疼痛，得热痛减，遇寒痛甚，月经推迟，经量少，色暗，或有血块。治宜活血通络，益气散寒止痛，方用趁痛散。**故本题选 C。**

29. 下列方剂可以用于治疗经行浮肿的是
A. 柴胡疏肝散
B. 逍遥丸
C. 健脾丸
D. 乌药散
E. 八物汤

考点：经行浮肿的辨证论治★

解析：经前、经行时气血下注于胞宫，若素体脾肾虚损，值经行则脾肾更虚，气化运行失司，水湿生焉，因而出现经行浮肿。也有因肝郁气滞，血行不畅，滞而作胀者。常见脾肾阳虚证，用肾气丸合苓桂术甘汤；气滞血瘀证，用八物汤加泽泻、益母草。**故本题选 E。**

30. 治疗经行吐衄肺肾阴虚证，应首选的方剂是
A. 清肝汤
B. 调肝汤
C. 顺经汤
D. 清肝引经汤
E. 上下相资汤

考点：经行吐衄的辨证论治

解析：经行吐衄肺肾阴虚证的治法为滋阴养肺，方用顺经汤或加味麦门冬汤。清肝引经汤为肝经郁火证首选。**故本题选 C。**

31. 经行口糜的相关脏腑是
A. 肝、肾
B. 肝、胃
C. 肝、脾
D. 心、胃
E. 肾、胃

考点：经行口糜的病因病机

解析：每值经前或经行时，口舌糜烂，如期反复发作，经后渐愈者，称为经行口糜。舌为心之苗，口为胃之门户，故其病机多由心、胃之火上炎所致。其热有阴虚火旺，热乘于心者；有胃热炽盛而致者，每遇经行阴血下注，其热益盛，随冲气上逆而发。**故本题选 D。**

32. 下列各项，不属于绝经前后诸证临床表现的是
A. 烘热汗出，烦躁易怒

B. 潮热面红，眩晕耳鸣
C. 心悸失眠，腰背酸楚
D. 面浮肢肿，情志不宁
E. 精神萎靡，面色晦暗

考点：绝经前后诸证的概述

解析：妇女在绝经期前后，围绕月经紊乱或绝经出现明显不适证候，如烘热汗出、烦躁易怒、潮热面红、眩晕耳鸣、心悸失眠、腰背酸楚、面浮肢肿、情志不宁等症状，称为绝经前后诸证。**故本题选 E。**

33. 下列各项，绝经前后诸证的饮食调护应是
A. 高蛋白饮食
B. 低盐饮食
C. 限制高脂、高糖饮食
D. 限制蛋白饮食
E. 高糖饮食

考点：绝经前后诸证的预防与调护

解析：绝经前后饮食应适当限制高脂肪、高糖类物质的摄入，注意补充新鲜水果蔬菜及钙、钾等矿物质。**故本题选 C。**

34. 经断复来的根本原因为
A. 脾阳虚
B. 湿热下注
C. 气滞湿郁
D. 肾阴虚
E. 肾阳虚

考点：经断复来的病因病机

解析：经断复来见于老年妇女，其一生经历了经、孕、产、乳等数伤阴血的阶段，年届七七，肾气虚，天癸竭，太冲脉衰少，地道不通，经水断绝。当进入老年期后，肾阴虚逐渐影响他脏，或脾虚肝郁、冲任失固，或湿热下注，或血热，或湿毒瘀结损伤冲任以致经断复行。**故本题选 D。**

35. 经断复来脾虚肝郁证的出血表现是
A. 经血色淡，质稀
B. 经色鲜红，质稠
C. 经色红，夹白带
D. 经色暗，质稀
E. 经色暗，恶臭

考点：经断复来的辨证论治

解析：经断复来脾虚肝郁证症见经断后阴道出血，量少，色淡，质稀，气短懒言，神疲肢倦，食少腹胀，胁肋胀满；舌苔薄白，脉弦无力。**故本题选 A。**

36. 带下过多的主要发病机理是
A. 外感湿邪，损及任、带，约固无力
B. 肾气不足，封藏失职，阴液滑脱而下
C. 湿邪影响任、带，任脉不固，带脉失约
D. 脾虚生湿，流注下焦，伤及任、带
E. 肝经湿热，流注下焦，伤及任、带

考点：带下过多的病机★

解析：带下过多的主要病机是湿邪伤及任带二脉，使任脉不固，带脉失约。故本题选C。

37. 止带方适用于带下病的哪种证候
A. 肾阳虚
B. 肾阴虚
C. 脾虚
D. 湿热
E. 湿毒

考点：带下过多的辨证论治★

解析：止带方清利湿热，适用于湿热下注证。肾阳虚证主方为内补丸；阴虚夹湿证主方为知柏地黄汤；脾虚证主方为完带汤；热毒蕴结证主方为五味消毒饮。故本题选D。

38. 下列各项，不属于带下过少血枯瘀阻临床表现的是
A. 阴中干涩，阴痒
B. 面色无华，头晕眼花
C. 心悸失眠，神疲乏力
D. 肌肤甲错，下腹有包块
E. 腰膝酸软，烘热汗出

考点：带下过少的辨证论治

解析：带下过少血枯瘀阻证症见带下过少，甚或全无，阴中干涩，阴痒；或面色无华，头晕眼花，心悸失眠，神疲乏力，或经行腹痛，经色紫暗，有血块，肌肤甲错，或下腹有包块；舌质暗，边有瘀点瘀斑，脉细涩。腰膝酸软，烘热汗出为肝肾亏损证的证候表现。故本题选E。

39. 脾胃虚弱型妊娠恶阻，呕吐清涎，应首选
A. 二陈丸
B. 健脾丸
C. 归脾汤
D. 温胆汤
E. 香砂六君子汤

考点：妊娠恶阻的辨证论治★

解析：妊娠恶阻脾胃虚弱证治宜健脾和胃，降逆止呕，用香砂六君子汤。肝胃不和证治宜清肝和胃，降逆止呕，用橘皮竹茹汤或苏叶黄连汤加姜半夏、枇杷叶、竹茹、乌梅。故本题选E。

40. 异位妊娠，未破损期治疗方法为
A. 活血化瘀，消癥杀胚
B. 活血化瘀，消癥散结
C. 益气摄血，佐以止痛
D. 行气活血，化瘀止痛
E. 凉血养血，佐以止痛

考点：异位妊娠的辨证论治★

解析：异位妊娠未破损期的症状为停经后可有早孕反应，或下腹一侧有隐痛，双合诊可触及一侧附件有软性包块，有压痛，尿妊娠试验为阳性，脉弦滑。治宜活血化瘀，消癥杀胚，方用宫外孕Ⅱ号加蜈蚣、全蝎、紫草。故本题选A。

41. 下列各项，不属胎动不安常见证型的是
A. 肾虚证
B. 湿热证
C. 血热证
D. 跌仆伤胎证
E. 气血虚弱证

考点：胎动不安的辨证论治

解析：胎漏、胎动不安的主要病机是冲任损伤，胎元不固。常见的病因有肾虚、血热、气血虚弱、跌仆伤胎、癥瘕伤胎。常见证型有肾虚证、血热证、气血虚弱证、跌仆伤胎证、癥瘕伤胎证。故本题选B。

42. 胎萎不长的病因病机是
A. 气血虚弱、脾肾不足、血寒宫冷
B. 气血虚弱、肝肾精亏、脾肾阳虚
C. 气血虚弱、脾肾不足、寒凝血瘀
D. 脾肾不足、血寒宫冷、肝郁脾虚
E. 血热扰胎、气血虚弱、脾肾不足

考点：胎萎不长的病因病机

解析：胎萎不长的主要机理是气血不足以荣养其胎，而致胎儿生长迟缓。主要病因有气血虚弱、脾肾不足、血寒宫冷。故本题选A。

43. 下列各项，不属于子肿肾虚证临床表现的是
A. 口淡而腻，脘腹胀满
B. 面浮肢肿，下肢尤甚
C. 腰酸乏力，下肢逆冷
D. 小便不利
E. 舌淡，苔白润，脉沉迟

考点：子肿的辨证论治

解析：子肿肾虚证症见妊娠数月，面浮肢肿，下肢尤甚，按之如泥，腰酸无力，下肢逆冷，小便不利，舌淡，苔白润，脉沉迟。A为脾虚证的表现。故本题选A。

44. 产后三病是指
   A. 呕吐、泄泻、盗汗
   B. 尿失禁、缺乳、大便难
   C. 血晕、发热、痉证
   D. 病痉、病郁冒、大便难
   E. 腹痛、恶露不下、发热
   考点：产后"三病"的含义★
   解析：产后的常见病和危重症可概括为"三病""三冲""三急"。"三病"是指产后病痉、郁冒、大便难；"三冲"是指败血冲心、冲胃、冲肺；"三急"是指呕吐、盗汗、泄泻。故本题选 D。

45. 产后三急是指
   A. 呕吐、泄泻、盗汗
   B. 高热、昏迷、自汗
   C. 心悸、气短、抽搐
   D. 尿闭、便难、冷汗
   E. 下血、腹痛、心悸
   考点：产后"三急"的含义★
   解析：参见44题。故本题选 A。

46. 产后发热感染邪毒证，应首选
   A. 四物汤加苍附导痰丸
   B. 五味消毒饮
   C. 固阴煎
   D. 银翘散
   E. 丹栀逍遥丸
   考点：产后发热的辨证论治★
   解析：感染邪毒所致的产后发热，是产科危急重症。治宜清热解毒，凉血化瘀，方用五味消毒饮合失笑散或解毒活血汤。故本题选 B。

47. 治疗产后身痛肾虚证，应首选的方剂是
   A. 黄芪桂枝五物汤
   B. 归肾丸
   C. 养荣壮肾汤
   D. 独活寄生汤
   E. 身痛逐瘀汤
   考点：产后身痛的辨证论治★
   解析：产后身痛肾虚证，治宜补肾养血，强腰壮骨，方选养荣壮肾汤加秦艽、熟地黄。黄芪桂枝五物汤为血虚证首选，独活寄生汤为外感证首选，身痛逐瘀汤为血瘀证首选。故本题选 C。

48. 产后缺乳，面色无华，气血虚弱，应首选
   A. 通乳丹
   B. 下乳涌泉散

   C. 苍附导痰丸
   D. 漏芦散
   E. 补中益气汤
   考点：缺乳的辨证论治★
   解析：缺乳气血虚弱证，治宜补气养血，佐以通乳，用通乳丹。B 用治缺乳肝郁气滞证；C 合 D 用治产后缺乳痰浊阻滞证。故本题选 A。

49. 产后小便不通的基本病机是
   A. 气虚冲任不固
   B. 脾肺气虚，传导无力
   C. 膀胱气化不利
   D. 膀胱失约
   E. 脾肾阳虚，水湿不化
   考点：产后小便不通的病因病机
   解析：产后小便不通的主要病机是膀胱气化失司所致。若肺脾气虚，肾阳不足，气机阻滞或瘀血阻滞，可导致膀胱气化失常，发为小便不通。常见的病因有气虚、肾虚和血瘀。故本题选 C。

50. 产后小便淋痛肝经郁热证，治疗首选
   A. 加味五淋散
   B. 加味四物汤
   C. 小蓟饮子
   D. 龙胆泻肝汤
   E. 沉香散
   考点：产后小便淋痛的辨证论治★
   解析：产后小便淋痛肝经郁热证的治法为疏肝清热通淋，方选沉香散。加味五淋散为湿热蕴结证首选，加味四物汤或小蓟饮子为产后小便不通血瘀证首选。故本题选 E。

51. 治疗阴痒肝经湿热证，应首选的方剂是
   A. 易黄汤
   B. 内补丸
   C. 柴胡疏肝散
   D. 龙胆泻肝汤
   E. 清肝利湿汤
   考点：阴痒的辨证论治★
   解析：阴痒肝经湿热证症见阴部瘙痒灼痛，带下量多，色黄如脓，稠黏臭秽，头晕目眩，口苦咽干，心烦不宁，便秘溲赤，舌红，苔黄腻，脉弦滑而数。治法为清热利湿，杀虫止痒，方用龙胆泻肝汤或萆薢渗湿汤，外用蛇床子散。故本题选 D。

52. 下列各项，属于阴痒肝肾阴虚证临床表现的是

A. 心烦易怒，小便黄赤
B. 带下量多，色黄如脓
C. 带下灰白如凝乳，味腥臭
D. 会阴部肤色变浅
E. 舌体胖大，色红

考点：阴痒的辨证论治

解析：阴痒肝肾阴虚证症见阴部瘙痒难忍，干涩灼热，夜间加重，或会阴部肤色变浅白，皮肤粗糙，皲裂破溃；眩晕耳鸣，五心烦热，烘热汗出，腰酸腿软，口干不欲饮；舌红少苔，脉细数无力。故本题选 D。

53. 治疗阴疮热毒证，应首选的方剂是
A. 阳和汤
B. 龙胆泻肝汤
C. 托里消毒散
D. 阴蚀生疮方
E. 萆薢渗湿汤

考点：阴疮的辨证论治

解析：阴疮热毒证的治法为清热利湿，解毒消疮。方用龙胆泻肝汤。阳和汤或托里消毒散为寒湿证首选。故本题选 B。

54. 阴挺多属
A. 脾肾阳虚
B. 脾阳虚
C. 寒湿困脾
D. 中气下陷
E. 湿热蕴脾

考点：阴挺的病因病机

解析：阴挺与分娩损伤有关。产伤未复，中气不足，或肾气不固，带脉失约，日渐下垂脱出。亦见于长期慢性咳嗽、便秘、年老体衰之体，冲任不固，带脉固摄无力而子宫脱出。常见病因有气虚、肾虚。故本题选 D。

55. 子宫脱垂，宫颈已脱出阴道口，宫体仍在阴道内，属于
A. Ⅰ度轻型
B. Ⅰ度重型
C. Ⅱ度轻型
D. Ⅱ度重型
E. Ⅲ度

考点：子宫脱垂的分度★

解析：子宫脱垂分为3度。Ⅰ度轻型：宫颈外口距处女膜缘<4cm，未达处女膜缘；重型：宫颈已达处女膜缘，阴道口可见宫颈。Ⅱ度轻型：宫颈脱出阴道口，宫体仍在阴道内；重型：部分宫体脱出阴道口。Ⅲ度：宫颈与宫体全部脱出阴道口外。故本题选 C。

56. 治疗阴挺气虚证，应首选的方剂是
A. 举元煎
B. 大补元煎
C. 补中益气汤
D. 归脾汤
E. 人参归脾汤

考点：阴挺的辨证论治★

解析：阴挺气虚证的治法为补中益气，升阳举陷，方用补中益气汤加金樱子、杜仲、续断。大补元煎为肾虚证首选。故本题选 C。

57. 工具避孕指的是
A. 宫内节育器，阴茎套，阴道隔膜
B. 宫内节育器，阴茎套，阴道药环
C. 宫内节育器，阴茎套，避孕药物
D. 宫内节育器，阴茎套，皮下埋植
E. 宫内节育器，阴茎套，避孕药膏

考点：工具避孕★

解析：工具避孕是利用器具防止精液泄入阴道，阻止泄入阴道内的精子进入子宫腔，或改变子宫腔内的环境，以实现避孕目的的方法。目前常用的避孕工具有宫内节育器、阴道隔膜、阴茎套。故本题选 A。

58. 避孕工具除避孕套、宫内节育器外，还有
A. 避孕药膏
B. 皮下埋植
C. 避孕药物
D. 阴道药环
E. 阴道隔膜

考点：工具避孕★

解析：参见 57 题。故本题选 E。

59. 子宫内膜增生早期，其内膜厚度约为
A. 1～2mm
B. 3～4mm
C. 5～6mm
D. 7～8mm
E. 9～10mm

考点：子宫内膜的增生期

解析：子宫内膜增生早期，内膜的增生与修复在月经期即已开始。约在月经周期的5～7日，此期内膜较薄，约1～2mm。故本题选 A。

60. 子宫内膜增生晚期的时间为
A. 月经周期的1～2天
B. 月经周期的3～5天

C. 月经周期的 5~8 天
D. 月经周期的 8~10 天
E. 月经周期的 10~14 天

考点：子宫内膜的增生期

解析：子宫内膜增生晚期约在月经周期的第 11~14 日。此期内膜增厚至 3~5mm，表面高低不平，略呈波浪形。组织内水肿明显，小动脉增生。故本题选 E。

61. 输卵管造影术的适应证是
A. 异位妊娠引起的内出血
B. 输卵管不通的不孕症
C. 卵泡破裂引起的盆腔炎积液
D. 探测羊水量
E. 外阴部特异性感染

考点：输卵管通畅检查

解析：输卵管造影术的适应证有不孕症，习惯性流产，确定生殖器畸形的类别。故本题选 B。

【A2 型题】

62. 患者，女，18 岁，经常经期提前一周，量多，经色紫红，质稠有块，经前乳房、胸胁、少腹胀痛，烦躁易怒，舌红，苔黄，脉弦数。其证候是
A. 肝郁血热证
B. 阳盛血热证
C. 阴虚血热证
D. 肾气虚证
E. 脾气虚证

考点：月经先期的辨证论治 ★

解析：根据患者临床表现诊断为月经先期。肝气郁结不舒，则见经前乳房、胸胁、少腹胀痛，烦躁易怒，经血有块；血热炽盛，则见经量多，经色紫红，质稠；舌红，苔黄，脉弦数均为血热之象。辨证为月经先期肝郁血热证。故本题选 A。

63. 患者，女，19 岁，未婚。月经提前，量少、色红、质黏稠，伴手足心热，两颧潮红少苔，脉细数。治疗应首选
A. 大补元煎
B. 丹栀逍遥散
C. 清经散
D. 保阴煎
E. 两地汤

考点：月经先期的辨证论治 ★

解析：阴虚内热，热扰血海，迫血妄行，故月经先期而至。水亏火旺，故量少、色红而质稠。若虚热上浮则两颧潮红。手足心热，舌红，苔少，脉细数，均为阴虚内热之症。辨证属月经先期阴虚血热证，治法为养阴清热调经，方选两地汤。A 用于月经后期血虚证。B 用于肝郁血热证。C 用于阳盛血热证。故本题选 E。

64. 患者，女，22 岁，未婚。经来先期，量多，色深红，质黏稠，伴心烦，面红口干，小便黄短，大便干结，舌质红，苔黄，脉滑数。治疗应首选
A. 当归地黄饮
B. 大补元煎
C. 丹栀逍遥散
D. 清经散
E. 乌药汤

考点：月经先期的辨证论治 ★

解析：月经先期，量多，色深，质稠伴心烦面红口干为阳盛血热证。小便黄，大便干，舌红苔黄，脉滑数均为血热之象。治以清热凉血调经。方用清经散。余参见 63 题。故本题选 D。

65. 患者，女，22 岁，未婚。经期延后，量少、色暗、有血块，腹痛喜热，畏寒，舌暗苔白，脉沉紧。其治法是
A. 暖宫止痛调经
B. 理气止痛调经
C. 活血行气调经
D. 扶阳祛寒调经
E. 温经散寒调经

考点：月经后期的辨证论治 ★

解析：主症为经期延后，量少、色暗、有块，伴腹痛拒按，喜热畏寒，辨证为月经后期血寒之实寒证，治宜温经散寒调经。D 为重要干扰项，为月经后期血寒之虚寒证治法。故本题选 E。

66. 患者，女，32 岁，未婚。初次月经 13 岁，经期错后，量少，色淡质稀，小腹隐痛，喜热喜按，腰酸无力，小便清长，舌淡，苔白，脉迟无力。其治法是
A. 扶阳祛寒调经
B. 补血益气调经
C. 补血养营调经
D. 温经散寒调经
E. 理气行滞调经

考点：月经后期的辨证论治 ★

解析：主症为经期延后，量少、色淡质稀，伴小腹隐痛，喜热喜按，腰酸无力，辨证为月经后期血寒之虚寒证，治宜扶阳祛寒调经。D 为重要干扰项，为月经后期血寒之实寒证治法。余参见 65 题。故本题选 A。

67. 患者，女，30岁，已婚。月经先后无定期，质稀、量少，腰痛，头晕，舌淡少苔，脉沉细尺弱。其证候是

   A. 肝郁
   B. 肝血不足
   C. 阴虚
   D. 肾虚
   E. 气血虚弱

   考点：月经先后无定期的辨证★

   解析：肾气虚弱，封藏失司，冲任不调，血海蓄溢失常，以致月经先后无定期；肾气亏损，阴阳两虚，阴不足则经量少，阳不足则经质稀、量少；腰痛、头晕、舌脉均为肾气不足之象，辨证为肾虚证。故本题选 D。

68. 患者月经先后无定期，量少，色淡暗，质清；腰骶酸痛，头晕耳鸣，舌淡，苔白，脉细弱。治疗应首选的方剂是

   A. 肾气丸
   B. 六味地黄丸
   C. 大补元煎
   D. 固阴煎
   E. 归肾丸

   考点：月经先后无定期的辨证论治★

   解析：月经量少，色淡暗，质清，辨证为虚证。腰骶酸痛，头晕耳鸣，腰为肾之府，肾开窍于耳，其脉内通于脑，结合舌脉，可辨证为肾虚证。肾气虚弱，封藏失司，冲任失调，血海蓄溢无常，治宜补肾调经，方用固阴煎。故本题选 D。

69. 患者，女，34岁，已婚。经行先后不定，经量多、色红、质稠，少腹胀痛，乳房胀痛，舌暗红苔薄黄，脉弦。治疗应首选

   A. 逍遥散
   B. 小柴胡汤
   C. 加味逍遥散
   D. 血府逐瘀汤
   E. 当归芍药散

   考点：月经先后无定期的辨证论治★

   解析：肝郁疏泄闭藏失职，致冲任气机紊乱，沉思积郁，而肾气日消，则月经或迟或早，量多或少。肝郁气滞，则色红，质稠，少腹、乳房胀痛。舌暗红，苔薄黄，脉弦，均属肝郁。故辨证属月经先后不定期之肝郁证，治以疏肝理气调经，方选逍遥散。故本题选 A。

70. 患者，女，30岁，已婚。经行量多，色淡红，质清稀，伴有神疲肢倦，气短懒言，小腹空坠，面色白，舌淡，苔薄，脉细弱。其证候是

   A. 血虚
   B. 气虚
   C. 血瘀
   D. 血热
   E. 阴虚

   考点：月经过多的辨证论治

   解析：气虚则冲任不固，经血失于制约，故经行量多；气虚火衰不能化血为赤，故经色淡红，质清稀；气虚中阳不振，故神疲肢倦，气短懒言；气虚失于升提，故小腹空坠；气虚阳气不布，故面色白；舌淡，脉细弱均为气虚之象。辨证为气虚证。故本题选 B。

71. 患者，女，38岁，已婚。近半年来，月经 23~25 天一行，量少、色红、质稠，持续 12~14 天，咽干，潮热，舌红少苔，脉细数。应首先考虑的是

   A. 经期延长
   B. 月经先期
   C. 月经量少
   D. 漏下
   E. 绝经前后诸证

   考点：经期延长的概述

   解析：月经周期基本正常，行经时间超过 7 天以上，甚或淋漓半月方净者，称为"经期延长"。月经先期：以月经周期比正常提前为主要表现的月经病。月经量少：（月经过少）月经周期基本正常，经量明显减少，甚至点滴即净；或经期缩短不足两天，经量亦少者，均称为"月经过少"。漏下：指妇女经水停后，又续见下血，淋漓不断者。绝经前后诸证：以妇女在绝经前后，或轻或重、或久或暂出现月经紊乱，烘热汗出，头晕耳鸣，失眠健忘，心悸失眠，烦躁易怒，腰背酸楚等为常见表现的妇科疾病。故本题选 A。

72. 患者，女，36岁，已婚。两次月经中间，阴道少量出血，色鲜红；头晕腰酸，夜寐不宁，五心烦热。舌质红，苔薄，脉细数。其治法是

   A. 益气补肾，固冲止血

B. 滋肾养阴，固冲止血
C. 养阴清热，固冲止血
D. 补肾养肝，固冲止血
E. 益气养阴，凉血清热

考点：经间期出血的辨证论治★

解析：经期间氤氲之时，阳气内动，若肾阳偏虚，虚火内生，虚火与阳气相搏，损伤阴络，冲任不固，而见阴道出血；阴虚阳动故色鲜红、五心烦热；腰酸头晕难寐，舌红，脉细数，均为肾阴虚损之症。辨证为肾阴虚证。治法为滋养阴，固冲止血。故本题选 B。

73. 患者，女，45 岁。月经不规律 8 个月，现阴道出血 40 天，量时多时少，近 3 天量极多、色淡、质稀，伴气短神疲、面浮肢肿，舌淡苔薄白，脉缓弱。治疗应首选
A. 举元煎
B. 补中益气汤
C. 固本止崩汤
D. 清热固经汤
E. 保阴煎

考点：崩漏的辨证论治★

解析：由患者症状可诊断为崩漏之脾虚证，治以补气摄血，固冲止崩，方选固本止崩汤。举元煎主治气虚下陷，血崩血脱，亡阳垂危等证。故本题选 C。

74. 患者，女，20 岁，未婚。月经淋漓 20 日不止，色淡红，质清稀，面色晦暗，头晕耳鸣，腰腿酸软，倦怠乏力，舌淡暗，苔白润，脉沉弱。治疗应首选
A. 八珍汤
B. 归脾汤
C. 加减苁蓉菟丝子丸
D. 右归丸
E. 加减一阴煎

考点：崩漏的辨证论治★

解析：先天不足或少女肾气未盛，天癸不充，肾气不壮、而见封藏失司，冲任不固，不能制约月经，发为崩漏。色淡，质稀，面色晦暗，头晕耳鸣，腰膝酸软，倦怠乏力，舌淡，苔白润，脉沉弱，均为肾气虚表现。辨证属崩漏之肾气虚证，治以补肾益气，固冲止血，方选加减苁蓉菟丝子丸。故本题选 C。

75. 患者月经停闭半年，神疲肢倦，头晕眼花，心悸气短，面色萎黄；舌淡，苔薄，脉沉缓。治疗应首选的方剂是

A. 参苓白术散
B. 归肾丸
C. 参芪四物汤
D. 人参养荣汤
E. 大补元煎

考点：闭经的辨证论治★

解析：屡伤脾胃，生化之源不足，或久病大病，营血亏虚，血虚气弱，冲任不充，不能按时满溢，故月经周期延迟、量少、色淡红质薄。脏腑气血进一步损伤，血海空虚，无血可下而月经停闭。辨证为气血虚弱证，治宜益气养血调经，方用人参养荣汤。故本题选 D。

76. 患者，女，38 岁，已婚。近几年形体渐胖，胸闷呕恶，倦怠乏力，月经停闭半年，平时带下量多色白，舌淡胖苔白腻，脉沉滑。尿妊娠试验阴性。治疗应首选
A. 血府逐瘀汤
B. 苍附导痰丸
C. 参苓白术散
D. 开郁二陈汤
E. 香砂六君子汤

考点：闭经的辨证论治★

解析：患者停经半年，妊娠试验阴性，可判断为闭经。肥胖之人，多痰多湿，痰湿壅阻经隧；或脾运失职，聚湿生痰，脂膏痰湿阻滞冲任，胞脉闭阻而经水不行。胸闷呕恶，倦怠乏力，带下量多色白，舌淡胖，苔白腻，脉沉滑，均为痰湿阻滞之象。辨证属闭经之痰湿阻滞证，治以健脾燥湿化痰，活血调经，方选苍附导痰丸。血府逐瘀汤主治气滞血瘀证。故本题选 B。

77. 患者，女，22 岁。月经初潮 16 岁，痛经 6 年，每于第 1 天出现小腹冷痛，喜温喜按，经量少、色暗淡，腰腿酸软，小便清长，舌苔白润，脉沉迟。治疗应首选
A. 温经汤（《妇人大全良方》）
B. 圣愈汤
C. 调肝汤
D. 温经汤（《金匮要略》）
E. 金匮肾气丸

考点：痛经的辨证论治★

解析：素禀阳虚，阴寒内生，冲任、胞宫失于温养而凝滞，不得畅通而小腹冷痛，喜温喜按。经量少，色暗淡，腰腿酸软，小便清长，舌苔白润，脉沉迟，均为虚寒的表现。故辨证属痛经之阳虚内寒证，治以温经扶阳，暖宫止痛，方

选温经汤（《金匮要略》）。温经汤（《妇人大全良方》）主治闭经寒凝血瘀证。圣愈汤主治气血虚弱证。调肝汤主治肾气亏损证。故本题选 D。

78. 患者，女，35 岁，已婚。经前或经期大便泄泻，脘腹胀满，神疲肢倦，经行量多，色淡质稀，平时带下量多，色白质黏，无臭气，舌淡胖，苔白腻，脉濡缓。治疗应首选
   A. 小建中汤
   B. 健固汤
   C. 参苓白术散
   D. 真人养脏汤
   E. 补中益气汤
   考点：经行泄泻的辨证论治★
   解析：由患者症状可诊断为经行泄泻之脾虚证，治法为健脾渗湿，理气调经，方用参苓白术散。健固汤为肾虚证首选。故本题选 C。

79. 患者，女，32 岁，已婚。经行肢体肿胀，按之随手而起，经色暗红有块，伴脘闷胁胀，善叹息，舌紫暗，苔薄白，脉弦涩。治疗应首选
   A. 苓桂术甘汤
   B. 参苓白术散
   C. 八物汤
   D. 肾气丸
   E. 丹栀逍遥丸
   考点：经行浮肿的辨证论治★
   解析：气滞情志久郁，经行不畅，气机受阻，升降失司，水道通调不利，水湿不运，水泛为肿，按之随手而起。气滞则血瘀，经色暗红有块，舌紫暗，脉弦涩。脘闷胁胀，善叹息，均属于气滞之象。故辨证属经行浮肿之气滞血瘀证，治以理气行滞，养血调经，方选八物汤。肾气丸合苓桂术甘汤主治经行浮肿之脾肾阳虚证。故本题选 C。

80. 患者，女，49 岁。月经或前或后，烘热出汗，五心烦热，头晕耳鸣，腰酸乏力，舌红苔薄，脉细数。治疗应首选
   A. 左归丸合二至丸
   B. 内补丸
   C. 肾气丸
   D. 两地汤合二至丸
   E. 二仙汤合二至丸
   考点：绝经前后诸证的辨证论治★
   解析：七七之年，肾阴不足，天癸渐竭，乙癸同源，肝肾阴虚，遂发绝经前后诸证。烘热汗出，五心烦热，头晕耳鸣，腰酸乏力，舌红，脉细数均为肾阴虚之象。辨证属绝经前后诸证之肾阴虚证，治以滋养肾阴，佐以潜阳，方选左归丸合二至丸。二仙汤合二至丸治疗肾阴阳俱虚证。故本题选 A。

81. 患者，女，27 岁，已婚。近几个月来带下量多、黏稠、色黄，胸闷心烦，纳少便溏，舌淡红苔黄略腻，脉细滑。其治法是
   A. 清利湿热，解毒杀虫
   B. 滋肾益阴，清热利湿
   C. 健脾益气，升阳除湿
   D. 清热解毒
   E. 补肾健脾
   考点：带下过多的辨证论治★
   解析：由患者症状可诊断为带下过多之湿热下注证。治法为清利湿热，佐以解毒杀虫。滋肾益阴，清热利湿为阴虚夹湿证的治法；清热解毒为热毒蕴结证的治法。故本题选 A。

82. 患者，女，32 岁，已婚。带下量多，色淡黄，质黏稠，无臭气，面色萎黄，四肢不温，舌淡，苔白腻，脉缓弱。其治法是
   A. 清热解毒除湿
   B. 清热利湿止带
   C. 温肾助阳，涩精止带
   D. 滋阴益肾，清热祛湿
   E. 健脾益气，升阳除湿
   考点：带下过多的辨证论治★
   解析：带下色淡黄，无臭气，面色萎黄，舌淡，舌白腻，脉缓弱，为脾气不足，运化失司及脾阳虚衰，温煦无力而致。辨证属带下过多之脾虚证，治法为健脾益气，升阳除湿。故本题选 E。

83. 患者，女，46 岁，已婚。近两周带下量多，色赤白相兼，质稠，有气味，阴部瘙痒，腰膝酸软，头晕耳鸣，舌红，苔黄腻，脉细数。其治法是
   A. 清热疏肝，利湿止带
   B. 滋肾益阴，清热利湿
   C. 清热解毒止带
   D. 健脾祛湿止带
   E. 清热凉血止带
   考点：带下过多的辨证论治★
   解析：肾阴不足，相火偏旺，损伤血络，或复感湿邪，损伤任带，带脉不固，表现出带下量多，有臭味，腰膝酸软，阴部灼热或瘙痒，舌红少苔，脉细数等，均为湿热之象。辨证属带下过

多之阴虚夹湿证。治法为滋肾益阴，清热利湿。故本题选B。

84. 患者，女，27岁，已婚。停经46天，妊娠试验阳性，恶心呕吐，食入即吐，神疲思睡，舌淡苔白，脉滑缓。诊为妊娠恶阻，其证候是
A. 脾虚痰滞
B. 脾胃虚弱
C. 气阴两虚
D. 肝胃不和
E. 痰湿中阻

考点：妊娠恶阻的辨证论治★

解析：患者停经46天，妊娠试验阳性，应为妊娠早期。此时恶心呕吐，可初诊为妊娠恶阻。同时，食入即吐，神疲思睡，舌淡苔白，脉滑缓，是脾胃虚弱，升降失常，清阳不升的表现。辨证属妊娠恶阻之脾胃虚弱证。故本题选B。

85. 患者，女，29岁。已婚2年一直未孕，既往月经周期26~28天，行经期4~6天。现停经45天，突然左下腹撕裂样剧痛，并伴头晕恶心，面色苍白。不应采取的措施是
A. 妊娠试验
B. 腹部叩诊
C. 后穹隆穿刺
D. 立即转院
E. 妇科检查

考点：异位妊娠的急症处理★

解析：患者出现停经，突然出现左下腹撕裂样剧痛，应首先考虑异位妊娠。如果妊娠试验阳性，行腹部叩诊，看是否有移动性浊音以确定是否有内出血，也可以做妇科检查、后穹隆穿刺以确定是否发生异位妊娠破裂，所以A、B、C、E均正确。不可立即转院，以免途中发生意外。故本题选D。

86. 患者，女，27岁，已婚。妊娠70天，阴道下血，色鲜红，腰腹坠胀作痛，手足心热，口干心烦，小便黄，大便秘结，舌红苔黄，脉滑数。治疗应首选
A. 清经散
B. 两地汤
C. 寿胎丸
D. 保阴煎
E. 胎元饮

考点：胎动不安的辨证论治★

解析：患者妊娠期间阴道下血，腰腹坠胀作痛，可诊为胎动不安。同时，血色鲜红，手足心热，口干心烦，小便黄，大便秘结，舌红苔黄，脉滑数，是邪热内扰所致，故为血热证。治宜清热凉血，养血安胎，方用保阴煎。寿胎丸主治胎动不安肾虚证，胎元饮主治胎动不安气血虚弱证。故本题选D。

87. 患者，女，32岁，已婚。孕后腰酸腹痛，胎动下坠，伴阴道少量出血，头晕耳鸣，小便频数，舌淡苔白，脉沉细滑。治疗应首选
A. 加味圣愈汤
B. 胎元饮
C. 举元煎
D. 补肾安胎饮
E. 寿胎丸

考点：胎动不安的辨证论治★

解析：患者孕后阴道少量出血，伴腰酸腹痛，可诊为胎动不安。同时，头晕耳鸣，小便频数，舌淡苔白，脉沉细滑，为典型的肾虚证。治法为补肾健脾，益气安胎，方药首选寿胎丸。胎元饮主治胎动不安气血虚弱证。故本题选E。

88. 患者，女，30岁，已婚。孕后因持重而继发腰酸腹痛，胎动下坠，精神倦怠，脉滑无力。治疗应首选
A. 举元煎
B. 胎元饮
C. 固下益气汤
D. 加味圣愈汤
E. 加味阿胶汤

考点：胎动不安的辨证论治★

解析：患者胎动下坠，腰酸腹痛，可诊为胎动不安病。同时，精神倦怠，脉滑无力，是气血虚弱，冲任匮乏而致，应为气血虚弱证。治法为补气养血，固肾安胎，方药首选胎元饮。故本题选B。

89. 患者，女，33岁，已婚。孕三堕三。头晕目眩，神疲乏力，心悸气短，舌质淡，苔薄白，脉细弱。治疗应首选
A. 泰山磐石散
B. 寿胎丸
C. 肾气丸
D. 正气天香散
E. 补肾固冲丸

考点：滑胎的辨证论治★

解析：患者堕胎3次，可诊为滑胎。同时，头晕目眩，神疲乏力，心悸气短，舌淡苔白，脉

细弱，是气血两虚，冲任不足所致，应为气血虚弱证。治疗应益气养血，固冲安胎，首选方药为泰山磐石散。寿胎丸合桂枝茯苓丸主治滑胎血瘀证，肾气丸可用治滑胎肾阳亏虚证，正气天香散主治子肿气滞证，补肾固冲丸主治滑胎肾气不足证。<u>故本题选 A</u>。

90. 患者，女，31 岁，已婚。曾孕 3 次，均自然流产，平日头晕耳鸣，腰膝酸软，精神萎靡，现又妊娠 33 天，夜尿频多，面色晦暗，舌淡苔白，脉沉弱。治疗应首选

　　A. 加味阿胶汤
　　B. 补肾安胎饮
　　C. 泰山磐石散
　　D. 补肾固冲丸
　　E. 肾气丸

　　考点：滑胎的辨证论治★

　　解析：患者曾堕胎 3 次，可诊为滑胎。同时，头晕耳鸣，腰膝酸软，精神萎靡，夜尿频多，属肾气不足证。余参见89题。<u>故本题选 D</u>。

91. 患者，女，24 岁，已婚。妊娠 6 个半月，面目四肢浮肿，皮薄光亮，按之没指，纳呆便溏，舌胖嫩，苔薄腻，脉滑缓无力。治疗应首选

　　A. 茯苓导水汤
　　B. 真武汤
　　C. 天仙藤散
　　D. 猪苓汤
　　E. 白术散

　　考点：子肿的辨证论治★

　　解析：患者妊娠期间面目四肢浮肿，可诊为子肿病。浮肿部位皮薄光亮，按之没指，纳呆便溏，是脾虚不运所致，应为脾虚证。治法为健脾利水，首选方药为白术散。真武汤为肾虚证首选，天仙藤散为气滞证首选。<u>故本题选 E</u>。

92. 患者，女，30 岁，已婚。产后乍寒乍热，恶露虽下甚少，色紫暗有块，小腹疼痛拒按，舌紫暗，有瘀斑，脉弦涩有力。治疗应首选

　　A. 少腹逐瘀汤
　　B. 八珍汤
　　C. 保阴煎
　　D. 生化汤
　　E. 血府逐瘀汤

　　考点：产后发热的辨证论治★

　　解析：主症为产后乍寒乍热，伴恶露虽下甚少，色紫暗有块，小腹疼痛拒按，舌紫暗，有瘀斑，脉弦涩有力，辨证为产后发热之血瘀证，治

宜活血化瘀，和营退热，用生化汤加味或桃红消瘀汤。<u>故本题选 D</u>。

93. 患者，女，27 岁，已婚。产后腰脊酸痛，腿膝乏力，头晕耳鸣，舌淡红苔薄，脉沉细。治疗应首选

　　A. 身痛逐瘀汤
　　B. 黄芪桂枝五物汤
　　C. 养荣壮肾汤
　　D. 独活寄生汤
　　E. 防风汤

　　考点：产后身痛的辨证论治★

　　解析：主症为产后腰脊酸痛，腿膝乏力，伴头晕耳鸣，辨证为产后身痛之肾虚证，治宜补肾养血，强腰壮骨，用养荣壮肾汤。A 用治产后身痛之血瘀证，B 用治产后身痛血虚证；D、E 用治产后身痛风寒证，亦可用趁痛散。<u>故本题选 C</u>。

94. 患者，女，35 岁，已婚。产后半月余，全身关节疼痛，下肢疼痛、麻木、肿胀明显，屈伸不利，小腿压痛，恶露量少，色紫暗夹血块，小腹疼痛，拒按，舌暗，苔白，脉弦涩。治疗应首选

　　A. 生化汤
　　B. 身痛逐瘀汤
　　C. 调经散
　　D. 加味四物汤
　　E. 小蓟饮子

　　考点：产后身痛的辨证论治★

　　解析：根据患者临床表现诊断为产后身痛之血瘀证，治法为养血活血，化瘀祛湿，首选身痛逐瘀汤加毛冬青、忍冬藤、益母草、木瓜。生化汤为产后恶露不绝血瘀证首选，调经散为产后抑郁瘀血内阻证首选，加味四物汤或小蓟饮子为产后小便不通血瘀证首选。<u>故本题选 B</u>。

95. 患者，女，28 岁，已婚。产后恶露过期 3 个月未止，量时少或时多，色暗有块，小腹疼痛拒按，舌紫暗，脉沉涩。治疗应首选

　　A. 清热固经汤
　　B. 生化汤加益母草、炒蒲黄
　　C. 清热调血汤
　　D. 清经散
　　E. 牡丹散

　　考点：产后恶露不绝的辨证论治★

　　解析：产后恶露过期 3 个月未止辨病为产后恶露不绝。量时少或时多，色暗有块，小腹疼痛拒按，舌紫暗脉沉涩，辨证为血瘀证。治当活血

化瘀止血，方选生化汤加益母草、炒蒲黄。故本题选B。

96. 患者，女，27岁，已婚。产后恶露35天不止，色深红、质稠黏、有臭气，口燥咽干，舌红，脉虚细而数。治疗应首选

A. 清热固经汤
B. 保阴煎
C. 清热调血汤
D. 清经散
E. 牡丹散

考点：产后恶露不绝的辨证论治 ★

解析：患者产后恶露持续35天不止，可诊为产后恶露不绝。恶露色深红，质黏稠，有臭气，口燥咽干，舌红，脉虚细数，是血热内扰所致，为血热证。治法为养阴清热止血，首选方药为保阴煎。故本题选B。

97. 患者，女，27岁，已婚。产后恶露1个月未止，量多、色淡、无臭气，小腹空坠，神倦懒言，舌淡，脉缓弱。治疗应首选

A. 举元煎
B. 固本止崩汤
C. 生化汤
D. 八珍汤
E. 补中益气汤

考点：产后恶露不绝的辨证论治 ★

解析：患者产后恶露持续1月不止，可诊为产后恶露不绝。恶露量多、色淡、无臭气，小腹空坠，神倦懒言，舌淡，脉缓弱均为气虚之象，故为气虚证。治法为补气摄血固冲，首选方药为补中益气汤。生化汤主治产后恶露不绝血瘀证。故本题选E。

98. 患者，女，33岁，已婚。产后乳汁涩少，浓稠，乳房胀硬疼痛，情志抑郁，胸胁胀闷，食欲不振，舌质正常，苔薄黄，脉弦细。其证候是

A. 肝郁气滞
B. 气血虚弱
C. 肝郁化火
D. 痰浊阻滞
E. 气阴两虚

考点：缺乳的辨证论治

解析：根据患者临床表现诊断为缺乳。肝气郁结，气机不畅，乳络受阻，故产后乳汁涩少；乳汁壅滞，运行受阻，故乳房胀硬疼痛，乳汁浓稠；肝气郁结，疏泄不利，故情志抑郁，胸胁胀闷；肝气犯胃，故食欲不振。辨证为肝郁气滞

证。故本题选A。

99. 患者，女，30岁，已婚。产时不顺，产后突感小便短涩，淋漓灼痛，尿黄赤，口渴不欲饮，心烦，舌红，苔黄腻，脉滑数。治疗应首选

A. 加味五淋散加益母草
B. 化阴煎或知柏地黄丸
C. 保阴煎加煅牡蛎、炒地榆
D. 生化汤加桂枝、牛膝
E. 八珍汤加黄芪、地骨皮

考点：产后小便淋痛的辨证论治 ★

解析：根据患者症状可诊断为产后小便淋痛之湿热蕴结证，治当清热利湿通淋，方选加味五淋散加益母草，或八正散，或分清饮。化阴煎或知柏地黄丸为肾阴亏虚证首选。故本题选A。

100. 患者，女，37岁，已婚。下腹部肿块，热痛起伏，触之痛剧，痛连腰骶，经行量多，经期延长，带下量多，色黄如脓，身热口渴，心烦不宁，大便秘结，小便黄赤，舌暗红，有瘀斑，苔黄，脉弦滑数。治疗应首选

A. 膈下逐瘀汤
B. 少腹逐瘀汤
C. 大黄牡丹汤
D. 理冲汤
E. 止带方

考点：癥瘕的辨证论治

解析：根据患者症状可诊断为癥瘕之湿热瘀阻证。治法为清热利湿，化瘀消癥，方用大黄牡丹汤。故本题选C。

101. 患者，女，25岁，已婚。有盆腔炎病史，下腹部疼痛结块，缠绵日久，痛连腰骶，经行加重，经血量多有块，带下量多，精神不振，纳少乏力，舌质紫暗有瘀点，苔白，脉弦涩无力。治疗应首选

A. 理冲汤
B. 膈下逐瘀汤
C. 少腹逐瘀汤
D. 血府逐瘀汤
E. 银甲丸

考点：盆腔炎的辨证论治 ★

解析：根据患者的症状诊断为慢性盆腔炎。瘀血留于冲任胞宫，则下腹部疼痛结块，痛连腰骶，经期胞宫满溢，瘀滞更甚，则疼痛加重，经血量多有块，气虚津液不化水湿下注，则带下量多。舌质紫暗，脉弦涩无力为气虚血瘀之证。治法为益气健脾，化瘀散结。首选理冲汤。膈下逐

瘀汤用于气滞血瘀证,少腹逐瘀汤用于寒湿凝滞证,银甲丸用于湿热瘀结证。故本题选 A。

102. 患者,女,25 岁,已婚。近半年来常感小腹部隐痛,拒按,痛连腰骶,劳累时加重,带下量多,色黄,质黏稠,胸闷纳呆,口干便秘,小便黄赤,舌体胖大,色红,苔黄腻,脉滑数。治疗应首选

A. 膈下逐瘀汤
B. 少腹逐瘀汤
C. 银甲丸
D. 理冲汤
E. 止带方

考点:盆腔炎的辨证论治★

解析:根据患者的症状诊断为慢性盆腔炎。湿热之邪与气血搏结于冲任胞宫,则少腹部疼痛,湿热下注则带下量多色黄,湿热瘀结内伤,则胸闷纳呆,大便溏,小便黄赤;舌体胖大,色红,苔黄腻,脉滑数亦为湿热瘀结之象。治法为清热利湿,化瘀止痛。方药首选银甲丸。余参见 101 题。故本题选 C。

103. 患者,女,43 岁,已婚。结婚 10 年不孕,月经先后无定期,量少,色暗;头晕耳鸣,腰膝酸软,舌淡,苔薄,脉沉细。治疗应首选

A. 养精种玉汤
B. 毓麟珠
C. 开郁种玉汤
D. 温胞饮
E. 育阴汤

考点:不孕症的辨证论治★

解析:该患者婚后 10 年未孕,应初诊为不孕症。头晕耳鸣,腰膝酸软,舌淡苔薄,脉沉细,是肾气不足的证候,故为肾气虚证。治法为补肾益气,温养冲任,首选方药为毓麟珠。养精种玉汤用于不孕症之肾阴虚证,开郁种玉汤用于不孕症之肝气郁结证,温胞饮用于不孕症之肾阳虚证。故本题选 B。

104. 患者,女,30 岁。已婚 3 年不孕,月经 2～3 个月一行,头晕耳鸣,腰酸腿软,畏寒肢冷,性欲淡漠,舌淡苔白,脉沉细而迟。治疗应首选

A. 大补元煎
B. 固阴煎
C. 补肾固冲丸
D. 毓麟珠
E. 温胞饮

考点:不孕症的辨证论治★

解析:该患者婚后 3 年未孕,可初诊为不孕症。头晕耳鸣,畏寒肢冷,性欲淡漠,舌淡苔白,脉沉细而迟,是肾阳虚弱,温煦不足的典型表现,故为肾阳虚证。治法为温肾暖宫,调补冲任,首选温胞饮或右归丸。毓麟珠用于治疗不孕症之肾气虚证。故本题选 E。

105. 患者婚久不孕,月经常提前,经量少,行经时间延长,经色较鲜红,形体消瘦,腰膝酸软,五心烦热,失眠多梦,肌肤失润;舌质稍红略干,苔少,脉细或细数。治疗应首选的方剂是

A. 左归丸
B. 六味地黄丸
C. 养精种玉汤
D. 育阴汤
E. 加减苁蓉菟丝子丸

考点:不孕症的辨证论治★

解析:根据患者症状可诊断为不孕症之肾阴虚证。治法为滋肾养血,调补冲任,方用养精种玉汤。故本题选 C。

106. 患者,女,28 岁,已婚。同居 3 年未孕,自青春期始即形体肥胖,月经常推后、稀发,甚则停闭不行;带下量多,色白质黏无臭;头晕心悸,胸闷泛恶,面色㿠白;舌淡胖,苔白腻,脉滑。其证候是

A. 湿热浸淫证
B. 痰湿内阻证
C. 瘀滞胞宫证
D. 肾阳虚证
E. 中脏虚寒证

考点:不孕症的辨证论治★

解析:患者婚后同居 3 年未孕,辨病为不孕症。肥胖之人,痰湿内盛,气机不畅,则冲任阻滞,脂膜壅塞于胞而致不孕;冲任阻滞,则经行延后,甚或闭经;痰湿中阻,清阳不升,则面色㿠白,头晕;痰湿停于心下,则心悸,胸闷泛恶;湿浊下注,故带下量多,色白质黏无臭。苔白腻,脉滑,为痰湿内蕴之症。故当辨证为痰湿内阻证。故本题选 B。

【A3 型题】

(107～109 题共用题干)

患者,女,45 岁。月经不规律 8 个月。现症:阴道出血 40 天,量时多时少,近 3 天量极多,血色淡,质清稀,面色㿠白,气短神疲,面浮肢肿,纳呆便溏,舌淡胖,边有齿印,苔白,

脉沉弱。

107. 其诊断是
　　A. 绝经前后诸证
　　B. 经期延长
　　C. 月经过多
　　D. 崩漏
　　E. 经间期出血

108. 其辨证是
　　A. 肾阴虚证
　　B. 气虚证
　　C. 脾虚证
　　D. 血热证
　　E. 肾阴阳俱虚证

109. 治疗应首选
　　A. 举元煎
　　B. 归脾汤
　　C. 固本止崩汤
　　D. 保阴煎
　　E. 二仙汤合二至丸

考点：崩漏的诊断、辨证论治★

解析：试题107考查疾病的诊断。根据患者临床表现诊断为崩漏。崩漏见月经周期紊乱，行经时间超过半月以上，甚或数月断续不休；亦有停闭数月又突然暴下不止或淋沥不尽；常有不同程度的贫血。两次月经中间，即氤氲之时，出现周期性的少量阴道出血者，称为经间期出血。月经周期基本正常，行经时间超过7天以上，甚或淋沥半月方净者，称为经期延长。月经量较正常明显增多，而周期基本正常者，称为月经过多。一般认为月经量以20～60mL为适宜，超过80mL为月经过多。妇女在绝经期前后，围绕月经紊乱或绝经出现明显不适证候，如烘热汗出、烦躁易怒、潮热面红、眩晕耳鸣、心悸失眠、腰背酸楚、面浮肢肿、情志不宁等症状，称为绝经前后诸证。故107题选D。试题108、109考查疾病的辨证论治。脾虚冲任不固，则阴道出血40天，量时多时少，近3天量极多；脾虚气血生化不足，故血色淡，质清稀；脾主运化水谷，脾气虚弱，运化无力，水谷不化，故纳呆便溏；气虚推动乏力，则气短神疲；脾虚失于运化水液，水湿不运，故面色㿠白、面浮肢肿，舌淡胖，边有齿印；脉沉弱，为脾气虚弱之象，辨证为脾气虚证，治法为补气摄血，固冲止崩，首选固本止崩汤。举元煎为经期延长、月经过多气虚证首选，归脾汤为经间期出血脾气虚证首选，保阴煎为月经过多血热证首选，二仙汤合二至丸为绝经前后诸证肾阴阳俱虚证首选。故108题选C，109题选C。

（110～112题共用题干）
　　患者，女，23岁。经期小腹胀痛不适，有灼热感，经血量多，色暗红，质稠。平素带下量多，色黄质稠，有臭味。低热起伏，小便黄赤，舌质红，苔黄腻，脉滑数。

110. 其辨证是
　　A. 湿热证
　　B. 血热（实热）证
　　C. 痰湿阻滞证
　　D. 湿热瘀阻证
　　E. 气滞血瘀证

111. 其治法是
　　A. 理气行滞，化瘀止痛
　　B. 清热除湿，化瘀止痛
　　C. 健脾燥湿化痰，活血调经
　　D. 清热凉血，固冲止血
　　E. 养阴清热止血

112. 治疗应首选
　　A. 膈下逐瘀汤
　　B. 四君子汤合苍附导痰丸
　　C. 清热固经汤
　　D. 清热调血汤
　　E. 保阴煎

考点：痛经的辨证论治★

解析：试题考查疾病的中医辨证论治。患者经期小腹胀痛不适，诊断为痛经。湿热瘀结冲任，阻滞气血运行，经期气血下注冲任，加重气血壅滞，故小腹胀痛不适，有灼热感；湿热损伤冲任，迫血妄行，故经血量多；瘀血为热灼，故色暗红，质稠；湿热下注，伤于带脉，带脉失约，故带下量多，色黄质稠，有臭味；湿热熏蒸，故低热起伏，小便黄赤；舌质红，苔黄腻，脉滑数均为湿热蕴结之象，辨证为湿热瘀阻证。故110题选D。痛经湿热瘀阻证的治法为清热除湿，化瘀止痛，首选清热调血汤加车前子、薏苡仁、败酱草或银甲丸。痛经气滞血瘀证的治法为理气行滞，化瘀止痛，首选膈下逐瘀汤。闭经痰湿阻滞证的治法为健脾燥湿化痰，活血调经，首选四君子汤合苍附导痰丸。崩漏血热（实热）证的治法为清热凉血，固冲止血，首选清热固经汤。月经过多血热证的治法为清热凉血，固冲止血，首选保阴煎加地榆、茜草。故 111 题选 B，112 题选 D。

(113～115 题共用题干)

患者，女，34 岁，已婚。4 年前因患子宫肌瘤自然流产一次，现妊娠 43 天，阴道不时少量下血，色暗红，腰酸，胎动下坠，胸腹胀满，少腹拘急，皮肤粗糙，口干不欲饮，舌暗红，苔白，脉沉弦。

113. 其诊断是
A. 滑胎
B. 堕胎
C. 胎动不安
D. 胎萎不长
E. 异位妊娠

114. 其辨证是
A. 胎堕难留证
B. 血热证
C. 已破损期（不稳定型）
D. 癥瘕伤胎证
E. 气血虚弱证

115. 治疗应首选
A. 生化汤
B. 泰山磐石散
C. 宫外孕 I 号方
D. 胎元饮
E. 桂枝茯苓丸合寿胎丸

考点：胎动不安的诊断、辨证论治★

解析：试题 113 考查疾病诊断。根据患者临床表现诊断为胎动不安，即妊娠期间出现腰酸、腹痛、小腹下坠，或伴有少量阴道出血者。堕胎或小产连续发生 3 次或 3 次以上者，为滑胎。妊娠 12 周内胚胎自然殒堕者，为堕胎。妊娠 4～5 个月后，孕妇腹形与宫体增大明显小于正常妊娠月份，胎儿存活而生长迟缓者，为胎萎不长。异位妊娠多有停经史及早孕反应，未破损型多无明显腹痛，或仅有下腹一侧隐痛，已破损型可有腹痛、阴道不规则出血、晕厥与休克等表现，当输卵管破裂时患者突感下腹一侧撕裂样剧痛，可波及下腹或全腹，有的还引起肩胛部放射性疼痛。故 113 题选 C。试题 114、115 考查中医辨证论治。癥积占据胞宫，瘀血阻滞冲任胞脉，气血壅滞不通，故腰酸、胎动下坠；气滞不通，故胸腹胀满、少腹拘急；血行不畅，肌肤失濡；血不归经，故阴道不时少量下血，色暗红；瘀血

内阻，气化不利，津液输布异常，不能上承于口，故口干；体内津液本不匮乏，故不欲饮；舌暗红，苔白，脉沉弦为瘀血之象，辨证为癥瘕伤胎证，治法为祛瘀消癥，固冲安胎，首选桂枝茯苓丸合寿胎丸。生化汤为堕胎胎堕难留证首选，泰山磐石散为滑胎气血虚弱证首选，宫外孕 I 号方为异位妊娠已破损期（不稳定型）首选，胎元饮为胎萎不长气血虚弱证首选。故 114 题选 D，115 题选 E。

(116～118 题共用题干)

患者，女，24 岁，已婚。产后 10 天，高热 3 天，下腹疼痛拒按，恶露量少，色紫暗，有臭味，心烦口渴，尿少色黄，大便燥结，舌红苔黄，脉数有力。妇科检查：软产道损伤，局部红肿化脓。盆腔呈炎性改变，恶露臭秽。血常规：白细胞 $15 \times 10^9/L$，中性粒细胞 88%。B 超检查：盆腔区有暗性液区。

116. 其诊断是
A. 产后身痛
B. 产后恶露不绝
C. 急性盆腔炎
D. 产后发热
E. 癥瘕

117. 其治法是
A. 清热解毒，利湿排脓
B. 清热解毒，凉血化瘀
C. 养血活血，化瘀祛湿
D. 清热利湿，化瘀消癥
E. 活血化瘀止血

118. 治疗应首选
A. 身痛逐瘀汤
B. 五味消毒饮合失笑散
C. 五味消毒饮合大黄牡丹汤
D. 大黄牡丹汤
E. 生化汤

考点：产后发热的诊断、辨证论治★

解析：试题 116 考查疾病的诊断。根据患者临床表现诊断为产后发热。产后发热表现为持续发热，或突然寒战高热，或发热恶寒，或乍寒乍热，或低热缠绵等症状。若产后 24 小时之后至 10 天内出现体温 ≥38℃，大多数情况下表示有产褥感染。除发热之外，常伴有恶露异常和小腹疼痛，尤其以恶露异常为辨证要点。妇科检查软产道损伤，局部可见红肿化脓。盆腔呈炎性改

变,恶露秽臭。血常规检查见白细胞总数及中性粒细胞升高。宫腔分泌物或血培养可找到致病菌。B超检查见盆腔有液性暗区,提示有炎症或脓肿。产妇在产褥期内,出现肢体或关节酸楚、疼痛、麻木、重着者,称为产后身痛。产后血性恶露持续10天以上,仍淋沥不尽者,称产后恶露不绝。急性盆腔炎呈急性病容,辗转不安,面部潮红,高热不退,小腹部疼痛难忍,赤白带下或恶露量多,甚至如脓血,亦可伴有腹胀、腹泻、尿频、尿急等症状。妇科检查见小腹部肌紧张,压痛、反跳痛;阴道充血,脓血性分泌物量多;宫颈充血,宫体触压痛,拒按,宫体两侧压痛明显,甚至触及包块;盆腔形成脓肿,位置较低者则后穹隆饱满,有波动感。血常规见白细胞升高,粒细胞更明显。阴道、宫腔分泌物或血培养可见致病菌。后穹隆穿刺可吸出脓液。B超可见盆腔内有炎性渗出液或肿块。妇人下腹结块,伴有或胀,或痛,或满,或异常出血者,称为癥瘕。<u>故116题选D</u>。试题117、118考查疾病的辨证论治。根据患者临床表现辨证为感染邪毒证,治法为清热解毒,凉血化瘀,首选五味消毒饮合失笑散加减。急性盆腔炎热毒炽盛证的治法为清热解毒,利湿排脓,首选五味消毒饮合大黄牡丹汤。产后身痛血瘀证的治法为养血活血,化瘀祛湿,首选身痛逐瘀汤加毛冬青、忍冬藤、益母草、木瓜。癥瘕湿热瘀阻证的治法为清热利湿,化瘀消癥,首选大黄牡丹汤。产后恶露不绝血瘀证的治法为活血化瘀止血,首选生化汤加益母草、炒蒲黄。<u>故117题选B,118题选B</u>。

(119~121题共用题干)

患者,女,33岁,已婚。婚后4年未孕,月经先后无定期,量少、色暗,头晕耳鸣,腰膝酸软,神疲肢倦,小便清长,舌淡,苔薄,脉沉细。

119. 其辨证是
　A. 肾气虚证
　B. 肾阴虚证
　C. 肾阳虚证
　D. 痰湿内阻证
　E. 肝气郁结证

120. 其治法是
　A. 燥湿化痰,理气调经
　B. 疏肝解郁,理血调经
　C. 滋肾养血,调补冲任

　D. 温肾暖宫,调补冲任
　E. 补肾益气,温养冲任

121. 治疗应首选
　A. 养精种玉汤
　B. 毓麟珠
　C. 开郁种玉汤
　D. 温胞汤
　E. 苍附导痰丸

考点:不孕症的辨证论治★

解析:试题考查疾病的辨证论治。患者婚后4年未孕,诊断为不孕症。肾气不足,冲任虚衰,不能摄精成孕,则婚后4年未孕;冲任不调,血海失司,则月经先后无定期,量少;肾开窍于耳,脑为髓海,髓海不足,则头晕耳鸣;肾主骨生髓,腰为肾之府,肾虚则腰酸膝软,神疲肢倦;气化失常,则小便清长,经色暗;舌淡,苔薄,脉沉细均为肾气虚之象,辨证为肾气虚证。<u>故119题选A</u>。不孕症肾气虚证的治法为补肾益气,温养冲任,首选毓麟珠加减。痰湿内阻证的治法为燥湿化痰,理气调经,首选苍附导痰丸。肝气郁结证的治法为疏肝解郁,理血调经,首选开郁种玉汤。肾阴虚证的治法为滋肾养血,调补冲任,首选养精种玉汤。肾阳虚证的治法为温肾暖宫,调补冲任,首选温胞汤。<u>故120题选E,121题选B</u>。

【B1型题】

　A. 大补元煎
　B. 当归地黄饮
　C. 固阴煎
　D. 两地汤
　E. 温经汤

122. 经期提前,量少,色淡暗,质稀,腰膝酸软,头晕耳鸣,舌淡暗,苔白润,脉沉。治疗应首选

123. 经行或先或后,量少,色淡,质稀,头晕耳鸣,腰酸腿软,小便频数,舌淡,苔薄,脉沉细。治疗应首选

考点:月经先期、月经先后无定期的辨证论治★

解析:上两症表现除经期一提前一或先或后外基本相同,皆为肾虚证,治法皆为补肾调经,同用固阴煎。A用治月经后期血虚证,B用治月经后期肾虚证,D用治月经先期阴虚血热证,E用治月经后期血寒证。<u>故122题选C,123题</u>

选 C。

- A. 血虚证
- B. 痰湿证
- C. 血瘀证
- D. 肾虚证
- E. 气滞证

124. 不属于月经后期常见证候的是
125. 不属于月经过少常见证候的是

考点：月经后期、月经过少的辨证论治

解析：月经后期的常见证候有肾虚证、血虚证、血寒证、气滞证、痰湿证。月经过少的常见证候有肾虚证、血虚证、血瘀证、痰湿证。故 124 题选 C，125 题选 E。

- A. 两地汤
- B. 逐瘀止血汤
- C. 清肝止淋汤
- D. 清热固经汤
- E. 燥湿化痰汤

126. 治疗经间期出血肾阴虚证，应首选
127. 治疗经间期出血湿热证，应首选

考点：经间期出血的辨证论治★

解析：经间期出血肾阴虚证的治法为滋肾养阴，固冲止血，方药首选两地汤合二至丸；湿热证的治法为清利湿热，固冲止血，方药首选清肝止淋汤。逐瘀止血汤主治经间期出血血瘀证。故 126 题选 A，127 题选 C。

- A. 半夏白术天麻汤
- B. 通窍活血汤
- C. 川芎茶调散
- D. 羚角钩藤汤
- E. 镇肝息风汤

128. 经行头痛肝火证，治疗应首选
129. 经行头痛血瘀证，治疗应首选

考点：经行头痛的辨证论治★

解析：经行头痛肝火证治宜清热平肝息风，用羚角钩藤汤；血瘀证治宜化瘀通络，用通窍活血汤。A 用治经行头痛痰湿中阻证；C 用治风寒头痛；E 滋阴潜阳息风，用治阴虚风动证。故 128 题选 D，129 题选 B。

- A. 养血益气
- B. 补肾疏肝

- C. 滋肾养肝
- D. 疏肝理气
- E. 化痰止痛

130. 治疗经行头痛血虚证的治法是
131. 治疗经行头痛痰湿中阻证的治法是

考点：经行头痛的辨证论治★

解析：经行头痛血虚证的治法为养血益气，方用八珍汤加首乌、蔓荆子。痰湿中阻证的治法为燥湿化痰，通络止痛，方用半夏白术天麻汤加葛根、丹参。故 130 题选 A，131 题选 E。

- A. 丹栀逍遥散
- B. 乌药汤
- C. 通窍活血汤
- D. 天仙藤散
- E. 龙胆泻肝汤

132. 治疗经行头痛血瘀证，应首选
133. 治疗子肿气滞证，应首选

考点：经行头痛、子肿的辨证论治★

解析：经行头痛血瘀证，治法为化瘀通络，方药为通窍活血汤。子肿气滞证，治法为理气行滞，除湿消肿，方药为天仙藤散或正气天香散。故 132 题选 C，133 题选 D。

- A. 逍遥丸
- B. 血府逐瘀汤
- C. 天仙藤散
- D. 八物汤
- E. 柴胡疏肝散

134. 治疗经行浮肿气滞血瘀证，应首选
135. 治疗子肿气滞证，应首选

考点：经行浮肿、子肿的辨证论治★

解析：经行浮肿气滞血瘀证治宜理气行滞，养血调经，用八物汤加泽泻、益母草。余参见 132、133 题。故 134 题选 D，135 题选 C。

- A. 两地汤
- B. 安老汤
- C. 血府逐瘀汤
- D. 清血养阴汤
- E. 归脾汤

136. 经断复来之脾虚肝郁证的治疗方剂是
137. 月经先期之阴虚血热证的治疗方剂是

考点：经断复来、月经先期的辨证论治★

解析：经断复来脾虚肝郁证的治法为健脾调

肝，安冲止血，方用安老汤。月经先期之阴虚血热证的治法为养阴清热调经，方用两地汤。故136题选B，137题选A。

  A. 左归丸
  B. 右归丸
  C. 完带汤
  D. 小营煎
  E. 六味地黄丸

138. 治疗带下过少血枯瘀阻证，应首选的方剂是
139. 治疗带下过多脾虚证，应首选的方剂是
  考点：带下过少、带下过多的辨证论治★
  解析：带下过少血枯瘀阻证的治法为补血益精，活血化瘀，方用小营煎加丹参、桃仁、牛膝。带下过多脾虚的治法为健脾益气，升阳除湿，方用完带汤。故138题选D，139题选C。

  A. 脾胃虚弱
  B. 脾虚痰湿
  C. 肝胃不和
  D. 肝经湿热
  E. 肝郁脾虚

140. 恶阻，口淡，呕吐清涎者，多为
141. 恶阻，口苦，呕吐酸水或苦水者，多为
  考点：妊娠恶阻的辨证论治
  解析：恶阻病，口淡，呕吐清涎，是脾失健运，胃失和降所致，应属于脾胃虚弱；口苦，呕吐酸水是肝气上逆，肝热犯胃所致，故为肝胃不和。故140题选A，141题选C。

  A. 逍遥散
  B. 香砂六君子汤
  C. 四君子汤
  D. 八珍汤
  E. 四物汤

142. 子晕气血虚弱证，治疗应首选的方剂是
143. 妊娠恶阻脾胃虚弱证，治疗应首选的方剂是
  考点：子晕、妊娠恶阻的辨证论治★
  解析：子晕气血虚弱证的治法为调补气血，方用八珍汤加首乌、钩藤、石决明。妊娠恶阻脾胃虚弱证的治法为健脾和胃，降逆止呕，方用香砂六君子汤。故142题选D，143题选B。

  A. 血热证
  B. 脾肾虚弱证
  C. 肾阳亏虚证
  D. 气血虚弱证
  E. 血瘀证

144. 胎动不安可用胎元饮治疗的证候是
145. 滑胎可用泰山磐石散治疗的证候是
  考点：胎动不安、滑胎的辨证论治
  解析：胎元饮补气养血，固肾安胎，用治气血虚弱导致的胎动不安。泰山磐石散益气养血，固冲安胎，适用于气血虚弱导致的滑胎。故144题选D，145题选D。

  A. 血瘀
  B. 外感
  C. 肾虚
  D. 血虚
  E. 气虚

146. 产后肢体关节疼痛，屈伸不利，痛无定处。其证候是
147. 产后遍身关节酸楚，肢体麻木，头晕心悸。其证候是
  考点：产后身痛的辨证论治★
  解析：肢体关节疼痛，屈伸不利，痛无定处是外感证的证候，遍身关节酸楚，肢体麻木，头晕心悸，是血虚证的主要证候。故146题选B，147题选D。

  A. 逐瘀止血汤
  B. 身痛逐瘀汤
  C. 生化汤
  D. 香棱丸
  E. 少腹逐瘀汤

148. 治疗癥瘕气滞血瘀证，应首选
149. 治疗不孕瘀滞胞宫证，应首选
  考点：癥瘕、不孕症的辨证论治★
  解析：癥瘕气滞血瘀证的治法为行气活血，化瘀消癥，方用香棱丸或大黄䗪虫丸。不孕症瘀滞胞宫证的治法为逐瘀荡胞，调经助孕，方用少腹逐瘀汤加减。故148题选D，149题选E。

  A. 银甲丸
  B. 仙方活命饮
  C. 大黄牡丹汤
  D. 五味消毒饮

E. 桂枝茯苓丸

150. 治疗急性盆腔炎湿热瘀结证，应首选的方剂是

151. 治疗慢性盆腔炎湿热瘀结证，应首选的方剂是

考点：盆腔炎的辨证论治★

解析：急性盆腔炎湿热瘀结证的治法为清热利湿、化瘀止痛，方用仙方活命饮加薏苡仁、冬瓜仁。慢性盆腔炎湿热瘀结证的治法为清热利湿、化瘀止痛，方用银甲丸或当归芍药散加丹参、毛冬青、忍冬藤、田七。<u>故150题选B，151题选A。</u>

A. 少腹逐瘀汤
B. 养精种玉汤
C. 温胞饮
D. 开郁种玉汤
E. 毓麟珠

152. 婚久不孕，月经不调，头晕耳鸣，腰酸腿软，精神疲倦，小便清长，舌淡，苔薄，脉沉细。治疗应首选

153. 婚久不孕，月经后期，量少色淡，甚则闭经，平时白带量多，腰痛如折，腹冷肢寒，面色晦暗，舌淡，苔白滑，脉沉细。治疗应首选

154. 多年不孕，月经后期，量少，色紫黑，有血块，少腹疼痛拒按，经前痛剧，舌紫暗，舌边有瘀点，脉弦涩。治疗应首选

考点：不孕症的辨证论治★

解析：上三症主症皆为不孕症，证候、治法分别为①肾气虚证，治宜补肾益气，温养冲任，用毓麟珠；②肾阳虚证，治宜温肾暖宫，调补冲任，用温胞饮或右归丸；③瘀滞胞宫证，治宜逐瘀荡胞，调经助孕，用少腹逐瘀汤。B用治不孕症肾阴虚证，D用治不孕症肝气郁结证。<u>故152题选E，153题选C，154题选A。</u>

A. 后穹窿穿刺
B. 活体组织检查
C. 输卵管造影
D. 超声检查
E. 诊断性刮宫

155. 子宫畸形应首选的检查方法是

156. 盆腔积液应首选的检查方法是

考点：输卵管通畅检查、后穹窿穿刺

解析：输卵管造影术的适应证：不孕症；习惯性流产；确定生殖器畸形的类别。阴道后穹窿穿刺的适应证：明确子宫直肠凹陷积液性质；明确贴近阴道后穹窿的肿块性质。疑有腹内出血时，如异位妊娠、卵巢黄体破裂；超声介入治疗，如卵巢子宫内膜异位囊肿或输卵管妊娠的注射治疗；后穹窿穿刺取卵。<u>故155题选C，156题选A。</u>

中医儿科学

【A1 型题】

1. 新生儿期是指从出生后脐带结扎至生后
　A. 7 天
　B. 14 天
　C. 28 天
　D. 30 天
　E. 60 天
考点：年龄分期的标准
解析：新生儿期指的是从出生后脐带结扎到出生后 28 天。故本题选 C。

2. 按公式计算，9 个月婴儿正常体重是
　A. 8kg
　B. 8.25kg
　C. 9kg
　D. 9.5kg
　E. 9.8kg
考点：体重测量方法、正常值★
解析：小儿体重公式：≤6 个月，体重 (kg) = 出生时体重 + 0.7 × 月龄；7～12 个月体重 (kg) = 6 + 0.25 × 月龄；1 岁以上体重 (kg) = 8 + 2 × 年龄。因此，9 个月婴儿体重：6 + 0.25 × 9 = 8.25kg。故本题选 B。

3. 按公式计算，1 岁小儿正常身高是
　A. 75cm
　B. 90cm
　C. 95cm
　D. 100cm
　E. 105cm
考点：身长（高）测量方法、正常值★
解析：出生时身长约为 50cm。生后第一年身长增长最快，约 25cm。临床可用以下公式估算 2 岁后至 12 岁儿童的身高：身高 = 75 + 7 × 年龄。因此，1 岁小儿正常身高是 50 + 25 = 75cm。故本题选 A。

4. 5 岁小儿的收缩压是
　A. 70mmHg
　B. 80mmHg
　C. 90mmHg
　D. 100mmHg
　E. 110mmHg
考点：血压的正常值
解析：不同年龄小儿血压正常值推算公式为：收缩压 = 80 + 2 × 年龄，舒张压 = 收缩压 × 2/3。5 岁小儿的收缩压是 80 + 2 × 5 = 90mmHg。故本题选 C。

5. 小儿能发简单音节的时间是
　A. 6 个月
　B. 8 个月
　C. 10 个月
　D. 12 个月
　E. 14 个月
考点：语言发育特点
解析：小儿语言发育要经过发音、理解和表达 3 个阶段。新生儿已会哭闹，2 个月发喉音，3 个月发出咿呀发音，4 个月能笑出声，7～8 个月会发复音，如"爸爸""妈妈"，1 岁能说出简单的生活用词，1 岁半能说出一些要求；2 岁后能简单交谈；5 岁后能完整表达自己的意思。故本题选 B。

6. "纯阳"学说是指小儿
　A. 发育迅速
　B. 脏腑娇嫩
　C. 有阳无阴
　D. 阳亢阴亏
　E. 形气未充
考点：生理特点及临床意义★
解析：纯阳学说：纯，指小儿初生，未经太多的外界因素影响，胎元之气尚未耗散；阳，指以阳用阳，即生机。纯阳学说高度概括了小儿在生长发育、阳充阴长的过程中，表现为生机旺盛、发育迅速，犹如旭日之初升、草木之方萌

166

蒸蒸日上、欣欣向荣的生理现象。故本题选 A。

7. 由于小儿为"纯阳之体""稚阴之体"，临床上易表现出的证候是
    A. 热证
    B. 寒证
    C. 实证
    D. 虚证
    E. 瘀证

考点：生理特点及临床意义★

解析：由于小儿为稚阴稚阳之体，脏腑娇嫩，卫外功能较成人为弱，又寒温不知自调，因而更易被"六淫"邪气所伤，产生各种肺系疾病；小儿脏腑娇嫩，又易被燥邪、暑邪所伤，形成肺胃阴津不足、气阴两伤等病证；小儿为纯阳之体，六气易从火化，小儿伤于外邪以热性病证为多。故本题选 A。

8. 历代儿科医家对于小儿诊法，特别重视
    A. 望诊
    B. 闻诊
    C. 问诊
    D. 切诊
    E. 四诊合参

考点：儿科四诊应用特点

解析：历代儿科医家对于小儿诊法，既主张四诊合参，又特别重视望诊，诚如《幼科铁镜·望形色审苗窍从外知内》所说："而小儿科，则惟以望为主。"故本题选 A。

9. 小儿风寒表实证应见的指纹是
    A. 浮红而滞涩
    B. 沉紫而滞涩
    C. 浮紫而滞涩
    D. 浮红而色淡
    E. 沉而青紫

考点：望诊特点及临床意义★

解析：指纹的辨证纲要归纳为"浮沉分表里，红紫辨寒热，淡滞定虚实，三关测轻重"。"浮"指指纹浮现，显露于外，主病邪在表；"沉"指指纹沉伏，深而不显，主病邪在里。正常小儿的指纹大多淡紫隐隐在风关以内。纹色鲜红浮露，多为外感风寒；纹色紫红，多为邪热郁滞；纹色淡红，多为内有虚寒；纹色青紫，多为瘀热内结；纹色深紫，多为瘀滞络闭，病情深重。指纹色淡，推之流畅，主气血亏虚；指纹色紫，推之滞涩，复盈缓慢，主实邪内滞，如痰热、痰湿、积滞等。纹在风关，示病邪初入，病

情轻浅；纹达气关，示病邪入里，病情较重；纹进命关，示病邪深入，病情加重；纹达指尖，称透关射甲，若非一向如此，则示病情重危。故本题选 A。

10. 小儿指纹色紫黑，其证候是
    A. 血络郁闭
    B. 瘀热内结
    C. 外感风热
    D. 内有虚寒
    E. 邪热郁滞

考点：望诊特点及临床意义★

解析：参见9题。故本题选 A。

11. 正常小儿脉象平和，与成人比较具有的特点是
    A. 浮而稍数
    B. 软而稍数
    C. 软而稍缓
    D. 浮而稍缓
    E. 软而稍细

考点：切诊特点及临床意义

解析：小儿正常脉较成人软而稍数，年龄越小，脉搏至数越快。故本题选 B。

12. 解颅、五迟五软、遗尿的共同治法是
    A. 益气养血法
    B. 温补肾阳法
    C. 培元补肾法
    D. 益气养阴法
    E. 滋补肾阴法

考点：儿科常用内治法及其适应病证★

解析：培元补肾法适用于小儿胎禀不足，肾气虚弱，及肾不纳气之证，如胎怯、五迟、五软、遗尿、解颅、哮喘等。故本题选 C。

13. 小儿受凉导致腹痛的外治法是
    A. 涂敷法
    B. 罨包法
    C. 热熨法
    D. 敷贴法
    E. 擦拭法

考点：儿科常用外治法及其临床应用★

解析：热熨法是将药炒热后，用布包裹以熨肌表的一种外治法。如炒热食盐熨腹部治疗寒证腹痛。用生葱、食盐炒热，熨脐周围及少腹，治疗尿癃。用葱白、生姜、麸皮，热炒后用布包好，熨腹部，治疗内寒积滞的腹部胀痛。用吴茱萸炒热，布包熨腹部，治风寒腹痛等。故本题

选 C。

14. 新生女婴乳房隆起如蚕豆大小的处理方法是
   A. 供给足够能量和液体
   B. 及早给氧
   C. 针灸疗法
   D. 药物外治
   E. 不予处理

考点：新生儿的特殊生理现象

解析：女婴生后 3～5 天，乳房出现蚕豆到鸽蛋大小的隆起，可在 2～3 周后消退，属于新生儿期的特殊生理状态，不需特殊处理。故本题选 E。

15. 母乳喂养的原则是
   A. 昼夜均喂
   B. 定次喂给
   C. 定量喂给
   D. 按需喂给
   E. 按时喂给

考点：母乳喂养的方法 ★

解析：母乳喂养的方法，以按需喂哺为原则。故本题选 D。

16. 下列除哪项外，均是婴儿添加辅食的原则
   A. 由荤食到素食
   B. 由稀薄到稠厚
   C. 由少量到多量
   D. 由一种到多种
   E. 由细到粗

考点：添加辅食的原则

解析：添加辅食的原则为：由少到多、由稀到稠、由细到粗、由一种到多种，在婴儿健康、消化功能正常时逐步添加。故本题选 A。

17. 胎怯的主要病变脏腑是
   A. 脾与肾
   B. 肺与脾
   C. 肝与肾
   D. 肺与心
   E. 心与脾

考点：胎怯的病因病机

解析：胎怯的病因为先天禀赋不足，病变脏腑主要在肾与脾，发病机制为先天禀赋不足，化源未充，濡养不足，肾脾两虚，五脏失养。故本题选 A。

18. 易发生硬肿的是
   A. 新生儿
   B. 1 岁小儿

C. 2 岁小儿
D. 3 岁小儿
E. 青少年

考点：硬肿症的概述

解析：硬肿症多发于寒冷季节，以生后 7～10 天的新生儿多见，尤其以胎怯儿为多见。故本题选 A。

19. 硬肿症轻度的肛温是
   A. ≤34℃
   B. ≥35℃
   C. <35℃
   D. <30℃
   E. <40℃

考点：硬肿症的诊断要点

解析：硬肿症的肛温，轻度≥35℃，中度<35℃，重度<30℃。故本题选 B。

20. 下列除哪项外，均属病理性胎黄
   A. 生后 24 小时内出现
   B. 黄疸 10～14 天左右消退
   C. 黄疸退而复现
   D. 黄疸持续加深
   E. 黄疸 3 周后仍不消退

考点：病理性黄疸诊断及鉴别诊断 ★

解析：病理性黄疸临床表现：黄疸出现早（生后 24 小时以内）、发展快（血清总胆红素每日上升幅度>85.5μmol/L 或每小时上升幅度>8.5μmol/L）、程度重（足月儿血清总胆红素>221μmol/L，早产儿>257μmol/L）、消退迟（黄疸持续时间足月儿>2 周，早产儿>4 周）或黄疸退而复现。伴随各种临床症状。溶血性黄疸生后 24 小时内出现黄疸并迅速加重，可有贫血及肝脾肿大，重者可见水肿及心力衰竭。黄疸 10～14 天左右消退属于生理性黄疸。故本题选 B。

21. 生理性胎黄的特点是
   A. 黄疸常于生后 2～3 天出现
   B. 黄疸常于生后 1 周内消退
   C. 早产儿黄疸轻，消退早
   D. 早产儿 24 小时内出现黄疸
   E. 早产儿与足月产儿无明显差别

考点：病理性黄疸诊断及鉴别诊断 ★

解析：生理性黄疸生后第 2～3 日出现，第 4～6 日达高峰。足月儿在生后 2 周消退，早产儿可延迟至 3～4 周消退。故本题选 A。

22. 下列各项，新生儿生理性黄疸到达高峰期的时间是

A. 2~3 天
B. 4~6 天
C. 7~10 天
D. 11~15 天
E. 16~20 天

考点：病理性黄疸诊断及鉴别诊断★

解析：参见 21 题。故本题选 B。

23. 足月儿生理性黄疸正常消退的时间是
A. 生后 2~3 天
B. 生后 4~6 天
C. 生后 10~14 天
D. 生后 15~18 天
E. 生后 20~24 天

考点：病理性黄疸诊断及鉴别诊断★

解析：参见 21 题。故本题选 C。

24. 治疗风寒咳嗽，应首选的方剂是
A. 麻黄汤
B. 桂枝汤
C. 二陈汤
D. 金沸草散
E. 小青龙汤

考点：咳嗽的辨证论治★

解析：风寒咳嗽治法为疏风散寒，宣肺止咳，方选杏苏散、金沸草散。故本题选 D。

25. 肺炎喘嗽常见的临床症状不包括
A. 发热
B. 咳嗽
C. 气促
D. 呼吸困难
E. 抽搐

考点：肺炎喘嗽的概述

解析：肺炎喘嗽起病急，有气喘、咳嗽、痰鸣、发热等症。重者可见张口抬肩、呼吸困难、面色苍白、口唇青紫等症。肺部听诊可闻及中细湿啰音。抽搐可见于变证。故本题选 E。

26. 小儿哮喘反复发作，主要是因为
A. 宿痰伏肺
B. 感触外邪
C. 肺气不足
D. 脾虚湿盛
E. 肾阳亏虚

考点：哮喘的病因病机

解析：哮喘的病机关键在于痰伏于肺，形成夙根，遇触即发。夙痰久伏造成哮喘反复发作。哮喘发作的机制，在于外因引动伏痰，痰气相合。

发作之时，痰随气升，气因痰阻，相互搏结，壅塞气道，气息不畅，因而产生呼吸喘促，呼气延长，痰随呼吸气息升降，发出哮鸣之声。故本题选 A。

27. 治疗哮喘寒性哮喘证，应首选的方剂是
A. 玉屏风散合都气丸
B. 大青龙汤合定喘丸
C. 麻杏石甘汤合苏葶丸
D. 射干麻黄汤合二陈汤
E. 小青龙汤合三子养亲汤

考点：哮喘的辨证论治★

解析：哮喘寒性哮喘证治法为温肺散寒，涤痰定喘，方用小青龙汤合三子养亲汤。故本题选 E。

28. 治疗鹅口疮心脾积热证，应首选
A. 凉膈散
B. 泻黄散
C. 清热泻脾散
D. 泻心导赤散
E. 知柏地黄丸

考点：鹅口疮的辨证论治★

解析：鹅口疮心脾积热证治以清心泻脾，方用清热泻脾散。知柏地黄丸用于鹅口疮之虚火上浮证。故本题选 C。

29. 大便澄澈清冷、完谷不化的病机是
A. 感受外邪
B. 伤于饮食
C. 脾胃虚弱
D. 脾肾阳虚
E. 气阴两伤

考点：泄泻的病机★

解析：大便澄澈清冷、完谷不化，为脾肾阳虚泻。感受外邪泻，大便呈水样。伤食泻，大便稀溏，夹有乳凝块或食物残渣。脾胃虚弱泻，大便稀溏，色淡不臭。气阴两伤泻，质稀如水，皮肤干燥等。故本题选 D。

30. 泄泻的基本治疗原则是
A. 清肠化湿
B. 消食化积
C. 祛风散寒
D. 运脾化湿
E. 健脾化湿

考点：泄泻的辨证论治★

解析：泄泻治疗，以运脾化湿为基本法则。故本题选 D。

31. 参苓白术散治疗小儿泄泻的证候是
    A. 风寒泻
    B. 湿热泻
    C. 伤食泻
    D. 脾虚泻
    E. 脾肾阳虚泻
    考点：泄泻的辨证论治★
    解析：小儿泄泻脾虚证的治法为健脾益气，助运止泻，方用参苓白术散。风寒泻方用藿香正气散；湿热泻方用葛根芩连汤；伤食泻方用保和丸；脾肾阳虚泻方用附子理中汤合四神丸。故本题选 D。

32. 小儿湿热泻的首选方剂是
    A. 保和丸
    B. 藿香正气散
    C. 葛根黄芩黄连汤
    D. 参苓白术散
    E. 附子理中汤合四神丸
    考点：泄泻的辨证论治★
    解析：参见 31 题。故本题选 C。

33. 治疗干疳的首选方剂是
    A. 资生健脾丸
    B. 防己黄芪汤
    C. 八珍汤
    D. 肥儿丸
    E. 泻心导赤汤
    考点：疳证的辨证论治★
    解析：干疳证的治法为补益气血，方用八珍汤。资生健脾丸为疳气证的代表方，泻心导赤汤为口疳代表方，肥儿丸为疳积证的代表方，防己黄芪汤为疳肿胀的代表方。故本题选 C。

34. 疳积证的治法是
    A. 调脾健运
    B. 消积理脾
    C. 益气健脾
    D. 运脾理气
    E. 补益气血
    考点：疳证的辨证论治★
    解析：疳证多由疳气发展而来，属脾胃虚损，积滞内停，虚实夹杂之证，病情较为复杂。治法为消积理脾，方用肥儿丸。故本题选 B。

35. 诊断 3 个月～6 岁小儿营养性缺铁性贫血的标准，其血红蛋白值应低于的数值是
    A. 80g/L
    B. 90g/L
    C. 100g/L
    D. 110g/L
    E. 120g/L
    考点：营养性缺铁性贫血的诊断要点★
    解析：3 个月～6 岁小儿营养性缺铁性贫血的标准是血红蛋白值低于 110g/L，6 岁以上小儿的标准是血红蛋白低于 120g/L。故本题选 D。

36. 营养性缺铁性贫血经治疗血红蛋白已达正常水平，仍需服用铁剂的疗程是
    A. 2 周
    B. 1 个月
    C. 2 个月
    D. 3 个月
    E. 4 个月
    考点：营养性缺铁性贫血的西医治疗
    解析：治疗贫血一般用硫酸亚铁口服，每次 5～10mg/kg，每日 2～3 次，同时维生素 C 有助吸收。服用至血红蛋白达正常水平后 2 个月左右再停药。故本题选 C。

37. 小儿汗证营卫失调证的汗出特点是
    A. 头部、肩背部汗出明显
    B. 汗出肤热，汗渍色黄
    C. 汗出遍身而不温
    D. 头部、手足心汗出明显
    E. 大汗淋漓，或汗出如油
    考点：汗证的辨证论治★
    解析：汗证营卫失调证的临床表现：以自汗为主，或伴盗汗，汗出遍身而抚之不温，畏寒恶风，不发热，或伴有低热，精神疲倦，胃纳不振，舌质淡红，苔薄白，脉缓。故本题选 C。

38. 下列各项，不属病毒性心肌炎特征的是
    A. 神疲乏力
    B. 面色苍白
    C. 心悸气短
    D. 肢冷多汗
    E. 恶寒发热
    考点：病毒性心肌炎的概述
    解析：病毒性心肌炎是由病毒感染引起的以局限性或弥漫性心肌炎性病变为主的疾病。以神疲乏力、面色苍白、心悸、气短、肢冷、多汗为临床特征。故本题选 E。

39. 注意力缺陷多动障碍好发于
    A. 新生儿
    B. 幼儿
    C. 学龄前期儿童

D. 学龄期儿童

E. 青少年

考点：注意力缺陷多动障碍的概述

解析：注意力缺陷多动障碍以注意力不集中、自我控制差、动作过多、情绪不稳、冲动任性，伴有学习困难，但智力正常或基本正常为主要临床特征。本病男孩多于女孩，多见于学龄期儿童。故本题选 D。

40. 治疗抽动障碍痰火扰神证，应首选的方剂是

A. 逍遥散

B. 泻青丸

C. 黄连温胆汤

D. 龙胆泻肝汤

E. 柴胡疏肝散

考点：抽动障碍的辨证论治★

解析：抽动障碍痰火扰神证的治法为健脾化痰，平肝息风，方用黄连温胆汤。故本题选 C。

41. 治疗小儿痫病痰痫证，应首选的方剂是

A. 涤痰汤

B. 定痫丸

C. 温胆汤

D. 二陈汤

E. 菖蒲丸

考点：痫病的辨证论治★

解析：痰痫证的治法为豁痰开窍，方用涤痰汤。故本题选 A。

42. 单纯性肾病综合征的典型表现不包括

A. 大量蛋白尿

B. 大量血尿

C. 低蛋白血症

D. 高脂血症

E. 高度水肿

考点：肾病综合征的诊断要点★

解析：肾病综合征分为单纯型肾病和肾炎型肾病。单纯型肾病具备四大特征——全身水肿、大量蛋白尿、低白蛋白血症、高脂血症；肾炎型肾病除单纯型肾病四大特征外，还具有明显血尿、持续或反复出现高血压、持续性氮质症、血总补体量或血 C_3 反复降低中之一项或多项。故本题选 B。

43. 急性肾小球肾炎水凌心肺证的治法是

A. 疏风宣肺，利水消肿

B. 平肝泻火，清心利水

C. 清肺化饮，利水消肿

D. 通腑泄浊，解毒利湿

E. 泻肺逐水，温阳扶正

考点：水肿变证的辨证论治★

解析：水肿水凌心肺证的治法为泻肺逐水，温阳扶正，方用己椒苈黄丸合参附汤。故本题选 E。

44. 治疗肾病综合征脾肾阳虚证，应首选的方剂是

A. 温胆汤

B. 真武汤

C. 参苓白术散

D. 防己黄芪汤

E. 己椒苈黄汤合参附汤

考点：水肿常证的辨证论治★

解析：水肿脾肾阳虚的治法为温肾健脾，利水消肿，方用真武汤。故本题选 B。

45. 补中益气汤合缩泉丸治疗遗尿的证候是

A. 肺脾气虚证

B. 肾气不足证

C. 脾肾气虚证

D. 肝经郁热证

E. 心肾失交证

考点：遗尿的辨证论治★

解析：遗尿肺脾气虚证的治法为补肺益脾，固涩膀胱，方用补中益气汤合缩泉丸。故本题选 A。

46. 与遗尿关系最密切的脏腑是

A. 肺、脾

B. 膀胱、肾

C. 心、肾

D. 三焦、膀胱

E. 肝、肾

考点：遗尿的病因病机

解析：遗尿是指 3 周岁以上的小儿睡中小便自遗，醒后方觉的一种病证。多与膀胱和肾的功能失调有关，其中尤以肾气不足，膀胱虚寒为多见。故本题选 B。

47. 下列各项，不属于五软的是

A. 头项软

B. 口软

C. 手软

D. 腿软

E. 足软

考点：五迟、五软的概述

解析：五软指头项软、口软、手软、足软、

肌肉软,不包括腿软。故本题选 D。

48. 麻疹顺证皮疹的首见部位是
   A. 臀部
   B. 鼻准部
   C. 胸腹部
   D. 手足心
   E. 耳后发际
   考点：麻疹顺证的辨证论治★
   解析：麻疹发热,3～4天后出于耳后发际、渐次延及头面、颈部,而后急速蔓延至胸背腹部、四肢,最后鼻准部及手心、足心均见疹点,疹点色泽红润,分布均匀,无其他合并证候。故本题选 E。

49. 风痧、水痘、奶麻初期治疗,均可选用的方剂是
   A. 银翘散
   B. 透疹凉解汤
   C. 解肌透痧汤
   D. 柴胡葛根汤
   E. 宣毒发表汤
   考点：风痧、水痘、奶麻的辨证论治★
   解析：风痧初期,邪郁肺卫证的治法为疏风清热透疹,方用银翘散；水痘初期,邪伤肺卫证的治法为疏风清热,利湿解毒,方用银翘散；奶麻初期,邪郁肌表证的治法为解表清热,宣透邪毒,方用银翘散。故本题选 A。

50. 可出现草莓舌的疾病是
   A. 贫血
   B. 结核
   C. 丹痧
   D. 维生素 A 缺乏
   E. 慢性萎缩性胃炎
   考点：丹痧的诊断要点★
   解析：丹痧在起病24小时内开始出现皮疹,先于颈、胸、背及腋下、肘弯等处,迅速蔓延全身,其色鲜红细小,并见环口苍白圈和草莓舌。故本题选 C。

51. 手足口病的主要病位是
   A. 肺卫
   B. 脾胃
   C. 脾肾
   D. 肺脾
   E. 肺胃
   考点：手足口病的病因病机
   解析：引起手足口病的病因主要为感受手足口病时邪,其病变部位主要在肺脾二经,病机关键为邪蕴肺脾,外透肌表。故本题选 D。

52. 以下关于手足口病的叙述,正确的是
   A. 皮疹呈向心性分布
   B. 疹退后在皮疹部位有色素沉着
   C. 疱疹质地坚硬,疱浆清亮
   D. 疹退后局部留有瘢痕
   E. 皮疹以口腔、四肢为主,口腔疱疹破溃后形成溃疡
   考点：手足口病的诊断要点★
   解析：手足口病主要表现为口腔及手足部发生疱疹。口腔疱疹多发生在硬腭、颊部、齿龈、唇内及舌部,破溃后形成小的溃疡,疼痛较剧,年幼儿常表现烦躁、哭闹、流涎、拒食等。在口腔疱疹出现后1～2天可见皮肤斑丘疹,呈离心性分布,以手足部多见,并很快变为疱疹,疱疹呈圆形或椭圆形扁平凸起,如米粒至豌豆大,质地较硬,多不破溃,内有混浊液体,周围绕以红晕。疱疹长轴与指、趾皮纹走向一致。少数患儿臂、腿、臀等部位也可出现疱疹,但躯干及颜面部极少。疱疹一般7～10天消退,疹退后无瘢痕及色素沉着。故本题选 E。

53. 治疗手足口病湿热蒸盛证,应首选的方剂是
   A. 透疹凉解汤
   B. 凉营清气汤
   C. 宣毒发表汤
   D. 甘露消毒丹
   E. 清瘟败毒饮
   考点：手足口病的辨证论治★
   解析：手足口病湿热蒸盛证的治法为清热凉营,解毒祛湿,方用清瘟败毒饮。故本题选 E。

54. 适宜用清热解毒,软坚散结法治疗的流行性腮腺炎的证候是
   A. 邪犯少阳证
   B. 毒窜睾腹证
   C. 邪陷厥阴证
   D. 热毒蕴结证
   E. 邪陷心肝证
   考点：痄腮的辨证论治★
   解析：痄腮热毒蕴结证的治法为清热解毒,软坚散结,方用普济消毒饮。故本题选 D。

55. 用使君子仁驱蛔,最大剂量不应超过
   A. 5 粒
   B. 10 粒
   C. 15 粒

D. 20 粒

E. 30 粒

考点：蛔虫病的其他疗法

解析：使君子仁，文火炒黄嚼服。每岁1～2粒，最大剂量不超过20粒，晨起空腹服，连服2～3天。故本题选D。

56. 治疗蛔虫病肠虫证，应首选的方剂是

A. 使君子散

B. 化虫丸

C. 追虫丸

D. 乌梅丸

E. 驱虫粉

考点：蛔虫病的辨证论治★

解析：蛔虫病肠虫证的治法为驱蛔杀虫，调理脾胃，方用使君子散。故本题选A。

57. 蛔厥的病位在

A. 小腹

B. 脐腹

C. 大腹

D. 右上腹

E. 左上腹

考点：蛔虫病的辨证论治★

解析：蛔厥证蛔虫入膈，窜入胆腑，腹痛在剑突下、右上腹，呈阵发性剧烈绞痛，痛时肢冷汗出，多有呕吐，且常见呕吐胆汁和蛔虫，证属寒热错杂，病初多偏寒，继之渐化热。故本题选D。

58. 紫癜阴虚火旺证的治法是

A. 疏风散邪，清热凉血

B. 滋阴降火，凉血止血

C. 理气化瘀，活血止痛

D. 健脾养心，益气摄血

E. 清热解毒，凉血止血

考点：紫癜的辨证论治★

解析：紫癜阴虚火旺证的治法为滋阴降火，凉血止血，方用大补阴丸、知柏地黄丸。故本题选B。

59. 引起维生素D缺乏性佝偻病的原因是

A. 甲状旁腺功能亢进

B. 维生素D缺乏

C. 骨质软化

D. 阻塞性黄疸

E. 恶性肿瘤

考点：维生素D缺乏性佝偻病的概述

解析：维生素D缺乏性佝偻病简称佝偻病，是由于儿童体内维生素D不足，致使钙磷代谢失常的一种慢性营养性疾病，以正在生长的骨骺端软骨板不能正常钙化，造成骨骺病变为其特征。故本题选B。

60. 治疗维生素D缺乏性佝偻病脾虚肝旺证，应首选

A. 人参五味子汤

B. 益脾镇惊散

C. 补肾地黄丸

D. 健脾益气汤

E. 健脾丸

考点：维生素D缺乏性佝偻病的辨证论治

解析：佝偻病脾虚肝旺证的治法为健脾助运，平肝息风，方用益脾镇惊散。故本题选B。

【A2型题】

61. 患儿，6岁。有哮喘病史4年。平素反复感冒，气短自汗，咳嗽无力，面色少华，形瘦纳差，大便溏，舌质淡，苔薄白，脉细软。其预防所用外治法是

A. 熏洗法

B. 涂敷法

C. 热熨法

D. 敷贴法

E. 擦拭法

考点：儿科常用外治法及其临床应用★

解析：熏洗法包括熏蒸法，用于麻疹、感冒的治疗及呼吸道感染的预防等；浸洗法，用于痹证、痿证、外伤、泄泻、脱肛、冻疮及多种皮肤病；药浴法，用于感冒、麻疹、痹证、五迟、五软、紫癜及瘾疹、湿疹、白疕等多种皮肤病。涂敷法用于治疗痄腮。热熨法治疗风寒腹痛等。敷贴法治疗肺炎后期湿性啰音经久不消、婴儿泄泻、寒性哮喘等。擦拭法治疗口疮和鹅口疮。患儿有哮喘病史，应选敷贴法治疗。故本题选D。

62. 患儿，生后3天。体温常低于35℃，四肢发凉，肌肤硬肿，难以捏起，臀、小腿、臂、面颊硬肿，色暗红、青紫，哭声较低，精神萎靡，反应尚可，气息微弱，指纹紫滞。其治法是

A. 益气温阳，通经活血

B. 温经散寒，活血通络

C. 温阳散寒，活血化瘀

D. 益气活血，通经活络

E. 健脾益气，补血通络

考点：硬肿症的辨证论治★

解析：患儿体温常低于35℃，四肢发凉，肌肤硬肿，难以捏起，臀、小腿、臂、面颊硬肿，辨病为硬肿症；色暗红、青紫，哭声较低，精神萎靡，反应尚可，气息微弱，指纹紫滞，辨证为寒凝血涩证。治法为温经散寒，活血通络。方用当归四逆汤。故本题选B。

63. 患儿，男，12月份出生。出生后体质虚弱，全身冰冷，僵卧少动，气息微弱，哭声低微无力，关节活动不利，全身硬肿，皮肤暗红，尿量少，舌质淡，苔薄白，指纹淡红。其证候是

A. 寒凝血滞
B. 阳气虚衰
C. 肝肾亏虚
D. 脾胃虚弱
E. 气虚血瘀

考点：硬肿症的辨证论治★

解析：患儿生于冬季，环境温度低，出现低体温和全身硬肿，为硬肿症。又见僵卧少动，气息微弱，哭声低微无力，关节活动不利，皮肤暗红但不紫。可知为硬肿症之阳气虚衰证。故本题选B。

64. 患儿，男。出生后第二天出现黄疸，面目皮肤发黄，颜色鲜明，烦躁哭啼，小便短黄，舌质红，苔黄腻。其证候是

A. 湿热郁蒸
B. 寒湿阻滞
C. 瘀积发黄
D. 肾精薄弱
E. 肝肾亏虚

考点：胎黄的辨证论治★

解析：湿热蕴结脾胃，肝胆疏泄失常，胆汁外溢，则面目皮肤发黄，颜色鲜明；热扰心神则烦躁啼哭；湿热蕴结，则小便短黄；舌质红，苔黄腻均为湿热之象，辨证为湿热郁蒸证。故本题选A。

65. 患儿，男。出生后黄疸日久不退，面目皮肤发黄，颜色晦滞，腹部胀满，右胁下痞块，小便短黄，大便不调，舌紫暗，有瘀斑，苔黄。治疗应首选

A. 血府逐瘀汤
B. 茵陈理中汤
C. 茵陈蒿汤
D. 茵陈五苓散
E. 茵陈术附汤

考点：胎黄的辨证论治★

解析：根据患儿表现诊断为胎黄常证之气滞血瘀证，治宜行气化瘀消积，用血府逐瘀汤。故本题选A。

66. 患儿，9个月。发热，微汗，鼻塞流涕，咽红，夜间体温升高，又见惊惕啼叫，夜卧不安，舌质红，苔薄白，指纹浮紫。其诊断是

A. 夜啼
B. 感冒夹痰
C. 感冒夹惊
D. 急惊风
E. 小儿暑温

考点：感冒的辨证论治★

解析：小儿神气怯弱，感邪之后，易致心神不宁，睡卧不实，惊惕抽风，此为感冒夹惊。小儿感冒还可夹痰、夹滞，夹痰见咳嗽痰盛；夹滞见脘胀纳呆，呕吐泄泻。小儿夜啼是入夜啼哭不安，并无外感和惊惕的表现；小儿惊风则以高热、抽风、昏迷为主要表现；小儿暑温是暑天发生的季节性疾病。故本题选C。

67. 患儿，女，9个月。发热，微汗，鼻塞流浊涕，咽红肿痛，咳嗽较剧，痰多，喉间痰鸣，舌质红，苔薄黄，脉浮数。其辨证是

A. 痰热咳嗽
B. 风热搏结
C. 热毒炽盛
D. 风热感冒
E. 感冒夹痰

考点：感冒的辨证论治★

解析：患儿发热，微汗，鼻塞流浊涕，咽红肿痛，咳嗽，诊断为感冒。风热侵犯肺卫，卫表失和则发热，微汗；肺气失宣则致鼻塞流浊涕、咳嗽；上攻咽喉则致咽红肿痛；舌质红，苔薄黄，脉浮数为风热袭表之象，属于风热感冒。兼见咳嗽较剧，痰多，喉间痰鸣，辨证为感冒夹痰证。故本题选E。

68. 患儿，女，8岁。发热恶寒，无汗，头痛，鼻流清涕，喷嚏，咳嗽，脘腹胀满，不思饮食，呕吐酸腐，口气臭秽，大便酸臭，小便短黄，舌苔厚腻，脉滑。其证候是

A. 风寒感冒
B. 风热感冒
C. 感冒夹痰
D. 感冒夹滞
E. 感冒夹惊

考点：感冒的辨证论治★

解析：主症见发热恶寒，无汗，头痛，鼻流清涕，喷嚏，咳嗽，为感冒。兼见脘腹胀满，不思饮食，呕吐酸腐，口气臭秽，大便酸臭，此为感冒夹滞。故本题选 D。

69. 患儿，女，5岁。高热不退，喉核赤肿，溃烂化脓，吞咽困难，口干口臭，大便干结，小便黄少，舌红，苔黄，脉数。应首选的方剂是
A. 银翘马勃散
B. 牛蒡甘桔汤
C. 养阴清肺汤
D. 普济消毒饮
E. 荆防败毒散
考点：乳蛾的辨证论治★
解析：患儿喉核赤肿，溃烂化脓，吞咽困难，辨病为乳蛾；高热不退，口干口臭，大便干结，小便黄少，舌红，苔黄，脉数，辨证为热毒炽盛证。治法为清热解毒，利咽消肿，方用牛蒡甘桔汤。故本题选 B。

70. 患儿，男，6岁。喉核赤肿，咽喉疼痛，吞咽不利，发热重，鼻塞流涕，头痛身痛，舌红，苔薄黄，脉浮数。治疗应首选
A. 银翘马勃散
B. 牛蒡甘桔汤
C. 养阴清肺汤
D. 荆防败毒散
E. 桑菊饮
考点：乳蛾的辨证论治★
解析：根据患儿临床表现诊断为乳蛾之风热搏结证，治法为疏风清热，利咽消肿，首选银翘马勃散。牛蒡甘桔汤为乳蛾热毒炽盛证首选，养阴清肺汤为乳蛾肺胃阴虚证首选，荆防败毒散为感冒风寒感冒证首选，桑菊饮为咳嗽风热咳嗽证首选。故本题选 A。

71. 患儿，男，9岁。咳嗽气促，喉间痰鸣，痰多，面白少华，食少脘痞，大便不实，急倦乏力，舌淡，苔白，脉缓无力。治疗应首选
A. 玉屏风散
B. 六君子汤
C. 金匮肾气丸
D. 射干麻黄汤合都气丸
E. 小青龙汤合三子养亲汤
考点：咳嗽的辨证论治★
解析：主症见咳嗽，兼见食少脘痞，大便不实，急倦乏力，此为气虚咳嗽，治宜健脾补肺，益气化痰，用六君子汤。故本题选 B。

72. 患儿，女，5岁。发热咳嗽3天。发热烦躁，咳嗽喘促，气急鼻扇，咳痰黄稠，喉间痰鸣，咽红肿，面色红赤，口渴欲饮，大便干结，小便短黄，舌质红，苔黄，脉滑数。应首选的方剂是
A. 华盖散
B. 麻杏石甘汤
C. 人参五味子汤
D. 黄连解毒汤合麻杏石甘汤
E. 麻杏石甘汤合葶苈大枣泻肺汤
考点：肺炎喘嗽的辨证论治★
解析：患儿发热烦躁，咳嗽喘促，气急鼻扇，咳痰黄稠，喉间痰鸣，辨病为肺炎喘嗽；咽红肿，面色红赤，口渴欲饮，大便干结，小便短黄，舌质红，苔黄，脉滑数，辨证为痰热闭肺证。治法为清热涤痰，开肺定喘，方用麻杏石甘汤合葶苈大枣泻肺汤。故本题选 E。

73. 患儿，10个月。高热烦躁，气急鼻扇，张口抬肩，喉中痰鸣，声如拽锯，口唇紫绀。其治法是
A. 清热涤痰，开肺定喘
B. 清热解毒，止咳化痰
C. 辛凉开肺，清热化痰
D. 清热活血，泻肺化痰
E. 泻肺镇咳，清热化痰
考点：肺炎喘嗽的辨证论治★
解析：此患者为痰热闭肺型肺炎喘嗽。治以清热涤痰，开肺定喘。B、C、D、E 无宣肺之功，排除。故本题选 A。

74. 患儿，10岁。昨天受凉后，见喷嚏、鼻塞、流清涕，今晨起喘咳，咳痰稠黄，口渴欲饮，大便干燥。查体：鼻扇，口周发绀，咽红，双肺满布哮鸣音，舌质红，苔薄白，脉滑数。其证候是
A. 寒性哮喘
B. 热性哮喘
C. 外寒内热
D. 肺实肾虚
E. 肺肾阴虚
考点：哮喘的辨证论治★
解析：哮喘外寒内热证以外有风寒之表证，内有痰热之里证为要点。受凉后见喷嚏、鼻塞、流涕为外寒之症；口渴引饮，咳痰黏稠色黄，便秘，咽红为内热之症。辨证属哮喘之外寒内热证。故本题选 C。

75. 患儿，男，1岁。反复外感，面黄少华，形体消瘦，肌肉松软，少气懒言，气短，自汗多

汗，食少纳呆，大便不调，舌质淡，苔薄白，脉无力。应首选的方剂是
A. 黄芪桂枝五物汤
B. 玉屏风散合六君子汤
C. 金匮肾气丸合理中丸
D. 生脉散合沙参麦冬汤
E. 补中益气汤合生脉饮

考点：反复呼吸道感染的辨证论治★

解析：根据患儿症状可诊断为反复呼吸道感染之肺脾气虚证。由于小儿肺脾两虚，日久生化乏源，宗气不足，卫外不固，终成此证。治法为补肺固表，健脾益气，方用玉屏风散合六君子汤。故本题选 B。

76. 患儿，男，4 岁。反复外感，面白颧红少华，食少纳呆，口渴，盗汗自汗，手足心热，大便干结，舌质红，苔花剥，脉细数。治疗应首选
A. 黄芪桂枝五物汤
B. 六君子汤
C. 玉屏风散合人参五味子汤
D. 玉屏风散合六君子汤
E. 生脉散合沙参麦冬汤

考点：反复呼吸道感染的辨证论治★

解析：根据患儿临床表现诊断为反复呼吸道感染之肺脾阴虚证，治法为养阴润肺，益气健脾，首选生脉散合沙参麦冬汤。黄芪桂枝五物汤为营卫失调证首选，六君子汤为咳嗽气虚咳嗽证首选，玉屏风散合六君子汤为肺脾气虚证首选，玉屏风散合人参五味子汤为哮喘肺脾气虚证首选。故本题选 E。

77. 患儿口腔满布白屑，周围焮红较甚，面赤，唇红，发热、烦躁、多啼，口干，大便干结，小便黄赤，舌红，苔薄白，脉滑。其证候是
A. 湿热内蕴证
B. 心火上炎证
C. 风热乘脾证
D. 心脾积热证
E. 虚火上浮证

考点：鹅口疮的辨证论治★

解析：患儿口腔满布白屑辨病为鹅口疮，心经火热则见口腔周围焮红，面赤、唇红、发热，烦躁；脾经有热则见多啼，口干，大便干结，小便黄赤。辨证为心脾积热证。故本题选 D。

78. 患儿，女，1 岁。口腔满布白屑，面赤唇红，烦躁不宁，吮乳哭啼，大便干结，小便短黄，舌红，苔薄黄，指纹紫滞。治疗应首选

A. 知柏地黄丸
B. 清热泻脾散
C. 黄连解毒汤
D. 五味消毒饮
E. 大黄黄连泻心汤

考点：鹅口疮的辨证论治★

解析：主症见口腔满布白屑，兼见面赤唇红，烦躁不宁，吮乳哭啼，此为鹅口疮心脾积热证，治宜清心泻脾，用清热泻脾散。A 用治鹅口疮虚火上浮证。故本题选 B。

79. 患儿，女，2 岁。舌边尖溃烂，色赤疼痛，烦躁多啼，口干欲饮，小便短黄，舌尖红，苔薄黄，指纹紫。其证候是
A. 风热乘脾
B. 虚火上炎
C. 心火上炎
D. 心脾积热
E. 热毒内盛

考点：口疮的辨证论治★

解析：心开窍于舌，心火亢盛，故舌边溃烂，色赤疼痛；热扰心神，则烦躁多啼；热盛伤津，则口干欲饮，小便短黄；舌边尖红，苔薄黄均为心火内炽之征，辨证为心火上炎证。故本题选 C。

80. 患儿，1 岁。昨起舌上溃破，色红疼痛，进食哭闹，心烦不安，口干欲饮，小便短赤。治疗应首选
A. 凉膈散
B. 泻心导赤散
C. 清胃散
D. 泻心汤
E. 六味地黄丸

考点：口疮的辨证论治★

解析：参见 79 题。辨证为口疮之心火上炎证。治疗当清心凉血，泻火解毒。方用泻心导赤散加减。A 泻火通便，清上泻下；C 清胃中之火；D 清火解毒，燥湿泄热；E 滋阴补肾。故本题选 B。

81. 患儿，11 个月。泄泻 2 周。起病时每日泻 10 多次，经治疗大减，但近日仍日行 3～4 次，大便稀溏色淡，每于食后作泻，面色萎黄，神疲倦怠，舌质淡，苔薄白。其证候是
A. 风寒
B. 湿热
C. 伤食

D. 脾虚
E. 脾肾阳虚

考点：泄泻的辨证论治★

解析：脾肾阳虚泻，大便澄澈清冷、完谷不化。伤食泻，大便稀溏，夹有乳凝块、食物残渣，气味酸臭。风寒泻，大便清稀，伴泡沫。湿热泻，大便水样，或蛋花汤样。湿热泻，大便水样或如蛋花汤样，泻下急迫，气味秽臭，或见少许黏液，腹痛时作，恶心欲吐，口渴引饮，舌红苔黄腻。脾虚泻，大便稀溏色淡，食后作泻，面色萎黄，神疲倦怠，舌质淡，苔薄白。故本题选 D。

82. 患儿，2 岁。纳差 2 个月，腹泻 1 周。平素食欲不振，挑食偏食，近日大便日行 3～4 次，食后作泻，面色萎黄，舌淡苔白，指纹淡红。治疗应首选

   A. 熏洗法
   B. 擦拭法
   C. 割治疗法
   D. 推拿疗法
   E. 拔罐疗法

考点：泄泻的其他疗法

解析：参见 81 题。本题患者为脾虚泻。推拿疗法可助运止泻。故本题选 D。

83. 患儿，女，5 岁。1 年来不思进食，食少饮多，皮肤干燥，大便干结，小便短黄，舌红少津，舌苔光剥，脉细数。治疗应首选

   A. 保和丸
   B. 健脾丸
   C. 养胃增液汤
   D. 八珍汤
   E. 不换金正气散

考点：厌食的辨证论治★

解析：根据患儿临床表现诊断为厌食之脾胃阴虚证，治法为滋脾养胃，佐以助运，首选养胃增液汤。保和丸为积滞乳食内积证首选，健脾丸为积滞脾虚夹积证首选，八珍汤为疳证干疳证首选，不换金正气散为厌食脾失健运证首选。故本题选 C。

84. 患儿，男，4 岁。形体略瘦，面色萎黄少华，毛发稍稀，食欲不振，精神欠佳，易发脾气，大便溏，舌质略淡，苔薄微腻，脉细有力。治疗应首选

   A. 资生健脾丸
   B. 参苓白术散

C. 肥儿丸
D. 香砂六君子汤
E. 八珍汤

考点：疳证的辨证论治★

解析：根据患者临床表现诊断为疳证之疳气证，治法为调脾健运，首选资生健脾丸。肥儿丸为疳积证首选，八珍汤为干疳证首选。故本题选 A。

85. 患儿，男，3 岁。形体明显消瘦，肚腹膨胀，面色萎黄无华，发结如穗，夜卧不宁，食欲减退，多食多便，舌淡苔腻，脉沉细而滑。其治法是

   A. 消食导滞
   B. 和脾助运
   C. 导滞和中
   D. 理气和胃
   E. 消积理脾

考点：疳证的辨证论治★

解析：患儿形体明显消瘦，肚腹膨胀，面色萎黄无华，辨病为疳证；发结如穗，夜卧不宁，食欲减退，多食多便，舌淡苔腻，脉沉细而滑，辨证为疳积证。治法为消积理脾，方用肥儿丸。故本题选 E。

86. 患儿，男，5 岁。大便干结，排便困难，面赤身热，腹胀，小便短赤，口舌生疮，舌质红，苔黄燥，脉滑实，指纹紫滞。治疗应首选

   A. 枳实导滞丸
   B. 麻子仁丸
   C. 六磨汤
   D. 润肠丸
   E. 黄芪汤

考点：便秘的辨证论治★

解析：根据患儿临床表现诊断为便秘之燥热便秘证，治法为清热润肠通便，首选麻子仁丸。枳实导滞丸为食积便秘证的首选，六磨汤为气滞便秘证的首选，润肠丸为血虚便秘证，黄芪汤为气虚便秘证首选。故本题选 B。

87. 患儿，男，5 岁。长期纳食不振，神疲乏力，形体消瘦，面色苍黄，唇淡甲白，大便不调，舌淡苔白，脉细无力，指纹淡红。治疗应首选的方剂是

   A. 四君子汤
   B. 补中益气汤
   C. 六君子汤
   D. 归脾汤

E. 八珍汤

考点：营养性缺铁性贫血的辨证论治★

解析：患儿纳食不振，神疲乏力，形体消瘦，面色苍黄，唇淡甲白，辨病为营养性缺铁性贫血；大便不调，舌淡苔白，脉细无力，指纹淡红，辨证为脾胃虚弱证。治法为健运脾胃，益气养血，方用六君子汤。故本题选 C。

88. 患儿，11 个月。早产，生后一直人工喂养，经常泄泻。近四个月来食欲不振，面色白，唇舌爪甲苍白，毛发稀黄，精神萎靡，手足欠温，舌淡苔白，指纹淡。检查：血红蛋白 60g/L。治疗应首选

A. 金匮肾气丸
B. 六味地黄丸
C. 右归丸
D. 理中丸
E. 小建中汤

考点：营养性缺铁性贫血的辨证论治★

解析：根据患者临床表现诊断为营养性缺铁性贫血。唇舌爪甲苍白，毛发稀黄，精神萎靡，手足欠温，舌淡苔白，指纹淡，为脾肾阳虚之表现。辨证属脾肾阳虚证，治以温补脾肾，益阴养血，方用右归丸。故本题选 C。

89. 患儿，2 岁。面色苍白，唇淡甲白，发黄稀疏，神疲乏力，形体消瘦 3 个月，诊断为"营养性缺铁性贫血"。西药选用铁剂治疗后，正确的停药时间为血红蛋白

A. 开始升高时
B. 达正常时
C. 达正常后 2 个月左右
D. 达正常后 4 个月左右
E. 达正常后 6 个月左右

考点：营养性缺铁性贫血的西医治疗★

解析：营养性缺铁性贫血使用铁剂治疗。一般用硫酸亚铁口服，每次 5~10mg/kg，1 日 2~3 次，同时口服维生素 C 有助吸收，服用至血红蛋白达正常水平后 2 个月左右再停药。故本题选 C。

90. 患儿，男，3 岁，因易汗出 1 个月前来就诊。症见汗出，以头部、肩背明显，活动后加重，神倦乏力，面色少华，肢端欠温，平时易感冒。舌质淡，舌边齿印，苔薄白，脉弱。治疗首选方剂是

A. 参苓白术散
B. 玉屏风散合牡蛎散

C. 生脉散
D. 四君子汤
E. 黄芪桂枝五物汤

考点：汗证的辨证论治★

解析：根据患儿症状可诊断为汗证之肺卫不固证，治法为益气固表，方用玉屏风散合牡蛎散。故本题选 B。

91. 患儿，男，2 岁。经常在入睡后出汗，有时白天也汗出较多，形体消瘦，精神倦怠，心烦少寐，时有低热、口干、手足心灼热，哭声无力，口唇淡红，舌质淡，可见花剥苔，脉细弱。治疗应首选

A. 生脉散合当归六黄汤
B. 黄芪桂枝五物汤
C. 泻黄散
D. 牡蛎散
E. 玉屏风散

考点：汗证的辨证论治★

解析：根据患儿临床表现诊断为汗证之气阴亏虚证，治法为益气养阴，首选生脉散、当归六黄汤。黄芪桂枝五物汤为营卫失调证首选，泻黄散为湿热迫蒸证首选，玉屏风散合牡蛎散为肺卫不固证首选。故本题选 A。

92. 患儿，女，5 岁。心悸不宁，胸闷憋气，心前区痛如针刺，脘闷呕恶，面色晦暗，唇甲发绀，舌体胖，舌质紫暗，舌苔腻，脉滑。治疗应首选

A. 桂枝甘草龙骨牡蛎汤
B. 银翘散
C. 葛根芩连汤
D. 炙甘草汤合生脉散
E. 瓜蒌薤白半夏汤合失笑散

考点：病毒性心肌炎的辨证论治

解析：根据患儿症状可诊断为病毒性心肌炎之痰瘀阻络证，治法为豁痰化瘀，宁心通络，方用瓜蒌薤白半夏汤合失笑散。故本题选 E。

93. 患儿，男，7 岁。多动难静，急躁易怒，冲动任性，难以自控；神思涣散，注意力不集中，难以静坐；遗尿、腰酸乏力，五心烦热，盗汗，大便秘结，舌质红，舌苔薄，脉细弦。治疗应首选

A. 左归丸
B. 六味地黄丸
C. 知柏地黄丸
D. 杞菊地黄丸

E. 黄连温胆汤

考点：注意力缺陷多动障碍的辨证论治

解析：根据患儿症状可诊断为注意力缺陷多动障碍之肝肾阴虚证，治法为滋养肝肾，平肝潜阳，方用杞菊地黄丸。故本题选 D。

94. 患儿，男，2 岁。精神疲惫，面色萎黄，低热，手足心热，易汗出，大便干结，肢体拘挛，抽搐时轻时重，舌绛少津，苔少，脉细数。治疗应首选

　　A. 六味地黄丸
　　B. 左归丸
　　C. 大定风珠
　　D. 大补阴丸
　　E. 镇肝息风汤

考点：急惊风的辨证论治 ★

解析：惊风首要辨别急惊风与慢惊风。急惊风为痰、热、惊、风四证俱备，临床以高热、抽风、神昏为主要表现。慢惊风来势缓慢，抽搐无力，时作时止，反复难愈，常伴昏迷、瘫痪等症。此患儿主症为抽搐时轻时重，伴低热，可知为慢惊风。手足心热，易汗出，舌绛少津，苔少，脉细数，皆为阴虚之象，辨证为慢惊风阴虚风动证，治宜育阴潜阳，滋肾养肝，用大定风珠。故本题选 C。

95. 患儿暴受惊恐后惊惕不安，身体战栗，喜投母怀，夜间惊啼，神志不清，大便色青，脉律不整，指纹紫滞。治疗应首选

　　A. 羚角钩藤汤
　　B. 镇肝息风汤
　　C. 安神定志丸
　　D. 琥珀抱龙丸
　　E. 朱砂安神丸

考点：急惊风的辨证论治 ★

解析：根据患儿临床表现诊断为急惊风之惊恐惊风证，治法为镇惊安神，平肝息风，首选琥珀抱龙丸。羚角钩藤汤为邪陷心肝证首选。故本题选 D。

96. 患儿，女，7 岁。癫痫发作时突然仆倒，神志不清，颈项强直，四肢抽搐，两目上视，牙关紧闭，口吐白沫，口唇及面部色青，舌苔白，脉弦滑。治疗应首选

　　A. 镇惊丸
　　B. 涤痰汤
　　C. 定痫丸
　　D. 通窍活血汤

E. 六君子汤

考点：痫病的辨证论治 ★

解析：痫病发作期以病因辨证为主，常见的病因有惊、风、痰、瘀等。惊痫发病前常有惊吓史，发作时多伴有惊叫、恐惧等精神状况；风痫发作时抽搐明显，易由外感发热诱发，或伴有发热等症；痰痫发作以神识异常为主，常有失神、摔倒、手中持物坠落等；瘀血痫通常有明显的颅脑外伤史，头部疼痛位置较为固定。痫病虚证的辨证，以病位为主，区分脾虚痰盛与脾肾两虚。此患儿辨证为风痫，治宜息风止痉，用定痫丸。A 用于惊痫；B 用于痰痫；D 用于瘀血痫；E 用于脾虚痰盛。故本题选 C。

97. 患儿，9 岁。水肿从眼睑开始，迅速波及全身，皮肤光亮，按之凹陷即起，尿少色赤，伴咽红肿痛，肢体酸痛，苔薄白，脉浮。其治法是

　　A. 疏风宣肺，利水消肿
　　B. 清热利湿，凉血止血
　　C. 清热解毒，淡渗利湿
　　D. 温运中阳，行气利水
　　E. 滋阴补肾，淡渗利水

考点：水肿常证的辨证论治 ★

解析：由患儿症状诊断为水肿之风水相搏证。治以疏风宣肺，利水消肿。B 为湿热内侵之水肿治法。其他选项皆非水肿治法。故本题选 A。

98. 患儿，3 岁。全身明显浮肿，按之凹陷难起，腰腹下肢尤甚。畏寒肢冷，神疲倦卧，小便短少，纳少便溏，舌胖质淡苔白，脉沉细。其治法是

　　A. 疏风解表，利水消肿
　　B. 清热解毒，利水消肿
　　C. 益气健脾，利水消肿
　　D. 温肾健脾，利水消肿
　　E. 益气养阴，利水消肿

考点：水肿常证的辨证论治 ★

解析：根据患儿临床表现诊断为水肿。浮肿，按之凹陷难起，腰腹下肢尤甚，畏寒肢冷，神疲倦卧，小便短少，纳少便溏，舌胖质淡苔白，脉沉细，为脾肾阳虚之表现。治以温肾健脾，利水消肿。故本题选 D。

99. 患儿，6 岁。发病 2 周，全身浮肿，尿少，头晕，头痛，恶心呕吐，口中气秽，甚至昏迷，舌苔腻，脉滑数。治疗应首选

　　A. 羚角钩藤汤

B. 龙胆泻肝汤
C. 己椒苈黄丸合参附汤
D. 温胆汤合附子泻心汤
E. 真武汤

考点：水肿变证的辨证论治★

解析：根据患儿临床表现诊断为水肿。湿浊内盛，脾肾衰竭，三焦壅塞，水湿失运，不得通泄，致使水毒内闭，尿少。辨证属水肿变证之水毒内闭，治法为辛开苦降，解毒利湿，方用温胆汤合附子泻心汤。A、B 合用治邪陷心肝之水肿；C 用治水凌心肺之水肿。E 用治脾肾阳虚之水肿。**故本题选 D。**

100. 患儿，男，4 岁。反复浮肿月余，尿蛋白定性（++++），尿蛋白定量 >300mg/（kg·d），血白蛋白 28g/L，血胆固醇 10.4mmol/L。其诊断是

A. 急性肾小球肾炎
B. 单纯型肾病综合征
C. 肾炎型肾病综合征
D. 急性肾衰竭
E. 急性肾炎

考点：肾病综合征的诊断要点★

解析：单纯型肾病综合征具备四大特征：①大量蛋白尿。尿蛋白定性常在（+++）以上，24h 尿蛋白定量≥50mg/kg。②低蛋白血症。血浆白蛋白：儿童 <30g/L，婴儿 <25g/L。③高脂血症。血浆胆固醇：儿童≥5.7mmol/L，婴儿≥5.2mmol/L。④不同程度的水肿。**故本题选 B。**

101. 患儿，6 岁。小便频数日久，淋漓不尽，尿液不清，畏寒怕冷，手足不温，大便稀薄，舌淡苔薄腻。治疗应首选

A. 八正散
B. 缩泉丸
C. 菟丝子散
D. 补中益气汤
E. 金匮肾气丸

考点：尿频的辨证论治★

解析：根据患儿临床表现诊断为尿频之脾肾气虚证，治以温补脾肾、升提固摄，方用缩泉丸。八正散主治湿热下注；菟丝子散主治肾气不足之遗尿；补中益气汤主治肺脾气虚之遗尿。**故本题选 B。**

102. 患儿，男，4 岁。睡中遗尿，可达数次，小便清长，面白少华，神疲乏力，肢寒畏冷，舌质淡，苔白滑，脉沉无力。其证候是

A. 肺脾气虚
B. 肾气不足
C. 心肾失交
D. 肝经湿热
E. 肾阴亏虚

考点：遗尿的辨证论治★

解析：肾气不足，导致下焦虚寒，气化功能失调，闭藏失司，不能约束水道则睡中遗尿，可达数次；肾虚则真阳不足，命门火衰，故面色少华，神疲乏力，肢寒畏冷；舌质淡，苔白滑，脉沉无力为肾气不足之象，辨证为肾气不足证。**故本题选 B。**

103. 患儿，男，5 岁。经常梦中遗尿，睡眠不安，白天多动，较少安静，手足心热，舌红，苔薄少津，脉沉细而数。治疗应首选的方剂是

A. 补中益气汤合缩泉丸
B. 交泰丸合导赤散
C. 缩尿丸
D. 导赤散
E. 五子衍宗丸

考点：遗尿的辨证论治★

解析：根据患儿症状可诊断为遗尿之心肾失交证，治法为清心滋肾，安神固脬，方用交泰丸合导赤散。**故本题选 B。**

104. 患儿，3 岁。发育迟缓，坐、立、行走、牙齿的发育都迟于同龄小儿。颈项萎软，天柱骨倒，不能行走，舌淡苔薄。其证候是

A. 脾肾气虚
B. 气血虚弱
C. 肝肾亏损
D. 心血不足
E. 肾阳亏虚

考点：五迟、五软的辨证论治★

解析：肾主骨，肝主筋，肝肾不足，则筋骨失养，见立迟、行迟。齿为骨之余，肾精不足，牙齿出迟。坐、立、行走、牙齿的发育都迟于同龄小儿，颈项萎软，天柱骨倒，不能行走，舌淡苔薄，属肝肾亏损之表现。**故本题选 C。**

105. 患儿，男，2 岁。语言发育迟滞，精神呆滞，智力低下，头发生长缓慢，发稀萎黄，肌肉松弛，口角流涎，纳食欠佳，大便秘结，舌淡胖，苔少，指纹色淡。治疗应首选

A. 调元散
B. 加味六味地黄丸
C. 通窍活血汤合二陈汤

D. 归脾丸
E. 肾气丸

考点：五迟、五软的辨证论治★

解析：根据患儿临床表现诊断为五迟、五软之心脾两虚证，治宜健脾养心，补益气血，用调元散。B 用治五迟、五软之肝肾亏损证，C 用治五迟、五软之痰瘀阻滞证。故本题选 A。

106. 患儿，女，3岁。失聪失语，反应迟钝，意识不清，动作不由自主，时时口流痰涎，喉间痰鸣，关节僵硬，肌肉软弱，间或有癫痫发作，舌体胖，可见瘀斑，苔腻，脉滑。治疗应首选的方剂是

A. 加味六味地黄丸
B. 调元散
C. 虎潜丸
D. 调元散合二陈汤
E. 通窍活血汤合二陈汤

考点：五迟、五软的辨证论治★

解析：根据患儿症状可诊断为五迟、五软之痰瘀阻滞证，治法为涤痰开窍，活血通络，方用通窍活血汤合二陈汤。故本题选 E。

107. 患儿，2岁。持续壮热 5 天，起伏如潮，肤有微汗，烦躁不安，目赤眵多，皮疹布发，疹点由细小稀疏而逐渐稠密，疹色先红后暗，皮疹凸起，触之碍手，压之退色，大便干结，小便短少，舌质红赤，舌苔黄腻，脉数有力。治疗应首选

A. 宣毒发表汤
B. 清解透表汤
C. 沙参麦冬汤
D. 麻杏石甘汤
E. 羚角钩藤汤

考点：麻疹的辨证论治★

解析：此患儿为麻疹出疹期。持续壮热，目赤眵多，疹色先红后暗，大便干结，小便短少，舌质红赤，舌苔黄腻，脉数有力，为邪入肺胃之表现。治以清凉解毒，透疹达邪，方用清解透表汤。宣毒发表汤主治邪犯肺卫，沙参麦冬汤主治阴津耗伤，麻杏石甘汤主治邪毒闭肺，羚角钩藤汤主治邪陷心肝。故本题选 B。

108. 患儿，男，4岁。发热骤起，头痛畏寒，肌肤无汗，咽喉肿痛，皮肤潮红，痧疹隐隐，舌质红，苔薄白，脉浮数有力。治疗应首选

A. 解肌透痧汤
B. 凉营清气汤

C. 沙参麦冬汤
D. 银翘散
E. 犀角地黄汤

考点：丹痧的辨证论治

解析：根据患儿临床表现诊断为丹痧之邪侵肺卫证，治宜辛凉宣透，清热利咽，用解肌透痧汤。B 用治丹痧毒炽气营证，C 用治丹痧疹后阴伤证。故本题选 A。

109. 患儿，6岁。发热 2 天，出现淡红色小丘疹，根盘红晕，丘疹上部可见疱疹，形态椭圆，胞浆清亮，皮疹以躯干为多，苔薄白，脉浮数。其治法是

A. 疏风清热，利湿解毒
B. 清气凉营，解毒化湿
C. 发散风寒，清热利湿
D. 芳香化湿，兼以健脾
E. 清解郁热，活血化瘀

考点：水痘的辨证论治★

解析：根据患儿临床表现诊断为水痘之邪伤肺卫证，治以疏风清热，利湿解毒。B、C、D、E 无疏风清热之功，排除之。故本题选 A。

110. 患儿，4岁。发热 2 天，纳差恶心，呕吐腹泻，口腔内可见数个疱疹，手、足掌心部出现米粒大小的斑丘疹、疱疹，疱液清亮，躯干处未见有皮疹。舌质红，苔薄黄腻，脉浮数。其证候是

A. 邪伤肺卫
B. 邪犯肺脾
C. 邪炽气营
D. 湿热熏蒸
E. 湿盛阴伤

考点：手足口病的辨证论治★

解析：手、足、口咽见疱疹，为手足口病。时邪疫毒由口鼻而入，初犯肺脾，肺气失宣，卫阳被遏，脾失健运，胃失和降，则见发热、纳差、恶心、呕吐、腹泻。邪毒蕴郁，气化失司，水湿内停，与毒相搏，外透肌表，则手、足、口咽部散发稀疏疱疹。舌质红，苔薄黄腻，脉浮数均为风热外侵之象，辨证为邪犯肺脾证。故本题选 B。

111. 患儿，女，5岁。轻微发热恶寒，右侧耳下腮部漫肿疼痛，咀嚼不便，兼见头痛、咽红、纳少，舌质红，苔薄白，脉浮数。治疗应首选的方剂是

A. 柴胡葛根汤
B. 黄连解毒汤

C. 五味消毒饮
D. 清瘟败毒饮
E. 普济消毒饮

考点：痄腮的辨证论治★

解析：根据患儿症状可诊断为痄腮之邪犯少阳证，治法为疏风清热，散结消肿，方用柴胡葛根汤、银翘散。故本题选A。

112. 患儿，男，3岁。咳嗽连作3周余，持续难止，日轻夜重，咳剧时咳后伴有深吸气样鸡鸣声，吐出痰涎及食物后，痉咳才能暂时缓解，但不久又复发作。轻则昼夜痉咳5~6次，重则多达40~50次，每次痉咳多出于自发，伴有目睛红赤，两胁作痛，舌系带溃疡，舌质红，苔薄黄，脉数。其治法是
A. 养阴润肺，益气健脾
B. 清热泻肺，涤痰镇咳
C. 疏风祛邪，宣肺止咳
D. 清热解毒，利湿化痰
E. 宣肺散邪，清热化痰

考点：顿咳的辨证论治★

解析：根据患儿症状可诊断为顿咳之痰火阻肺证，治法为清热泻肺，涤痰镇咳，方用桑白皮汤合葶苈大枣泻肺汤。故本题选B。

113. 患儿，女，7岁。突然胃脘部绞痛，弯腰曲背，肢冷汗出，呕吐蛔虫1条。舌苔黄腻，脉滑数。治疗应首选
A. 使君子散
B. 加味温胆汤
C. 理中丸
D. 乌梅丸
E. 小建中汤

考点：蛔虫病的辨证论治★

解析：根据患儿临床表现诊断为蛔厥证。治法为安蛔定痛，继则驱虫，首选乌梅丸。使君子散为肠虫证首选。故本题选D。

114. 患儿，男，4岁。入夏后体温渐高，发热持续，气温越高，体温越高，皮肤灼热，汗少，口渴欲饮，小便频数，烦躁，口唇干燥，舌质稍红，苔薄黄，脉数。治疗应首选
A. 王氏清暑益气汤
B. 温下清上汤
C. 白虎汤
D. 竹叶石膏汤
E. 香薷饮

考点：夏季热的辨证论治★

解析：由患儿症状可诊断为夏季热之暑伤肺胃证，治法为清暑益气，养阴生津，方用王氏清暑益气汤。故本题选A。

115. 患儿，5岁。臀部及下肢紫癜1天，呈对称性，色鲜红，瘙痒，发热，舌红，苔薄黄，脉浮数。治疗应首选
A. 犀角地黄汤
B. 银翘散
C. 归脾汤
D. 化斑汤
E. 大补阴丸

考点：紫癜的辨证论治★

解析：紫癜色鲜红，瘙痒，发热，舌红，苔薄黄，脉浮数，为风热伤络之表现。治以疏风清热，凉血安络，方用银翘散。犀角地黄汤主治血热妄行；归脾汤主治气不摄血；化斑汤非主治紫癜；大补阴丸主治阴虚火旺。故本题选B。

116. 患儿，男，10岁。皮肤突然出现瘀点瘀斑，色泽鲜红，伴鼻衄、齿衄，血色鲜红，同时见心烦、口渴、便秘，发热，舌红，脉数有力。治疗应选
A. 清瘟败毒饮
B. 犀角地黄汤
C. 黄连解毒汤
D. 知柏地黄丸
E. 连翘败毒散

考点：紫癜的辨证论治★

解析：根据患儿症状可诊断为紫癜之血热妄行证，治法为清热解毒，凉血止血，方用犀角地黄汤。故本题选B。

【A3型题】

(117~119题共用题干)

患儿，女，10个月。1个月前患肺炎至今未愈。现症：咳喘持久，低热盗汗，手足心热，干咳少痰，面色潮红，口唇干燥，大便干结，舌红少津，苔花剥，脉细数，指纹淡紫。

117. 其辨证是
A. 肺脾阴虚证
B. 营卫失调证
C. 肺肾阴虚证
D. 肺脾气虚证
E. 阴虚肺热证

118. 其治法是
A. 养阴润肺，益气健脾

B. 调和营卫，益气固表
C. 养阴清热，敛肺止咳
D. 养阴清肺，润肺止咳
E. 补肺益气，健脾化痰

119. 治疗应首选
A. 生脉散合沙参麦冬汤
B. 沙参麦冬汤
C. 麦味地黄丸
D. 人参五味子汤
E. 黄芪桂枝五物汤

考点：肺炎喘嗽的辨证论治★

解析：试题查疾病的辨证论治。患儿1个月前患肺炎至今未愈，咳喘持久，诊断为肺炎喘嗽。小儿肺脏娇嫩，久热久咳，耗伤肺阴，则咳喘持久，干咳少痰，舌红少津；余邪留恋不去，则低热盗汗，手足心热；肺阴亏虚，虚热内生，则面色潮红；机体失濡，则口唇干燥；热灼津液，则大便干燥；苔花剥，脉细数，指纹淡紫为阴虚内热之象，辨证为阴虚肺热证。治法为养阴清肺，润肺止咳，首选沙参麦冬汤。哮喘肺脾阴虚证治法为养阴润肺，益气健脾，首选生脉散合沙参麦冬汤。反复呼吸道感染营卫失调证治法为调和营卫，益气固表，首选黄芪桂枝五物汤。哮喘肺肾阴虚证治法为养阴清热，敛肺止咳，首选麦味地黄丸。肺炎喘嗽肺脾气虚证治法为补肺益气，健脾化痰，首选人参五味子汤。故117题选E，118题选D，119题选B。

(120～122题共用题干)

患儿，男，4岁。咳喘，气急，喉间痰鸣反复发作3年，常因气候骤变而发。近1个月来反复感冒，气短自汗，咳嗽无力，形体消瘦，神疲懒言，面白少华，纳差，便溏，舌质淡胖，苔薄白，脉细软，指纹淡。

120. 其诊断是
A. 感冒
B. 反复呼吸道感染
C. 咳嗽
D. 肺炎喘嗽
E. 哮喘

121. 其辨证是
A. 肺脾阴虚证
B. 风寒闭肺证
C. 气虚咳嗽证
D. 感冒夹痰证

E. 肺脾气虚证

122. 治疗应首选
A. 华盖散
B. 六君子汤
C. 生脉散合沙参麦冬汤
D. 玉屏风散合人参五味子汤
E. 玉屏风散合六君子汤

考点：哮喘的诊断、辨证论治★

解析：试题120考查疾病的诊断。患儿咳喘，气急，喉间痰鸣反复发作3年，诊断为哮喘。感冒以发热、恶风寒、鼻塞流涕、喷嚏、咳嗽等为主症。反复呼吸道感染是指呼吸道感染（包括上呼吸道感染、下呼吸道感染）年发病在一定次数以上者，以感冒、乳蛾、咳嗽、肺炎喘嗽在一段时间内反复感染经久不愈为主要临床特征。咳嗽以咳嗽、咯痰为主症，肺部听诊两肺呼吸音粗糙，可闻及干啰音或不固定的粗湿啰音。肺炎喘嗽以发热、咳嗽、痰壅、气喘、肺部闻及中细湿啰音，X线胸片见炎性阴影为主要表现，重者可见张口抬肩、呼吸困难、面色苍白、口唇青紫等症。故120题选E。试题121、122考查疾病的辨证论治。久病咳喘，肺气受损，肺主表，表卫不固则反复感冒，自汗；肺主气，肺虚则气短，咳嗽无力；脾主运化，脾气虚运化失健，则纳差，便溏；失于充养，则形体消瘦，气虚运血无力，肌肤失养，则面白少华；脾虚失于运化水液，水湿泛滥，则舌淡胖；苔薄白，脉细软，指纹淡为气虚之象，辨证为肺脾气虚证。治法为补肺固表，健脾益气，首选玉屏风散合人参五味子汤。华盖散为肺炎喘嗽风寒闭肺证首选，六君子汤为咳嗽气虚咳嗽证首选，生脉散合沙参麦冬汤为反复呼吸道感染肺脾阴虚证首选，玉屏风散合六君子汤为反复呼吸道感染肺脾气虚证首选。故121题选E，122题选D。

(123～125题共用题干)

患儿，男，2岁。平素形体消瘦，面色萎黄，神疲肢倦，乏力食少，近日过食甜点后，进食更少，且稍食则饱胀，腹满喜按，大便稀溏酸臭，夹有不消化食物残渣，舌质淡，苔白腻，脉细滑，指纹淡滞。

123. 其诊断是
A. 厌食
B. 积滞
C. 腹痛

D. 泄泻
E. 疳证

124. 其治法是
  A. 消积理脾
  B. 健脾助运，消食化滞
  C. 消食导滞，行气止痛
  D. 健脾益气，佐以助运
  E. 健脾益气，助运止泻

125. 治疗应首选
  A. 香砂平胃散
  B. 参苓白术散
  C. 健脾丸
  D. 异功散
  E. 肥儿丸

考点：积滞的诊断、辨证论治★

解析：试题123考查疾病的诊断。根据患儿临床表现诊断为积滞之脾虚夹积证。积滞有伤乳、伤食史，以不思乳食，食而不化，脘腹胀满，嗳气酸腐，大便溏泄或便秘，气味酸臭为特征，可伴有烦躁不安、夜间哭闹或呕吐等症。大便化验检查可见不消化食物残渣、脂肪滴。厌食临床以较长时期厌恶进食、食量减少为特征。腹痛是小儿胃脘以下、脐周及耻骨以上部位发生的疼痛，具体可分为胃脘以下、脐部以上的大腹痛；脐周部位的脐腹痛；脐部以下正中部位的小腹痛；脐部以下小腹两侧或一侧的少腹痛。泄泻是以大便次数增多，粪质稀薄或如水样为特征的一种小儿常见病。疳证以形体消瘦，面色无华，毛发干枯，精神萎靡或烦躁，饮食异常为特征，故123题选B。试题124、125考查疾病的辨证论治。疳证之疳积证治法为消积理脾，首选肥儿丸。积滞脾虚夹积证治法为健脾助运，消食化滞，首选健脾丸。腹痛乳食积滞证治法为消食导滞，行气止痛，首选香砂平胃散。厌食脾胃气虚证治法为健脾益气，佐以助运，首选异功散、参苓白术散。泄泻脾虚泻证治法为健脾益气，助运止泻，首选参苓白术散。故124题选B，125题选C。

（126~128题共用题干）

患儿，男，4岁。长期消瘦，近来形体明显消瘦，面色萎黄，肚腹膨胀，青筋暴露，毛发稀疏结穗，性情烦躁，夜卧不安，吮指磨牙，动作异常，善食易饥，舌淡苔腻，脉沉细而滑。

126. 其辨证是

A. 疳肿胀证
B. 口疳证
C. 疳气证
D. 疳积证
E. 干疳证

127. 其治法是
  A. 消积理脾
  B. 补脾益气，养血活血
  C. 健脾温阳，利水消肿
  D. 调和脾胃，益气助运
  E. 清心泻火，滋阴生津

128. 治疗应首选
  A. 八珍汤
  B. 资生健脾丸
  C. 泻心导赤散
  D. 防己黄芪汤
  E. 肥儿丸

考点：疳证的辨证论治★

解析：试题考查疾病的辨证论治。根据患儿临床表现诊断为疳证。积滞内停，壅塞气机，故肚腹膨胀，青筋暴露；病久脾虚生化乏源，故形体明显消瘦，面色萎黄，毛发稀疏结穗；胃有伏热、脾失健运则善食易饥；心肝之火内扰则性情烦躁，夜卧不安，吮指磨牙，动作异常；舌淡苔腻，脉沉细而滑均为疳积之征，辨证为疳积证。疳积证治法为消积理脾，首选肥儿丸。疳气证治法为调和脾胃，益气助运，首选资生健脾丸。干疳证治法为补脾益气，养血活血，首选八珍汤加减。口疳证治法为清心泻火，滋阴生津，首选泻心导赤散加减。疳肿胀证治法为健脾温阳，利水消肿，首选防己黄芪汤合五苓散加减。故126题选D，127题选A，128题选E。

（129~131题共用题干）

患儿，男，3岁。因易汗出1个月前来就诊。现症：汗出，以头部、肩背明显，活动后加重，神倦乏力，面色少华，平时易感冒。舌质淡，苔薄白，脉细弱。

129. 其辨证是
  A. 营卫失调证
  B. 肺卫不固证
  C. 湿热迫蒸证
  D. 气阴亏虚证
  E. 脾胃气虚证

130. 其治法是

A. 益气健脾
B. 清热泻脾
C. 益气养阴
D. 调和营卫
E. 益气固表

131. 治疗应首选
A. 四君子汤
B. 玉屏风散合牡蛎散
C. 生脉散
D. 泻黄散
E. 黄芪桂枝五物汤

考点：汗证的辨证论治★

解析：试题考查疾病的辨证论治。患儿汗出1个月，诊断为汗证。素体肺脾气虚，腠理不密，表虚不固，津液不藏，故汗出；头为诸阳之会，肩背亦阳之所，表气虚，故汗出以头部、肩背明显；表气虚，卫外不固，易感外邪，故平时易感冒；神倦乏力，面色少华，舌质淡，苔薄白，脉细弱均为气虚之象，辨证为肺卫不固证。治法为益气固表，首选玉屏风散合牡蛎散。营卫失调证治法为调和营卫，首选黄芪桂枝五物汤。气阴亏虚证治法为益气养阴，首选生脉散。湿热迫蒸证治法为清热泻脾，首选泻黄散。故129题选B，130题选E，131题选B。

（132～134题共用题干）

患儿，女，6岁。因尿血，稍有浮肿3天入院。查体：浮肿不显，小便黄赤短少，发热口渴，烦躁，大便干结，舌红，苔黄腻，脉滑数。

132. 其辨证是
A. 风水相搏证
B. 湿热内侵证
C. 肺脾气虚证
D. 肝肾阳虚证
E. 气阴两虚证

133. 其治法是
A. 疏风宣肺，利水消肿
B. 益气养阴，利水消肿
C. 益气健脾，利水消肿
D. 清热解毒，凉血止血
E. 温肾健脾，利水消肿

134. 治疗应首选
A. 麻黄连翘赤小豆汤合五苓散
B. 六味地黄丸
C. 真武汤

D. 参苓白术散合玉屏风散
E. 五味消毒饮合小蓟饮子

考点：水肿的辨证论治★

解析：试题考查疾病的辨证论治。患儿浮肿入院，可诊断为水肿。湿热下注，水气与邪毒并走于内，故见稍有浮肿；热伤血络，故见血尿；湿热留注膀胱，故见小便黄赤短少；湿热为患，热盛则发热口渴，烦躁，大便干结；舌红，苔黄腻，脉滑数均为湿热之象，辨证为湿热内侵证。故132题选B。水肿湿热内侵证治法为清热利湿，凉血止血，首选五味消毒饮合小蓟饮子。风水相搏证治法为疏风宣肺，利水消肿，首选麻黄连翘赤小豆汤合五苓散。肺脾气虚证治法为益气健脾，利水消肿，首选参苓白术散合玉屏风散。脾肾阳虚证治法为温肾健脾，利水消肿，首选真武汤。气阴两虚证治法为益气养阴，利水消肿，首选六味地黄丸加黄芪。故133题选D，134题选E。

（135～137题共用题干）

患儿，女，3岁。麻疹出齐，发热渐退，咳嗽减轻，胃纳增加，皮疹渐回，皮肤有糠麸样脱屑及色素斑痕，舌红少津，苔薄净，脉细数。

135. 其辨证是
A. 邪毒闭肺证
B. 邪入肺胃证
C. 阴津耗伤证
D. 疹后阴伤证
E. 邪陷心肝证

136. 其治法是
A. 养阴生津，清热润喉
B. 清凉解毒，透疹达邪
C. 平肝息风，清营解毒
D. 养阴益气，清解余邪
E. 宣肺开闭，清热解毒

137. 治疗应首选
A. 清解透表汤
B. 桑菊饮
C. 麻杏石甘汤
D. 羚角钩藤汤
E. 沙参麦冬汤

考点：麻疹的辨证论治★

解析：试题考查疾病的辨证论治。根据患儿临床表现诊断为麻疹。疹透之后，邪随疹泄，热去津亏，肺胃阴伤，故见发热渐退，咳嗽减轻，皮疹渐回，胃纳增加，皮肤有糠麸样脱屑及色素斑痕，舌红少津，苔薄净，脉细数。辨证为阴津耗伤证（收没期），治法为养阴益气，清解余邪，首选沙参麦冬汤。麻疹邪闭肺证治法为宣肺开闭，清热解毒，首选麻杏石甘汤。麻疹邪入肺胃证治法为清凉解毒，透疹达邪，首选清解透表汤。麻疹邪陷心肝证治法为平肝息风，清营解毒，首选羚角钩藤汤。丹痧疹后阴伤证治法为养阴生津，清热润喉，首选沙参麦冬汤。<u>故135题选C，136题选D，137题选E。</u>

【B1型题】

A. 6.25kg，75cm
B. 11kg，78cm
C. 12kg，81cm
D. 13kg，85cm
E. 14kg，96cm

138. 按公式计算，1岁小儿的体重、身高分别是
139. 按公式计算，3岁小儿的体重、身高分别是

考点：体重、身长（高）测量方法、正常值★

解析：参见2、3题。<u>故138题选A，139题选E。</u>

A. 胎产史
B. 喂养史
C. 生长发育史
D. 预防接种史
E. 家族史

140. 当小儿出现脾胃病时，应特别注意询问的是
141. 需要与传染病鉴别时，应特别注意询问的是

考点：问诊特点

解析：小儿出现脾胃病时，常与喂养情况有关，询问喂养史最重要。预防接种能预防传染病，传染病鉴别时，注意询问预防接种史。<u>故140题选B，141题选D。</u>

A. 银翘散
B. 桑菊饮
C. 新加香薷饮
D. 荆防败毒散
E. 杏苏散

142. 患儿，女，8岁。发热恶风，无汗，头痛，鼻塞，流浊涕，喷嚏，咳嗽，口渴咽痛，舌红，苔薄黄，脉浮数。治疗应首选
143. 患儿，女，8岁。咳嗽较重，痰多而黄，咽红肿痛，舌淡红，苔薄白，脉浮数。治疗应首选

考点：感冒、咳嗽的辨证论治★

解析：142题诊断为感冒之风热感冒，治宜辛凉解表，疏风清热，用银翘散；143题诊断为咳嗽之风热咳嗽，治宜疏风解热，宣肺止咳，用桑菊饮。<u>故142题选A，143题选B。</u>

A. 银翘马勃散
B. 牛蒡甘桔汤
C. 养阴清肺汤
D. 大青龙汤
E. 荆防败毒散

144. 治疗乳蛾热毒炽盛证，应首选的方剂是
145. 治疗哮喘外寒内热证，应首选的方剂是

考点：乳蛾、哮喘的辨证论治★

解析：乳蛾热毒炽盛证治法为清热解毒，利咽消肿，方用牛蒡甘桔汤。哮喘外寒内热证的治法为解表清里，止咳定喘，方用大青龙汤。<u>故144题选B，145题选D。</u>

A. 大定风珠
B. 十全大补汤
C. 缓肝理脾汤
D. 人参五味子汤
E. 银翘散

146. 治疗小儿慢惊风脾虚肝亢证，应首选
147. 治疗小儿肺炎喘嗽肺脾气虚证，应首选

考点：肺炎喘嗽、惊风的辨证论治★

解析：慢惊风脾虚肝亢证的治法为温中健脾，缓肝理脾，方用缓肝理脾汤。肺炎喘嗽肺脾气虚证的治法为补肺益气，健脾化痰，方用人参五味子汤。<u>故146题选C，147题选D。</u>

A. 补肺固表，健脾益气
B. 温卫和营，益气固表
C. 温补肾阳，健脾益气
D. 养阴清热，补益肺肾
E. 泻肺祛痰，补肾纳气

148. 小儿反复呼吸道感染脾肾两虚证的治法为
149. 小儿反复呼吸道感染肺脾气虚证的治法为

考点：反复呼吸道感染的辨证论治★

解析：反复呼吸道感染脾肾两虚证的治法为

温补肾阳，健脾益气，方用金匮肾气丸合理中丸；肺脾气虚证的治法为补肺固表，健脾益气，方用玉屏风散合六君子汤。故148题选C，149题选A。

A. 泻下急迫，量多次频，气味秽臭
B. 质稀如水，心烦不安，目眶及囟门凹陷
C. 大便清稀，夹有泡沫，肠鸣腹痛
D. 大便稀溏，色淡不臭，食后作泻
E. 大便清稀，澄澈清冷，完谷不化

150. 泄泻风寒泻的临床表现是
151. 泄泻脾虚泻的临床表现是
考点：泄泻的辨证论治★
解析：风寒泻的临床表现：大便清稀，夹有泡沫，臭气不甚，肠鸣腹痛，或伴恶寒发热，鼻流清涕，咳嗽，舌质淡，苔薄白，脉浮紧，指纹淡红。脾虚泻的临床表现：大便稀溏，色淡不臭，多于食后作泻，时轻时重，面色萎黄，形体消瘦，神疲倦怠，舌淡苔白，脉缓弱，指纹淡。故150题选C，151题选D。

A. 参苓白术散
B. 附子理中汤
C. 藿香正气散
D. 保和丸
E. 四神丸

152. 患儿，男，12岁。大便清稀，夹有泡沫，臭气不甚，肠鸣腹痛，伴有恶寒发热，鼻流清涕，舌质淡，苔薄白，脉浮紧。治疗应首选
153. 患儿，男，12岁。大便稀溏，臭气不甚，食后作泻，面色萎黄，形体消瘦，神疲倦怠，舌质淡，苔白，脉缓。治疗应首选
考点：泄泻的辨证论治★
解析：大便清稀，夹有泡沫，臭气不甚，肠鸣腹痛，伴有恶寒发热，鼻流清涕，为风寒泻，治宜疏风散寒，化湿和中，用藿香正气散。大便稀溏，臭气不甚，食后作泻，面色萎黄，形体消瘦，神疲倦怠，为脾虚泻，治宜健脾益气，助运止泻，用参苓白术散。B合E用治脾肾阳虚泻；D用治伤食泻。故152题选C，153题选A。

A. 心、脾
B. 肝、脾
C. 脾、胃
D. 脾、肾
E. 心、肝

154. 眼疳的病位是
155. 骨疳的病位是
考点：疳证的病因病机
解析：疳证的主要病变部位在脾胃，其基本病理改变为脾胃受损，津液消亡。若脾病及肝，肝失所养，肝阴不足，不能上承于目，而见视物不清，夜盲目翳者，则谓之眼疳。脾病及肾，肾精不足，骨失所养，久致骨骼畸形者，称为骨疳。故154题选B，155题选D。

A. 自汗为主，头部、肩背部明显
B. 自汗为主，汗出遍身而不温
C. 盗汗为主，手足心热
D. 自汗或盗汗，头部、四肢为多
E. 盗汗为主，遍身汗出

156. 汗证肺卫不固的主症是
157. 汗证营卫失调的主症是
考点：汗证的辨证论治★
解析：汗证肺卫不固证以自汗为主，或伴盗汗，以头颈、胸背部汗出明显，动则尤甚，神疲乏力，面色少华，平时易患感冒，舌质淡，苔薄白，脉细弱。营卫失调证以自汗为主，或伴盗汗，汗出遍身而抚之不温，畏寒恶风，不发热，或伴有低热，精神疲倦，胃纳不振，舌质淡红，苔薄白，脉缓。盗汗为主，手足心热为气阴亏虚证的表现。故156题选A，157题选B。

A. 发热1/2～1天出疹
B. 发热3～4天出疹，出疹时发热更高
C. 高热数小时～1天出疹
D. 发热1～2天出疹
E. 发热3～4天，热退出疹

158. 奶麻发热与出疹的关系是
159. 麻疹发热与出疹的关系是
考点：麻疹、奶麻的诊断要点
解析：奶麻发热3～4天出疹，热退疹出。麻疹发热3～4天出疹，出疹时发热更高。丹痧发热数小时～1天出疹，出疹时热高。风痧发热1～2天出疹。故158题选E，159题选B。

A. 清热涤痰，开肺定喘
B. 清气凉营，泻火解毒
C. 养阴润肺，益气健脾
D. 疏风清热，散结消肿

E. 清肝泻火，活血止痛
160. 顿咳气阴耗伤证的治法是
161. 流行性腮腺炎毒窜睾腹证的治法是
考点：顿咳、痄腮的辨证论治★

解析：顿咳气阴耗伤证的治法为养阴润肺，益气健脾，方用沙参麦冬汤合人参五味子汤。痄腮毒窜睾腹证的治法为清肝泻火，活血止痛，方用龙胆泻肝汤。故 160 题选 C，161 题选 E。

A. 温下清上汤
B. 王氏清暑益气汤
C. 沙参麦冬汤
D. 清瘟败毒饮
E. 普济消毒饮

162. 夏季热暑伤肺胃证可选用
163. 皮肤黏膜淋巴结综合征气阴两伤证可选用
考点：夏季热、皮肤黏膜淋巴结综合征的辨证论治★

解析：夏季热暑伤肺胃证的治法为清暑益气，养阴生津，方用王氏清暑益气汤。皮肤黏膜淋巴结综合征气阴两伤证的治法为益气养阴，清解余热，方用沙参麦冬汤。故 162 题选 B，163 题选 C。

A. 银翘散
B. 清瘟败毒饮
C. 白虎汤
D. 新加香薷饮
E. 凉膈散

164. 治疗皮肤黏膜淋巴结综合征卫气同病，应首选
165. 治疗皮肤黏膜淋巴结综合征气营两燔，应首选
考点：皮肤黏膜淋巴结综合征的辨证论治★

解析：卫气同病者，治以辛凉解表，清热解毒，方用银翘散。气营两燔者，治以清气凉营，解毒化瘀，方用清瘟败毒饮。故 164 题选 A，165 题选 B。

针灸学

【A1 型题】

1. 足三阴经从开始部位至内踝上 8 寸段的分布是
　　A. 太阴在前，厥阴在中，少阴在后
　　B. 厥阴在前，少阴在中，太阴在后
　　C. 少阴在前，太阴在中，厥阴在后
　　D. 厥阴在前，太阴在中，少阴在后
　　E. 太阴在前，少阴在中，厥阴在后
　　考点：十二经脉的分布规律★
　　解析：手足三阴经为太阴在前，厥阴在中，少阴在后。其中足三阴经在足内踝上 8 寸以下为厥阴在前，太阴在中，少阴在后，至内踝 8 寸以上，太阴交出于厥阴之前。故本题选 D。

2. 手太阳小肠经与足太阳膀胱经的交接部位是
　　A. 目外眦
　　B. 目内眦
　　C. 目中
　　D. 目内眦下
　　E. 目外眦上
　　考点：十二经脉的交接规律★
　　解析：十二经脉的交接规律①相表里的阴经与阳经在手足末端交接，如手太阴肺经在食指端与手阳明大肠经相交接；手少阴心经在小指端与手太阳小肠经相交接；手厥阴心包经在无名指端与手少阳三焦经相交接；足阳明胃经从跗（即足背部）上至足大趾内端与足太阴脾经相交接；足太阳膀胱经在小趾端与足少阴肾经相交接；足少阳胆经从跗上分出，至大趾外端与足厥阴肝经相交接。②同名的阳经与阳经在头面部交接，如手足阳明经交接于鼻旁，手足太阳经皆通于目内眦，手足少阳经皆通于目外眦。③相互衔接的阴经与阴经在胸中交接，如足太阴经与手少阴经交接于心中，少阴经与手厥阴经交接于胸中，足厥阴经与手太阴经交接于肺中。由此可见 A 为手足少阳经的交接部位，B 为手足太阳经的交接部位，其他选项无在此交接的经脉。故本题选 B。

3. 足阳明胃经、足太阴脾经在何处交接
　　A. 食指端
　　B. 目内眦
　　C. 胸中
　　D. 足大趾内端
　　E. 足小趾内端
　　考点：十二经脉的交接规律★
　　解析：参见 2 题。故本题选 D。

4. 足三阳经的循行规律是
　　A. 从胸走手
　　B. 从足走头
　　C. 从头走足
　　D. 从足走胸
　　E. 从胸走足
　　考点：十二经脉的循行走向规律★
　　解析：十二经脉的循行走向规律是：手三阴经从胸走手，手三阳经从手走头，足三阳经从头走足，足三阴经从足走腹胸。故本题选 C。

5. 十二经脉之海是指
　　A. 督脉
　　B. 任脉
　　C. 冲脉
　　D. 带脉
　　E. 阴维脉
　　考点：奇经八脉的作用及临床意义★
　　解析：督脉督领六阳经，调节全身阳经经气，故称为"阳脉之海"。任脉妊养诸阴经，总调全身阴气和精血，故称为"阴脉之海"。带脉能约束纵行之脉。阴维脉调节六阴经经气。冲脉能调节十二经气血，故称为"十二经脉之海"。其与生殖功能关系密切，冲、任脉盛，月经才能正常排泄，又称"血海"。故本题选 C。

6. 阳脉之海指的是
　　A. 阳跷脉

B. 阳维脉
C. 带脉
D. 督脉
E. 冲脉

考点：奇经八脉的作用及临床意义★

解析：参见5题。故本题选D。

7. 在经络系统中，具有离、入、出、合循行特点的是

　　A. 奇经八脉
　　B. 十二经别
　　C. 十二经筋
　　D. 十二皮部
　　E. 十五络脉

考点：十二经别的分布★

解析：奇经八脉是别道奇行的经脉。十二经别是十二正经离、入、出、合的别行部分，是正经别行深入体腔的支脉。十二经筋是十二经脉之气输布与筋肉骨节的体系。十二皮部为十二经脉功能活动反映于体表的部位。十五络脉为十二经脉和任、督二脉各自别出的一络，加上脾之大络，统称为十五络脉。故本题选B。

8. 既为络穴又为八脉交会穴的腧穴是

　　A. 后溪
　　B. 外关
　　C. 蠡沟
　　D. 大钟
　　E. 足临泣

考点：络穴、八脉交会穴的内容★

解析：十五络穴歌诀：列缺偏历肺大肠，通里支正心小肠；心包内关三焦外，公孙丰隆脾胃详；胆络光明肝蠡沟，大钟络肾膀飞扬；脾之大络名大包，任络尾翳督长强。八脉交会穴歌诀：公孙冲脉胃心胸，内关阴维下总同；临泣胆经连带脉，阳维目锐外关逢；后溪督脉内眦颈，申脉阳跷络亦通；列缺任脉行肺系，阴跷照海膈喉咙。故本题选B。

9. 下列不属于八会穴的是

　　A. 阳陵泉
　　B. 血海
　　C. 中脘
　　D. 膻中
　　E. 章门

考点：八会穴的内容★

解析：八会穴为脏、腑、气、血、筋、脉、骨、髓等精气交会的8个腧穴。简易歌诀：腑会中脘脏章门，髓会绝骨筋阳陵，血会膈俞骨大杼，脉太渊气膻中寻。血海非特定穴，故本题选B。

10. 骨度分寸规定，股骨大转子至腘横纹的距离是

　　A. 13寸
　　B. 14寸
　　C. 16寸
　　D. 18寸
　　E. 19寸

考点：骨度分寸定位法★

解析：A为胫骨内侧髁下方阴陵泉至内踝尖。B为臀沟至腘横纹。C为腘横纹（平髌中）至外踝尖。D为耻骨联合上缘至髌底。E为股骨大转子至腘横纹。故本题选E。

11. 循行"起于中焦，下络大肠"的经络是

　　A. 手阳明大肠经
　　B. 足阳明胃经
　　C. 手厥阴心包经
　　D. 手太阳小肠经
　　E. 手太阴肺经

考点：手太阴肺经的经脉循行★

解析：《灵枢·经脉》原文指出："肺手太阴之脉，起于中焦，下络大肠，还循胃口，上膈属肺。"故本题选E。

12. 可用于治疗咯血的穴位是

　　A. 商阳
　　B. 偏历
　　C. 少商
　　D. 地仓
　　E. 孔最

考点：孔最的主治要点★

解析：郄穴为气血深聚之处，阳经郄穴多治疗急性痛证，阴经郄穴多治疗血证，孔最为手太阴肺经郄穴，主治咯血、咳嗽、气喘、咽喉肿痛等肺系病证，以及肘臂挛痛。故本题选E。

13. 应注意避开桡动脉针刺的是

　　A. 列缺
　　B. 合谷
　　C. 血海
　　D. 太渊
　　E. 鱼际

考点：太渊的操作

解析：列缺向肘部斜刺0.5~0.8寸。合谷直刺0.5~1.0寸。血海直刺1~1.5寸。太渊避

开桡动脉,直刺0.3~0.5寸。鱼际直刺0.5~0.8寸。孕妇不宜针。<u>故本题选D</u>。

14. 治疗咽喉肿痛,宜点刺出血的穴位是
A. 少商
B. 鱼际
C. 侠白
D. 天府
E. 列缺

考点:少商的主治要点

解析:少商主治咽喉肿痛、鼻衄、高热等肺系实热证,癫狂、昏迷、中暑,指肿、麻木。宜浅刺,或点刺出血。鱼际主治咳嗽、咯血、咽干、咽喉肿痛失音等肺系病证,外感发热,掌中热,以及小儿疳积。宜直刺。侠白主治咳嗽、气短等肺系病证,以及干呕,上臂痛。宜直刺。天府主治咳嗽、气喘、鼻衄等肺系病证,以及瘿气,上臂痛。宜直刺。列缺主治咳嗽、气喘、咽喉肿痛等肺系病证以及头痛、齿痛等头部疾患,手腕痛。宜向肘部斜刺。<u>故本题选A</u>。

15. 位于腕背横纹桡侧,桡骨茎突远端的穴位是
A. 太渊
B. 神门
C. 阳池
D. 阳溪
E. 养老

考点:阳溪的定位

解析:阳溪在腕区,腕背侧远端横纹桡侧,桡骨茎突远端,解剖学"鼻烟窝"凹陷中。太渊在腕前区,桡骨茎突与舟状骨之间,拇长展肌腱尺侧凹陷中。神门在腕前区,腕掌侧远端横纹尺侧端,尺侧腕屈肌腱的桡侧缘。阳池在腕后区,腕背侧远端横纹上,指伸肌腱的尺侧缘凹陷中。养老在前臂后区,腕背横纹上1寸,尺骨头桡侧凹陷中。<u>故本题选D</u>。

16. 在腹部,距前正中线2寸循行的经脉是
A. 足少阴肾经
B. 足阳明胃经
C. 手太阴肺经
D. 足太阴脾经
E. 手厥阴心包经

考点:足阳明胃经的经脉循行

解析:循行于胸腹部的十二经脉主要为足三阴经,其中在胸部循行分布特点:距前正中线旁开2、4、6寸依次为足少阴肾经、足阳明胃经、足太阴脾经;在腹部循行分布特点:距前正中线旁开0.5、2、4寸依次为足少阴肾经、足阳明胃经、足太阴脾经。<u>故本题选B</u>。

17. 以下各项中,不属于足三里主治病证的是
A. 目赤肿痛
B. 胃痛
C. 呕吐
D. 下肢痿痹
E. 乳痈

考点:足三里的主治要点

解析:足三里为胃经合穴、胃下合穴,主治胃痛、呕吐、噎膈、腹胀、腹痛、痢疾、便秘等胃肠疾病,下肢痿痹,癫狂等神志病,乳痈、肠痈等外科疾患,气喘、痰多,虚劳诸证,为强壮保健要穴。<u>故本题选A</u>。

18. 在犊鼻下6寸的腧穴是
A. 丰隆
B. 地机
C. 解溪
D. 上巨虚
E. 下巨虚

考点:上巨虚的定位

解析:犊鼻位于屈膝髌韧带外侧凹陷中,上巨虚为大肠下合穴,位于犊鼻穴下6寸,主治胃肠病证与下肢痿痹;下巨虚为小肠下合穴,位于上巨虚穴下3寸;丰隆为胃经络穴,位于外踝尖上8寸,胫骨前肌的外缘;地机为脾经郄穴,位于内踝尖与阴陵泉的连线上,阴陵泉穴下3寸;解溪位于足背踝关节横纹中央凹陷处,当拇长伸肌腱与趾长伸肌腱之间。<u>故本题选D</u>。

19. 可用于治疗腰背痛的腧穴是
A. 膏肓
B. 肾俞
C. 天宗
D. 后溪
E. 养老

考点:后溪的主治要点

解析:膏肓为膀胱经腧穴,主治咳嗽、气喘、肺痨等肺之虚损证,肩胛痛、健忘、遗精、盗汗等虚劳诸疾。肾俞为膀胱经腧穴,肾之背俞穴,主治头晕、耳鸣、耳聋、腰酸痛等肾虚病证,遗尿、遗精、阳痿早泄、不育等生殖泌尿系疾病,月经不调、带下、不孕等妇科病证。天宗为小肠经腧穴,主治肩胛疼痛、肩背损伤等局部病证,乳痈,气喘。养老为小肠经郄穴,主治目视不明,肩背肘臂酸痛,急性腰痛。后溪为小肠经输穴,"输主体重节痛",后溪亦为八脉交会穴通于督脉,精气可随督脉循行输布达腰背部,主治头项强痛,腰背痛,手指及肘臂挛痛等痛证,耳聋,目赤,癫狂病,盗汗,疟疾。故本题选 D。

20. 耳屏正中与下颌骨髁状突之间的凹陷中的腧穴是

A. 下关
B. 听宫
C. 听会
D. 耳门
E. 颧髎

考点:听宫的定位★

解析:下关在面部,当颧弓下缘中央与下颌切迹所形成的凹陷中。听宫在耳屏正中与下颌骨髁状突的之间的凹陷中。听会当耳屏间切迹与下颌骨髁突之间的凹陷处。耳门当耳屏上切迹与下颌骨髁突之间的凹陷处。颧髎在目外眦直下,颧骨下缘凹陷处。故本题选 B。

21. 位于第 9 胸椎棘突下,旁开 1.5 寸的腧穴是

A. 膀胱俞
B. 大肠俞
C. 肝俞
D. 胃俞
E. 肾俞

考点:肝俞的定位

解析:肝俞位于第 9 胸椎棘突下,旁开 1.5 寸;膀胱俞位于第 2 骶椎棘突下,旁开 1.5 寸,约平第 2 骶后孔;大肠俞位于第 4 腰椎棘突下,旁开 1.5 寸;胃俞位于第 12 胸椎棘突下,旁开 1.5 寸;肾俞位于第 2 腰椎棘突下,旁开 1.5 寸。故本题选 C。

22. 治疗胎位不正最常用的腧穴是

A. 合谷
B. 至阴
C. 三阴交
D. 太冲
E. 足三里

考点:至阴的主治要点★

解析:至阴穴位于足小趾外侧趾甲根角侧后方 0.1 寸。主治胎位不正和滞产、胞衣不下等胎产病证;头痛、目痛、鼻塞、鼻衄等头面五官病证。故本题选 B。

23. 分布于胸腹第一侧线的经脉是

A. 足太阴脾经

B. 足少阴肾经
C. 足少阳胆经
D. 足阳明胃经
E. 足厥阴肝经

考点:足少阴肾经的经脉循行★

解析:足太阴脾经主要分布在胸腹任脉旁开第二侧线及下肢内侧前缘。足少阴肾经主要分布在胸腹第一侧线及下肢内侧后缘。足少阳胆经主要分布在下肢的外侧中间。足阳明胃经主要分布在头面、胸腹第二侧线及下肢外侧前缘。足厥阴肝经主要分布在下肢内侧的中间。故本题选 B。

24. 治疗心动过速或过缓均可使用的腧穴是

A. 曲池
B. 外关
C. 中冲
D. 大陵
E. 内关

考点:内关的主治要点

解析:曲池穴主治手臂肿痛、上肢不遂等上肢病;热病;头痛、眩晕;癫狂;腹痛、吐泻等胃肠病证;咽喉肿痛、齿痛、目赤肿痛等五官热性病证;瘰疬、瘾疹等皮肤外科疾患。外关穴主治热病;头痛、目赤肿痛、耳鸣、耳聋等头面五官疾患;瘰疬,胁肋痛,上肢痿痹不遂。中冲穴主治中风昏迷、舌强不语、中暑、昏厥、小儿惊风等急症;高热;舌下肿痛。大陵穴主治心痛、心悸、胸胁满痛等心脏病证;胃痛、呕吐、口臭等胃腑病证;喜笑悲恐、癫狂痫等神志病证;臂、手挛痛。内关穴主治心痛、胸闷、心动过速或过缓等心疾,胃痛、呕吐、呃逆等胃腑病证,失眠、癫狂、痫证、郁证等神志病证,眩晕,中风,胁痛,肘臂挛痛。故本题选 E。

25. 腕横纹中央,掌长肌腱与桡侧腕屈肌腱之间的穴位是

A. 阳溪
B. 太渊
C. 大陵
D. 神门
E. 腕骨

考点:大陵的定位★

解析:大陵,位于腕掌横纹中点处,当掌长肌腱与桡侧腕屈肌腱之间。腕骨,在手掌尺侧,当第 5 掌骨基底与钩骨之间,赤白肉际凹陷处。余参见 15 题。故本题选 C。

26. 下列属于胆经腧穴的是

A. 血海
B. 阴陵泉
C. 足三里
D. 隐白
E. 瞳子髎

考点：足少阳胆经的常用腧穴

解析：血海为足太阴脾经腧穴，阴陵泉、隐白分别为足太阴脾经合穴、井穴，足三里为足阳明经合穴，瞳子髎为胆经腧穴。故本题选 E。

27. 听会穴归属于
A. 足太阴脾经
B. 足阳明胃经
C. 足太阳膀胱经
D. 足厥阴肝经
E. 足少阳胆经

考点：足少阳胆经的常用腧穴

解析：听会穴是足少阳胆经的常用腧穴之一，位于耳屏间切迹与下颌骨髁状突之间的凹陷处。主治耳鸣、耳聋、聤耳等耳疾；齿痛、口眼㖞斜，面痛。故本题选 E。

28. 风池穴归属于
A. 足厥阴肝经
B. 足太阳膀胱经
C. 手少阳三焦经
D. 足少阳胆经
E. 手太阳小肠经

考点：足少阳胆经的常用腧穴

解析：风池穴归属足少阳胆经，位于胸锁乳突肌与斜方肌上端之间的凹陷处，与风府穴相平，主治中风、癫痫、眩晕等内风所致疾病，感冒、鼻塞、鼻衄、目赤肿痛、口眼㖞斜等外风所致病证，头痛、耳聋、耳鸣、颈项强痛。故本题选 D。

29. 位于外踝高点上 5 寸，腓骨前缘的腧穴是
A. 足窍阴
B. 足临泣
C. 条口
D. 光明
E. 悬钟

考点：光明的定位

解析：足窍阴位于第 4 趾外侧趾甲根角侧后方 0.1 寸。足临泣位于第 4、5 跖骨底结合部的前方，第 5 趾长伸肌腱外侧凹陷中。条口位于小腿前外侧，当犊鼻穴下 8 寸，距胫骨前缘 1 横指。光明位于外踝高点上 5 寸，腓骨前缘。悬钟位于外踝尖上 3 寸，腓骨前缘。故本题选 D。

30. 悬钟穴位于
A. 外踝后缘中点上 3 寸，腓骨前缘
B. 外踝前缘中点上 3 寸，腓骨前缘
C. 外踝下缘中点上 3 寸，腓骨前缘
D. 外踝尖上 3 寸，腓骨前缘
E. 外踝上缘中点上 3 寸，腓骨前缘

考点：悬钟的定位★

解析：参见 29 题。故本题选 D。

31. 足厥阴肝经与足太阴脾经循行交叉的位置是
A. 足大趾内侧端
B. 足内踝与跟腱之间
C. 足内踝上 3 寸
D. 足内踝上 5 寸
E. 足内踝上 8 寸

考点：足厥阴肝经的经脉循行★

解析：足厥阴肝经经脉循行原文指出："肝足厥阴之脉，起于大趾丛毛之际，上循足跗上廉，去内踝一寸，上踝八寸，交出太阴之后"，肝经在内踝上 8 寸与足太阴相交而循行于其后侧。故本题选 E。

32. 章门穴位于
A. 腹侧，腋中线第 8 肋骨游离端稍下处
B. 腹侧，腋中线第 9 肋骨游离端稍下处
C. 腹侧，腋中线第 10 肋骨游离端稍下处
D. 腹侧，腋中线第 11 肋骨游离端稍下处
E. 腹侧，腋中线第 12 肋骨游离端稍下处

考点：章门的定位

解析：章门穴属足厥阴肝经，在侧腹部，第 11 肋游离端的下际。故本题选 D。

33. 位于前正中线上，脐下 3 寸，且为小肠募穴的腧穴是
A. 关元
B. 中极
C. 下脘
D. 中脘
E. 梁门

考点：关元的定位

解析：关元为小肠募穴，位于前正中线上，脐下 3 寸；中极为膀胱募穴，位于前正中线，脐下 4 寸；下脘位于前正中线上，脐上 2 寸；中脘位于前正中线上，脐上 4 寸，以上穴均位于任脉。梁门位于脐中上 4 寸，前正中线旁开 2 寸，为胃经腧穴。故本题选 A。

34. 在面颊部，耳垂前 0.5~1 寸处的腧穴是

A. 听会
B. 听宫
C. 翳风
D. 牵正
E. 下关

考点：牵正的定位

解析：牵正穴位于面颊部，耳垂前0.5~1寸处；翳风穴位于在耳垂后，当乳突下端前方凹陷处。余参见20题。**故本题选D。**

35. 治疗小儿疳积、百日咳，应首选
A. 足三里
B. 四缝
C. 合谷
D. 曲池
E. 大椎

考点：四缝的主治要点★

解析：四缝为经外奇穴，位于第2至第5掌侧，近端指关节的中央，每手四穴，左右共八穴，主治小儿疳积、百日咳。**故本题选B。**

36. 十宣穴的定位是
A. 在足背侧，第1至第5趾间，趾蹼缘后方赤白肉际处
B. 左手背侧，当第2、第3掌骨间，指掌关节后约0.5寸处
C. 在手背侧，微握拳，第1至第5指间，指蹼缘后方赤白肉际处
D. 在第2至第5指掌侧，近端指关节的中央
E. 在手十指尖端，距指甲游离缘0.1寸

考点：十宣的定位

解析：十宣穴位于手十指尖端，距指甲游离缘0.1寸，左右共10穴。A为八风，B为外劳宫，C为八邪，D为四缝。**故本题选E。**

37. 治疗昏迷，癫痫，高热，咽喉肿痛，应首选
A. 四缝
B. 十宣
C. 八邪
D. 合谷
E. 曲池

考点：十宣的主治要点★

解析：十宣主治中风、昏迷、晕厥等神志病；中暑、高热等急症；咽喉肿痛；手指麻木。八邪主治毒蛇咬伤；手指疼痛、麻木，手背肿痛；目痛，烦热。**故本题选B。**

38. 落枕穴位于手背，第二、三掌骨间的

A. 指掌关节后0.5寸
B. 指掌关节后1寸
C. 指掌关节后1.5寸
D. 指掌关节后2寸
E. 指掌关节后2.5寸

考点：外劳宫的定位★

解析：B、C、D、E处均无十四经穴位。A为外劳宫穴的定位，本穴治疗落枕病证有特效，又名落枕穴。**故本题选A。**

39. 适用于皮肤松弛部位腧穴的进针方法是
A. 单手进针法
B. 舒张进针法
C. 提捏进针法
D. 夹持进针法
E. 指切进针法

考点：舒张进针法

解析：单手进针法是应用刺手将针刺入腧穴的方法，多用于较短的毫针；舒张进针法适用于皮肤松弛部位的腧穴；提捏进针法适用于皮肉浅薄部位的腧穴；夹持进针法适用于长针的进针；指切进针法适用于短针的进针。**故本题选B。**

40. 针刺浅薄部位腧穴，应用
A. 指切进针法
B. 夹持进针法
C. 提捏进针法
D. 舒张进针法
E. 套管进针法

考点：提捏进针法★

解析：A主要适用于短针进针。B适用于长针进针。C主要适用于皮肉浅薄部位的腧穴，如印堂穴。D主要适用于皮肉松弛部位的腧穴。E多用于儿童和惧针者。**故本题选C。**

41. 提插补泻法中，补法的操作手法是
A. 轻插重提，幅度小，频率快
B. 轻插重提，幅度小，频率慢
C. 重插轻提，幅度大，频率快
D. 重插轻提，幅度小，频率快
E. 重插轻提，幅度小，频率慢

考点：提插补泻★

解析：在提插补泻中，补法的手法是重插轻提，幅度小，频率慢；泻法的手法是轻插重提，幅度大，频率快。**故本题选E。**

42. 呼吸补泻中补法的操作是
A. 患者吸气时捻转，呼气时提插
B. 患者吸气时提插，呼气时捻转

C. 患者呼气时进针，吸气时出针
D. 患者吸气时进针，呼气时捻转
E. 患者呼气时捻转，呼气时出针

考点：呼吸补泻

解析：呼吸补泻施补法为患者呼气时进针，吸气时出针；施泻法为患者吸气时进针，呼气时出针。捻转补泻施补法为针下得气后，捻转角度小，用力轻，频率慢，操作时间短，结合拇指向前，食指向后，左转用力为主，反之为泻法；提插补泻施补法为针下得气后，先浅后深，重插轻提，提插幅度小，频率慢，操作时间短，以下插用力为主，反之为泻法。故本题选 C。

43. 瘢痕灸的适应证是
A. 肺痨、瘰疬
B. 虚寒病证
C. 风寒痹痛
D. 阳痿、早泄
E. 疮疡久溃不敛

考点：艾炷灸★

解析：直接灸分为瘢痕灸和无瘢痕灸，瘢痕灸常用于治疗哮喘、肺痨、瘰疬等慢性顽疾。无瘢痕灸一般用于虚寒性疾患的治疗。故本题选 A。

44. 不属于隔姜灸适应证的是
A. 风寒湿痹
B. 泄泻
C. 腹痛
D. 瘰疬
E. 呕吐

考点：艾炷灸★

解析：隔姜灸常用于因寒而致的呕吐、腹痛以及风寒痹痛等，有温中止呕、散寒止痛的作用。隔蒜灸分为隔蒜片灸和隔蒜泥灸，多用于治疗瘰疬、肺痨及初起的肿疡等病证，有清热解毒、杀虫的功效。隔盐灸多用于治疗伤寒阴证或吐泻并作、中风脱证等，有回阳、救逆、固脱之功。隔附子饼灸多用于治疗命门火衰而致的阳痿、早泄或疮疡久溃不敛等，有温补肾阳的作用。故本题选 D。

45. 隔蒜灸的适应证是
A. 阳痿早泄
B. 呕吐腹痛
C. 未溃疮疡
D. 腹痛泄泻
E. 疮疡久溃

考点：艾炷灸★

解析：参见44题。故本题选 C。

46. 下列病证，不宜用三棱针治疗的是
A. 高热惊厥
B. 中风脱证
C. 中暑昏迷
D. 急性腰扭伤
E. 喉蛾

考点：三棱针法★

解析：三棱针主治实证、热证、瘀血、疼痛等。常用于急症和慢性病，如昏厥、高热、中风闭证、咽喉肿痛、中暑、目赤肿痛、丹毒、扭挫伤等。而 B 为虚证，应以回阳固脱为治疗原则。故本题选 B。

47. 中风左侧肢体瘫痪的患者应取
A. 左侧顶颞前斜线和顶颞后斜线
B. 右侧顶颞前斜线和顶颞后斜线
C. 右侧顶颞后斜线
D. 左侧顶颞后斜线
E. 左侧颞后线

考点：标准头穴线的定位和主治★

解析：左侧肢体偏瘫，病位在右侧大脑，针刺部位在右侧的顶颞前斜线和顶颞后斜线。顶颞前斜线主治对侧肢体中枢性运动功能障碍；顶颞后斜线主治对侧肢体中枢性感觉障碍。故本题选 B。

48. 耳穴中神门穴的定位是
A. 在三角窝前1/3 的上部，即三角窝1区
B. 在三角窝前1/3 的下部，即三角窝2区
C. 在三角窝中1/3 处，即三角窝3区
D. 在三角窝后1/3 的上部，即三角窝4区
E. 在三角窝后1/3 的下部，即三角窝5区

考点：常用耳穴的部位

解析：神门穴位于在三角窝后 1/3 的上部，即三角窝4区，A、B、C、E 依次为角窝上、内生殖器、角窝中、盆腔。故本题选 D。

49. 位于耳甲艇的后下部，即耳甲 12 区的耳穴是
A. 盆腔
B. 内生殖器
C. 神门
D. 胰胆
E. 肝

考点：常用耳穴的部位

解析：肝位于耳甲艇的后下部，即耳甲 12

区。盆腔位于三角窝后 1/3 的下部，即三角窝 5 区。内生殖器位于三角窝前 1/3 的下部，即三角窝 2 区。神门位于三角窝后 1/3 的下部，即三角窝 4 区。胰胆位于耳甲艇的后上部，即耳甲 11 区。故本题选 E。

50. 下列不属于近部取穴的是
A. 膝痛取膝眼
B. 鼻病取迎香
C. 耳病取听宫
D. 眼病取睛明
E. 胃痛取足三里

考点：选穴原则

解析：近部取穴指在病变局部或距离比较近的范围选取穴位，是腧穴局部治疗作用的体现。远部取穴是在病变部位所属和相关的经络上，距病位比较远的部位的取穴，是"经络所过，主治所及"的体现。膝眼位于髌韧带两侧凹陷处，迎香位于鼻旁，听宫位于耳屏前，睛明位于目内眦角稍内上方，均距病变部位较近，属近部取穴。足三里为胃经循行所过之处，距离病位较远，属远部取穴。故本题选 E。

51. 针刺治疗太阳头痛应选取的腧穴是
A. 天柱、后溪、昆仑
B. 印堂、合谷、内庭
C. 率谷、外关、足临泣
D. 四神聪、太冲、内关
E. 风门、列缺、足三里

考点：头痛的选穴★

解析：头痛治疗宜调和气血，通络止痛，按阿是穴和循经取穴为主，太阳经头痛为后枕部疼痛，天柱位于后枕部，属局部取穴，疏导头部经气，后溪、昆仑为远端循经取穴。故本题选 A。

52. 治疗瘀血头痛应配用的是
A. 风门、列缺
B. 脾俞、足三里
C. 血海、膈俞
D. 太冲、太溪
E. 中脘、丰隆

考点：头痛的选穴★

解析：头痛的治法为调和气血，通络止痛，根据头痛部位循经取穴和取阿是穴为主。临床配伍血海、膈俞以活血通络止痛。故本题选 C。

53. 治疗面痛，应首选
A. 足阳明经、手足太阴经

B. 足阳明经、手太阴经
C. 面部腧穴、手足阳明经、足太阳经
D. 手足阳明经、手太阴经
E. 手阳明经、足太阴经

考点：面痛的治法

解析：面痛的治法是疏通经络，祛风止痛。取面部腧穴、手足阳明和足太阳经穴为主。故本题选 C。

54. 针刺治疗面痛阴虚阳亢证，应选取的腧穴是
A. 颧髎、迎香
B. 内关、三阴交
C. 风池、太溪
D. 行间、内庭
E. 曲池、外关

考点：面痛的选穴

解析：面痛的治法为疏通经络，祛风止痛。取手足阳明和足太阳经穴为主。主穴为攒竹、四白、下关、地仓、合谷、太冲、内庭。阴虚阳亢配风池、太溪。颧髎、迎香为上颌支痛的配穴；内关、三阴交为气血瘀滞的配穴；行间、内庭为肝胃郁热的配穴；曲池、外关为外感风热的配穴。故本题选 C。

55. 治疗坐骨神经痛足少阳经证应选取的主穴为
A. 阿是穴、肾俞、大肠俞、秩边、昆仑
B. 腰夹脊、环跳、阳陵泉、悬钟、丘墟、阿是穴
C. 腰夹脊、秩边、委中、承山、昆仑、阿是穴
D. 大肠俞、阿是穴、委中
E. 腰夹脊、肾俞、大肠俞、环跳、秩边、委中、阳陵泉

考点：坐骨神经痛的选穴★

解析：坐骨神经痛的治法为通经止痛，取足太阳、足少阳经穴为主。疼痛以下肢外侧为主者，为足少阳经证，其主穴为腰夹脊、环跳、阳陵泉、悬钟、丘墟、阿是穴。故本题选 B。

56. 治疗中风中脏腑闭证，除十二井穴外，应主取的是
A. 督脉、手厥阴经穴
B. 任脉、手厥阴经穴
C. 督脉、足厥阴经穴
D. 任脉、足厥阴经穴
E. 任脉、手足厥阴经穴

考点：中风的治法★

解析：中风中脏腑闭证，治疗宜平肝息风，

醒脑开窍，取督脉、手厥阴及十二井穴为主。主穴为水沟、十二井、太冲、丰隆、劳宫。故本题选A。

57. 治疗中风中经络主穴取内关、水沟、三阴交外，还应选

    A. 曲池、内庭、丰隆
    B. 关元、神阙
    C. 极泉、尺泽、委中
    D. 极泉、尺泽、水沟
    E. 太冲、丰隆、劳宫

    考点：中风的选穴★

    解析：治疗中风中经络的主穴是水沟、内关、三阴交、极泉、尺泽、委中。太冲、丰隆、劳宫是治疗中风中脏腑闭证的主穴。关元、神阙是治疗中风中脏腑脱证的主穴。中风中经络痰热腑实配曲池、内庭、丰隆。故本题选C。

58. 治疗眩晕虚证，应选取

    A. 风池、百会、内关、太冲
    B. 百会、行间、侠溪、太冲
    C. 风池、气海、脾俞、胃俞
    D. 风池、太溪、悬钟、三阴交
    E. 风池、百会、肝俞、肾俞、足三里

    考点：眩晕的选穴★

    解析：眩晕虚证的治法为益气养血，填精定眩，以督脉穴及相应背俞穴为主。主穴为百会、风池、肝俞、肾俞、足三里。肝俞、肾俞滋补肝肾、益精填髓、固本培元；足三里补益气血；风池疏调头部气血，百会提升气血，二穴配合以充养脑髓而缓急治标。故本题选E。

59. 治疗痫病发作期的主穴，除水沟、百会、后溪外，还有

    A. 十宣、涌泉
    B. 内关、涌泉
    C. 神门、神庭
    D. 鸠尾、印堂
    E. 太冲、丰隆

    考点：痫病的选穴★

    解析：痫病发作期治法宜醒脑开窍，以督脉及手厥阴经穴为主。主穴为水沟、百会、后溪、内关、涌泉。故本题选B。

60. 耳针法治疗不寐，应选取

    A. 肝、心、神门、交感、皮质下
    B. 肝、心、神门、交感
    C. 胸、心、肺、交感、神门
    D. 皮质下、心、神门

    E. 心、交感、神门、皮质下

    考点：不寐的治疗操作

    解析：治疗不寐，耳针法取神门、皮质下、心、肾、肝。毫针刺或用埋针法、压丸法。故本题选D。

61. 治疗感冒的主穴是

    A. 风门、大椎、太阳、列缺、合谷
    B. 风池、大椎、太阳、列缺、合谷
    C. 足三里、大椎、太阳、列缺、合谷
    D. 曲池、大椎、太阳、列缺、合谷
    E. 委中、大椎、太阳、列缺、合谷

    考点：感冒的选穴★

    解析：治疗感冒的主穴是列缺、合谷、风池、大椎、太阳。风寒感冒配风门、肺俞；风热感冒配曲池、尺泽；夹湿配阴陵泉；夹暑配委中。体虚感冒配足三里；咽喉疼痛配少商、商阳。故本题选B。

62. 治疗外感咳嗽，应首选

    A. 手足太阴经
    B. 手阳明经、足太阴经
    C. 足阳明经、手太阴经
    D. 足阳明经、足太阴经
    E. 手太阴经、手阳明经

    考点：咳嗽的治法

    解析：外感咳嗽的治法是疏风解表，宣肺止咳。取手太阴和手阳明经穴为主。内伤咳嗽的治法是肃肺理气，止咳化痰。取手、足太阴经穴为主。故本题选E。

63. 治疗呕吐的主穴是

    A. 足三里、太冲、阴陵泉
    B. 下脘、梁门、胃俞
    C. 合谷、金津、玉液
    D. 上脘、胃俞、足三里
    E. 中脘、足三里、内关

    考点：呕吐的选穴★

    解析：呕吐的治法为和胃理气，降逆止呕，以足阳明经穴及胃的募穴为主。中脘乃胃之募穴，可理气和胃止呕，内关为手厥阴络络穴，可宽胸理气、降逆止呕，足三里为阳明合穴，可疏理气机，通降胃气。故本题选E。

64. 治疗便秘虚证，在取主穴的基础上，应加

    A. 合谷、曲池
    B. 太冲、中脘
    C. 神阙、关元
    D. 足三里、脾俞、气海

E. 照海、气海

考点：便秘的选穴★

解析：治疗便秘的主穴是天枢、大肠俞、上巨虚、支沟。热秘配曲池、内庭；气秘配太冲、中脘；冷秘配神阙、关元；虚秘配足三里、脾俞、气海，兼阴伤津亏者加照海、太溪。故本题选D。

65. 治疗消渴，除相应脏腑背俞穴外，还应主取的是

　　A. 足阳明、足少阴经穴
　　B. 足太阴、足少阴经穴
　　C. 手太阴、足太阳经穴
　　D. 手阳明、足太阴经穴
　　E. 足少阳、足少阴经穴

考点：消渴的治法

解析：消渴的治法为养阴生津，清热润燥，取相应脏腑背俞穴及足少阴、足太阴经穴为主。主穴为胃脘下俞、肺俞、脾俞、肾俞、太溪、三阴交。故本题选B。

66. 治疗痛经虚证，应选取的主穴是

　　A. 关元、三阴交、归来、肝俞
　　B. 气海、三阴交、归来
　　C. 三阴交、中极、次髎
　　D. 三阴交、足三里、气海
　　E. 关元、三阴交、血海

考点：痛经的选穴★

解析：痛经虚证治疗宜调补气血，温养冲任，以任脉、足太阴、足阳明经穴为主。三阴交为肝脾肾三经之交会穴，可以健脾益气、调补肝肾，肝脾肾精血充盈，胞脉得养，冲任自调；气海为任脉穴，可暖下焦，温养冲任；足三里补益气血。故本题选D。

67. 治疗脾虚崩漏，在取主穴的基础上，应加

　　A. 中极、血海
　　B. 血海、膈俞
　　C. 膻中、太冲
　　D. 百会、脾俞
　　E. 血海、太溪

考点：崩漏的选穴

解析：治疗崩漏实证的主穴是关元、三阴交、隐白。血热配中极、血海；血瘀配血海、膈俞；湿热配中极、阴陵泉；气郁配膻中、太冲。治疗崩漏虚证的主穴是气海、三阴交、肾俞、足三里。脾虚配百会、脾俞；肾虚配肾俞、太溪。故本题选D。

68. 治疗绝经前后诸症的主穴除太溪、气海、三阴交外，还应取

　　A. 中脘、丰隆
　　B. 风池、太冲
　　C. 肝俞、肾俞
　　D. 照海、阴谷
　　E. 关元、命门

考点：绝经前后诸症的选穴

解析：绝经前后诸症治疗宜滋补肝肾，调理冲任，以任脉、足太阴经穴及相关背俞穴为主。除气海为任脉穴，可补益气血、调理冲任，太溪滋补肝肾外，三阴交为肝脾肾三经交会穴，与肝俞、肾俞合用，可调补肝肾。故本题选C。

69. 针灸治疗缺乳，应选取的主穴是

　　A. 乳根、膻中、少泽
　　B. 乳根、太冲、足三里
　　C. 乳根、内关、期门
　　D. 膻中、少泽、太冲
　　E. 肝俞、膻中、少泽

考点：缺乳的选穴★

解析：产后缺乳治疗宜调理气血，疏通乳络，以足阳明、任脉穴为主。乳根可调理阴阳气血，疏通乳络；膻中为气会，功在调气通络。少泽为通乳的经验效穴。故本题选A。

70. 治疗脾胃虚弱型缺乳，在取主穴的基础上，应加

　　A. 足三里、脾俞、胃俞
　　B. 太冲、内关
　　C. 足三里、太冲、内关
　　D. 脾俞、胃俞
　　E. 乳根、膻中、少泽

考点：缺乳的选穴★

解析：治疗缺乳的主穴是乳根、膻中、少泽。气血虚弱配足三里、脾俞、胃俞；肝郁气滞配太冲、内关。故本题选A。

71. 治疗肾气不足遗尿的腧穴是

　　A. 肾俞、命门、太溪
　　B. 肺俞、气海、足三里
　　C. 行间、阴陵泉
　　D. 百会、神门
　　E. 肾俞、太溪、照海

考点：遗尿的选穴★

解析：遗尿的治法为调理膀胱，温肾健脾，以任脉、足太阴经穴及膀胱的背俞穴、募穴为主。主穴为关元、中极、膀胱俞、三阴交。肾气

不足遗尿配肾俞、命门、太溪。取肾之背俞穴，补养脏腑之气，命门温补肾阳，太溪为肾经输穴、原穴，可温补肾之不足。故本题选 A。

72. 治疗遗尿脾肺气虚证，在取主穴的基础上，应加

  A. 百会、神门
  B. 三阴交、关元
  C. 肾俞、命门、太溪
  D. 肺俞、气海、足三里
  E. 行间、阳陵泉

  考点：遗尿的选穴★

  解析：治疗遗尿的主穴是中极、膀胱俞、三阴交、关元。肾气不足配肾俞、命门、太溪；脾肺气虚配肺俞、气海、足三里；肝经郁热配行间、阳陵泉；夜梦多配百会、神门。故本题选 D。

73. 治疗风疹、风团风热证，在取主穴的基础上，应加

  A. 风门、肺俞
  B. 大椎、风门
  C. 天枢、足三里
  D. 脾俞、足三里
  E. 天突、内关

  考点：瘾疹的选穴★

  解析：治疗瘾疹的主穴是曲池、合谷、血海、膈俞、委中、三阴交。风热犯表配大椎、风门；风寒束表配风门、肺俞；胃肠积热配天枢、足三里；血虚风燥配脾俞、足三里。呼吸困难配天突；恶心呕吐配内关。故本题选 B。

74. 针灸治疗颈椎病，除颈夹脊、天柱、阿是穴外，还包括

  A. 曲池、合谷、申脉
  B. 肩髎、外关、养老
  C. 风池、曲池、悬钟
  D. 肩髃、风府、太溪
  E. 曲池、合谷、列缺

  考点：颈椎病的选穴★

  解析：颈椎病的治法为通经止痛。取局部腧穴和手足三阳经穴、督脉穴为主。主穴为颈夹脊、天柱、风池、曲池、悬钟、阿是穴。故本题选 C。

75. 治疗颈椎病兼见头痛、头晕，应配

  A. 合谷、列缺
  B. 肝俞、肾俞
  C. 合谷、手三里

  D. 百会或四神聪
  E. 中脘、内关

  考点：颈椎病的选穴★

  解析：颈椎病的治法为通经止痛，取局部腧穴和手足三阳经穴、督脉穴为主。主穴为颈夹脊、天柱、风池、曲池、悬钟、阿是穴。头晕头痛配百会或四神聪以疏通脉络，提神醒脑。故本题选 D。

76. 治疗落枕除阿是穴外，还应取

  A. 手太阳、足太阳经穴
  B. 督脉、足阳明经穴
  C. 足少阴、足少阳经穴
  D. 手太阳、足少阳经穴
  E. 手足三阳经穴、督脉

  考点：落枕的治法

  解析：落枕治疗宜通经活络，调和气血，除阿是穴外，还应以手太阳、足少阳经穴为主。故本题选 D。

77. 治疗踝部扭伤，除阿是穴外，宜选用

  A. 申脉、丘墟、解溪
  B. 膝眼、梁丘、膝阳关
  C. 曲池、小海、天井
  D. 阳溪、阳池、阳谷
  E. 环跳、秩边、居髎

  考点：扭伤的选穴★

  解析：扭伤的治法为祛瘀消肿，疏筋通络。取扭伤局部经穴为主。踝部扭伤的主穴为阿是穴、申脉、解溪、丘墟。扭伤多为关节伤筋，属经筋病，"在筋守筋"，故治疗当以扭伤局部取穴为主，以疏通经络，散除局部的气血瘀滞，配合循经远部取穴，加强疏导本经气血的作用。故本题选 A。

78. 肘劳，肘关节外上方明显压痛者，为何经之证

  A. 手少阴经
  B. 手太阴经
  C. 手阳明经
  D. 手太阳经
  E. 手少阳经

  考点：肘劳的治法

  解析：肘关节外上方即肱骨外上髁周围有明显的压痛点，属手阳明经病证（网球肘）；若肘关节内上方即肱骨内上髁周围有明显的压痛点，属手太阳经病证（高尔夫球肘）；若肘关节外部即尺骨鹰嘴处，有明显的压痛点，为手少阳经病

证（学生肘或矿工肘）。故本题选 C。

79. 治疗目赤肿痛风热证，在取主穴的基础上，应加
   A. 少商、外关
   B. 行间、侠溪
   C. 睛明、太阳
   D. 风池、合谷
   E. 太冲、外关

考点：目赤肿痛的选穴★

解析：治疗目赤肿痛的主穴是睛明、太阳、风池、合谷、太冲。外感风热配少商、外关；肝胆火盛配行间、侠溪。故本题选 A。

80. 治疗耳鸣实证，应选取的主穴是
   A. 翳风、听会、侠溪、中渚
   B. 耳门、太溪、照海、听宫
   C. 翳风、侠溪、太冲、丘墟
   D. 听会、听宫、外关、合谷
   E. 听会、中渚、肾俞、关元

考点：耳鸣耳聋的选穴★

解析：耳鸣耳聋实证的治法为疏风泻火，通络开窍。取局部穴及以手足少阳经穴为主。手、足少阳两经经脉均入耳中，因此取手少阳之中渚、翳风、足少阳之听会、侠溪，疏通少阳经络，清肝泻火。故本题选 A。

81. 治疗风火牙痛，除选取主穴外，应加用的腧穴是
   A. 太溪、行间
   B. 太溪、外关
   C. 太冲、曲池
   D. 太冲、阳溪
   E. 外关、风池

考点：牙痛的选穴★

解析：治疗风火牙痛，应以去除风火为治疗方法。外关穴能治疗头面五官的热病，对牙痛的疗效甚佳。风池穴亦能治疗热病，对牙痛有效。故本题选 E。

82. 晕厥的治疗以何经为主
   A. 足厥阴经
   B. 手少阳经
   C. 手少阴经
   D. 督脉
   E. 任脉

考点：晕厥的治法★

解析：晕厥多由气血不能上充头部，阳气不能达于四末而致，或因经气逆乱，清窍受扰而致。督脉循行入脑上巅，主治神志病，水沟为督脉穴，具有开窍醒神之功，为治疗晕厥的主穴之一。故本题选 D。

83. 下列不属于针灸减肥的腧穴是
   A. 风池
   B. 曲池
   C. 天枢
   D. 丰隆
   E. 太冲

考点：肥胖症的选穴★

解析：肥胖症的治法为祛湿化痰，通经活络。取任脉穴及手足阳明、足太阴经穴为主。主穴为曲池、天枢、阴陵泉、丰隆、太冲。故本题选 A。

【A2 型题】

84. 患者，男，48 岁。头胀痛近 2 年，时作时止，伴目眩易怒、面赤口苦、舌红苔黄、脉弦数。治疗除取主穴外，还应选用
   A. 头维、内庭、三阴交
   B. 血海、风池、足三里
   C. 风池、列缺、太阳
   D. 太溪、太冲
   E. 丰隆、太阳、风门

考点：头痛的选穴★

解析：患者诊断为头痛，其证型为肝阳上亢头痛，除取主穴外，还应选用太溪、太冲。故本题选 D。

85. 患者，男，50 岁。腰部疼痛 10 余年，有劳伤史，久坐加重，病处固定不移。治疗除取主穴外，还应选用的穴位是
   A. 膏肓、太溪
   B. 膈俞、次髎
   C. 志室、命门
   D. 腰阳关、命门
   E. 环跳、腰夹脊

考点：腰痛的选穴★

解析：患者诊断为瘀血腰痛，故加膈俞、次髎。寒湿腰痛，加腰阳关、命门。故本题选 B。

86. 患者，男，32 岁。腰痛 3 个月，冷库工作 3 年。腰部冷痛，得温痛减，舌淡苔白滑，脉沉迟。治疗除取主穴外，还应加
   A. 阿是穴、腰夹脊
   B. 后溪、申脉
   C. 命门、腰阳关

D. 膈俞、次髎
E. 肾俞、太溪

考点：腰痛的选穴 ★

解析：患者由病史及喜温、舌脉可诊断为寒湿腰痛。治疗腰痛的主穴是大肠俞、阿是穴、委中。督脉病证配后溪；足太阳经证配申脉；腰椎病变配腰夹脊。寒湿腰痛配命门、腰阳关；瘀血腰痛配膈俞、次髎；肾虚腰痛配肾俞、太溪。故本题选 C。

87. 患者，男，45岁。关节肌肉疼痛，屈伸不利，疼痛较剧，痛有定处，遇寒痛增，得热痛减，局部皮色不红，触之不热，舌苔薄白，脉弦紧。治疗除选用阿是穴、局部经穴外，还应选用的穴位是

A. 肾俞、关元
B. 阴陵泉、足三里
C. 大椎、曲池
D. 膈俞、关元
E. 膈俞、血海

考点：痹证的选穴

解析：患者诊断为痛痹；主穴为阿是穴和局部经穴；行痹加膈俞、血海，排除 E；痛痹加肾俞、关元；着痹加阴陵泉、足三里，排除 B；热痹加大椎、曲池，排除 C。故本题选 A。

88. 患者，男，23岁。1周前外出淋雨受寒，3天前出现腰痛，并放射至小腿后侧。治疗的主穴是

A. 腰夹脊、秩边、委中、承山、昆仑、阿是穴
B. 腰夹脊、环跳、阳陵泉、悬钟、丘墟、阿是穴
C. 腰夹脊、肾俞、大肠俞、环跳、秩边、委中、阳陵泉
D. 阿是穴、肾俞、大肠俞、秩边、昆仑
E. 大肠俞、阿是穴、委中

考点：坐骨神经痛的选穴 ★

解析：坐骨神经痛以腰或臀、大腿后侧、小腿后外侧及足外侧的放射性、电击样、灼烧样疼痛为主症。患者腰痛放射至小腿后侧，属于足太阳经证。其治疗主穴为腰夹脊、秩边、委中、承山、昆仑、阿是穴。故本题选 A。

89. 患者，男，62岁。外出散步时，突然昏仆，不省人事，伴口噤不开，牙关紧闭，肢体强痉。治疗应首选

A. 督脉、任脉经穴

B. 督脉、足太阳经穴
C. 督脉、手厥阴经穴、十二井穴
D. 任脉、手厥阴经穴
E. 任脉、足太阳经穴

考点：中风的治法

解析：患者诊断为中风中脏腑闭证，治疗应以督脉、手厥阴和十二井穴为主。故本题选 C。

90. 患者，男，70岁。家属代诉：患者今晨起床后半小时，突然昏仆，不省人事，目合口张，遗溺，手撒，四肢厥冷，脉细弱。治疗用隔盐灸，应首选

A. 肾俞、太溪
B. 关元、神阙
C. 脾俞、足三里
D. 肾俞、三阴交
E. 三焦俞、内关

考点：中风的选穴 ★

解析：A 肾俞，主治耳聋、耳鸣等肾虚病证、妇科病证；太溪，功效为滋补下焦，调理冲任。C 脾俞，健脾和胃，利湿升清；足三里，主治胃肠病证、下肢痿痹证等，且为保健要穴。D 三阴交，治疗腹胀、腹泻等脾胃虚弱证。E 内关，主为调理心气，疏导气血；三焦俞，多治疗胃肠腑病证。B 关元，功用为温补肾阳，回阳固脱；神阙有回阳救逆之功效，在操作上一般多用艾炷隔盐灸。本题患者为脱证，症见突然昏仆，手撒、四肢厥冷为阳气暴脱，治法应回阳固脱。故本题选 B。

91. 患者突然昏仆，昏聩无知，目合口开，四肢瘫软，手撒肢冷，汗多，二便自遗，脉微细欲绝。治疗应首选

A. 关元、神阙
B. 水沟、十二井、太冲、丰隆、劳宫
C. 水沟、内关、三阴交、极泉、尺泽、委中
D. 百会、风池、太冲、内关
E. 百会、风池、肝俞、足三里

考点：中风的选穴 ★

解析：根据患者临床表现诊断为中风中脏腑之脱证，治法为回阳固脱，以任脉经穴为主。主穴为关元、神阙。B 为中风中脏腑闭证的主穴，C 为中风中经络的主穴，D 为眩晕实证的主穴，E 为眩晕虚证的主穴。故本题选 A。

92. 患者头晕目眩，视物旋转，面红目赤，目胀耳鸣，烦躁易怒，舌红，苔黄，脉弦数。治疗应

首选
A. 百会、风池、肝俞、肾俞、足三里
B. 百会、神门、心俞、肝俞、足三里
C. 百会、水沟、内关、足三里、四神聪
D. 百会、太冲、曲池、太溪
E. 百会、风池、太冲、内关

考点：眩晕的选穴★

解析：根据患者临床表现诊断为眩晕实证。治法为平肝潜阳，化痰定眩。取足少阳、足厥阴经穴及督脉穴为主。主穴为百会、风池、太冲、内关。A为眩晕虚证的主穴。故本题选E。

93. 患者，女，55岁。头痛病史5年，发作时头重如裹，视物旋转。舌淡，苔白腻。针刺治疗除取主穴外，还应配
A. 百会、风池、太冲、内关
B. 风府、天柱、颈夹脊
C. 曲池、足三里
D. 头维、中脘、丰隆
E. 行间、侠溪、太溪

考点：眩晕的选穴★

解析：患者头重如裹，视物旋转，舌淡，苔白腻，为眩晕实证之痰湿中阻。治疗宜平肝潜阳，化痰定眩，除主穴百会、风池、太冲、内关外，还应配头维止眩，中脘、丰隆化痰祛湿。故本题选D。

94. 患者，男，30岁。口角歪向右侧，左眼不能闭合2天，左侧额纹消失，治疗应选取何经穴为主
A. 手、足少阳经
B. 手、足太阴经
C. 手、足太阳经
D. 手、足厥阴经
E. 手、足阳明经

考点：面瘫的治法

解析：面瘫的治法为祛风通络，疏调经筋。取局部穴、手足阳明经穴为主。故本题选E。

95. 患者，女，30岁。3天前因对着空调入睡，次日睡眠醒来时发现一侧面部肌肉板滞、麻木、瘫痪，额纹消失，针刺起远治作用的主穴是
A. 攒竹、丝竹空
B. 合谷、太冲
C. 阳白、四白
D. 颧髎、颊车
E. 丝竹空、阳白

考点：面瘫的选穴

解析：本病患者属面瘫急性发作。治法为祛风通络，疏调经筋。取局部穴、手足阳明经穴为主。主穴为攒竹、阳白、四白、颧髎、颊车、地仓、合谷、太冲。面部诸穴可疏通局部经筋气血，活血通络。"面口合谷收"，合谷为循经远端取穴，可祛除阳明、太阳经筋之邪气，祛风通络。太冲为足厥阴原穴，肝经循行"上出额"，"下颊里，环唇内"，与合谷相配，具有加强疏调面颊部经气作用。故本题选B。

96. 患者，女，45岁。2天前受凉后出现右侧面部肌肉板滞，额纹消失，眼裂变大，鼻唇沟变浅，口角歪向左侧。针刺面部穴位应采用
A. 电针强刺激法
B. 点刺出血法
C. 提插泻法
D. 捻转补法
E. 毫针平补平泻法

考点：面瘫的治疗操作

解析：根据患者临床表现诊断为面瘫。治疗主穴为攒竹、阳白、四白、颧髎、颊车、地仓、合谷、太冲。面部腧穴均行平补平泻法，恢复期可加灸法。发病初期，面部腧穴取穴宜少，针刺宜浅，手法宜轻；肢体远端腧穴行泻法且手法宜重；恢复期，足三里行补法，合谷、太冲行平补平泻法。故本题选E。

97. 患者，男，47岁。下肢弛缓无力1年余，肌肉明显萎缩，功能严重受限，并感麻木、发凉，腰酸，头晕，舌红少苔，脉细数。治疗应首选
A. 阳明经穴
B. 太阳经穴
C. 督脉经穴
D. 少阳经穴
E. 厥阴经穴

考点：痿证的治法

解析：A为多气多血之经脉，可疏通经络，调理气血。B治疗头面五官病、神志病等。C治疗神志病、热病，腰骶、背部等病证。D伴湿热证时选用。E伴眩晕肌肉萎缩严重时选取。本题为痿证，治以祛邪通络，濡养筋脉。取手足阳明经穴和夹脊穴为主。故本题选A。

98. 患者，女，58岁。患者心烦不寐，时寐时醒1年余，常伴手足心热，颧红潮热，舌红，苔少，脉细数，针刺治疗应取的经脉为
A. 足太阴经
B. 手、足少阴经

C. 督脉
D. 手厥阴经
E. 足厥阴经

考点：不寐的治法

解析：患者心烦不寐，时寐时醒，手足心热，颧红潮热，舌红，苔少，脉细数，属心肾阴虚，宜针刺手少阴心经、足少阴肾经。<u>故本题选 B。</u>

99. 患者，女，45 岁。失眠 2 年，经常多梦少寐，入睡迟，易惊醒，平常遇事惊怕，多疑善感，气短头晕，舌淡，脉弦细。治疗除取主穴外，还应加

　　A. 心俞、脾俞
　　B. 肾俞、太溪
　　C. 心俞、胆俞
　　D. 间使、太冲
　　E. 脾俞、胃俞

考点：不寐的选穴★

解析：根据患者临床表现诊断为不寐之心胆气虚证。主穴为百会、安眠、神门、三阴交、照海、申脉。心脾两虚配心俞、脾俞；心肾不交配太溪、肾俞；心胆气虚配心俞、胆俞。<u>故本题选 C。</u>

100. 患者，女，33 岁。精神抑郁，易怒易哭半年，兼胸胁胀痛，舌苔薄白，脉弦。针刺治疗的配穴为

　　A. 通里、心俞、三阴交
　　B. 肝俞、肾俞、太溪、三阴交
　　C. 天突、照海
　　D. 膻中、期门
　　E. 行间、侠溪

考点：郁证的选穴★

解析：患者精神抑郁，易怒易哭，辨病为郁证。胸胁胀痛，舌苔薄白，脉弦，属肝气郁结，选膻中、期门以疏肝理气解郁。气郁化火配行间、侠溪；心神惑乱配通里、心俞、三阴交；肝肾阴虚配肝俞、肾俞、太溪、三阴交。咽部异物哽塞感明显者配天突、照海。<u>故本题选 D。</u>

101. 患者，女，41 岁。精神抑郁善忧，情绪不宁，伴胸胁胀满，脘闷嗳气，不思饮食，大便不调，脉弦。治疗除取主穴外，还应选用的穴位为

　　A. 膻中、期门
　　B. 行间、侠溪
　　C. 通里、心俞、三阴交
　　D. 太溪、三阴交、肝俞、肾俞

E. 心俞、脾俞、足三里、三阴交

考点：郁证的选穴★

解析：患者诊断为郁证之心脾两虚证，故加用心俞、脾俞、足三里、三阴交。余参见 100 题。<u>故本题选 E。</u>

102. 患者，男，76 岁。神情淡漠，寡言少语，反应迟钝，记忆减退，头晕耳鸣，腰酸骨软，舌质红，苔薄白，脉沉细，针刺应配

　　A. 太冲、内庭
　　B. 十宣、涌泉
　　C. 肝俞、肾俞
　　D. 丰隆、中脘
　　E. 膈俞、内关

考点：痴呆的选穴

解析：患者神情淡漠，寡言少语，反应迟钝，记忆减退，头晕耳鸣，腰酸骨软，舌质红，苔薄白，脉沉细，病属痴呆肝肾亏虚证，治疗宜调神益智，滋补肝肾，除主穴外配伍背俞穴肝俞、肾俞调和脏腑气血，滋补肝肾。<u>故本题选 C。</u>

103. 患者，男，45 岁。自觉心慌，时息时作，健忘失眠。治疗应首选

　　A. 三阴交
　　B. 神门
　　C. 足三里
　　D. 太溪
　　E. 合谷

考点：心悸的选穴★

解析：A 脾经穴位，功用为健脾和胃，调理气血，通经活络。B 心经原穴，功可宁心安神定悸。C 胃经穴位，有调理脾胃、补中益气、通经活络、疏风化湿、扶正祛邪之功能。D 肾经穴位，功可滋补下焦，调理冲任。E 阳明经穴，功可镇静止痛，通经活络，清热解表。本题为心悸，治疗应调理心气、安神定悸，首选心经穴位。<u>故本题选 B。</u>

104. 患者平素胆小易惊，2 日前因受惊吓而心悸不宁，坐卧不安，少寐多梦，恶闻声响，食少纳呆，舌淡，苔薄，脉细弦。治疗应首选

　　A. 印堂、鸠尾、间使、太冲、丰隆、腰奇
　　B. 水沟、百会、后溪、内关、涌泉
　　C. 内关、神门、郄门、心俞、巨阙
　　D. 百会、印堂、水沟、神门、内关、太冲
　　E. 百会、安眠、神门、三阴交、照海、申脉

考点：心悸的选穴

解析：根据患者临床表现诊断为心悸，治法为宁心安神，定悸止惊。取手少阴、手厥阴经穴及相应脏腑俞募穴为主。主穴为内关、神门、郄门、心俞、巨阙。A 为痫病间歇期的主穴，B 为痫病发作期的主穴，D 为郁证的主穴，E 为不寐的主穴。故本题选 C。

105. 患者，男，22 岁。发热恶寒，寒重热轻，头痛身痛，鼻塞流涕，咳嗽，咳痰清稀，舌苔薄白，脉浮紧。治疗应首选

    A. 手太阴、手阳明经穴、督脉穴
    B. 手少阴、手太阳、手太阴经穴
    C. 手太阴、足太阳、手少阳经穴
    D. 手太阴、手少阳、足少阳经穴
    E. 手阳明、足阳明、手太阴经穴

考点：感冒的治法★

解析：根据患者临床表现诊断为感冒。治法为祛风解表。取手太阴、手阳明经穴及督脉穴为主。故本题选 A。

106. 患者微恶风寒，发热重，鼻流浊涕，痰稠，咽喉肿痛，苔薄黄，脉浮数。治疗应首选

    A. 列缺、合谷、内关、大椎、肺俞
    B. 列缺、合谷、风池、大椎、太阳
    C. 列缺、尺泽、肺俞、中府、定喘
    D. 肺俞、太渊、三阴交
    E. 肺俞、列缺、合谷

考点：感冒的选穴★

解析：根据患者临床表现诊断为感冒。治法为祛风解表。取手太阴、手阳明经穴及督脉穴为主。主穴为列缺、合谷、风池、大椎、太阳。C 为哮喘实证的主穴，D 为内伤咳嗽的主穴，E 为外感咳嗽的主穴。故本题选 B。

107. 患者，男，32 岁。恶寒发热 2 天，伴咽喉肿痛，口渴，舌苔薄黄。治疗除取主穴外，还应选用的穴位是

    A. 风门、肺俞
    B. 外关、身柱
    C. 曲池、中府
    D. 阴陵泉
    E. 曲池、尺泽

考点：感冒的选穴★

解析：患者诊断为感冒，证型为风热感冒。主穴为列缺、合谷、风池、大椎。太阳风寒感冒配风门、肺俞；风热感冒配曲池、尺泽；夹湿配阴陵泉。故本题选 E。

108. 患者，女，53 岁。咳嗽月余，加重 1 周，咳引胸胁疼痛，痰少而稠，面赤咽干，舌苔黄少津，脉弦数。治疗应首选

    A. 足阳明、手阳明经穴
    B. 手太阴、手阳明经穴
    C. 手阳明、足厥阴经穴
    D. 足厥阴、手太阴经穴
    E. 手太阴、足太阴经穴

考点：咳嗽的治法

解析：根据患者临床表现诊断为内伤咳嗽之肝火灼肺证。治法为肃肺理气，止咳化痰。取手、足太阴经穴为主。外感咳嗽取手太阴、手阳明经穴为主。故本题选 E。

109. 患者，男，60 岁。咳嗽 1 个月，劳累后加重，咳吐黏稠痰，胸脘痞闷，胃纳减少，舌苔白腻，脉濡滑。治疗除取肺俞、太渊、三阴交外，还应取

    A. 大椎、合谷
    B. 阴陵泉、丰隆
    C. 脾俞、胃俞
    D. 尺泽、列缺
    E. 太冲、阴陵泉

考点：咳嗽的选穴★

解析：根据患者临床表现诊断为内伤咳嗽之痰湿阻肺证。治法为肃肺理气，止咳化痰。取手、足太阴经穴为主。除主穴外，还应加丰隆、阴陵泉。故本题选 B。

110. 患者，女，40 岁。呕吐清水，胃部不适，食久乃吐，喜热畏寒，小便可，舌苔白，脉迟。治疗除取主穴外，还应加

    A. 上脘、胃俞
    B. 肝俞、太冲
    C. 肾俞、太溪
    D. 胆俞、丘墟
    E. 次髎、血海

考点：呕吐的选穴★

解析：本题患者为寒邪客胃之呕吐。除主穴外，应加上脘、胃俞。故本题选 A。

111. 患者，女，35 岁。胃脘部隐痛，痛处喜按，空腹痛甚，纳后痛减，伴胃脘灼热，似饥而不欲食，咽干口燥，大便干结，舌红少津，脉弦细。治疗应首选

    A. 内关、天枢、中脘、膈俞
    B. 内关、足三里、中脘、胃俞
    C. 内关、天枢、中脘、太冲

D. 内关、足三里、中脘、下脘、梁门
E. 足三里、中脘、内关、胃俞、三阴交、内庭

考点：胃痛的选穴★

解析：根据患者临床表现诊断为胃痛之胃阴不足证。治法为和胃止痛。取胃的募穴、足阳明经穴为主。主穴为中脘、足三里、内关。胃阴不足配胃俞、三阴交、内庭。故本题选 E。

112. 患者，男，20 岁。昨日起大便泄泻，发病势急，一日 5 次，小便减少。治疗应首选
A. 上巨虚、太溪、肾俞、命门
B. 足三里、公孙、脾俞、太白
C. 关元、天枢、足三里、冲阳
D. 天枢、上巨虚、阴陵泉、水分
E. 内庭、上巨虚、神阙、中脘

考点：泄泻的选穴★

解析：患者为急性泄泻，治疗应当除湿导滞，通调腑气。取足阳明、足太阴经穴为主。选用天枢、上巨虚、阴陵泉、水分。天枢为大肠募穴，可调理肠胃气机；上巨虚为大肠下合穴，可运化湿滞；阴陵泉可健脾化湿；水分利小便而实大便。故本题选 D。

113. 患者，男，43 岁。2 年来出现大便便质清稀，甚至如水样，腹痛不甚且喜按，治疗除神阙外，还应选取的主穴是
A. 天枢、足三里、公孙
B. 天枢、上巨虚、阴陵泉、水分
C. 天枢、内庭、曲池
D. 天枢、中脘
E. 天枢、脾俞、太白

考点：泄泻的选穴★

解析：根据患者症状可诊断为慢性泄泻。治法为健脾温肾，固本止泻，取任脉、足阳明、足太阴经穴为主。主穴为神阙、天枢、足三里、公孙。灸神阙以温补元阳、固本止泻，天枢为大肠募穴，能调理肠胃气机，足三里、公孙健脾益胃。故本题选 A。

114. 患者，男，39 岁。大便时溏时泄，迁延反复，稍进油腻食物则便次增多，面黄神疲，舌淡苔白，脉细弱，针刺应配
A. 脾俞、太白
B. 神阙
C. 内庭
D. 中脘
E. 足三里

考点：泄泻的选穴★

解析：患者大便时溏时泄，迁延反复，病属泄泻，稍进油腻食物则便次增多，面黄神疲，舌淡苔白，脉细弱属脾气虚弱型，治疗应健脾温肾、固本止泻，除主穴外配伍脾之背俞穴脾俞、足太阴经输穴、原穴太白，以健脾止泻。故本题选 A。

115. 患者，男，45 岁。大便秘结不通，排便艰难，伴腹胀痛，身热，口干口臭，喜冷饮，舌红，苔黄，脉滑数。治疗除取主穴外，还应选用的穴位是
A. 足三里、脾俞、气海
B. 中脘、太冲
C. 神阙、关元
D. 曲池、内庭
E. 气海、脾俞

考点：便秘的选穴★

解析：患者为热秘；除选用主穴外，还应加用曲池、内庭。虚秘者，加用足三里、脾俞、气海，排除 A；气秘者，用中脘、太冲，排除 B；冷秘者，用神阙、关元，排除 C。故本题选 D。

116. 患者，男，66 岁。小便滴沥不爽，排出无力，甚则点滴不通，精神疲惫，兼见面色白，腰膝酸软，畏寒乏力，舌质淡，脉沉细而弱。治疗除取主穴外，还应选用的是
A. 太溪、命门
B. 曲骨、委阳
C. 太冲、大敦
D. 中极、膀胱俞
E. 血海、三阴交

考点：癃闭的选穴★

解析：由患者的主证和兼证可知，本病为肾气亏虚之癃闭，治以温补肾阴，益气启闭。除选用主穴外，还应选用太溪穴和命门穴。故本题选 A。

117. 患者，女，50 岁。多饮、多食、多尿 3 年。形体消瘦，若针刺治疗，主穴除胃脘下俞外还有
A. 合谷、天枢、上巨虚、三阴交
B. 天枢、上巨虚、阴陵泉、水分
C. 中脘、足三里、内关
D. 天枢、中脘、足三里、三阴交
E. 肺俞、脾俞、肾俞、太溪、三阴交

考点：消渴的选穴★

解析：消渴以多饮、多食、多尿，形体消瘦为主要表现，故患者为消渴病。治疗宜养阴生

津、清热燥湿，以相应背俞穴及足少阴、足太阴经穴为主。取肺俞培补肺阴，肾俞、太溪滋补肾阴，三阴交滋补肝肾，脾俞健脾而促进津液的化生。故本题选E。

118. 患者，女，22岁。月经不调，常提前7天以上，甚至10余日一行。治疗应首选
 A. 足三里、脾俞、太冲
 B. 命门、三阴交、足三里
 C. 关元、三阴交、血海
 D. 气海、三阴交、归来
 E. 关元、三阴交、肝俞
考点：月经不调的选穴★
解析：患者月经先期，治疗应调理冲任，清热调经，主穴应选关元、三阴交、血海；关元属任脉穴，为调理冲任的要穴。血海调理血分，清血分之热。三阴交调理肝脾肾，为调经之要穴。月经后期，应选气海、三阴交、归来；月经先后无定期，应选关元、三阴交、肝俞。故本题选C。

119. 患者，女，35岁。月经先期，量多，色淡质稀，神疲肢倦，心悸气短，舌淡，脉细弱。针刺配穴为
 A. 太冲、行间
 B. 足三里、脾俞
 C. 太溪
 D. 隐白
 E. 肾俞、次髎
考点：月经不调的选穴★
解析：患者月经先期量多，色淡质稀，神疲肢倦，心悸气短，舌淡，脉细弱，为气虚证。治疗除主穴外配胃下合穴足三里，以补益气血，脾俞为脾之背俞穴，用以补脾益气。故本题选B。

120. 患者月经周期不规律，经量少，色淡，腰骶酸痛，头晕，舌淡，苔白，脉沉细弱。治疗应首选
 A. 关元、足三里、三阴交、十七椎
 B. 关元、三阴交、隐白
 C. 关元、三阴交、血海
 D. 关元、三阴交、肝俞
 E. 气海、三阴交、归来
考点：月经不调的选穴★
解析：根据患者临床表现诊断为月经先后无定期。治法为调补肝肾，理血调经。以任脉、足太阴经穴为主。主穴为关元、三阴交、肝俞。A为痛经实证的主穴，B为崩漏实证的主穴，C

为月经先期的主穴，E为月经后期的主穴。故本题选D。

121. 患者，女，23岁。痛经9年，经行不畅，小腹胀痛，拒按，经色紫红，夹有血块，血块下后痛即缓解，脉沉涩。治疗应首选
 A. 足三里、太冲、三阴交
 B. 中极、次髎、地机、三阴交、十七椎
 C. 合谷、三阴交
 D. 曲池、内庭
 E. 合谷、归来
考点：痛经的选穴★
解析：根据患者临床表现诊断为痛经实证。治法为行气活血，调经止痛。取任脉、足太阴经穴为主。主穴为中极、次髎、地机、三阴交、十七椎。故本题选B。

122. 患者，女，32岁。行经后小腹部绵绵作痛，喜按，月经色淡，量少。治疗应首选
 A. 三阴交、中极、次髎
 B. 足三里、太冲、中极
 C. 丰隆、天枢、气穴
 D. 阴陵泉、中极、阳陵泉
 E. 三阴交、足三里、关元、十七椎
考点：痛经的选穴★
解析：根据患者临床表现诊断为痛经虚证。治法为调补气血，温养冲任。取任脉、足太阴、足阳明经穴为主。主穴为关元、足三里、三阴交、十七椎。故本题选E。

123. 患者，女，26岁。每至经期出现腹痛，痛势绵绵，月经色淡，量少，伴面色苍白，倦怠无力，舌淡，脉细弱。治疗除三阴交、关元、足三里、十七椎外，宜选取
 A. 太冲、血海
 B. 关元、归来
 C. 太冲、气海
 D. 太溪、肾俞
 E. 气海、脾俞
考点：痛经的选穴★
解析：患者每至经期出现腹痛，痛势绵绵，月经色淡，量少，属痛经，伴面色苍白，倦怠无力，舌淡，脉细弱，属气血虚弱。治疗取气海、脾俞以补血益气。故本题选E。

124. 患者，女，23岁。经血非时暴下，量多势急，经血色红质稠，针刺治疗的主穴为
 A. 关元、三阴交、隐白
 B. 气海、三阴交、足三里、地机

C. 气海、三阴交、肝俞、脾俞、肾俞
D. 三阴交、足三里、气海
E. 三阴交、中极、次髎

考点：崩漏的选穴★

解析：崩漏经血暴下，量多势急，经血色红质稠为崩漏实证。治法为清热利湿，固经止血，以任脉及足太阴经穴为主。关元为任脉穴，公孙通冲脉，二穴配合可通调冲任，固摄经血。三阴交为足太阴经交会穴，可清泻三经之湿、热、瘀等病邪，又可疏肝理气，邪除则脾可统血。隐白为脾的井穴，是治疗崩漏的经验穴。故本题选A。

125. 患儿，男，7岁。睡中遗尿，白天小便频而量少，劳累后遗尿加重，面白气短，食欲不振，大便易溏，舌淡苔白，脉细无力。治疗除取主穴外，还宜选用的是

A. 神门、阴陵泉、胃俞
B. 气海、肺俞、足三里
C. 次髎、水道、三阴交
D. 百会、神门、内关
E. 关元俞、肾俞、关元

考点：遗尿的选穴★

解析：根据患者临床表现诊断为遗尿之脾肺气虚证。治疗除主穴外应选肺俞、气海、足三里。故本题选B。

126. 患者，女，20岁。食海鲜后皮肤出现大小不等、形状不一的风团，高起皮肤，边界清楚，色红，瘙痒，恶心，肠鸣泄泻，舌红，苔黄腻，脉滑数。治疗应首选

A. 曲池、合谷、血海、膈俞、三阴交
B. 曲池、合谷、大椎、风门
C. 阿是穴、曲泽、曲池、大椎、血海
D. 阿是穴、曲池、合谷、血海、膈俞
E. 局部阿是穴、相应夹脊穴

考点：瘾疹的选穴

解析：根据患者临床表现诊断为瘾疹。治法为疏风和营。取手阳明、足太阴经穴为主。主穴为曲池、合谷、血海、膈俞、委中、三阴交。D为神经性皮炎的主穴，E为蛇串疮的主穴。故本题选A。

127. 患者，女，21岁。食鱼虾后皮肤出现片状风团，瘙痒异常。治疗取神阙穴，所用的方法是

A. 针刺
B. 隔盐灸
C. 拔罐

D. 隔姜灸
E. 艾条灸

考点：瘾疹的治疗操作

解析：瘾疹的治疗可在神阙穴处拔火罐，留罐5分钟，取下后再拔5分钟，如此3次为一个疗程。故本题选C。

128. 患者，女，45岁。2天前感觉胁肋部皮肤灼热疼痛，皮色发红，继则出现簇集性粟粒状大小丘状疱疹，呈带状排列，兼见口苦，心烦，易怒，脉弦数。治疗除取主穴外，还应选用的穴位是

A. 大椎、曲池、合谷
B. 行间、侠溪
C. 阴陵泉、内庭
D. 足三里、阴陵泉、阳陵泉
E. 内庭、曲池、太白

考点：蛇串疮的选穴★

解析：据患者临床表现，诊断为蛇串疮，证型为肝胆火盛证。肝胆火盛证，加行间、侠溪；脾胃湿热者，加阴陵泉、内庭。故本题选B。

129. 患者，女，30岁。乳房肿块和疼痛在月经前加重，兼腰酸乏力，月经失调，色淡量少，舌淡，脉沉细，针刺应选取的配穴为

A. 阳陵泉、光明
B. 天枢、气穴
C. 肝俞、太冲
D. 脾俞、胃俞
E. 关元、肝俞、肾俞

考点：乳癖的选穴

解析：乳房肿块和疼痛在月经前加重，兼腰酸乏力，月经失调，色淡量少，舌淡，脉沉细，诊断为乳癖之冲任失调。乳癖的治法为理气化痰，调理冲任，取局部腧穴、足阳明、足厥阴经穴为主。冲任失调配关元、肝俞、肾俞以调冲任。故本题选E。

130. 患者，男。18岁。感受风寒后出现肩部疼痛，以肩前外部为主，针刺应选

A. 手少阳经
B. 手太阳经
C. 手阳明经
D. 足少阳经
E. 足阳明经

考点：漏肩风的辨证要点

解析：漏肩风病位在肩部经筋，与手三阳、手太阴经密切相关。疼痛以肩前外部为主者为手

阳明经证,以肩外侧为主者为手少阳经证,以肩后部为主者为手太阳经证,以肩前部为主者为手太阴经证。故本题选 C。

131. 患儿,男,6岁。两眼红肿疼痛,眵多,畏光,流泪,头痛,发热,脉浮数。治疗应首选
A. 风池、合谷、曲池、足三里
B. 大椎、神门、风池、列缺、商阳
C. 睛明、太阳、风池、合谷、太冲
D. 睛明、承泣、风池、光明
E. 睛明、攒竹、阳白、瞳子髎、丝竹空

考点:目赤肿痛的选穴★

解析:根据患者临床表现诊断为目赤肿痛。治法为疏风散热,消肿止痛。以局部腧穴及手阳明、足厥阴经穴为主。主穴为睛明、太阳、风池、合谷、太冲。D 为近视的主穴。故本题选 C。

132. 患者,男,31岁。目赤肿痛,羞明,流泪,伴头痛发热,脉浮数。治疗除取主穴外,还应选用的是
A. 太渊、风池
B. 外关、少商
C. 行间、侠溪
D. 太溪、鱼腰
E. 外关、四白

考点:目赤肿痛的选穴★

解析:患者诊断为目赤肿痛之外感风热证;治疗应加少商、外关;若为肝胆火盛者,应加行间、侠溪。故本题选 B。

133. 患者,女,64岁。耳中如蝉鸣4年,时作时止,劳累则加剧,按之鸣声减弱。治疗应首选
A. 太阳、听会、角孙
B. 丘墟、足窍阴、外关
C. 太阳、听会、合谷
D. 听会、侠溪、中渚
E. 太溪、翳风、肾俞、听宫

考点:耳鸣耳聋的选穴★

解析:根据患者临床表现诊断为耳鸣耳聋虚证。治法为补肾养窍。取局部腧穴及足少阴经穴为主。主穴为听宫、翳风、太溪、肾俞。故本题选 E。

134. 患者,男,36岁。上齿剧痛3天,伴口臭,口渴,便秘,舌苔黄,脉洪。治疗除主穴外,应加取
A. 风池、外关
B. 太溪、行间

C. 足三里、气海
D. 内庭、二间
E. 地仓、颊车

考点:牙痛的选穴

解析:根据患者临床表现诊断为胃火牙痛。治疗除主穴外应加取内庭、二间。风火牙痛配外关、风池;虚火牙痛配太溪、行间。故本题选 D。

135. 患者,男,36岁。咳嗽2周,现症见咽痛,咽干微肿,手足心热,舌红,少苔,脉细数。针刺治疗的主穴为
A. 尺泽、合谷、少商、照海
B. 关冲、合谷、少商、行间
C. 关冲、厉兑、鱼际、侠溪
D. 少商、合谷、尺泽、关冲
E. 太溪、照海、列缺、鱼际

考点:咽喉肿痛的选穴

解析:根据患者症状可诊断为咽喉肿痛之阴虚火旺,属虚证。咽喉肿痛虚证的治法为滋阴降火,利咽止痛。取手太阴、足少阴经穴为主。主穴为太溪、照海、列缺、鱼际。故本题选 E。

136. 患者,女,50岁。家属代诉:刚才与人争吵,突然昏倒,不省人事。见面色苍白,汗出,四肢逆冷,脉细缓。治疗应首选
A. 百会、神庭、印堂、太阳
B. 百会、囟会、水沟、承浆
C. 通天、四神聪、神门、液门
D. 水沟、百会、内关、足三里
E. 三阴交、合谷、神门、大陵

考点:晕厥的选穴

解析:根据患者临床表现诊断为晕厥。治法为苏厥醒神。以督脉穴为主。主穴为水沟、百会、内关、足三里。故本题选 D。

137. 患者,女,34岁。形体肥胖兼消谷善饥,大便干燥,舌质红,苔黄腻,脉滑数,针刺治疗应配
A. 上巨虚、内庭
B. 脾俞、足三里
C. 肾俞、关元
D. 神门、内关
E. 归来、下脘、中极

考点:肥胖症的选穴★

解析:根据患者症状可诊断为肥胖症之胃肠积热。肥胖症的治法为祛湿化痰,通经活络。取任脉穴及手足阳明、足太阴经穴为主。主穴为曲池、天枢、阴陵泉、丰隆、太冲。胃肠积热配上

巨虚、内庭以清除胃肠积热。故本题选 A。

【B1 型题】

A. 足太阳膀胱经
B. 足阳明胃经
C. 足少阳胆经
D. 手少阳三焦经
E. 手太阳小肠经

138. 从耳后，入耳中至目外眦之下的经脉是
139. 至目外眦，转入耳中的经脉是

考点：十二经脉的循行走向★

解析：A 起于目内眦，至耳上角，入络脑。B 起于鼻，入上齿，环口夹唇，循喉咙。C 至目锐眦，下耳后，入耳中，出耳前。D 从耳后，出耳上角，入耳中，至目锐眦。E 循咽，至目内外眦，入耳中，抵鼻。故 138 题选 D，139 题选 E。

A. 小肠经
B. 脾经
C. 肝经
D. 三焦经
E. 膀胱经

140. 十二经脉的交接顺序中，胆经之后是
141. 十二经脉的交接顺序中，心经之后是

考点：十二经脉的交接规律★

解析：十二经脉交接顺序为手太阴肺经、手阳明大肠经、足阳明胃经、足太阴脾经、手少阴心经、手太阳小肠经、足太阳膀胱经、足少阴肾经、手厥阴心包经、手少阳三焦经、足少阳胆经、足厥阴肝经。简易歌诀：肺大胃脾心小肠，膀肾包焦胆肝环。故 140 题选 C，141 题选 A。

A. 督脉
B. 任脉
C. 冲脉
D. 带脉
E. 阴维脉

142. 被称为"十二经脉之海"的是
143. 与女子妊娠密切相关的经脉是

考点：奇经八脉的作用及临床意义★

解析：参见 5 题。故 142 题选 C，143 题选 B。

A. 手太阴肺经
B. 手阳明大肠经

C. 足阳明胃经
D. 手少阴心经
E. 手太阳小肠经

144. 曲池穴归属于
145. 极泉穴归属于

考点：手阳明大肠经、手少阴心经的常用腧穴

解析：曲池为手阳明大肠经合穴，在肘区，尺泽与肱骨外上髁连线的中点；极泉为手少阴心经腧穴，位于腋窝中央，腋动脉搏动处。故 144 题选 B，145 题选 D。

A. 照海
B. 气海
C. 血海
D. 少海
E. 小海

146. 属手少阴心经的腧穴是
147. 属足少阴肾经的腧穴是
148. 属足太阴脾经的腧穴是

考点：手少阴心经、足少阴肾经、足太阴脾经的常用腧穴★

解析：照海为足少阴肾经腧穴。气海为任脉腧穴。血海为足太阴脾经腧穴。少海为手少阴心经腧穴。小海为手太阳小肠经腧穴。故 146 题选 D，147 题选 A，148 题选 C。

A. 大杼
B. 风市
C. 肓俞
D. 大包
E. 风池

149. 属于足太阳膀胱经的腧穴是
150. 属于足太阴脾经的腧穴是

考点：足太阳膀胱经、足太阴脾经的常用腧穴

解析：大杼为足太阳膀胱经腧穴，为八会穴之骨会；风市、风池为足少阳胆经腧穴，风市为足少阳、阳维脉交会穴；肓俞为足少阴肾经腧穴；大包为足太阴脾经腧穴，为脾之大络。故149 题选 A，150 题选 D。

A. 0.5 寸
B. 1.5 寸
C. 2 寸

D. 4寸
E. 6寸

151. 足太阴脾经在胸部的循行为旁开前正中线
152. 足少阴肾经在胸部的循行为旁开前正中线

考点：足太阴脾经、足少阴肾经的经脉循行★

解析：参见16题。故151题选E，152题选C。

A. 足三里
B. 阳陵泉
C. 悬钟
D. 足临泣
E. 公孙

153. 八会穴中的筋会穴是
154. 八脉交会穴中通带脉的是

考点：八脉交会穴、八会穴的内容★

解析：阳陵泉位于腓骨头前下方凹陷处，为八会穴的筋会。足临泣位于足背第4、5跖骨底结合部的前方，第5趾长伸肌腱外侧凹陷中，为八脉交会穴中通带脉的穴位。故153题选B，154题选D。

A. 大杼
B. 绝骨
C. 太渊
D. 膈俞
E. 膻中

155. 骨会是
156. 脉会是

考点：八会穴的内容★

解析：八会穴分布在躯干部和四肢部，其中脏、腑、气、血、骨之会穴位于躯干部，筋、脉、髓之会穴位于四肢部。八会穴的组成是：脏会章门，腑会中脘，气会膻中，血会膈俞，筋会阳陵泉，脉会太渊，骨会大杼，髓会绝骨。故155题选A，156题选C。

A. 前臂前区，腕掌侧远端横纹上1寸，尺侧腕屈肌腱的桡侧缘
B. 前臂前区，腕掌侧远端横纹上0.5寸，尺侧腕屈肌腱的桡侧缘
C. 腕前区，腕掌侧远端横纹尺侧端，尺侧腕屈肌腱的桡侧凹陷处
D. 腕前区，桡骨茎突与舟状骨之间，拇长展肌腱尺侧凹陷中
E. 腕前区，腕掌侧远端横纹中，掌长肌腱与桡侧腕屈肌腱之间

157. 神门穴位于
158. 太渊穴位于

考点：神门、太渊的定位

解析：神门在腕前区，腕掌侧远端横纹尺侧端，尺侧腕屈肌腱的桡侧凹陷处。太渊在腕前区，桡骨茎突与舟状骨之间，拇长展肌腱尺侧凹陷中。A为通里，B为阴郄，E为大陵。故157题选C，158题选D。

A. 足大趾末节内侧，趾甲根角侧后方0.1寸
B. 足大趾末节外侧，趾甲根角侧后方0.1寸
C. 第2趾末节外侧，趾甲根角侧后方0.1寸
D. 第4趾末节外侧，趾甲根角侧后方0.1寸
E. 小趾末节外侧，趾甲根角侧后方0.1寸

159. 厉兑穴位于
160. 足窍阴穴位于

考点：厉兑、足窍阴的定位

解析：厉兑在第2趾末节外侧，趾甲根角侧后方0.1寸（指寸）。足窍阴在第4趾末节外侧，趾甲根角侧后方0.1寸（指寸）。A为隐白，B为大敦，E为至阴。故159题选C，160题选D。

A. 郄门
B. 神门
C. 曲泽
D. 通里
E. 阴郄

161. 位于腕横纹尺侧端，尺侧腕屈肌腱的桡侧凹陷处的腧穴是
162. 位于腕掌侧远端横纹上5寸，掌长肌腱与桡侧腕屈肌腱之间的腧穴是

考点：神门、郄门的定位

解析：郄门位于腕掌侧远端横纹上5寸，掌长肌腱与桡侧腕屈肌腱之间；神门位于腕横纹尺侧端，尺侧腕屈肌腱的桡侧凹陷处；曲泽位于肘横纹中，肱二头肌腱尺侧缘。通里位于腕横纹上1寸，尺侧腕屈肌腱的桡侧缘；阴郄位于腕横纹上0.5寸，尺侧腕屈肌腱的桡侧缘。故161题选

B，162 题选 A。

- A. 肾俞
- B. 肺俞
- C. 膈俞
- D. 命门
- E. 志室

163. 第 7 胸椎棘突下，旁开 1.5 寸的腧穴是
164. 第 2 腰椎棘突下，旁开 1.5 寸的腧穴是

考点：膈俞、肾俞的定位

解析：肾俞位于第 2 腰椎棘突下，旁开 1.5 寸，为肾之背俞穴；肺俞位于第 3 胸椎棘突下，旁开 1.5 寸，为肺之背俞穴；膈俞位于第 7 胸椎棘突下，旁开 1.5 寸，为八会穴之血会；命门位于腰部后正中线上，第 2 腰椎棘突下；志室位于第 2 腰椎棘突下，旁开 3 寸。故 163 题选 C，164 题选 A。

- A. 在颈前区，胸骨上窝正中央，前正中线上
- B. 在颈部，耳垂后方，乳突下端前方凹陷中
- C. 在颈后区，枕骨之下，胸锁乳突肌上端与斜方肌上端之间的凹陷中
- D. 在颈后区，枕外隆凸直下，两侧斜方肌之间凹陷中
- E. 在颈后区，第 2 颈椎棘突上际凹陷中，后正中线上

165. 翳风穴位于
166. 风池穴位于

考点：翳风、风池的定位

解析：翳风在颈部，耳垂后方，乳突下端前方凹陷中。风池在颈后区，枕骨之下，胸锁乳突肌上端与斜方肌上端之间的凹陷中。A 为天突，D 为风府，E 为哑门。故 165 题选 B，166 题选 C。

- A. 胸骨上窝正中，前正中线上
- B. 颏唇沟的正中凹陷处
- C. 人中沟的上 1/3 与中 1/3 交界处
- D. 鼻尖正中
- E. 前发际正中直上 1 寸

167. 上星穴的定位是
168. 素髎穴的定位是

考点：上星、素髎的定位

解析：上星穴位于头部，前发际正中直上 1 寸；素髎穴位于鼻尖正中。A 为天突穴。B 为承浆穴。C 为水沟穴。故 167 题选 E，168 题选 D。

- A. 昆仑
- B. 申脉
- C. 攒竹
- D. 睛明
- E. 天柱

169. 可用于治疗急性腰痛的腧穴是
170. 可用于治疗呃逆的腧穴是

考点：睛明、攒竹的主治要点

解析：昆仑为膀胱经经穴，主治后头痛、项强、腰骶疼痛、足踝肿痛等病证；癫痫，滞产。申脉为膀胱经八脉交会穴，通于阳跷脉，主治头痛眩晕等头部疾病；癫狂痫证等神志病；腰腿酸痛。攒竹主治头痛、眉棱骨痛等头面病证；眼睑瞤动、眼睑下垂、口眼歪斜、目视不明、流泪、目赤肿痛等目部不适；呃逆；急性腰扭伤。睛明主治目赤肿痛，视物不明，目眩、夜盲、色盲等目疾；急性腰痛；心悸、怔忡等心疾。天柱主治后头痛、项强、肩背痛；鼻塞；癫狂痫；热病。故 169 题选 D，170 题选 C。

- A. 肾俞
- B. 膀胱俞
- C. 大肠俞
- D. 胃俞
- E. 承扶

171. 以上穴位主治腰痛的是
172. 以上穴位主治便秘的是

考点：肾俞、大肠俞的主治要点

解析：肾俞主治①头晕、耳鸣、耳聋、遗尿、遗精、阳痿、早泄、不育、腰酸痛、慢性腹泻、气喘等肾虚病证；②月经不调、带下、不孕等妇科病证；③消渴。膀胱俞主治①小便不利、遗尿等膀胱气化功能失调病证；②腰骶痛；③腹泻、便秘等肠腑病。大肠俞主治①腰痛；②腹胀、腹泻、便秘等胃肠病证。胃俞主治胃脘痛、呕吐、腹胀、肠鸣等胃肠疾患。承扶主治①腰腿痛，下肢痿痹；②痔疾。故 171 题选 A，172 题选 C。

- A. 水肿
- B. 癫痫

C. 耳聋
D. 便秘
E. 舌强

173. 外关可用于治疗
174. 阳池可用于治疗

考点：外关、阳池的主治要点

解析：外关穴主治热病，疟疾，伤风感冒；目眩、咽喉肿痛、面痛、目赤肿痛、耳鸣、耳聋等头面五官疾患；瘰疬；胁肋痛，上肢痹痛，头痛、颈项及肩部疼痛。阳池穴主治目赤肿痛、耳聋、喉痹等头面五官疾患；消渴；手指屈伸不利、疼痛、麻木、腕痛、肘臂痉挛等上肢病证。故173题选C，174题选C。

A. 神门
B. 章门
C. 期门
D. 风门
E. 哑门

175. 主治腹痛，胁痛，黄疸，痞块的腧穴是
176. 主治乳痈，呃逆，腹胀，奔豚的腧穴是

考点：章门、期门的主治要点

解析：神门主治心痛、心悸、心烦、怔忡等心疾；不寐、健忘、痴呆、癫狂痫等神志病证；胸胁痛。章门主治腹胀、泄泻、痞块等胃肠病证；胁痛、黄疸、痞块等肝胆脾证。期门主治胸胁胀痛、吞酸、呃逆、腹胀等肝胃病证；奔豚气、郁证；乳痈。风门主治感冒、咳嗽、发热、头痛等外感病证；项强、胸背痛。哑门主治暴喑、舌强不语、聋哑、癫狂痫、癔症等神志病证；头痛、颈项强痛。故175题选B，176题选C。

A. 脱肛，阴挺
B. 眩晕，耳鸣
C. 腰脊强痛，下肢痿痹
D. 癫狂痫，小儿惊风
E. 身热头痛，咳嗽

177. 命门主治
178. 身柱主治

考点：命门、身柱的主治要点★

解析：命门主治腰脊强痛、下肢痿痹；月经不调、赤白带下、痛经、经闭、不孕等妇科病证；遗精、阳痿、精冷不育等男科病证；五更泄泻、小便频数、癃闭等肾虚病证。身柱主治身

热、头痛、咳嗽、气喘等外感病证；惊厥、癫狂痫等神志病证；腰脊强痛；疔疮发背。故177题选C，178题选E。

A. 灯草灸
B. 隔姜灸
C. 隔蒜灸
D. 隔盐灸
E. 隔泥灸

179. 治疗阳气暴脱，可于神阙穴施
180. 治疗风寒痹痛常用

考点：间接灸★

解析：参见44题。故179题选D，180题选B。

A. 远近配穴法
B. 前后配穴法
C. 上下配穴法
D. 同名经配穴法
E. 表里经配穴法

181. 治疗痔疾取长强与承山的配穴方法是
182. 治疗失眠取神门与太溪的配穴方法是

考点：配穴方法

解析：远近配穴法是以病变部位为依据，在病变附近和远部同时选穴配伍组成处方的方法。临床应用极为广泛，如眼病以局部的睛明、临近的风池、远端的光明相配；痔疮以局部的长强、下肢的承山相配。同名经配穴法是将手足同名经的腧穴相互配合组成处方的方法。如阳明头痛，取手阳明经的合谷配足阳明的内庭；失眠，多梦，取手少阴心经的神门配足少阴经的太溪。故181题选A，182题选D。

A. 局部阿是穴和足太阳经穴
B. 局部腧穴和手足三阳经穴、督脉穴
C. 局部阿是穴和手太阳、足少阳经穴
D. 足太阳、足少阳经证穴
E. 阿是穴、局部腧穴为主

183. 针刺治疗腰痛，应选用
184. 针刺治疗坐骨神经痛，应选用

考点：腰痛、坐骨神经痛的治法

解析：腰痛治法为通经止痛，以局部阿是穴及足太阳经穴为主。坐骨神经痛治法为通经止痛，以足太阳、足少阳经穴为主。故183题选A，184题选D。

A. 肺俞、行间、鱼际
B. 肺俞、列缺、合谷
C. 肺俞、风门、太渊
D. 肺俞、太渊、三阴交
E. 肺俞、大椎、曲池

185. 治疗外感咳嗽的主穴是
186. 治疗内伤咳嗽的主穴是

考点：咳嗽的选穴★

解析：外感咳嗽治疗宜疏风解表，宣肺止咳，以手太阴、手阳明经穴为主。肺主皮毛，列缺为肺之络穴，散风祛邪，宣肺解表。选合谷与列缺，原络相配，加强宣肺解表的作用，肺俞使肺气通调。内伤咳嗽治疗宜肃肺理气，止咳化痰，以手、足太阴经穴为主，选穴肺俞调理肺气，太渊为肺经原穴，为本脏真气所注，取之肃理肺气，三阴交疏肝健脾，化痰止咳。故185题选B，186题选D。

A. 太溪、命门
B. 气海、足三里
C. 委阳、尺泽、太冲、次髎、血海
D. 关元、脾俞、肾俞、三焦俞、秩边
E. 中极、膀胱俞、秩边、阴陵泉、三阴交

187. 治疗癃闭虚证的主穴是
188. 治疗癃闭实证的主穴是

考点：癃闭的选穴★

解析：治疗癃闭实证的主穴是中极、膀胱俞、秩边、阴陵泉、三阴交。治疗癃闭虚证的主穴是关元、脾俞、肾俞、三焦俞、秩边。故187题选D，188题选E。

A. 内关、郄门、阴郄、膻中
B. 胆囊、阳陵泉、胆俞、日月
C. 太冲、丘墟、胆俞、日月
D. 肾俞、膀胱俞、中极、三阴交、阴陵泉
E. 肾俞、膀胱俞、中极、气海、关元

189. 治疗胆绞痛的主穴是
190. 治疗肾绞痛的主穴是

考点：内脏绞痛的选穴

解析：治疗心绞痛的主穴是内关、郄门、阴郄、膻中。治疗胆绞痛的主穴是胆囊、阳陵泉、胆俞、日月。治疗肾绞痛的主穴是肾俞、膀胱俞、中极、三阴交、阴陵泉。故189题选B，190题选D。

诊断学基础

【A1 型题】

1. 属于无菌性坏死物质吸收导致发热的是
　　A. 甲状腺功能亢进症
　　B. 慢性心功能不全
　　C. 脑出血
　　D. 风湿热
　　E. 急性溶血
考点：发热的病因★
解析：非感染性发热：①无菌性坏死物质吸收：如大手术、内出血、大面积烧伤、恶性肿瘤、白血病、急性溶血、急性心肌梗死或肢体坏死等。②抗原-抗体反应：如风湿热、血清热、药物热、系统性红斑狼疮、皮肌炎、类风湿关节炎等。③内分泌与代谢障碍：如甲亢、重度脱水等。④皮肤散热减少：如广泛性皮炎、鱼鳞癣、慢性心功能不全等。⑤体温调节中枢功能失常：如脑出血、脑外伤、中暑、安眠药中毒等直接损害体温调节中枢，使其功能失常而发热。⑥自主神经功能紊乱：影响到体温调节过程，使产热大于散热，属功能性发热，多为低热。故本题选 E。

2. 下列疾病，表现为弛张热的是
　　A. 肺炎链球菌肺炎
　　B. 疟疾
　　C. 布鲁斯菌病
　　D. 渗出性胸膜炎
　　E. 风湿热
考点：发热的临床表现★
解析：弛张热：体温常在 39℃ 以上，波动幅度大，24 小时内波动范围超过 2℃，但都在正常水平以内，常见于败血症、风湿热、重症肺结核及化脓性炎症等。故本题选 E。

3. 胸痛常表现为呼吸时加重，屏气时消失的疾病是
　　A. 肋间神经痛
　　B. 支气管肺癌
　　C. 食管癌
　　D. 急性心肌梗死
　　E. 干性胸膜炎
考点：胸痛的问诊要点及临床意义
解析：干性胸膜炎常呈尖锐刺痛或撕裂痛，伴呼吸时加重，屏气时消失。故本题选 E。

4. 腹痛伴血尿最常见于
　　A. 肾炎
　　B. 膀胱结核
　　C. 肾肿瘤
　　D. 尿路结石
　　E. 过敏性紫癜
考点：腹痛的问诊要点及临床意义★
解析：腹痛伴血尿，多见于尿路结石。故本题选 D。

5. 可见干性咳嗽的疾病是
　　A. 肺脓肿
　　B. 肺炎
　　C. 慢性支气管炎
　　D. 慢性咽喉炎
　　E. 胸膜炎
考点：咳嗽与咳痰的问诊要点及临床意义★
解析：干性咳嗽见于急性咽喉炎、急性支气管炎初期、胸膜炎、轻症肺结核、肺癌等。湿性咳嗽见于慢性咽喉炎、慢性支气管炎、支气管扩张症、肺炎、肺脓肿、空洞型肺结核等。故本题选 E。

6. 犬吠样咳嗽，可见于
　　A. 急性喉炎
　　B. 急性支气管炎
　　C. 支气管哮喘
　　D. 肺结核
　　E. 肺癌
考点：咳嗽与咳痰的问诊要点及临床意义★
解析：咳嗽的音色：声音嘶哑的咳嗽多见于

声带炎、喉炎、喉癌，以及喉返神经受压迫；犬吠样咳嗽多见于喉头炎症水肿或气管受压；无声（或无力）咳嗽可见于极度衰弱或声带麻痹的患者；咳嗽带有鸡鸣样吼声常见于百日咳；金属调的咳嗽可由于纵隔肿瘤或支气管肺癌等直接压迫气管所致。故本题选 A。

7. 引起吸气性呼吸困难的疾病是
   A. 支气管肿瘤
   B. 慢性阻塞性肺气肿
   C. 支气管哮喘
   D. 气胸
   E. 大面积肺不张

考点：呼吸困难的临床表现★

解析：吸气性呼吸困难表现为胸骨上窝、锁骨上窝、肋间隙在吸气时明显凹陷，称为"三凹征"，常伴有频繁干咳及高调的吸气性喘鸣音。见于急性喉炎、喉水肿、喉痉挛、白喉、喉癌、气管异物、支气管肿瘤或气管受压等。慢性阻塞性肺疾病、支气管哮喘见于呼气性呼吸困难。大面积肺不张见于混合性呼吸困难。故本题选 A。

8. 下列疾病，多表现为下垂性水肿的是
   A. 肾小球肾炎
   B. 肝硬化
   C. 血管神经性水肿
   D. 右心衰竭
   E. 甲状腺功能减退症

考点：水肿的病因★

解析：心源性水肿特点是下垂性水肿，心源性水肿见于右心衰竭、慢性缩窄性心包炎等。A 多见肾源性水肿，B 多见肝源性水肿，C 多见局部性水肿，E 多见内分泌源性水肿。故本题选 D。

9. 可引起全身性水肿的疾病是
   A. 淋巴管炎
   B. 肿瘤压迫
   C. 甲状腺功能减退症
   D. 静脉炎
   E. 丝虫病

考点：水肿的病因★

解析：全身性水肿：①心源性水肿：见于右心衰竭、慢性缩窄性心包炎等；②肾源性水肿：多由各种肾炎、肾病综合征等引起；③肝源性水肿：见于肝硬化、重症肝炎等；④营养不良性水肿：见于低蛋白血症和维生素 B_1 缺乏；⑤内分泌源性水肿：见于甲状腺功能减退症、垂体前叶功能减退症等黏液性水肿。A、B、D、E 均可见局限性水肿。故本题选 C。

10. 可引起反射性呕吐的疾病是
   A. 耳源性眩晕
   B. 洋地黄中毒
   C. 尿毒症
   D. 胆囊炎
   E. 妊娠反应

考点：恶心与呕吐的病因★

解析：A 引起前庭障碍性呕吐；B 引起中枢性呕吐；C 引起中枢性呕吐；D 引起反射性呕吐；E 引起中枢性呕吐。故本题选 D。

11. 引起上消化道出血最常见的原因是
   A. 消化性溃疡
   B. 胆道感染
   C. 白血病
   D. 血小板减少性紫癜
   E. 肝硬化

考点：呕血与黑便的病因★

解析：引起上消化道出血的疾病，临床上前四位病因分别为：消化性溃疡、食管与胃底静脉曲张破裂、急性胃黏膜病变及胃癌。故本题选 A。

12. 出血量达何值以上可出现黑便
   A. 5mL
   B. 10mL
   C. 20mL
   D. 50mL
   E. 60mL

考点：呕血与黑便的问诊要点及临床意义★

解析：出血量达 5mL 以上出现大便隐血试验阳性，达 60mL 出现黑便。故本题选 E。

13. 下列各项，不属肝细胞性黄疸特点的是
   A. 尿胆原可增加
   B. 粪便白陶土色
   C. 尿胆红素阳性
   D. 血清结合胆红素增高
   E. 血清非结合胆红素升高

考点：各型黄疸的实验室检查特点★

解析：肝细胞性黄疸的实验室检查特点：血清结合及非结合胆红素均增多。尿中尿胆原通常增多，尿胆红素阳性。大便颜色通常改变不明显。有转氨酶升高等肝功能受损的表现。粪便白陶土色为胆汁淤积性黄疸（阻塞性黄疸）的特点。故本题选 B。

14. 可引起黄疸进行性加重的疾病是
　　A. 胆石症
　　B. 肝炎
　　C. 肝癌
　　D. 急性胰腺炎
　　E. 胆道蛔虫症
　　考点：黄疸的问诊要点及临床意义
　　解析：黄疸快速出现者常见于急性病毒性肝炎、急性中毒性肝炎、胆石症、急性溶血等；黄疸持续时间长者见于慢性溶血、肝硬化、肿瘤等；黄疸进行性加重者，要考虑胰头癌、胆管癌、肝癌；黄疸波动较大者常见于胆总管结石等。故本题选 C。

15. 在下列疾病中，哪项不会导致意识障碍
　　A. 低血糖
　　B. 一度房室传导阻滞
　　C. 伤寒
　　D. 一氧化碳中毒
　　E. 休克
　　考点：意识障碍的病因★
　　解析：意识障碍的病因：①颅脑疾病：感染性疾病，见于各种脑炎、脑膜炎、脑脓肿、脑寄生虫感染等。非感染性疾病，见于脑肿瘤、颅内血肿、囊肿、脑出血、脑栓塞、颅骨骨折等。②全身性疾病：感染性疾病，见于伤寒、中毒性菌痢、重型肝炎、流行性出血热等。非感染性疾病，见于阿-斯综合征、重度休克、甲状腺危象、低血糖性昏迷、肝性脑病、肺性脑病、电解质及酸碱平衡紊乱、一氧化碳中毒、中暑、触电等。而一度房室传导阻滞以心悸为主，只有严重者才可出现暂时性意识丧失。故本题选 B。

16. 表现为持续性睡眠，可被唤醒，醒后能正确回答问题，刺激停止后迅速入睡的是
　　A. 嗜睡
　　B. 昏睡
　　C. 昏迷
　　D. 谵妄
　　E. 意识模糊
　　考点：意识障碍的临床表现★
　　解析：嗜睡：表现为持续性睡眠，可被唤醒，醒后能正确回答问题，刺激停止后迅速入睡。昏睡：患者处于熟睡状态，不易唤醒。昏迷：意识丧失，任何强大刺激都不能唤醒。谵妄：表现为意识模糊，定向力障碍，伴错觉、幻

觉等。意识模糊：意识障碍程度较嗜睡重，有简单精神活动，但定向力有障碍。故本题选 A。

17. 属于意识大部分丧失，强刺激也不能唤醒，但对疼痛刺激有反应的是
　　A. 浅昏迷
　　B. 中度昏迷
　　C. 深昏迷
　　D. 昏睡
　　E. 意识模糊
　　考点：意识障碍的临床表现★
　　解析：浅昏迷表现为意识大部分丧失，强刺激也不能唤醒，但对疼痛刺激有反应；中度昏迷表现为意识全部丧失，对强刺激的反应减弱，角膜反射、瞳孔对光反射迟钝，眼球活动消失。深昏迷表现为意识全部丧失，对疼痛等各种刺激均无反应；昏睡表现为患者处于熟睡状态，不易唤醒；意识模糊表现为具有简单精神活动，但定向力有障碍。故本题选 A。

18. 下列除哪项外，均符合问诊的要求
　　A. 态度和蔼，言语亲切
　　B. 要将病人陈述的内容去粗取精，去伪存真
　　C. 交谈时避免使用特定意义的医学术语
　　D. 医生要多提出诱导性的问题
　　E. 对危重病人只扼要询问，待病情缓和后再补充
　　考点：问诊的方法★
　　解析：医生对患者首先从礼节性谈话开始，自我介绍，明确患者本次就诊目的，根据不同患者的具体情况，采用不同类型的提问方式，语言要通俗易懂，避免使用医学术语，可用开放性或直接提问，避免诱导式或暗示性、责难性、连续性提问及杂乱无章的重复提问。每一部分病史询问结束时要进行归纳总结。对危重患者询问要简明扼要，迅速，并立即进行抢救。故本题选 D。

19. 主诉应包括的内容
　　A. 此次发病的全过程
　　B. 就诊过程
　　C. 治疗过程
　　D. 发病时间
　　E. 对治疗的反应
　　考点：问诊的内容★
　　解析：主诉就是患者就诊的最主要、最明显的症状或体征及持续时间。而此次发病的全过程、就诊过程、治疗过程和对治疗的反应均不是

主诉包括的内容。排除 A、B、C、E。故本题选 D。

20. 属于既往史的是
   A. 月经情况
   B. 生育情况
   C. 冶游史
   D. 家族遗传病史
   E. 过敏史

考点：问诊的内容★

解析：A、B 属于月经生育史；C 属于个人史；D 属于家族史；E 属于既往史。故本题选 E。

21. 急性有机磷杀虫药中毒患者呼出气的气味是
   A. 酒味
   B. 烂苹果味
   C. 刺激性蒜味
   D. 氨味
   E. 腥臭味

考点：嗅诊常见异常气味及临床意义★

解析：酒味见于酒后或醉酒；烂苹果味见于糖尿病酮症酸中毒；刺激性蒜味见于有机磷农药中毒；氨味见于尿毒症；腥臭味见于肝性脑病。故本题选 C。

22. 下列各项，可出现脉压减小的是
   A. 主动脉瓣关闭不全
   B. 缩窄性心包炎
   C. 动脉导管未闭
   D. 甲状腺功能亢进症
   E. 严重贫血

考点：生命体征检查内容及临床意义★

解析：脉压 <30mmHg 称为脉压减小，见于主动脉瓣狭窄、心力衰竭、休克、心包积液、缩窄性心包炎等。A、C、D、E 均见于脉压增大。故本题选 B。

23. 蜘蛛痣不应出现的部位是
   A. 手背
   B. 前胸
   C. 面部
   D. 腹部
   E. 颈部

考点：蜘蛛痣检查★

解析：皮肤小动脉末端分支性扩张所形成的血管痣，形似蜘蛛，称为蜘蛛痣，多出现于上腔静脉分布的区域内，如面、颈、手背、上臂、前胸和肩部等处，大小不等。故本题选 D。

24. 两侧瞳孔大小不等，多见于
   A. 有机磷农药中毒
   B. 阿托品类药物影响
   C. 吗啡药物影响
   D. 濒死状态
   E. 脑肿瘤

考点：眼部检查★

解析：两侧瞳孔大小不等，常提示有颅内病变，如脑外伤、脑肿瘤、中枢神经梅毒、脑疝等。故本题选 E。

25. 能导致瞳孔扩大的疾病是
   A. 有机磷杀虫药中毒
   B. 吗啡中毒
   C. 青光眼绝对期
   D. 毒蕈中毒
   E. 虹膜炎

考点：眼部检查★

解析：瞳孔扩大见于外伤、青光眼绝对期、视神经萎缩、完全失明、濒死状态、颈交感神经刺激和阿托品、可卡因等药物影响；瞳孔缩小常见于虹膜炎、有机磷杀虫药中毒、毒蕈中毒以及吗啡、氯丙嗪、毛果芸香碱等药物影响。故本题选 C。

26. 方颅可见于
   A. 呆小症
   B. 先天性梅毒
   C. 脑膜炎
   D. 脑积水
   E. 小儿营养不良

考点：方颅形状、大小检查★

解析：方颅，前额左右突出，头顶平坦呈方颅畸形。见于小儿佝偻病、先天性梅毒。脑积水可见巨颅。故本题选 B。

27. 下列疾病，常使气管移向患侧的是
   A. 胸膜粘连
   B. 大量胸腔积液
   C. 胸腔积气
   D. 肺气肿
   E. 纵隔肿瘤

考点：气管检查★

解析：根据气管的偏移方向可以判断病变的性质。如大量胸腔积液、气胸、纵隔肿瘤以及单侧甲状腺肿大可将气管推向健侧，而肺不张、肺硬化、胸膜粘连可将气管拉向患侧。故本题选 A。

28. 可出现触觉语颤增强的是
    A. 阻塞性肺不张
    B. 压迫性肺不张
    C. 胸膜高度增厚
    D. 胸腔积液
    E. 皮下气肿
    考点：肺和胸膜触诊★
    解析：触觉语颤增强可见于肺实变、压迫性肺不张、较浅而大的肺空洞；阻塞性肺不张、胸膜高度增厚、胸腔积液、皮下气肿可出现触觉语颤减弱。故本题选 B。

29. 肺部叩诊出现实音应考虑的疾病是
    A. 支气管哮喘发作时
    B. 胸膜炎
    C. 肺空洞
    D. 肺气肿
    E. 大量胸腔积液
    考点：肺部叩诊★
    解析：浊音或实音见于肺组织含气量减少或消失，如肺炎、肺结核、肺梗死、肺不张、肺水肿、肺硬化等；肺内不含气的病变，如肺肿瘤、肺包囊虫病、未穿破的肺脓肿等；胸膜腔病变，如胸腔积液、胸膜增厚粘连等；胸壁疾病，如胸壁水肿、肿瘤等。鼓音见于气胸及直径大于3～4cm的浅表肺大疱、肺空洞，如空洞型肺结核、液化破溃了的肺脓肿或肺肿瘤。过清音见于肺内含气量增加且肺泡弹性减退者，如肺气肿、支气管哮喘发作时。故本题选 E。

30. 空洞型肺结核患者胸部的叩诊音为
    A. 清音
    B. 过清音
    C. 实音
    D. 浊音
    E. 鼓音
    考点：肺部叩诊★
    解析：参见29题。故本题选 E。

31. 出现肺泡呼吸音增强的疾病是
    A. 重症肌无力
    B. 甲状腺功能亢进症
    C. 胸膜炎
    D. 膈肌瘫痪
    E. 腹膜炎
    考点：肺部听诊
    解析：肺泡呼吸音增强与呼吸运动及通气功能增强，进入肺泡的空气流量增加，流速加快

有关。双侧肺泡呼吸音增强见于运动、发热、甲亢；肺脏或胸腔病变使一侧或一部分肺的呼吸功能减弱或丧失，则健侧或无病变部分的肺泡呼吸音可出现代偿性增强。故本题选 B。

32. 下列哪项不是干啰音的特点
    A. 呼吸音之外的附加声音
    B. 呼气时明显
    C. 持续时间较长
    D. 性质和部位固定不变
    E. 音调较高
    考点：肺部听诊★
    解析：干啰音是由气流通过狭窄的支气管时发生漩涡，或气流通过有黏稠分泌物的管腔时冲击黏稠分泌物引起的振荡所致。其听诊特点是：①吸气和呼气都可听到，呼气时更明显；②性质多边且部位变换不定；③音调较高，持续时间较长；④几种不同性质的干啰音可同时存在；⑤发生在主支气管的干啰音有时不用听诊器可听到，称喘鸣。故本题选 D。

33. 下列各项，可出现双肺满布湿啰音的是
    A. 肺炎链球菌肺炎
    B. 急性肺水肿
    C. 支气管哮喘
    D. 肺脓肿
    E. 支气管扩张症
    考点：肺部听诊★
    解析：湿啰音两肺散在性分布，常见于支气管炎、支气管肺炎、血行播散型肺结核、肺水肿；两肺底分布，多见于肺淤血、肺水肿早期及支气管肺炎；一侧或局限性分布，常见于肺炎、肺结核、支气管扩张症、肺脓肿、肺癌及肺出血等。故本题选 B。

34. 具有胸膜摩擦音体征的疾病是
    A. 结核性干性胸膜炎
    B. 结核性渗出性胸膜炎
    C. 肺结核并发气胸
    D. 结核性脓胸
    E. 肺结核
    考点：肺部听诊
    解析：胸膜摩擦音是干性胸膜炎的重要体征，主要见于：①胸膜炎症，如结核性胸膜炎、化脓性胸膜炎以及其他原因引起的胸膜炎症；②原发性或继发性胸膜肿瘤；③肺部病变累及胸膜，如肺炎、肺梗死等；④胸膜高度干燥，如严重脱水等；⑤其他如尿毒症等。故本题选 A。

35. 心尖区触及舒张期震颤，提示
    A. 主动脉瓣狭窄
    B. 肺动脉瓣狭窄
    C. 室间隔缺损
    D. 二尖瓣狭窄
    E. 动脉导管未闭
    考点：心脏触诊
    解析：A、B、C 可见收缩期震颤；D 可见心尖区触及舒张期震颤，E 可见连续性震颤。故本题选 D。

36. 下列各项，心浊音界向健侧移位，患侧心脏浊音界叩诊不清楚的是
    A. 肺不张
    B. 胸膜肥厚
    C. 肺实变
    D. 胸腔积液
    E. 肺大泡
    考点：心脏叩诊
    解析：大量胸腔积液、积气时，心浊音界向健侧移位；A 使心界移向患侧；B 粘连使心界移向患侧；C 若与心脏浊音界连在一起，真正的心脏浊音区则无法叩出；E 心脏浊音界变小或叩不清。故本题选 D。

37. 高血压性心脏病左心室增大，其心脏浊音界呈
    A. 靴形
    B. 梨形
    C. 烧瓶形
    D. 普大型
    E. 心腰部凸出
    考点：心脏叩诊★
    解析：心脏与血管本身病变：①左心室增大：心脏浊音界向左下扩大，使心脏外形呈靴形，见于主动脉瓣关闭不全、高血压性心脏病。②右心室增大：显著增大时，心界向左、右两侧扩大，以向左增大较为显著。常见于二尖瓣狭窄、肺心病。③左心房增大或合并肺动脉段扩大：心腰部饱满或膨出心浊音区呈梨形，见于二尖瓣狭窄。④左、右心室增大：心界向两侧扩大，称为普大型心脏，见于扩张型心肌病等。⑤心包积液：坐位时心脏浊音界呈烧瓶形，卧位时心底部浊音界增宽。故本题选 A。

38. 不属于第一心音特点的是
    A. 音调低，强度较响
    B. 声音时限较长
    C. 心尖搏动之后出现
    D. 心尖部最响
    E. 第一心音与第二心音间隔较短
    考点：心脏听诊
    解析：第一心音音强，调低，时限较长，与心尖搏动和颈动脉搏动同时出现，心尖最响亮，S_1 与 S_2 之间的间隔较短。故本题选 C。

39. 第二心音听诊的特点是
    A. 音调较低
    B. 强度较响
    C. 历时较长
    D. 不如第一心音清脆
    E. 音调较高
    考点：心脏听音
    解析：第二心音听诊的声音特点是音调较高，强度较低，时限较短，性质较清脆，在心尖搏动后出现，心底部听诊最清楚。故本题选 E。

40. 下列各项，最常出现心尖部舒张早期奔马律的是
    A. 心包炎
    B. 肺源性心脏病
    C. 左心衰竭
    D. 感染性心内膜炎
    E. 肺动脉瓣狭窄
    考点：心脏听诊★
    解析：心尖部舒张早期奔马律提示心脏有严重的器质性病变，见于各种原因的心力衰竭、急性心肌梗死、重症心肌炎。故本题选 C。

41. 主动脉瓣关闭不全的杂音是
    A. 收缩期吹风样杂音
    B. 舒张期隆隆样杂音
    C. 舒张期叹气样杂音
    D. 连续性机器样杂音
    E. 乐音样杂音
    考点：心脏听诊
    解析：A 可见于二尖瓣关闭不全；B 可见于二尖瓣狭窄；C 可见于主动脉瓣关闭不全；D 可见于先天性心脏病动脉导管未闭；E 可见于感染性心内膜炎及梅毒性主动脉瓣关闭不全。故本题选 C。

42. 胸骨左缘第 2 肋间闻及收缩期杂音，应考虑为
    A. 主动脉瓣狭窄
    B. 肺动脉瓣狭窄
    C. 二尖瓣狭窄

D. 三尖瓣狭窄
E. 二尖瓣关闭不全

考点：心脏听诊

解析：瓣膜型的肺动脉瓣膜狭窄的收缩期杂音位于胸骨左缘第2肋间，瓣膜型的主动脉瓣膜狭窄的收缩期杂音位于胸骨右缘第2肋间。故本题选B。

43. 下列各项，关于二尖瓣狭窄病理变化的说法中错误的是

A. 二尖瓣面容，心尖搏动略向左移
B. 心尖部触及舒张期震颤
C. 周围血管征阳性
D. 心尖部 S_1 亢进，P_2 亢进
E. 心浊音界早期稍向左，以后向右扩大

考点：循环系常见疾病的体征★

解析：二尖瓣狭窄可见二尖瓣面容，心尖搏动略向左移，心尖部触及舒张期震颤，心尖部 S_1 亢进，P_2 亢进，心浊音界早期稍向左，随狭窄加重，心浊音界向右扩大，心腰部膨出，呈梨形。故本题选C。

44. 可出现上腹部明显胃蠕动波的是

A. 急性胃炎
B. 慢性胃炎
C. 贲门癌
D. 胰头癌
E. 幽门梗阻

考点：腹部视诊

解析：正常人腹部一般看不到蠕动波及胃型或肠型，有时腹壁松弛菲薄的老年人、极度消瘦或经产妇可见。幽门梗阻时，因胃蠕动增强，可见较大的胃蠕动波自左肋缘下向右缓慢推进（正蠕动波），有时可见到逆蠕动波及胃型。故本题选E。

45. 腹部触诊出现反跳痛，提示的病变是

A. 腹部脏器有炎症
B. 胃肠痉挛
C. 腹膜壁层有炎症
D. 肠系膜动脉栓塞
E. 肠梗阻

考点：腹部触诊★

解析：反跳痛提示炎症已累及腹膜壁层，腹肌紧张伴压痛、反跳痛称为腹膜刺激征，是急性腹膜炎的可靠标志。故本题选C。

46. 下列病变中，可见肝脏肿大、压痛明显的是

A. 肝囊肿

B. 脂肪肝
C. 肝硬化
D. 慢性肝炎
E. 肝淤血

考点：腹内脏器触诊

解析：肝囊肿可见局限性肝肿大；脂肪肝所致的肝肿大，质软或稍韧，表面光滑，无压痛；肝硬化早期肝常肿大，晚期则缩小变硬，表面呈结节状或巨块状，高低不平，边缘不整，压痛明显。慢性肝炎时肝脏肿大较明显，质韧或稍硬，压痛较轻；肝淤血时肝脏明显肿大，质韧，表面光滑，边缘圆钝，有压痛。故本题选E。

47. 库瓦济埃征阳性可见于

A. 急性肠炎
B. 腹膜炎
C. 急性阑尾炎
D. 胰头癌
E. 急性胆囊炎

考点：腹内脏器触诊

解析：胰头癌压迫胆总管导致阻塞，出现黄疸进行性加深，胆囊显著肿大，但无压痛，称为库瓦济埃征阳性。故本题选D。

48. 上输尿管压痛点位于

A. 右锁骨中线与肋缘交界处
B. 脐与髂前上棘连线的中外1/3交界处
C. 脐水平线上腹直肌外缘
D. 髂前上棘水平腹直肌外缘
E. 第12肋与腰肌外缘交角的顶点

考点：腹内脏器触诊

解析：A为胆囊点；B为麦氏点；C为上输尿管点；D为中输尿管解剖位置；E为肋腰点。故本题选C。

49. 腹部叩诊出现移动性浊音，游离液体量至少是

A. 100mL
B. 200mL
C. 500mL
D. 1000mL
E. 2000mL

考点：腹部叩诊

解析：当腹腔内有1000mL游离液体时，腹部叩诊出现移动性浊音阳性，若腹水量少，则不能叩出移动性浊音。故本题选D。

50. 可见匙状甲的疾病是

A. 发绀型先天性心脏病

B. 缺铁性贫血
C. 支气管扩张
D. 肝硬化
E. 支气管扩张症

考点：四肢与关节检查

解析：匙状甲多见于缺铁性贫血，偶见于风湿热、甲癣等。发绀型先天性心脏病、支气管扩张、肝硬化、支气管扩张症可见杵状指。故本题选B。

51. 出现泪滴形红细胞的疾病是
A. 镰形细胞性贫血
B. 缺铁性贫血
C. 乙醇中毒
D. 骨髓纤维化
E. 自身免疫性溶血性贫血

考点：红细胞形态变化

解析：A可见镰形红细胞；B可见靶形红细胞；C可见口形红细胞；D可见泪滴形红细胞；E可见球形红细胞。故本题选D。

52. 下列各项，可出现外周血中性粒细胞减少的是
A. 糖尿病酮症酸中毒
B. 急性心肌梗死
C. 急性大出血
D. 脾功能亢进
E. 恶性肿瘤

考点：白细胞分类 ★

解析：中性粒细胞病理性减少见于①感染性疾病：病毒感染最常见，如流行性感冒、病毒性肝炎、麻疹、风疹、水痘等；某些革兰阴性杆菌感染，如伤寒及副伤寒等；某些原虫感染，如黑热病、疟疾。②血液病：如再生障碍性贫血、粒细胞减少症、粒细胞缺乏症、非白血性白血病、恶性组织细胞病等。③自身免疫性疾病：如系统性红斑狼疮等。④单核巨噬细胞系统功能亢进：如脾功能亢进，见于各种原因引起的脾脏肿大（如肝硬化等）。⑤药物及理化因素的作用：物理因素如X线、γ射线、放射性核素等；化学物质如苯、铅、汞等；化学药物如氯霉素、磺胺类药、抗肿瘤药、抗糖尿病药物及抗甲状腺药物等，均可引起白细胞及中性粒细胞减少。糖尿病酮症酸中毒、急性心肌梗死、急性大出血、恶性肿瘤可见中性粒细胞增多。故本题选D。

53. 正常成人血小板计数的参考值是
A. $(3.5 \sim 9.5) \times 10^9/L$

B. $(50 \sim 90) \times 10^9/L$
C. $(50 \sim 90) \times 10^{12}/L$
D. $(125 \sim 350) \times 10^9/L$
E. $(400 \sim 600) \times 10^9/L$

考点：血小板计数 ★

解析：正常成人血小板计数参考值为$(125 \sim 350) \times 10^9/L$；$(3.5 \sim 9.5) \times 10^9/L$为成人白细胞计数参考值。故本题选D。

54. 血小板减少，常见于
A. 脾切除术后
B. 急性胃出血后
C. 急性溶血后
D. 急性白血病
E. 尿崩症

考点：血小板计数 ★

解析：血小板减少见于①生成障碍：见于再生障碍性贫血、急性白血病、急性放射病、骨髓纤维化晚期等。②破坏或消耗增多：见于原发免疫性血小板减少症、脾功能亢进、系统性红斑狼疮、淋巴瘤、DIC、血栓性血小板减少性紫癜等。③分布异常：见于脾肿大，如肝硬化。故本题选D。

55. 糖尿病病人糖化血红蛋白的控制范围是
A. 2%～3%
B. 4%～6%
C. 5%～8%
D. 8%～10%
E. 10%～12%

考点：糖代谢检查

解析：血清糖化血红蛋白水平取决于血糖水平、高血糖持续时间，其生成量与血糖浓度成正比，且反映的是近2～3个月的平均血糖水平。故本题选B。

56. 引起病理性血糖升高的原因不包括下列哪种疾病
A. 甲状腺功能亢进症
B. 嗜铬细胞瘤
C. 糖尿病
D. 肾上腺皮质功能亢进症
E. 胰岛细胞瘤

考点：糖代谢检查

解析：血糖病理性增高：①各型糖尿病；②内分泌疾病：如甲状腺功能亢进症、巨人症、肢端肥大症、肾上腺皮质功能亢进症、嗜铬细胞瘤和胰高血糖素瘤等；③应激性因素：如颅脑损伤、中枢神经系统感染、心肌梗死、大面积烧伤、急性脑血管病等；④肝脏和胰腺疾病：如严重的肝损害、坏死性胰腺炎、胰腺癌；⑤其他：如呕吐、脱水、麻醉和缺氧等。故本题选 E。

57. 下列各项，对急性胰腺炎有诊断价值的是
    A. 血清淀粉酶 >800U/L
    B. 血清淀粉酶 >1800U/L
    C. 血清淀粉酶 >3000U/L
    D. 血清淀粉酶 >5000U/L
    E. 血清淀粉酶 <800U/L

考点：血、尿淀粉酶测定★

解析：急性胰腺炎大多数患者于发病后 2～3h 血清淀粉酶开始升高，12～24h 达高峰，2～5 天后恢复正常，达 3500U/L 应怀疑此病，超过 5000U/L 即有诊断价值。故本题选 D。

58. 诊断卵巢癌首选的检验项目是
    A. 血清前列腺特异抗原（PSA）
    B. 血清甲胎蛋白（AFP）
    C. 血清癌抗原 125（CA125）
    D. 血清癌胚抗原（CEA）
    E. 血清糖链抗原 19-9（CA19-9）

考点：肿瘤标志物检查

解析：A 多见于前列腺癌；B 为诊断肝细胞癌最特异的标志物；C 对卵巢癌诊断由较大的临床价值，卵巢癌患者血清 CA125 明显增高；D 测定无特异性，缺乏早期诊断价值，临床主要用于消化器官癌症诊断和鉴别原发性、转移性癌；E 在消化道腺癌病人血清中浓度明显升高，特别是胰腺和胆道系统的恶性肿瘤更为明显。故本题选 C。

59. 无尿是指成人 24 小时尿量不足
    A. 150mL
    B. 100mL
    C. 80mL
    D. 50mL
    E. 0mL

考点：尿液的一般性状检查

解析：正常尿量 1000～2000mL/24h；超过 2500mL/24h 为多尿；少于 400mL/24h 为少尿；少于 100mL/24h 为无尿。故本题选 B。

60. 下列各项，肾病综合征可出现的是
    A. 肾小球性蛋白尿
    B. 肾小管性蛋白尿
    C. 混合性蛋白尿

    D. 溢出性蛋白尿
    E. 假性蛋白尿

考点：尿液的化学检查★

解析：A 见于肾小球肾炎、肾病综合征等；B 见于肾盂肾炎、间质性肾炎、中毒性肾病等；C 见于慢性肾小球肾炎、糖尿病肾病等；D 见于多发性骨髓瘤、巨球蛋白血症、大面积心肌梗死等；E 见于泌尿道疾病产生的脓、血、黏液或阴道分泌物掺入尿中。故本题选 A。

61. 下列情况，不出现尿酮体阳性的是
    A. 饥饿状态
    B. 暴饮暴食
    C. 妊娠剧烈呕吐
    D. 糖尿病酮症酸中毒
    E. 厌食症

考点：尿液的化学检查★

解析：尿酮体阳性见于糖尿病酮症酸中毒、妊娠呕吐、重症不能进食等脂肪分解增强的疾病。故本题选 B。

62. 正常人尿中可出现的管型是
    A. 细胞管型
    B. 颗粒管型
    C. 透明管型
    D. 蜡样管型
    E. 脂肪管型

考点：尿液的显微镜检查★

解析：A 提示肾脏病变在急性期。B 分为粗颗粒管型和细颗粒管型，粗颗粒管型见于慢性肾小球肾炎、肾盂肾炎等；大量细颗粒管型见于慢性肾小球肾炎或急性肾小球肾炎后期。C 偶见于健康人；少量出现见于剧烈运动、高热等；明显增多提示肾实质病变，如肾病综合征、慢性肾炎等。D 见于慢性肾小球肾炎晚期、慢性肾衰竭及肾淀粉样变性。E 见于肾病综合征、慢性肾小球肾炎急性发作、中毒性肾病。故本题选 C。

63. 颗粒管型尿可见于哪一种疾病中
    A. 慢性肾衰竭
    B. 肾病综合征
    C. 肾盂肾炎
    D. 急性肾炎
    E. 慢性肾炎

考点：尿液的显微镜检查★

解析：颗粒管型分为粗颗粒管型和细颗粒管型，粗颗粒管型见于慢性肾炎、肾盂肾炎、药物毒性所致的肾小管损害；细颗粒管型见于慢性肾炎、急性肾炎后期。故本题选C。

64. 尿沉渣镜检每高倍视野多少个白细胞即视为异常
    A. >3 个
    B. >1 个
    C. >5 个
    D. >8 个
    E. >10 个
    考点：尿液的显微镜检查
    解析：尿沉渣镜检白细胞或脓细胞计数>5个/HP，称镜下脓尿。多为泌尿系统感染，见于肾盂肾炎、膀胱炎、尿道炎及肾结核等。故本题选C。

65. 上消化道大出血时，粪便的特点是
    A. 水样稀便
    B. 黏液脓血便
    C. 米泔样便
    D. 柏油样便
    E. 鲜血便
    考点：粪便的一般性状检查
    解析：A见于各种感染性或非感染性腹泻，如急性胃肠炎、甲状腺功能亢进等；B常见于痢疾、溃疡性结肠炎、直肠癌等；C见于霍乱；D见于各种原因引起的上消化道出血；E见于肠道下段出血，如痔疮、肛裂、直肠癌等。故本题选D。

66. 漏出液的细胞总数为
    A. $<90 \times 10^6/L$
    B. $<100 \times 10^6/L$
    C. $<200 \times 10^6/L$
    D. $>500 \times 10^6/L$
    E. $>600 \times 10^6/L$
    考点：渗出液与漏出液的鉴别要点★
    解析：漏出液的细胞计数常$<100 \times 10^6/L$，渗出液的细胞计数常$>500 \times 10^6/L$。故本题选B。

67. 心电图中代表心室除极、复极时间的是
    A. QRS 波群
    B. PR 间期
    C. QT 间期
    D. ST 段
    E. TP 段
    考点：心电图各波段的意义★
    解析：A反映左、右心室除极过程中的电位和时间变化；B反映电激动在房室交界区及其后的希氏束、室内传导系统所产生的微弱变化；C反映左、右心室除极与复极全过程的时间；D反映心室早期缓慢复极的电位和时间变化；E反映心室晚期快速复极到下一个心电活动开始的电位和时间变化。故本题选C。

68. 下列各项，不属于左心室肥大心电图表现的是
    A. QRS 波群时间延长到 0.10~0.11s
    B. 心电轴左偏
    C. $Rv_5 > 2.5mV$，$Rv_5 + Sv_1 > 3.5mV$
    D. P 波增宽，时间 >0.11 秒，双峰间距 ≥ 0.04 秒
    E. T 波低平、双向或倒置
    考点：心室肥大
    解析：左心室肥大心电图表现：①QRS波群电压增高：胸导联Rv_5或$Rv_6 > 2.5mV$，Rv_5或$Rv_6 + Sv_1 > 4.0mV$（男）或$>3.5mV$（女）；肢体导联$R_I > 1.5mV$，$R_{aVL} > 1.2mV$，$R_{aVF} > 2.0mV$，$R_I + S_{III} > 2.5mV$；Cornell标准：$R_{aVL} + S_{V3} > 2.8mV$（男）或$>2.0mV$（女）。②心电轴轻、中度左偏。③QRS波群时间延长到0.10~0.11s，V_5和V_6导联R峰时间>0.05s。④ST-T改变，以R波为主的导联中，ST段下移≥0.05mV，T波低平、双向或倒置。D选项是左心房肥大的心电图表现。故本题选D。

69. 心肌梗死特征性心电图出现在 I、II、aVL、$V_5 \sim V_7$ 导联，可以确定梗死的部位是
    A. 前间壁
    B. 前壁
    C. 前侧壁
    D. 下壁（膈面）
    E. 正后壁
    考点：心肌梗死★
    解析：心电图对应心梗部位如下：$V_1 \sim V_3$——前间壁；$V_3 \sim V_5$——前壁；I、II、aVL、$V_5 \sim V_7$——前侧壁；I、aVL、"高" $V_4 \sim V_6$——高侧壁；$V_1 \sim V_6$——广泛前壁；II、III、aVF——下壁、下间壁；$V_7 \sim V_8$——后壁。故本题选C。

70. 心肌梗死特征心电图出现在 II、III、aVF 导联，提示梗死的部位是
    A. 前间壁
    B. 前壁
    C. 侧壁
    D. 正后壁

E. 下壁

考点：心肌梗死★

解析：参见69题。故本题选E。

71. 室性期前收缩的心电图表现是

　　A. 提前出现QRS波群，无P波，提前出现的QRS波群宽大畸形，时限通常不超过0.12秒

　　B. 提前出现QRS波群，有P波，提前出现的QRS波群宽大畸形，时限通常超过0.12秒

　　C. 提前出现QRS波群，无P波，提前出现的QRS波群宽大畸形，时限通常超过0.24秒

　　D. 提前出现宽大畸形的QRS波群，其前无P波或P′波，QRS波群时限通常超过0.12秒

　　E. 提前出现QRS波群，有P波，提前出现的QRS波群宽大畸形，时限通常不超过0.12秒

考点：心律失常★

解析：室性期前收缩的心电图表现见提前出现宽大畸形的QRS波群，其前无相关的P波或P′波；QRS波群时限常≥0.12s；T波方向与QRS波群主波方向相反；常有完全性代偿间歇。故本题选D。

72. 下列心电图表现，不符合房性期前收缩的是

　　A. P′波提前出现，与窦性P波不同

　　B. QRS波群形态多正常

　　C. 代偿间歇完全

　　D. P′-R间期＞0.12s

　　E. P′波后可以没有QRS波群

考点：心律失常

解析：房性期前收缩心电图表现为提前出现的异位P′波，形态与窦性P波不同；P′-R间期≥0.12s；异位P′波后有正常形态QRS波群；代偿间歇不完全。故本题选C。

73. X线钡餐见到龛影，提示的疾病是

　　A. 急性胃穿孔

　　B. 幽门梗阻

　　C. 消化性溃疡

　　D. 上消化道出血

　　E. 慢性胃炎

考点：消化系统常见疾病的影像学表现★

解析：急性胃穿孔X线征象表现为膈下游离气体，双侧膈下线条状或新月状透光影；幽门梗阻X线征象表现为梗阻上段扩张、积液；消化性溃疡X线直接征象表现为龛影。故本题选C。

74. 十二指肠球部溃疡的直接X线征象是

　　A. 球部充盈缺损

　　B. 球部激惹征

　　C. 球部龛影或变形

　　D. 幽门痉挛，开放延迟

　　E. 黏膜皱襞粗乱

考点：消化系统常见疾病的影像学表现★

解析：十二指肠球部溃疡的直接X线征象是球部龛影或变形。间接X线征象是激惹征；幽门痉挛，开放延迟；胃分泌增多和张力及蠕动方面的改变；球部固定压痛。故本题选C。

75. 下列疾病，立位X线透视可见膈下游离气体影的是

　　A. 急性胃穿孔

　　B. 肠梗阻

　　C. 肠套叠

　　D. 肝破裂

　　E. 结肠肿瘤

考点：消化系统常见疾病的影像学表现★

解析：膈下游离气体影多见于胃肠道穿孔。B见肠道扩张，胀气，有团块影；C可见杯口状影；D见肝区影模糊，下腹部可有高密度影；E见结肠区有团块影。故本题选A。

76. 下列各项，不属肾结石X线征象的是

　　A. 主要位于肾盂或肾盏内

　　B. 圆形或卵圆形高密度影

　　C. 可有肾盂、肾盏积水

　　D. 造影可见充盈缺损

　　E. 肾轮廓局限性外突

考点：泌尿系统常见病的影像学表现

解析：肾结石平片检查示结石主要位于肾盂或肾盏内，表现为圆形或卵圆形高密度影，尿路造影可显示肾盂肾盏扩张积水，阳性结石常被造影剂掩盖，阴性结石显示充盈缺损。故本题选E。

77. X线片见Codman三角，应首先考虑的是

　　A. 恶性骨肿瘤

　　B. 良性骨肿瘤

　　C. 化脓性骨髓炎

　　D. 骨关节结核

　　E. 长骨骨折

考点：骨与关节常见病的影像学表现

解析：Codman 三角又称为骨膜三角。良性骨肿瘤多无骨膜增生；恶性骨肿瘤常有骨膜增生，并且骨膜新生骨可被肿瘤破坏，形成恶性骨肿瘤的特征性 X 线表现——Codman 三角。故本题选 A。

【B1 型题】

A. 稽留热
B. 弛张热
C. 间歇热
D. 回归热
E. 波状热

78. 疟疾病的热型是
79. 布氏杆菌病的热型是

考点：发热的临床表现★

解析：稽留热见于肺炎链球菌肺炎、伤寒、斑疹伤寒等的发热极期；弛张热见于败血症、风湿热、重症肺结核、化脓性炎症等；间歇热见于疟疾、急性肾盂肾炎等；回归热见于回归热、霍奇金病等；波状热见于布氏杆菌病。故 78 题选 C，79 题选 E。

A. 腹部胀痛
B. 转移性右下腹痛
C. 周期性、节律性上腹隐痛
D. 右上腹部剧烈绞痛
E. 持续性、广泛性剧烈腹痛伴板状腹

80. 急性阑尾炎的腹痛特点是
81. 急性弥漫性腹膜炎的腹痛特点是

考点：腹痛的问诊要点及临床意义★

解析：腹部胀痛多见于慢性肝炎与淤血性肝肿大；转移性右下腹痛见于急性阑尾炎；周期性、节律性上腹隐痛见于消化性溃疡；右上腹部剧烈绞痛见于胆石症；持续性、广泛性剧烈腹痛伴板状腹见于急性弥漫性腹膜炎。故 80 题选 B，81 题选 E。

A. 急性肠炎
B. 穿孔
C. 输尿管结石
D. 急性胰腺炎
E. 十二指肠溃疡

82. 腹痛，伴有腹泻，多见于
83. 暴饮暴食后上腹疼痛，向左腰背放散，多见于

考点：腹痛的问诊要点及临床意义★

解析：腹痛伴有腹泻多见于急性肠炎。胃穿孔腹痛剧烈难忍，多有慢性胃炎病史。输尿管结石出现剧烈下腹痛。急性胰腺炎多于暴饮暴食后出现上腹疼痛，向左腰背放散。十二指肠溃疡腹痛长期有规律。故 82 题选 A，83 题选 D。

A. 胸膜炎
B. 肺炎链球菌肺炎
C. 空洞型肺结核
D. 支气管扩张
E. 喉头水肿

84. 可表现为犬吠样咳嗽伴呼吸困难的疾病是
85. 可表现为发热伴干性咳嗽的疾病是

考点：咳嗽与咳痰的问诊要点及临床意义★

解析：胸膜炎可见发热伴干性咳嗽；肺炎链球菌肺炎、空洞型肺结核可见发热伴湿性咳嗽；支气管扩张可见咯血、脓痰；喉头水肿可见犬吠样咳嗽伴呼吸困难。故 84 题选 E，85 题选 A。

A. 上呼吸道感染
B. 胸膜炎
C. 喉头水肿
D. 支气管扩张症
E. 肺结核

86. 上述各项，常出现咳嗽、咯血伴低热、盗汗的是
87. 上述各项，常出现咳嗽、咯血伴大量脓痰的是

考点：咳嗽与咳痰的问诊要点及临床意义★

解析：上呼吸道感染无咯血；胸膜炎咳嗽伴胸痛，无咯血；喉头水肿可见咳嗽伴呼吸困难，无咯血；支气管扩张症可见咳嗽、咯血伴大量脓痰；肺结核可见咳嗽、咯血伴低热、盗汗。故 86 题选 E，87 题选 D。

A. 咳铁锈色痰
B. 咳粉红色泡沫痰
C. 咯吐大量鲜血
D. 咳大量脓痰
E. 干咳无痰

88. 急性左心功能不全，常伴有
89. 肺炎链球菌肺炎，常伴有

考点：咳嗽与咳痰的问诊要点及临床意义★

解析：急性左心功能不全表现为突发严重呼

吸困难，强迫坐位，面色灰白，发绀，大汗，烦躁，同时频繁咳嗽，咳粉红色泡沫痰。肺炎链球菌肺炎起病多急骤，高热寒战，全身肌肉酸痛，患侧胸痛，痰少，可带血或呈铁锈色。故88题选B，89题选A。

  A. 癔病
  B. 破伤风
  C. 高血压脑病
  D. 中毒性痢疾
  E. 脑膜炎

90. 抽搐伴高血压，见于
91. 抽搐伴苦笑面容，见于
  考点：抽搐的问诊要点及临床意义
  解析：癔病是由明显的精神因素，如生活事件、内心冲突或情绪激动、暗示或自我暗示等引起的一组疾病，表现为急起的短暂的精神障碍、身体障碍（包括感觉、运动和植物神经功能紊乱），没有器质性基础；破伤风见烦躁不安，局部疼痛，肌肉牵拉，抽搐及强直、苦笑面容；抽搐伴高血压见于高血压脑病、高血压脑出血、妊娠高血压综合征；中毒性痢疾可出现高热，烦躁谵妄，反复惊厥，神志昏迷，大便腥臭，伴有脓血或无大便；脑膜炎伴昏迷。故90题选C，91题选B。

  A. 谵妄
  B. 嗜睡
  C. 昏睡
  D. 浅昏迷
  E. 深昏迷

92. 意识大部分丧失、强刺激也不能唤醒，角膜反射存在的是
93. 意识障碍伴错觉、幻觉、躁动不安、谵语的是
  考点：意识障碍的临床表现★
  解析：参见16、17题。故92题选D，93题选A。

  A. 肺坏疽
  B. 肝性脑病
  C. 有机磷农药中毒
  D. 尿毒症
  E. 膀胱炎

94. 尿液味为氨味的疾病是

95. 呼气味为腥臭味的疾病是
  考点：嗅诊常见异常气味及临床意义★
  解析：排出的新鲜尿液有氨味，提示慢性膀胱炎及尿潴留。呼气味为腥臭味见于肝性脑病。A可见恶臭味；C可见刺激性蒜味；D可见呼气氨味。故94题选E，95题选B。

  A. 苦笑面容
  B. 伤寒面容
  C. 甲亢面容
  D. 二尖瓣面容
  E. 慢性病面容

96. 消瘦，两眼球突出，兴奋不安，呈惊恐貌，多见于
97. 两颧紫红，口唇发绀，多见于
  考点：面容与表情★
  解析：甲状腺功能亢进面容可见眼裂增大，眼球突出，目光闪烁，呈惊恐貌，兴奋不安，烦躁易怒。见于甲状腺功能亢进症。二尖瓣面容可见面色晦暗，双颊紫红，口唇轻度发绀。见于风湿性心瓣膜病二尖瓣狭窄。A发作时见牙关紧闭，面肌痉挛呈苦笑状，见于破伤风；B表情淡漠，反应迟钝，呈无欲状态，见于肠伤寒、脑脊髓膜炎、脑炎等；E面容憔悴，面色晦暗或苍白无华，目光暗淡，见于慢性消耗性疾病，如恶性肿瘤、肝硬化、严重肺结核等。故96题选C，97题选D。

  A. 尿路感染
  B. 急性白血病
  C. 甲状腺功能亢进症
  D. 严重脱水
  E. 休克

98. 出汗增多的疾病是
99. 出现冷汗的疾病是
  考点：皮肤湿度检查
  解析：病理性出汗增多可见于风湿热、结核病、甲状腺功能亢进症、佝偻病、布氏杆菌病等，冷汗见于休克与虚脱。故98题选C，99题选E。

  A. 腹股沟淋巴结
  B. 右锁骨上窝淋巴结
  C. 左锁骨上窝淋巴结
  D. 颈部淋巴结

E. 腋下淋巴结
100. 胃癌出现淋巴结转移常见的部位是
101. 肺癌出现淋巴结转移常见的部位是

考点：浅表淋巴结肿大的临床意义★

解析：胃癌常见左锁骨上窝淋巴结转移；肺癌常见右锁骨上窝淋巴结转移；肠癌、卵巢癌可见腹股沟淋巴结转移；头颈部肿瘤可见颈部淋巴结转移；乳腺癌可见腋下淋巴结转移。故100题选C，101题选B。

A. 肩胛下区
B. 肩胛上区
C. 胸骨上窝
D. 锁骨上窝
E. 胸骨角附近

102. 可闻及正常支气管呼吸音的部位是
103. 可闻及正常支气管肺泡呼吸音的部位是

考点：肺部听诊★

解析：正常支气管呼吸音可在喉部、胸骨上窝、背部第6颈椎至第2胸椎附近听到；正常支气管肺泡呼吸音可在胸骨角附近，肩胛间区第3、4胸椎水平及右肺尖听到。故102题选C，103题选E。

A. 左侧气胸
B. 左心室肥大
C. 肺气肿
D. 粘连性心包炎
E. 心包积液

104. 可出现抬举性心尖搏动的是
105. 可出现负性心尖搏动的是

考点：心脏视诊★

解析：抬举性心尖搏动为左心室明显肥大的可靠体征，负性心尖搏动见于粘连性心包炎，心包与周围组织有广泛粘连或右心室显著肥大。故104题选B，105题选D。

A. 麦氏点压痛
B. 墨菲征阳性
C. 腹膜刺激征
D. 库瓦济埃征阳性
E. 库瓦济埃征阴性

106. 提示腹膜炎的体征是
107. 提示胆囊炎的体征是

考点：腹部触诊、腹内脏器触诊★

解析：麦氏点压痛提示阑尾病变；墨菲征阳性提示急性胆囊炎；腹膜刺激征提示急性腹膜炎；库瓦济埃征阳性提示胰头癌。故106题选C，107题选B。

A. 麦氏点压痛
B. 墨菲征阳性
C. 液波震颤阳性
D. 振水音阳性
E. 移动性浊音阳性

108. 急性胆囊炎出现的体征是
109. 幽门梗阻出现的体征是

考点：腹内脏器触诊、腹部听诊★

解析：麦氏点压痛可见于阑尾病变；墨菲征阳性又称胆囊触痛征阳性，见于急性胆囊炎；液波震颤阳性提示腹腔内有3000mL以上液体；振水音阳性见于胃扩张、幽门梗阻及胃液分泌过多；移动性浊音阳性提示腹腔游离液体1000mL以上。故108题选B，109题选D。

A. 高血压病
B. 内囊出血
C. 蛛网膜下腔出血
D. 坐骨神经痛
E. 腰椎间盘突出

110. 可出现巴宾斯基征阳性的疾病是
111. 可出现颈强直的疾病是

考点：生理及病理检查★

解析：巴宾斯基征阳性为锥体束病变，可见于内囊出血；颈强直可见于各种脑膜炎、蛛网膜下腔出血、颈椎病等；坐骨神经痛、腰椎间盘突出可见拉塞格征阳性。故110题选B，111题选C。

A. 镰形红细胞
B. 环形红细胞
C. 红细胞大小不均匀
D. 泪滴形红细胞
E. 靶形红细胞

112. 骨髓纤维化常见的是
113. 巨幼细胞性贫血可见的是

考点：红细胞形态变化★

解析：A见于镰形细胞性贫血（血红蛋白S病）；B见于遗传性球形红细胞增多症，也可见于自身免疫性溶血性贫血；C反映骨髓中红细胞增生明显旺盛,见于增生性贫血较严重者,尤以巨幼细胞性贫血显著;D见于骨髓纤维化,也可见于珠蛋白生成障碍性贫血、溶血性贫血等。E见于珠蛋白生成障碍性贫血、异常血红蛋白病、缺铁性贫血等。故112题选D,113题选C。

  A. HBsAg(+)
  B. 抗-HBs(+)
  C. HBeAg(+)
  D. 抗-HBc(+)
  E. 抗-HBe(+)

114. 作为机体获得对HBV免疫力及乙型肝炎患者痊愈的指标是

115. HBV感染进入后期与传染减低的指标是

  考点:乙型病毒性肝炎标志物检查

  解析:抗-HBs阳性:感染后3~6个月出现,是一种保护性抗体,见于注射过乙型肝炎疫苗、曾经感染过HBV和乙肝恢复期。抗-HBe阳性表示乙肝病毒复制减少,传染性降低,但并非保护性抗体。HBsAg阳性是感染HBV的标志,见于乙型肝炎患者、HBV携带者和与乙肝病毒感染相关的肝硬化、肝癌患者。HBeAg阳性是病毒复制的标志,传染性强。急性乙肝病毒感染者,如果HBeAg持续阳性,则有转为慢性感染的趋势。抗-HBc阳性:抗-HBc不是中和抗体,而是反映肝细胞受到HBV感染的可靠指标。故114题选B,115题选E。

  A. 淀粉酶
  B. 血清转氨酶
  C. γ-谷氨酰基转肽酶
  D. 血清碱性磷酸酶
  E. 血清肌酸激酶

116. 对诊断骨质疏松最有意义的是

117. 对诊断心肌梗死最有意义的是

  考点:血清酶、心肌损伤常用酶检测

  解析:A是胰腺炎的实验室诊断依据;B、C用于肝功能的检测;D是骨质疏松的实验室诊断依据;E是急性心肌梗死早期诊断的敏感指标之一。故116题选D,117题选E。

  A. 肌钙蛋白T(cTnT)
  B. 天门冬氨酸氨基转移酶(AST)
  C. 碱性磷酸酶同工酶(ALP$_1$)
  D. 丙氨酸氨基转移酶(ALT)

  E. 乳酸脱氢酶(LDH)

118. 诊断急性心肌梗死的确定性标志物是

119. 胆道癌性梗阻时100%增高的酶是

  考点:心肌蛋白检测、血清酶及同工酶检查★

  解析:cTnT是诊断急性心肌梗死的确定性标志物。急性心肌梗死发病后3~6h开始增高,10~24h达高峰,10~15天恢复正常。各种肝内、外胆管阻塞性疾病,如胰头癌、胆道结石、原发性胆汁性肝硬化、肝内胆汁淤积等,ALP明显升高,以ALP$_1$为主。尤其是癌性梗阻时,100%出现ALP$_1$,且ALP$_1$>ALP$_2$。故118题选A,119题选C。

  A. 透明管型
  B. 颗粒管型
  C. 蜡样管型
  D. 白细胞管型
  E. 脂肪管型

120. 提示急性肾盂肾炎的尿液检查结果是

121. 提示肾小管病变严重、预后不良的尿液检查结果是

  考点:尿液的显微镜检查★

  解析:白细胞管型常提示肾实质有活动性感染病变,主要见于急性肾盂肾炎、间质性肾炎;蜡样管型提示局部肾单位有长期阻塞性少尿或无尿,提示肾小管病变严重,预后较差。故120题选D,121题选C。

  A. 米泔样
  B. 黏液脓样
  C. 柏油样
  D. 灰白色
  E. 果酱色

122. 霍乱的粪便形状是

123. 细菌性痢疾的粪便形状是

  考点:粪便的一般性状检查★

  解析:A见于霍乱;B见于痢疾、溃疡性结肠炎、直肠癌等;C见于各种原因所致的上消化道出血;D见于阻塞性黄疸;E见于阿米巴痢疾。故122题选A,123题选B。

  A. 心肌缺血
  B. 心肌梗死
  C. 缩窄性心包炎

D. 高血压
E. 心律失常

124. 心电图上出现异常 Q 波，常见的疾病是
125. 在以 R 波为主的导联，T 波倒置常见的疾病是

考点：心肌梗死及心肌缺血★

解析：超过正常范围的 Q 波称为异常 Q 波，常见于心肌梗死；在以 R 波为主的导联，T 波倒置常见于心肌缺血、心肌损害、低血钾或洋地黄作用、心室肥厚及束支传导阻滞。故 124 题选 B，125 题选 A。

A. ST 段下移
B. ST 段明显上抬，呈弓背向上的单相曲线
C. T 波高耸
D. T 波倒置
E. 异常深而宽的 Q 波

126. 心肌损伤的心电图改变是
127. 心肌坏死的心电图改变是

考点：心肌梗死★

解析：A 为心肌缺血表现；B 为心肌损伤的心电图改变；C、D 改变特异性不高；E 为心肌坏死的心电图改变。故 126 题选 B，127 题选 E。

A. PR 间期进行性缩短
B. RR 间距进行性延长
C. 房室传导比例 3∶1 下传多见
D. PR 间期进行性延长，伴 QRS 波脱落
E. QRS 波宽大畸形

128. 三度房室传导阻滞的心电图特征是
129. 二度 I 型房室传导阻滞的心电图特征是

考点：心律失常

解析：三度房室传导阻滞的心电图特征：PP 与 RR 间距各有其固定的规律性；心房率 > 心室率；QRS 波群形态正常或宽大畸形。二度 I 型房室传导阻滞的心电图特征：P 波规律出现；PR 间期进行性延长，直至出现一次 QRS 波脱落（P 波后无 QRS 波群），其后 PR 间期又趋缩短，之后又逐渐延长，直至 QRS 波群再次脱落，周而复始；QRS 波群脱落所致的最长 RR 间期，短于任何两个最短的 RR 间期之和；QRS 波群时间、形态大多正常。故 128 题选 E，129 题选 D。

A. 急性粟粒性肺结核
B. 慢性血行播散型肺结核
C. 原发型肺结核
D. 继发性肺结核
E. 结核性胸膜炎

130. 上述各项，X 线可见肺内哑铃状双极现象的是
131. 上述各项，X 线可见渗出、增值、播散、纤维和空洞等多种性质病灶同时存在的是

考点：呼吸系统常见病的影像学表现★

解析：急性粟粒性肺结核 X 线表现为两肺弥漫性大小一致的粟粒样致密阴影；慢性血行播散型肺结核 X 线表现为分布不均匀、大小不等、密度不均的双肺粟粒或结节；原发型肺结核 X 线可见肺内哑铃状双极现象；继发性肺结核包括浸润型肺结核和慢性纤维空洞型肺结核，浸润型肺结核的征象有斑片状实变、肺段或肺叶实变、结核灶空洞、支气管播散、间质结节和结核球，慢性纤维空洞型肺结核的征象有纤维索条、斑片状实变、小结节和钙化，故 X 线可见渗出、增值、播散、纤维和空洞等多种性质病灶同时存在；结合性胸膜炎 X 线表现无异常或有大量纤维素沉着，引起胸膜肥厚或钙化粘连。故 130 题选 C，131 题选 D。

A. 黏膜皱襞呈蚯蚓状或串珠状充盈缺损
B. 食管下端鸟嘴样、漏斗状狭窄，狭窄下缘光滑
C. 黏膜皱襞消失、中断，管壁僵硬
D. 食管内高密度影
E. 食管贲门口上移，在膈上

132. 食管癌的 X 线钡剂造影表现是
133. 食管静脉曲张的 X 线钡剂造影表现是

考点：消化系统常见疾病的影像学表现★

解析：食管癌 X 线钡剂造影可见：①黏膜皱襞改变：由于肿瘤破坏黏膜层，使正常皱襞消失、中断、破坏，形成表面杂乱的不规则影像。②管腔狭窄。③腔内充盈缺损。④不规则的龛影，早期浅小，较大者表现为长径与食管长轴一致的长形影。⑤受累食管呈局限性僵硬。食管静脉曲张 X 线钡剂造影可见：食管中、下段的黏膜皱襞明显增宽、迂曲，呈蚯蚓状或串珠状充盈缺损，管壁边缘呈锯齿状。故 132 题选 C，133 题选 A。

内科学

【A1 型题】

1. 慢性阻塞性肺疾病加重的因素是
   A. 感染因素
   B. 环境污染
   C. 过敏因素
   D. 大量吸烟
   E. 气候因素

考点：慢性阻塞性肺疾病的病因

解析：慢性阻塞性肺疾病的病因：①吸烟：最主要的病因。②职业粉尘和化学物质。③环境因素。④感染因素：是COPD发病与病情发展的重要因素，包括细菌、病毒等病原体感染。⑤其他：蛋白酶-抗蛋白酶失衡、氧化应激、自主神经功能失调、营养不良、气温变化等。故本题选A。

2. COPD患者长期家庭氧疗的氧流量是
   A. 0.5~1L/min
   B. 1~2L/min
   C. 1.5~2.5L/min
   D. 2~3L/min
   E. 3.5~4.5L/min

考点：慢性阻塞性肺疾病的治疗

解析：本病通过持续氧疗能延长患者的寿命，改善生活质量。家庭氧疗一般经鼻导管吸入给氧，氧流量在1~2L/min，时间>15h/d，保持吸入氧气的湿化，夜间一般不间断供氧。故本题选B。

3. 肺心病肺动脉高压形成的主要原因是
   A. 肺血管收缩
   B. 肺血管玻璃样改变
   C. 血容量增加
   D. 右心室肥大
   E. 左心衰竭

考点：慢性肺源性心脏病的发病机制

解析：长期缺氧与高碳酸血症是导致血管收缩继而形成肺动脉高压的主要机制。故本题选A。

4. 慢性肺源性心脏病最多见的并发症是
   A. 肺性脑病
   B. 心律失常
   C. 酸碱失衡
   D. 消化道出血
   E. 肾衰竭

考点：慢性肺源性心脏病的并发症★

解析：酸碱平衡失调和电解质紊乱是因为二氧化碳潴留可导致呼吸性酸中毒，严重缺氧可导致代谢性酸中毒，低钾、低氯血症可导致代谢性碱中毒。这是本病最常见并发症。本病最严重并发症为肺性脑病，其他并发症如心律失常、休克、消化道出血等，都不如酸碱平衡失调常见。故本题选C。

5. 诊断肺心病的主要依据是
   A. 长期肺结核病
   B. 长期慢性支气管炎
   C. 肺动脉高压及右心室肥大
   D. 肺动脉狭窄
   E. 两下肢浮肿

考点：慢性肺源性心脏病的诊断★

解析：肺心病由慢性广泛性肺-胸疾病发展而来，呼吸和循环系统的症状常混杂出现。一般认为凡有慢性广泛性肺、胸疾病患者，一旦发现有肺动脉高压、右心室增大而同时排除了引起右心增大的其他心脏病可能时，即可诊断为本病。故本题选C。

6. 提示危重哮喘病情危急，导致呼吸衰竭而致死亡的表现是
   A. 吸气困难
   B. 大汗淋漓
   C. 发绀
   D. 四肢湿冷
   E. 肺部哮鸣音消失

考点：支气管哮喘的临床表现★

230

解析：严重哮喘发作，表现为呼吸困难、发绀、大汗淋漓、四肢湿冷、脉细数，两肺满布哮鸣音，有时因支气管高度狭窄或被大量痰栓堵塞，肺部哮鸣音反而减弱或消失，此时病情危急，经一般治疗不能缓解，可导致呼吸衰竭甚至死亡。故本题选 E。

7. 原发性支气管肺癌发病的最重要因素是
   A. 室内空气污染
   B. 室外空气污染
   C. 吸烟
   D. 长期接触石棉
   E. 电离辐射
   考点：原发性支气管肺癌的病因
   解析：吸烟是原发性支气管肺癌最重要危险因素。而职业致癌因子、空气污染、电离辐射及饮食与营养因素虽和肺癌的发生有关，但并不是最重要的因素。故本题选 C。

8. 肺癌由原发癌肿引起的症状是
   A. 咳嗽，咯血，胸闷，气急
   B. 胸痛
   C. 吞咽困难
   D. 头痛，呕吐，共济失调
   E. 厌食，肝区疼痛，黄疸
   考点：原发性支气管肺癌的临床表现★
   解析：咳嗽是原发癌肿引起的肺癌最常见的早期症状，另外，咯血、喘鸣、胸闷、气急、体重下降、发热也是原发癌肿引起的主要症状。而胸痛、吞咽困难等是肿瘤局部扩展引起的症状；头痛、呕吐、厌食、肝区疼痛等是肝外转移引起的症状。故本题选 A。

9. 对化疗最敏感的肺癌组织学类型是
   A. 鳞状上皮癌
   B. 类癌
   C. 腺癌
   D. 小细胞肺癌
   E. 大细胞肺癌
   考点：原发性支气管肺癌的治疗原则★
   解析：小细胞肺癌对化疗最敏感，鳞癌次之，腺癌最差。化疗是治疗小细胞肺癌的主要方法。化学药物应根据癌肿细胞类型选择。如依托泊苷、替尼泊苷、卡铂及异环磷酰胺等对小细胞肺癌有较好的效果。故本题选 D。

10. 诊断慢性呼吸衰竭最重要的依据是
    A. 有呼吸困难、发绀等症状
    B. 意识障碍伴球结膜水肿
    C. $SaO_2 < 90\%$
    D. $PaO_2 < 80mmHg$，$PaCO_2 > 50mmHg$
    E. $PaO_2 < 60mmHg$，或伴有 $PaCO_2 > 50mmHg$
    考点：慢性呼吸衰竭的诊断
    解析：慢性呼吸衰竭的诊断要点：①有慢性支气管-肺疾患如慢性阻塞性肺疾病、重症肺结核、肺间质纤维化等导致呼吸功能障碍的原发疾病史；②有缺氧和二氧化碳潴留的临床表现，如呼吸困难、发绀、精神神经症状等；③动脉血气分析 PaO_2 低于 60mmHg，或伴有 $PaCO_2$ 超过 50mmHg，即可确立诊断。故本题选 E。

11. 慢性心力衰竭最主要的诱因是
    A. 心律失常
    B. 肺部感染
    C. 输液过快
    D. 情绪激动
    E. 治疗不当
    考点：慢性心力衰竭的病因
    解析：慢性心力衰竭的诱因：①感染：为最主要、最常见的诱因，尤其是肺部感染。②心律失常：常见心房颤动及其他快速性心律失常以及严重的缓慢性心律失常。③血容量增加：静脉输液过多、过快等。④过度体力活动或情绪激动：如劳累、妊娠后期及分娩过程、情绪激动等。⑤治疗不当：以洋地黄类强心剂应用不当等为常见。⑥其他：原有心脏病变加重或并发其他疾病。故本题选 B。

12. 左心衰竭时，最早出现和最重要的症状是
    A. 咳嗽
    B. 咳痰
    C. 咯血
    D. 乏力
    E. 呼吸困难
    考点：慢性心力衰竭的临床表现★
    解析：左心衰竭以肺淤血及心排血量降低表现为主，其中呼吸困难是左心衰竭最早出现和最重要的症状，咳嗽、咳痰、咯血、乏力同时也是左心衰竭的症状，但最早出现和最重要的症状是呼吸困难。故本题选 E。

13. 治疗洋地黄中毒引起的频发室性早搏，应首选的药物是
    A. 奎尼丁
    B. 利多卡因
    C. 阿托品
    D. 美托洛尔

E. 苯妥英钠

考点：过早搏动的治疗

解析：洋地黄中毒引起的频发室性早搏，应立即停用洋地黄，给予苯妥英钠或氯化钾等治疗。故本题选 E。

14. 高血压伴糖尿病肾病的治疗药物是
    A. 利尿剂
    B. β受体阻滞剂
    C. CCB
    D. ACEI
    E. ARB

考点：原发性高血压的治疗★

解析：血管紧张素转换酶抑制剂（ACEI）特别适用于伴有心力衰竭、心肌梗死后、糖耐量异常或糖尿病肾病的高血压患者。β受体阻滞剂用于轻、中度高血压，尤其是静息心率较快（>80次/分）或合并心绞痛及心肌梗死后患者。钙通道阻滞剂（CCB）可用于各种程度高血压，尤其是老年人高血压或合并稳定型心绞痛时。周围血管疾病、糖尿病及合并肾脏损害的患者均可用。故本题选 D。

15. 血管紧张素转换酶抑制剂的适应证是
    A. 高血压伴心力衰竭
    B. 轻、中度高血压
    C. 高血压合并心绞痛
    D. 老年高血压
    E. 糖尿病

考点：原发性高血压的治疗★

解析：参见14题。故本题选 A。

16. 典型心绞痛胸部疼痛的部位是
    A. 心尖部
    B. 左肩背部
    C. 胸部左侧
    D. 胸骨体上段或中段的后方
    E. 胸部右侧

考点：心绞痛的临床表现★

解析：心绞痛以发作性胸痛为主要临床表现，疼痛部位主要在胸骨体上段或中段之后，可波及心前区，有手掌大小范围。故本题选 D。

17. 典型心绞痛患者，含服硝酸甘油片后，缓解的时间一般是
    A. 1分钟之内
    B. 1~3分钟
    C. 5~10分钟
    D. 11~20分钟

E. 21~30分钟

考点：心绞痛的临床表现★

解析：典型心绞痛发作时舌下含服硝酸甘油片，疼痛应在1~3分钟内（偶至5分钟）缓解。故本题选 B。

18. 对急性心肌梗死早期诊断最灵敏，且具有高度特异性的指标是
    A. 天门冬氨酸氨基转移酶（AST）
    B. 肌酸激酶同工酶（CK-MB）
    C. 乳酸脱氢酶（LDH）
    D. 肌酸激酶（CK）
    E. 心肌肌钙蛋白T（cTnT）

考点：急性心肌梗死的实验室检查

解析：CK 是 AMI 早期诊断的敏感指标之一，但 CK-MB 起病后4h内升高，16~24h达高峰，对 AMI 早期诊断的灵敏度明显高于 CK，且具有高度的特异性，阳性检出率100%。AST 起病后6~12h开始升高。LDH 起病后8~10h开始升高。心肌肌钙蛋白T（cTnT）在心肌损伤或坏死后出现时间较早（3~4h），持续时间最长，是诊断 AMI 的确定性标志物。故本题选 B。

19. 起病3~6小时 ST 段抬高性急性心肌梗死最具意义的治疗措施是
    A. 有效缓解胸痛
    B. 消除心律失常
    C. 控制休克
    D. 治疗心衰
    E. 再灌注

考点：急性心肌梗死的治疗★

解析：急性心肌梗死起病3~6小时，最迟在12小时内，使闭塞的冠状动脉再通，心肌得到再灌注，濒临坏死的心肌可能得以存活或使心肌坏死范围缩小，减轻梗死后心肌重塑，改善预后，是种积极的治疗措施。治疗心衰，主要是治疗急性左心衰竭，以应用吗啡（或哌替啶）和利尿剂为主，亦可选用血管扩张剂减轻左心室的负荷，或用短效血管紧张素转换酶抑制剂从小剂量开始等。梗死发生后24小时内宜尽量避免使用洋地黄制剂。右心室梗死的患者应慎用利尿剂。故本题选 E。

20. 急性心肌梗死引起急性左心衰竭，主要的治疗措施是
    A. 扩充血容量
    B. 强心
    C. 应用吗啡和利尿剂

D. 抗感染
E. 升血压

考点：急性心肌梗死的治疗★

解析：急性心肌梗死引起急性左心衰竭，以应用吗啡（或哌替啶）和利尿剂为主，亦可选用血管扩张剂减轻左心室的负荷，或用短效血管紧张素转换酶抑制剂从小剂量开始等治疗。梗死发生后24小时内应避免使用洋地黄制剂。故本题选 C。

21. 主动脉瓣狭窄的典型三联征表现是
   A. 呼吸困难 – 心绞痛 – 晕厥
   B. 心力衰竭 – 心绞痛 – 晕厥
   C. 呼吸困难 – 心律失常 – 晕厥
   D. 心力衰竭 – 心律失常 – 晕厥
   E. 心绞痛 – 心律失常 – 晕厥

考点：主动脉瓣狭窄的临床表现★

解析：主动脉瓣狭窄出现症状较晚，轻度和中度主动脉瓣狭窄者可多年无症状，严重者典型表现为呼吸困难 – 心绞痛 – 晕厥，称为主动脉瓣狭窄三联征，个别患者会猝死。故本题选 A。

22. 诊断慢性胃炎最可靠的方法是
   A. X线钡餐检查
   B. 血清胃泌素水平
   C. Hp检测
   D. 胃镜检查
   E. 胃液分析

考点：慢性胃炎的实验室检查及其他检查

解析：胃镜检查是诊断慢性胃炎最可靠的方法，镜下黏膜活检有助于病变的病理分型和鉴别诊断。血清胃泌素水平有助于判断萎缩是否存在及其分布与程度。Hp检测有助于慢性胃炎的分类诊断和选择治疗措施。故本题选 D。

23. 慢性萎缩性胃炎的胃镜下表现是
   A. 胃黏膜苍白呈颗粒状，血管显露
   B. 胃黏膜增厚，呈花瓣状
   C. 胃黏膜出血、糜烂
   D. 胃黏膜充血，溃疡形成
   E. 胃黏膜粗糙不平，可见红斑

考点：慢性胃炎的实验室检查及其他检查

解析：内镜下萎缩性胃炎主要表现为黏膜苍白或灰白色，呈颗粒状，黏膜血管显露，皱襞细小。故本题选 A。

24. 消化性溃疡的典型表现是
   A. 反复呕血，黑便
   B. 慢性、周期性、节律性上腹痛
   C. 反复上腹饱胀不适
   D. 周期性发作的无节律性上腹痛
   E. 反复、节律性的消化不良

考点：消化性溃疡的临床表现

解析：消化性溃疡具有典型的临床特点：慢性过程；周期性发作；节律性疼痛；可被抑酸或抗酸剂缓解。根据慢性病程、周期性发作点的中上腹痛、疼痛与进食有关、多为灼痛，可作出初步诊断。故本题选 B。

25. 消化性溃疡最常见的并发症是
   A. 上消化道出血
   B. 胃肠穿孔
   C. 幽门梗阻
   D. 癌变
   E. 休克

考点：消化性溃疡的并发症★

解析：消化性溃疡主要指发生在胃和十二指肠的慢性溃疡。出血是消化性溃疡最常见的并发症，也是上消化道大出血最常见的病因。故本题选 A。

26. 溃疡性结肠炎病变最常发生的部位是
   A. 降结肠
   B. 横结肠
   C. 回肠末段及升结肠
   D. 直肠及乙状结肠
   E. 全结肠

考点：溃疡性结肠炎的病理★

解析：本病病变位于大肠，呈连续性弥漫性分布，病变多在直肠和乙状结肠，可发展至降结肠、横结肠，甚至累及全结肠或末段回肠。故本题选 D。

27. 溃疡性结肠炎活动期的重要表现是
   A. 发热
   B. 腹痛
   C. 腹部压痛
   D. 黏液血便
   E. 贫血

考点：溃疡性结肠炎的临床表现★

解析：腹泻为本病的主要症状，腹泻主要与炎症导致大肠黏膜对水钠吸收障碍以及结肠运动功能失常有关，粪便性状为稀便、水样便、黏液便、血便、黏液脓血便等。黏液脓血便是本病活动期的重要表现，大便次数及便血的程度反映病情轻重。故本题选 D。

28. 肝癌常见的淋巴结转移部位是
    A. 颈前淋巴结
    B. 肝门淋巴结
    C. 腋窝淋巴结
    D. 颌下淋巴结
    E. 颏下淋巴结

    考点：原发性肝癌的病理★

    解析：肝癌的转移途径：①血行转移：分肝内转移和肝外转移，肝内血行转移发生最早、最常见。②淋巴转移：转移至肝门淋巴结最多，也可转移到主动脉旁、脾、胰及锁骨上淋巴结。③种植转移：较少见，如果种植在腹膜，可形成血性腹水。故本题选 B。

29. 肝癌的组织学类型，最多见的是
    A. 肝细胞型
    B. 胆管细胞型
    C. 结节型
    D. 弥漫型
    E. 混合型

    考点：原发性肝癌的病理★

    解析：肝癌中原发性肝癌常见，原发性肝癌的组织学类型有肝细胞型、胆管细胞型及混合型，其中肝细胞型最多见。C、D 均为肝癌的大体形态分类。故本题选 A。

30. 下列哪项是慢性肾小球肾炎的表现
    A. 蛋白尿
    B. 高胆固醇血症
    C. 代谢性酸中毒
    D. 血脂升高
    E. 血浆白蛋白降低

    考点：慢性肾小球肾炎的临床表现★

    解析：慢性肾小球肾炎以蛋白尿、血尿、高血压、水肿为基本临床表现。故本题选 A。

31. 引起尿路感染的病原体最多见的是
    A. 葡萄球菌
    B. 变形杆菌
    C. 副大肠杆菌
    D. 大肠埃希菌
    E. 链球菌

    考点：尿路感染的病因★

    解析：尿路感染最多见的病原体是大肠埃希菌，占 80%～90%，其他依次为变形杆菌、克雷伯杆菌。故本题选 D。

32. 尿路感染最主要的感染途径是
    A. 直接感染
    B. 上行感染
    C. 淋巴道感染
    D. 血行感染
    E. 局部浸润

    考点：尿路感染的发病机制

    解析：上行感染约占尿路感染的 95%，是由细菌经尿道上行至膀胱，甚至肾盂引起感染。血行感染少见，直接感染较少见，淋巴道感染罕见。局部浸润不属于感染途径。故本题选 B。

33. 提示尿路感染为急性肾盂肾炎的检查结果是
    A. 白细胞、中性粒细胞增高
    B. 尿蛋白阳性
    C. 菌落计数 >105/mL
    D. 亚硝酸还原阳性
    E. 白细胞管型

    考点：尿路感染的实验室检查及其他检查

    解析：细菌定量培养菌落计数 ≥105/mL，可确诊尿路感染；如菌落计数为 104～105/mL，结果可疑；如 <104/mL 多为污染。尿液检查外观多混浊，尿沉渣镜检高倍镜下白细胞超过 5 个，诊断意义较大。部分患者可有红细胞，少数出现肉眼血尿。尿蛋白含量多为 ±～+。如出现白细胞管型多提示为肾盂肾炎。故本题选 E。

34. 缺铁性贫血治疗后首先升高的是
    A. 嗜酸性粒细胞
    B. 中性粒细胞
    C. 白细胞
    D. 全血细胞
    E. 网织红细胞

    考点：缺铁性贫血的治疗★

    解析：缺铁性贫血在服用铁剂治疗后最早发生的治疗反应是自觉症状的迅速改善，短时期网织红细胞计数明显升高，常于用药后 5～10 天达高峰。故本题选 E。

35. 不属于再生障碍性贫血病因的是
    A. 服用解热镇痛药
    B. 反复接触染发剂
    C. 病毒性呼吸道感染
    D. 接触放射性核素
    E. 慢性失血

    考点：再生障碍性贫血的病因

    解析：再生障碍性贫血的病因：①药物及化学物质：是引起获得性再障的首位病因。最常见的药物是氯霉素等抗生素、抗肿瘤药和保泰松等解热镇痛药，其次是磺胺类、有机砷及抗癫痫药，偶见于西咪替丁、肼屈嗪、氯丙嗪及抗甲状腺药甲硫咪唑等。非药物性化学物质引起再障以苯及其衍生物为多见。杀虫剂、农药、染发剂等也可引起再障。②电离辐射：各种电离辐射如X线、放射性核素等，达到一定的剂量均可抑制骨髓造血功能。③感染：再障可以发生于病毒性肝炎之后，且病情较重。也可见于微小病毒等感染，部分患者发病前有病毒性呼吸道感染病史，如腮腺炎、麻疹、流行性感冒等。各种严重感染也可能影响骨髓造血。故本题选 E。

36. 治疗再生障碍性贫血，应首选

A. 叶酸

D. 维生素 B$_{12}$

C. 硫酸亚铁

D. 雄激素

E. 马利兰

考点：再生障碍性贫血的治疗★

解析：再生障碍性贫血是一种获得性骨髓造血功能衰竭症。雄激素是治疗再生障碍性贫血的首选药物。C 是缺铁性贫血的最常用药物。故本题选 D。

37. 雄激素最适合治疗

A. 缺铁性贫血

B. 海洋性贫血

C. 慢性感染性贫血

D. 铁粒幼红细胞贫血

E. 再生障碍性贫血

考点：再生障碍性贫血的治疗★

解析：参见 36 题。故本题选 E。

38. 血小板减少可出现的临床表现是

A. 进行性贫血

B. 皮肤、鼻腔等处发生坏死性溃疡

C. 皮肤、黏膜出血

D. 频繁性呕吐

E. 胸骨压痛

考点：原发免疫性血小板减少的临床表现

解析：原发免疫性血小板减少症急性期可见皮肤、黏膜出血，内脏出血，出血量过大，可出现程度不等的贫血，血压降低甚至失血性休克。慢性期亦表现为皮肤、黏膜出血，严重内脏出血较少见，长期月经过多可出现失血性贫血。故本题选 C。

39. 甲状腺功能亢进症常见的心律失常表现是

A. 室性早搏

B. 房性早搏

C. 右心房肥大

D. 左心房肥大

E. 心肌梗死

考点：甲状腺功能亢进症的临床表现

解析：甲状腺功能亢进症对心血管系统影响主要是轻者心悸、胸闷、气促，重者伴有明显心律失常、心脏扩大和心力衰竭等。心律失常以心房颤动、房性早搏等房性心律失常多见。故本题选 B。

40. 对 1 型与 2 型糖尿病的鉴别最有意义的是

A. 年龄

B. 体重

C. 有无自发性酮症倾向

D. 有无明显"三多一少"症状

E. 并发症的多少与严重程度

考点：糖尿病的概述

解析：糖尿病酮症酸中毒（DKA）是由于胰岛素不足以及升血糖激素不适当升高，引起的临床综合症，是最为常见的糖尿病急症，一旦发生应积极治疗。1 型糖尿病患者有自发 DKA 倾向，2 型糖尿病患者在一定诱因下也可发生 DKA，如感染、胰岛素治疗中断或不适当减量、饮食不当、各种应激等，有时也可无明显诱因。故本题选 C。

41. 不属于诊断类风湿关节炎诊断标准中必备关节表现的是

A. 晨僵

B. 关节畸形

C. 关节肿痛≥6 周

D. 对称性关节肿

E. 腕、掌指、指间关节肿

考点：类风湿关节炎的诊断

解析：类风湿关节炎的诊断：①晨僵持续至少 1 小时（≥6 周）。②3 个或 3 个以上关节肿（≥6 周）。③腕关节或掌指关节或近端指间关节肿（≥6 周）。④对称性关节肿（≥6 周）。⑤类风湿皮下结节。⑥手和腕关节的 X 线摄片有关节端骨质疏松和关节间隙狭窄。⑦类风湿因子阳性。上述 7 项中，符合 4 项即可诊断。故本题选 B。

42. 类风湿关节炎最常检查的部位是

A. 双侧腕、掌指关节

B. 双侧踝关节

C. 双侧膝关节

D. 双侧肘关节

E. 双侧肩关节

考点：类风湿关节炎的实验室检查及其他检查

解析：疼痛是类风湿关节炎最早的表现。最常出现的部位为腕、掌指关节，其次是趾、膝、踝、肘、肩等关节。故本题选 A。

43. 诊断系统性红斑狼疮的最佳筛选试验是

    A. ANA

    B. ESR

    C. 抗双链 DNA 抗体

    D. 抗 Sm 抗体

    E. 抗磷脂抗体

考点：系统性红斑狼疮的实验室检查

解析：抗核抗体（ANA）对系统性红斑狼疮的敏感性为 95%，是目前最佳的 SLE 筛选试验，但特异性差。故本题选 A。

44. 脑梗死患者出现典型的"三偏征"，其闭塞的脑动脉是

    A. 大脑中动脉

    B. 大脑前动脉

    C. 大脑后动脉

    D. 椎-基底动脉

    E. 小脑后下动脉

考点：脑梗死的临床表现

解析：颈内动脉系统闭塞后出现，以大脑中动脉闭塞最为常见。主干闭塞时有三偏征，主侧半球病变时有失语，可伴有双眼向病灶侧凝视。梗死面积大者可出现意识障碍和颅内压增高。皮质支闭塞引起的偏瘫及偏身感觉障碍，以面部和上肢为重；深穿支闭塞更常见，表现为对侧上下肢同等程度的偏瘫、偏身感觉障碍。故本题选 A。

45. 原发性蛛网膜下腔出血最常见的病因是

    A. 脑动脉炎

    B. 高血压性动脉硬化

    C. 血液病

    D. 脑底囊性动脉瘤破裂

    E. 脑血管畸形

考点：蛛网膜下腔出血的病因

解析：导致本病最多见的病因是脑底囊性动脉瘤破裂，其次为脑动、静脉畸形，其他非动脉瘤性病因有高血压脑动脉硬化、脑动脉炎、结缔组织病、颅内肿瘤、血液病、溶栓或抗凝治疗后等。故本题选 D。

46. 用于过敏性休克，禁用于心源性休克的血管活性药物是

    A. 多巴胺

    B. 多巴酚丁胺

    C. 异丙肾上腺素

    D. 间羟胺

    E. 肾上腺素

考点：休克的治疗

解析：抗休克治疗的拟肾上腺素类药：①多巴胺：小剂量时选择性扩张肾、肠系膜、冠状动脉和脑部血管，保障重要脏器供血；大剂量时可使周围血管收缩而升压。②多巴酚丁胺：增加心肌收缩力及心排血量，常用于心源性休克。③异丙肾上腺素：增强心肌收缩力，加快心率，适用于脉搏微弱、少尿、四肢冷患者或心率减慢的暂时治疗。④肾上腺素：用于过敏性休克，禁用于心源性休克。⑤去甲肾上腺素：用于极度低血压或感染性休克。⑥间羟胺：作用较弱而持久，目前较常用于升压治疗。故本题选 E。

47. 提示严重大出血的征象是

    A. 收缩压＜100mmHg，血红蛋白＜90g/L

    B. 收缩压＜90mmHg，血红蛋白＜80g/L

    C. 收缩压＜80mmHg，血红蛋白＜70g/L

    D. 收缩压＜60mmHg，血红蛋白＜60g/L

    E. 收缩压＜40mmHg，血红蛋白＜30g/L

考点：急性上消化道出血的病情评估

解析：提示严重大出血的征象是：收缩压＜80mmHg 或较基础血压降低＞30%。心率＞120次/分，血红蛋白＜70g/L。故本题选 C。

48. 下列以缺氧为中毒机制的是

    A. 急性有机磷杀虫药中毒

    B. 急性一氧化碳中毒

    C. 四氯化碳中毒

    D. 阿托品中毒

    E. 地西泮中毒

考点：急性一氧化碳中毒的发病机制

解析：急性一氧化碳中毒的机制：一氧化碳吸入机体后，85%与血液中血红蛋白结合，形成稳定不易解离的碳氧血红蛋白，使血红蛋白丧失正常的携氧能力，导致机体组织器官缺氧。高浓度的一氧化碳还可影响氧由毛细血管向细胞线粒体弥散，导致线粒体损害。此外，一氧化碳可抑制细胞色素氧化酶活性，阻碍组织对氧的利用。大脑与心脏最早发生异常，因缺氧可出现脑细胞能量耗竭、脑细胞水肿、脑内酸性代谢产物蓄积而发生脑细胞间质水肿。继之脑循环障碍而发生脑血栓形成、脑组织缺血性坏死与广泛脱髓

鞘病变，为部分患者发生迟发性脑病的病理基础。急性有机磷杀虫药中毒的机制：有机磷杀虫药进入机体后，迅速分布于全身，其中肝脏含量最高，主要在肝脏代谢。有机磷杀虫药进入人体后，以其磷酸根与胆碱酯酶的活性部分紧密结合，形成稳定的磷酰化胆碱酯酶，使胆碱酯酶失去水解乙酰胆碱的能力，从而导致体内胆碱能神经末梢释放的乙酰胆碱蓄积过多，作用于胆碱能受体，使其先过度兴奋，而后抑制，最终衰竭，从而产生一系列中毒症状，严重时可因昏迷、呼吸衰竭而死亡。故本题选 B。

49. 属急性有机磷杀虫药中毒烟碱样症状的是
   A. 流泪、流涎
   B. 瞳孔扩大
   C. 呼吸浅缓
   D. 心动过速
   E. 四肢强直性痉挛

考点：急性有机磷杀虫药中毒的临床表现

解析：烟碱样作用由于乙酰胆碱蓄积引起。表现为横纹肌兴奋使面部、四肢甚至全身的横纹肌发生肌纤维颤动，甚至引起全身肌肉强直性痉挛，而后出现肌力减退和瘫痪。呼吸肌麻痹导致呼吸衰竭甚至停止。故本题选 E。

50. 瞳孔缩小，呼出气为蒜臭味，全血胆碱酯酶活力不同程度降低的诊断是
   A. 溶血反应
   B. 休克
   C. 中暑
   D. 急性有机磷杀虫药中毒
   E. 急性一氧化碳中毒

考点：急性有机磷杀虫药中毒的诊断

解析：急性有机磷杀虫药中毒时瞳孔针尖样缩小，呼出气为蒜臭味，大汗淋漓，腺体分泌增加，肌纤维颤动和意识障碍等。全血胆碱酯酶活力不同程度降低为确诊依据。本病不难与其他疾病鉴别。故本题选 D。

【A2 型题】

51. 患者，65 岁。查体：心尖搏动出现在剑突下，且深吸气时增强，肺动脉瓣第二心音增强。应首先考虑的是
   A. 冠心病
   B. 高血压性心脏病
   C. 风心病
   D. 肺心病

   E. 心肌炎

考点：慢性肺源性心脏病的诊断 ★

解析：A 多有心绞痛，胸闷心慌，心电图有心肌缺血改变；B 有高血压病；C 有风湿病史，出现关节游走性疼痛，且风心病常不累及肺动脉瓣；D 有肺部基础疾病，深吸气时增强，肺动脉瓣第二心音增强，有肺高压表现，且心脏扩大明显，有心肺功能不全表现；E 多由病毒感染引起，可有发热、疲乏、多汗、心慌、气急、心前区闷痛等。检查可见期前收缩、传导阻滞等心律失常。谷草转氨酶、肌酸磷酸激酶增高，血沉增快。心电图、X 线检查有助于诊断。故本题选 D。

52. 患者，男，60 岁。慢性支气管炎病史 20 年，肺心病病史 5 年。近 1 周感冒后咳嗽，吐黄痰，心悸气短加重。下列治疗原则最重要的是
   A. 吸氧
   B. 止咳
   C. 祛痰
   D. 抗感染
   E. 强心、利尿

考点：慢性肺源性心脏病的治疗 ★

解析：肺心病的治疗原则：①控制呼吸道感染，呼吸道感染是发生呼吸衰竭和心力衰竭的最常见诱因，故需积极应用药物予以控制；②改善呼吸功能，纠正呼吸衰竭；③控制心力衰竭，强心利尿，应用血管扩张剂；④控制心律失常；⑤应用糖皮质激素；⑥抗凝治疗；⑦并发症的处理。故本题选 D。

53. 患者，男，63 岁。反复咳嗽、咯痰 10 余年，气短 3 年，受凉后加重。心悸，双下肢水肿。查体：T 38.2℃，P 104 次/分，R 24 次/分，神清，口唇发绀，桶状胸，$P_2 > A_2$，HR 104 次/分，肝肋下 1cm，双下肢凹陷性水肿。最关键的治疗措施是
   A. 保持呼吸道通畅
   B. 控制感染
   C. 应用利尿剂
   D. 应用强心剂
   E. 抗凝

考点：慢性肺源性心脏病的治疗 ★

解析：根据患者临床表现诊断为慢性肺源性心脏病急性加重期。控制感染为治疗慢性肺心病的关键措施。慢性肺心病并发的感染多为混合性感染，故应联合用药，一般可首选青霉素类、氨

基糖苷类、氟喹诺酮类及头孢菌素类等。根据痰培养和药物敏感试验选用抗菌药物更合理，多需静脉用药，长期应用抗菌药物要防止真菌感染。故本题选 B。

54. 患者，男，20 岁。突发胸闷、气急、咳嗽。听诊：两肺满布哮鸣音。应首先考虑的是
   A. 慢性支气管炎喘息型
   B. 急性支气管炎
   C. 心源性哮喘
   D. 支气管哮喘
   E. 气胸

考点：支气管哮喘的诊断★

解析：患者青壮年，突发胸闷、气急、咳嗽，听诊两肺布满哮鸣音，考虑支气管哮喘可能性大。A 有慢性咳嗽喘息；B 一般有急性上呼吸道感染症状，听诊呼吸音正常，或有散在干湿啰音；C 多见于左心衰竭，一般有心血管病史，常有阵发性咳嗽，并咳出粉红色泡沫痰；E 听诊呼吸音减弱。故本题选 D。

55. 患者，男，25 岁。发烧、咳嗽 3 天。检查：气管位置居中，右胸呼吸动度减弱，右中肺语颤增强，叩诊呈浊音，听诊可闻及湿啰音及支气管肺泡呼吸音。应首先考虑的是
   A. 胸膜炎
   B. 肺炎链球菌肺炎
   C. 气胸
   D. 肺不张
   E. 肺结核

考点：肺炎链球菌肺炎的诊断★

解析：根据患者表现诊断为肺炎链球菌肺炎。肺炎链球菌肺炎见寒战、高热、咳嗽、咳痰、胸痛、呼吸困难。典型患者有肺实变体征，包括患侧呼吸运动减弱、触觉语颤增强、叩诊呈浊音、听诊呼吸音减低或消失，并可出现支气管呼吸音。A 还有胸痛表现，检查：气管位置向患侧偏移；C 突发的胸痛、呼吸困难，患者常高瘦体型，检查：气管位置向患侧偏移，叩诊鼓音，听诊患侧呼吸音减弱或消失；D 常因肺炎、肺癌等引起，伴有胸闷、呼吸困难，检查：气管位置向患侧偏移，听诊呼吸音减弱；E 多有低热、盗汗、消瘦等结核中毒表现，PPD（+）。故本题选 B。

56. 患者，男，30 岁。高热、寒战 3 天，胸痛，伴咳嗽，痰中带血。听诊：右肺中部可闻及湿啰音。应首先考虑的是

   A. 急性支气管炎
   B. 支气管扩张
   C. 胸膜炎
   D. 肺炎链球菌肺炎
   E. 肺癌

考点：肺炎链球菌肺炎的诊断★

解析：参见 55 题。A 往往先有急性上呼吸道感染的症状，少有胸痛、痰中带血；B 反复咳嗽咳痰、咯血；C 不会出现痰中带血，听诊为胸膜摩擦音；E 多有吸烟史，无明显感染表现。故本题选 D。

57. 患者，男，25 岁。发作性干咳 3 个月，伴有夜间胸闷，无发热、咯血。查体：双肺未闻及干湿啰音。为明确诊断应首选的检查是
   A. 心脏彩超
   B. X 线胸片
   C. 肺功能
   D. 心电图
   E. 胃镜

考点：原发性支气管肺癌的实验室检查及其他检查

解析：原发性肺癌常以阵发性刺激性干咳为首发症状。X 线胸片为常规检查方法。故本题选 B。

58. 患者，男，50 岁。慢性支气管炎病史 5 年，近 2~3 个月咳嗽加重，痰中持续带血，伴胸闷、气急、胸痛。X 线检查见肺门阴影增大。应首先考虑的是
   A. 慢性支气管炎
   B. 原发性支气管肺癌
   C. 肺炎
   D. 肺结核
   E. 肺脓肿

考点：原发性支气管肺癌的诊断★

解析：该患者中老年男性，有慢性支气管炎病史，近期有咳嗽、痰中带血，并有胸闷、气急、胸痛等，X 线见肺门阴影增大，考虑原发性支气管肺癌可能性大。A 为肺纹理增粗、紊乱；C、D、E 应有发热。故本题选 B。

59. 患者，男，65 岁。今日体力活动后突发严重呼吸困难，大汗淋漓，发绀，烦躁，咳嗽频繁，咳吐粉红色泡沫样痰，有冠心病史。查体：P 120 次/分，R 28 次/分，BP 140/80mmHg，两肺满布湿啰音和哮鸣音，可闻及舒张期奔马律。其诊断是

A. 支气管哮喘
B. 自发性气胸
C. 急性呼吸窘迫综合征
D. 急性肺水肿
E. 慢性喘息性支气管炎

考点：急性心力衰竭的诊断

解析：根据患者临床表现诊断为急性肺水肿。急性肺水肿见突发严重呼吸困难，呼吸频率常达每分钟30～40次。强迫坐位，面色灰白，发绀、大汗、烦躁不安，频繁咳嗽，咳粉红色泡沫状痰。听诊两肺满布湿啰音和哮鸣音。危重患者可因脑缺氧而致神志模糊甚至昏迷。支气管哮喘主要表现为发作性伴哮鸣音的呼气性呼吸困难，其发作常与吸入外源性变应原有关，大多有季节性，春秋易发且日轻夜重。发作时胸部呈过度充气状态，两肺可闻及弥漫性哮鸣音，以呼气相为主，严重者呈强迫端坐位，甚至出现发绀、心率增快、奇脉、胸腹反常运动等。故本题选D。

60. 患者，女，40岁。风心病5年，近半月来胃纳差，恶心，呕吐，肝区疼痛，尿少。查体：颈静脉怒张，心尖区可闻及舒张期杂音，三尖瓣区可闻及收缩期杂音，肝肋下2cm。应首先考虑的是

A. 肝炎
B. 右心衰竭
C. 左心衰竭
D. 肝硬化
E. 全心衰竭

考点：慢性心力衰竭的临床表现★

解析：心尖区可闻及舒张期杂音为二尖瓣狭窄的特征。颈静脉怒张、肝肋下2cm为体循环淤血、右心衰竭的表现。同时还有因体循环淤血导致的胃肠道功能紊乱。A、D无心脏杂音表现；C为肺循环淤血，表现应为端坐呼吸、咳嗽咳痰、粉红色泡沫痰、胸闷心慌、呼吸困难等。故本题选B。

61. 患者心悸、气短1年，劳累后加重。检查：脉搏80次/分，节律不规整，心率约110次/分，心律完全不规则，心音强弱绝对不一致。此患者心律失常的类型是

A. 窦性心律不齐
B. 窦性心动过速
C. 过早搏动
D. 心房颤动

E. 室上性心动过速

考点：心房颤动的临床表现

解析：A表现为吸气时心律增快，呼气时心率减慢；B表现为生理情况下常见于体力劳动、兴奋或情绪激动后，病理情况下常见于发热、贫血、心功能不全、心律不齐时；C表现为每个正常心搏后都有一个过早搏动或每两个正常心搏后有一个过早搏动或一个正常性心搏后有一个过早搏动；D表现为心律绝对不规则，S_1强弱不等且无规律，心律快于脉率；E表现为心脏听诊心率快而大致规则，发作间歇可闻及早搏。故本题选D。

62. 患者，男，60岁。高血压病史15年，突发剧烈头痛，眩晕，恶心，呕吐，失语。查体：无肢体活动障碍，血压200/120mmHg，神经反射正常。应首先考虑的是

A. 急进型高血压
B. 缓进型高血压
C. 高血压脑病
D. 高血压性脑出血
E. 高血压性心脏病

考点：原发性高血压的并发症★

解析：患者发病时血压为200/120mmHg，结合发作时眩晕、失语的表现，可诊断为高血压脑病。肢体活动无障碍，神经反射正常，排除D；无心脏损伤的直接证据，排除E。故本题选C。

63. 患者，男，50岁。高血压病史10年，今日剧烈头痛，眩晕，恶心，呕吐。查体：无肢体活动障碍，血压200/120mmHg。为快速降压，应选择下列哪种药物

A. 硝普钠
B. 普萘洛尔
C. 硝苯吡啶
D. 降压灵
E. 复方降压片

考点：原发性高血压的治疗★

解析：患者长期高血压病史，此次发病血压200/120mmHg，结合发作时临床表现，可诊断为高血压危象。此时为快速降压首选能直接扩张动静脉的硝普钠，降压迅速、效果显著。故本题选A。

64. 患者，男，70岁。今日胸痛发作频繁，2小时前胸痛再次发作，含化硝酸甘油不能缓解。检查：血压90/60mmHg，心律不齐。心电图Ⅱ、

Ⅲ、aVF 导联 ST 段抬高呈弓背向上的单相曲线。应首先考虑的是

A. 心绞痛
B. 急性心包炎
C. 急性前间壁心肌梗死
D. 急性下壁心肌梗死
E. 急性广泛前壁心肌梗死

考点：急性心肌梗死的诊断★

解析：急性心肌梗死见疼痛，心律失常，低血压和休克，心力衰竭，胃肠道症状。ST 段抬高型心肌梗死的定位和范围为：前间壁 $V_1 \sim V_3$，下壁Ⅱ、Ⅲ、aVF，广泛前壁 $V_1 \sim V_6$。故本题选 D。

65. 患者，男，45 岁。突发胸骨后疼痛 2 小时，伴胸闷，面色苍白，大汗。测血压 90/60mmHg，心率 102 次/分。应首先考虑的是

A. 急性心肌梗死
B. 大叶性肺炎
C. 心绞痛
D. 心包炎
E. 气胸

考点：急性心肌梗死的诊断★

解析：参见 64 题。患者为典型的急性心梗临床表现。B 可有胸痛，但以发热，咳嗽咳痰为主要表现；C 胸骨后疼痛持续的时间短，常发生于劳动或情绪激动时，每次发作 3~5 分钟；D 有感染症状；E 为突发性的一侧胸痛，可伴胸闷，面色苍白，大汗，心率增快，血压下降。多见于瘦长体型的年轻人。故本题选 A。

66. 患者，男，55 岁。Ⅱ、Ⅲ、aVF 导联 ST 段抬高并与 T 波融合，血肌钙蛋白 I 升高。诊断为

A. 急性前间壁心肌梗死
B. 急性局限性前壁心肌梗死
C. 急性广泛性前壁心肌梗死
D. 急性下壁心肌梗死
E. 急性高侧壁心肌梗死

考点：急性心肌梗死的诊断★

解析：患者Ⅱ、Ⅲ、aVF 导联 ST 段抬高并与 T 波融合，血肌钙蛋白 I 升高，诊断为急性下壁心肌梗死。急性前间壁心肌梗死的心电图定位为 $V_1 \sim V_3$。急性局限性前壁心肌梗死的心电图定位为 $V_3 \sim V_5$。急性广泛性前壁心肌梗死的心电图定位为 $V_1 \sim V_6$。急性高侧壁心肌梗死的心电图定位为 $V_5 \sim V_7$，Ⅰ、Ⅱ、aVL。故本题选 D。

67. 患者，女，30 岁。10 年前患风湿热。检查：心尖部听到舒张期隆隆样杂音，X 线显示左心房增大。应首先考虑的是

A. 二尖瓣关闭不全
B. 二尖瓣狭窄
C. 主动脉瓣关闭不全
D. 主动脉瓣狭窄
E. 肺动脉瓣狭窄

考点：二尖瓣狭窄的诊断

解析：患者有风湿热病史，并出现心脏杂音，考虑风湿性心脏瓣膜病。心尖部听到舒张期隆隆样杂音为二尖瓣狭窄特有的杂音，且二尖瓣狭窄导致左房血液瘀滞，增大。A 心尖部收缩期杂音；C 胸骨右缘第 2~3 肋间舒张期杂音；D 胸骨右缘第 2~3 肋间收缩期杂音；C 胸骨左缘第 2~3 肋间收缩期杂音。故本题选 B。

68. 患者，女，56 岁。28 年前确诊风湿性二尖瓣狭窄。5 年来经常出现夜间阵发性呼吸困难和咯血，半年前开始出现腹胀、双下肢水肿，但呼吸困难和咯血发作次数明显减少。和近半年临床表现有关的原因最可能为

A. 二尖瓣狭窄程度减轻
B. 合并肾小球肾炎
C. 合并主动脉瓣狭窄
D. 出现了右心衰竭
E. 合并二尖瓣关闭不全

考点：二尖瓣狭窄的并发症★

解析：患者 5 年来经常出现夜间阵发性呼吸困难和咯血，为二尖瓣狭窄导致左心房失代偿而引发肺水肿的表现。半年前开始出现腹胀、双下肢水肿，是右心衰引起的体静脉淤血的表现。呼吸困难和咯血发作次数明显减少并不是二尖瓣狭窄减轻，而是左心衰合并右心衰引起的症状改变。故本题选 D。

69. 患者，女，30 岁。有风湿性关节炎病史。检查：心尖部可听到 4 级收缩期杂音，X 线显示左心房、左心室增大。应首先考虑的心瓣膜病变是

A. 二尖瓣关闭不全
B. 二尖瓣狭窄
C. 主动脉瓣关闭不全
D. 主动脉瓣狭窄
E. 肺动脉瓣狭窄

考点：二尖瓣关闭不全的诊断

解析：心尖部可听到 4 级收缩期杂音，为左

心室收缩时血液通过二尖瓣反流至左心房,故左心房增大。长期反流将导致左心室有效泵出量不够而发生左心室代偿性肥大,故本题考虑为风心病导致二尖瓣关闭不全。故本题选 A。

70. 患者,男,48 岁。上腹部无规律胀痛 3 年余,常因饮食不当而发作,偶有反酸,嗳气。心血管检查无异常。应首先考虑的是

    A. 慢性胆囊炎
    B. 心绞痛
    C. 胃溃疡
    D. 胃癌
    E. 慢性胃炎

    考点:慢性胃炎的诊断★

    解析:中年患者,上腹部胀痛,与饮食有关,偶反酸、嗳气,应为胃部疾病,结合病史,应为慢性胃炎。胃溃疡腹痛常有规律,为进食后痛;胆囊炎、心绞痛疼痛性质、部位与本例不符。故本题选 E。

71. 患者,男,28 岁。上腹部灼痛 1 年,饥饿时加重,进食后可缓解,伴泛酸。查体:上腹部稍偏右有压痛。应首先考虑的是

    A. 慢性胃炎
    B. 慢性胆囊炎
    C. 十二指肠溃疡
    D. 胰腺炎
    E. 胃癌

    考点:消化性溃疡的诊断★

    解析:十二指肠溃疡的临床表现主要为上腹部钝痛、灼痛等,疼痛多在饥饿或夜间出现,服制酸剂或进食可缓解。该患者症状比较典型,应为十二指肠溃疡。A、B、D、E 疼痛都无明显节律性。故本题选 C。

72. 患者,女,30 岁。反复上腹痛 6 年,饥饿时加重,进食后减轻。近 1 周来进食后上腹部胀痛加重,但大量呕吐后减轻。查体:轻度脱水,上腹部膨隆,有振水音。应首先考虑的是

    A. 多发性溃疡病
    B. 复合性溃疡病
    C. 胃溃疡恶变
    D. 十二指肠溃疡伴幽门梗阻
    E. 胃窦部溃疡伴急性穿孔

    考点:消化性溃疡的并发症★

    解析:结合患者上腹痛、饥饿痛且进食后减轻临床表现可初步诊断为十二指肠溃疡,近来腹胀加剧、呕吐后减轻、上腹部振水音,系因食物无法从幽门口向小肠运动,应考虑为十二指肠溃疡的重要并发症之一——幽门梗阻导致。A、B、C、E 不会造成该患者的梗阻症状。故本题选 D。

73. 患者,男,48 岁。近 1 个月来,因上腹部不适,食欲减退,体重减轻而疑诊为胃癌。为确诊,首选的检查方法是

    A. 癌胚抗原测定
    B. 大便隐血试验
    C. 胃液分析
    D. X 线钡餐检查
    E. 胃镜检查

    考点:胃癌的实验室检查及其他检查★

    解析:胃镜为诊断早期胃癌的特异性检查。故本题选 E。

74. 患者,男,45 岁。近日发现大便色黑,伴不规则上腹痛。检查:左锁骨上窝触及 1 个 1cm×1.2cm 大小的淋巴结,质硬,大便隐血试验(+++)。首先考虑的是

    A. 消化性溃疡病
    B. 胆道感染合并出血
    C. 胃癌
    D. 血小板减少性紫癜
    E. 肝硬化

    考点:胃癌的诊断★

    解析:患者大便色黑、大便隐血试验(+++),为量较多的上消化道出血,同时伴有不规则上腹痛,左锁骨上窝触及肿大的淋巴结,胃癌常见的淋巴结转移为左锁骨上淋巴结。故本题选 C。

75. 患者,男,55 岁。慢性乙肝病史 18 年。近 2 个月右季肋部疼痛,逐渐加重,并伴食欲减退,乏力,体重下降 6kg。为明确诊断,最有意义的实验室检查是

    A. 甲胎蛋白
    B. 碱性磷酸酶
    C. 谷氨酰转移酶
    D. 丙氨酸氨基转移酶
    E. 白蛋白

    考点:原发性肝癌的诊断★

    解析:患者有慢性乙肝病史,近期出现逐渐加重的肝区疼痛,伴有食欲减退、消瘦,首先考虑为原发性肝癌。甲胎蛋白(AFP)检测是当前诊断肝细胞癌最特异的标志物。检测血清中 AFP,有助于原发性肝癌的早期诊断。AFP 浓度

通常与肝癌大小呈正相关。故本题选 A。

76. 患者，男，42 岁。既往脾大，HBsAg 阳性。今晨排柏油样便约 200mL。应首先考虑的是
   A. 急性糜烂性胃炎
   B. 消化性溃疡
   C. 肝硬化
   D. 白血病
   E. 胃癌

考点：肝硬化的诊断★

解析：患者有乙肝病史，且已出现肝硬化门脉高压的临床表现——脾大。柏油样便应考虑食管-胃底侧支循环内压力过高破裂出血的结果。A、B 胃肠道出血量少，很少出现柏油样便；D 可有脾大，但无上述其他症状；E 不会出现脾大，且与乙肝无关。故本题选 C。

77. 患者，男，45 岁。因突然呕血入院。10 年前患乙肝，因肝功能损害曾多次住院治疗。近感腹胀，乏力。查体：脾肿大，腹水，应首先考虑的是
   A. 肺结核慢性空洞咯血
   B. 胃溃疡出血
   C. 急性支气管炎出血
   D. 肝硬化，食管下端静脉丛破裂出血
   E. 十二指肠溃疡出血

考点：肝硬化的并发症★

解析：该患者为中老年男性，曾有肝脏疾病，近期呕血、腹胀、乏力、脾大、腹水，考虑肝硬化并发上消化道出血可能性大。A、B、C、E 无腹水体征。故本题选 D。

78. 患者，男，50 岁。乙肝病史 6 年，呕血 1 天。检查：腹壁静脉曲张，肝肋下未触及，脾肋下 3cm，腹水征（+）。HBsAg（+），白蛋白降低，A/G<1，丙氨酸转氨酶升高。其诊断为
   A. 慢性肝炎
   B. 肝硬化合并上消化道出血
   C. 消化性溃疡合并上消化道出血
   D. 白血病
   E. 原发性肝癌

考点：肝硬化的并发症★

解析：患者有乙肝病史 6 年，HBsAg（+）；检查已有侧支循路的建立如腹壁静脉曲张；门脉高压表现如脾肋下 3cm，腹水征（+），且肝功能明显受损，白蛋白降低，A/G<1，丙氨酸转氨酶升高。故诊断肝硬化晚期。现呕血，最有可能的是食管胃底静脉网压力过高，破裂出血。

故本题选 B。

79. 患者，女，74 岁。有乙肝、肝硬化、腹水病史。欣快激动，夜不入睡，随意大小便，谵妄，腹部膨隆，移动性浊音（+），肌张力升高，腱反射亢进。治疗宜选
   A. 高蛋白
   B. 放腹水
   C. 乳果糖
   D. 呋塞米
   E. 巴比妥

考点：肝硬化的治疗

解析：根据患者表现诊断肝性脑病。肝性脑病目前尚无特效疗法，主要针对原发病特点，尽可能改善肝功能，确定并消除诱因，减少肠源性毒物的生成及吸收。①去除诱因：如上消化道出血，感染，水、电解质和酸碱平衡失调，大量放腹水等。②减少肠道毒物的生成和吸收：限制蛋白质摄入，灌肠或导泻以清除肠内积食、积血或其他含氮物质，减少氨的产生和吸收。乳果糖对急性门体分流性脑病特别有效。抗生素口服可抑制肠道细菌生长，抑制氨的生成，与乳果糖合用有协同作用。③降低血氨药物：应用谷氨酸盐、精氨酸等。④应用支链氨基酸：可纠正氨基酸的不平衡，与抑制性神经递质竞争进入脑内。故本题选 C。

80. 患者，男，40 岁。乙肝病史 10 年，近 2 个月右上腹胀痛加重。检查：面部有蜘蛛痣，右上腹压痛，肝肋缘下 3cm，质硬，ALT 40U，HBsAg（+），AFP 500μg/L。应首先考虑的是
   A. 慢性乙肝活动期
   B. 乙肝合并肝硬化
   C. 乙肝合并胆囊炎
   D. 原发性肝癌
   E. 继发性肝癌

考点：原发性肝癌的诊断★

解析：患者有 10 年乙肝病史，且 HBsAg（+）；体检发现蜘蛛痣、右上腹压痛、肝大、质硬，为肝硬化表现；查 AFP 升高，故首先考虑为乙肝-肝硬化-原发性肝癌这三阶梯，目前已达第三阶段。排除 A、B。HBV 是我国原发性肝癌的重要致病因素之一。需要指出的是，AFP 诊断肝细胞癌的标准应为：AFP>500μg/L 持续 4 周，或>200μg/L 持续 8 周。C、E 与该病例无关。故本题选 D。

81. 患者，男，40 岁。乙肝病史 6 年，近半月肝

区持续性疼痛，胃纳差，黄疸，消瘦。查体：肝肋下4cm，质硬，表面不平，压痛。应首先考虑的是

    A. 慢性肝炎

    B. 肝脓肿

    C. 肝硬化

    D. 继发性肝癌

    E. 原发性肝癌

考点：原发性肝癌的诊断★

解析：原发性肝癌的症状：肝痛、乏力、纳差、消瘦是最具特征性的临床症状。体征：进行性肝肿大为最常见的特征性体征之一。肝质地坚硬，表面及边缘不规则，常呈结节状，少数肿瘤深埋于肝实质内者则肝表面光滑，伴或不伴明显压痛。肝右叶膈面癌肿可使右侧膈肌明显抬高。脾肿大，腹水，黄疸，肝区血管杂音，肝区摩擦音。A查体：质韧，表面光滑，压痛不明显；B有发热、寒战等感染表现；C多有门静脉高压的表现；D多有原发肿瘤的表现。故本题选E。

82. 患者，男，35岁。上腹痛2天，呕吐，腹胀，血淀粉酶750U（Somogyi），血压80/50mmHg，脉搏120次/分。最可能的诊断是

    A. 急性肾功能衰竭

    B. 急性胰腺炎

    C. 急性心肌梗死

    D. 消化性溃疡

    E. 急性肝炎

考点：急性胰腺炎的诊断

解析：根据患者临床表现诊断为急性胰腺炎。确诊急性胰腺炎应具备下列3条中的任意2条：①急性、持续性中上腹痛；②血淀粉酶或脂肪酶超过正常值上限3倍；③急性胰腺炎的典型影像学改变。消化性溃疡患者有慢性、周期性、节律性上腹部疼痛的典型病史，X线钡餐检查直接征象为龛影。故本题选B。

83. 患者，女，26岁，已婚。突发尿痛、尿频、尿急，腹痛半天。检查：肾区无叩痛，尿中白细胞（++），菌培养为大肠杆菌。其诊断是

    A. 急性肾盂肾炎

    B. 肾结核

    C. 急性膀胱炎

    D. 肾结石

    E. 慢性肾炎

考点：尿路感染的诊断★

解析：急性膀胱炎发病急骤，常在过于劳累、受凉、长时间憋尿、性生活后发病，病程一般持续1~2周自行消退或治疗后消退。其特点是发病"急"、炎症反应"重"、病变部位"浅"。常见的症状有尿频、尿急、尿痛、脓尿和终末血尿，甚至全程肉眼血尿。患者肾区无叩击痛，排除A、B、D、E；尿中白细胞（++），菌培养为大肠杆菌，排除B、E；急性起病，排除B、D、E。故本题选C。

84. 患者，女，30岁。尿频、尿痛2天。检查：体温38℃，右肾区叩击痛，尿蛋白（±），尿中红细胞2~4/HP，白细胞20~30/HP。应首先考虑的是

    A. 急性膀胱炎

    B. 急性肾炎

    C. 急性肾盂肾炎

    D. 尿道综合征

    E. 右肾结石

考点：尿路感染的诊断★

解析：根据患者表现诊断为急性肾盂肾炎。A无肾区叩击痛。B临床上表现为急性起病，以血尿、蛋白尿、水肿、高血压和肾小球滤过率下降为特点的肾小球疾病。D反复发作尿频、尿急、尿痛、排尿困难等症状，而尿常规化验正常，中段尿培养无细菌生长，其发病快、消失也快，呈周期性发作，发作周期不定。E为突然发作的阵发性刀割样疼痛，疼痛剧烈难忍，有时有大汗、恶心呕吐。可有肉眼血尿，结石并发感染时，尿中出现脓细胞，有尿频、尿痛症状。故本题选C。

85. 患者，女，32岁。近两年来间断发生尿路刺激症状，不发热，尿液检查可见白细胞与颗粒管型。应首先考虑的是

    A. 急性肾炎

    B. 慢性肾炎

    C. 急性肾盂肾炎

    D. 慢性肾盂肾炎

    E. 急性膀胱炎

考点：尿路感染的诊断★

解析：肾盂肾炎常见于女性，致病菌可经短而直的尿道口逆行性感染，临床表现为尿路刺激征，尿检见炎症细胞与颗粒管型。患者病程2年，间断发作，为慢性肾盂肾炎。故本题选D。

86. 患者因反复出现皮肤出血，感染，贫血而就诊，检查后被确诊为慢性再障，最不可能出现的

检查结果是
    A. 单核细胞减少
    B. 中性粒细胞减少
    C. 网织红细胞百分比正常
    D. 血小板计数减少
    E. 淋巴细胞百分数增高
考点：再生障碍性贫血的实验室检查
解析：再生障碍性贫血的血象：全血细胞减少，但发病早期可先有一个或两个血细胞系减少，呈正常细胞正常色素性贫血，网织红细胞显著减少，少数非重型再障网织红细胞百分数可轻度升高，但绝对值减少；中性粒细胞和单核细胞均减少，重型再障减少显著；淋巴细胞的百分数增高但绝对值不增高；血小板计数减少，重型再障常低于 $10.0 \times 10^9/L$。故本题选 C。

87. 患者因腹胀，全身疼痛就诊。检查：脾肋缘下6cm，血液白细胞计数 $160 \times 10^9/L$，可见各阶段幼稚粒细胞少许。应首先考虑的是
    A. 脾功能亢进
    B. 门脉性肝硬化
    C. 急性粒细胞白血病
    D. 慢性髓细胞白血病
    E. 急性淋巴细胞白血病
考点：慢性髓细胞白血病的诊断
解析：全身疼痛、查体脾缘下6cm，血液白细胞计数显著增高，见各阶段幼稚粒细胞，诊断为慢性髓细胞白血病。E可见原始和幼稚淋巴细胞。脾大多见于脾功能亢进、急淋及慢粒。A可见三系均减少；B门脉性肝硬化可有脾功能亢进的表现；C血中亦可见幼稚粒细胞，但不是各阶段均能见到，且脾大少见。故本题选 D。

88. 患者，女，34岁。皮肤反复出血半年。检查：血红蛋白90g/L，血白细胞 $5.0 \times 10^9/L$，血小板 $46 \times 10^9/L$，骨髓增生活跃，颗粒型巨核细胞增多。应首先考虑的是
    A. 再生障碍性贫血
    B. 急性白血病
    C. 原发免疫性血小板减少症
    D. 脾功能亢进
    E. 过敏性紫癜
考点：原发免疫性血小板减少症的诊断★
解析：皮肤反复出血，外周血小板减少，骨髓增生活跃，颗粒型巨核细胞增多，可推断巨核细胞产板不良，故诊断为原发免疫性血小板减少症。检查结果未见红细胞及白细胞的减少，骨髓未见增生低下，排除A；脾亢及过敏性紫癜不出现如该患者的骨髓变化，排除D、E；病人病程半年，除巨细胞外其他系均正常，骨髓增生活跃而不是极度活跃，排除B。故本题选 C。

89. 患者，女，20岁。双下肢皮肤反复出现紫斑1年。检查：肝、脾不大，轻度贫血，血小板 $60 \times 10^9/L$，骨髓颗粒型巨核细胞比例增加。其诊断是
    A. 急性白血病
    B. 再生障碍性贫血
    C. 脾功能亢进
    D. 过敏性紫癜
    E. 原发免疫性血小板减少症
考点：原发免疫性血小板减少症的诊断★
解析：急性白血病骨髓象有核细胞显著增多，巨核细胞减少，排除A；再生障碍性贫血骨髓象巨核细胞很难找到或缺如，排除B；脾功能亢进时，脾大是特征性的临床表现之一，排除C；过敏性紫癜血小板计数正常，排除D。该患者临床表现及骨髓象都与原发免疫性血小板减少症相符。故本题选 E。

90. 患者，女，24岁。头晕、乏力，伴月经量增多1年。查体：下肢皮肤瘀点，肝脾肋下未触及。血常规：血红蛋白60g/L，白细胞计数 $2.8 \times 10^9/L$，血小板 $38 \times 10^9/L$，网织红细胞0.001。胸骨骨髓细胞学检查：骨髓增生活跃，未见巨核细胞。最可能的诊断是
    A. 原发免疫性血小板减少症
    B. 再生障碍性贫血
    C. 阵发性睡眠性血红蛋白尿
    D. 慢性失血性贫血
    E. 骨髓增生异常综合征
考点：骨髓增生异常综合征的诊断
解析：根据患者临床表现诊断为骨髓增生异常综合征。骨髓增生异常综合征有贫血症状，表现为乏力、疲倦、活动后心悸气短，半数以上的患者有中性粒细胞减少。40%~60%的MDS患者有血小板减少，随着疾病进展可出现进行性血小板减少。持续性全血细胞减少，一系减少少见，多为红细胞减少，Hb<100g/L，中性粒细胞 $<1.8 \times 10^9/L$，血小板 $<100 \times 10^9/L$。骨髓增生度多在活跃以上，1/3~1/2患者达明显活跃以上，少部分呈增生减低。骨髓病理活检在骨小梁旁区和间区出现3~5个或更多的呈簇状分布的原粒和早幼粒细胞。原发免疫性血小板减少症

诊断要点：①广泛出血累及皮肤、黏膜及内脏；②多次检查血小板计数减少；③脾不肿大或轻度肿大；④骨髓巨核细胞数增多或正常，有成熟障碍；⑤并具备下列5项中任何1项：泼尼松治疗有效；脾切除术治疗有效；血PAIg阳性；血PAC3阳性；血小板寿命测定缩短。⑥排除继发性血小板减少症。典型再生障碍性贫血的诊断标准：①全血细胞减少，网织红细胞百分数低于0.01，淋巴细胞比例增高。②一般无肝、脾肿大。③骨髓多部位增生减低，造血细胞减少，非造血细胞比例增高，骨髓小粒空虚。有条件者做骨髓活检，可见造血组织均匀减少。④除外引起全血细胞减少的其他疾病，如阵发性睡眠性血红蛋白尿、骨髓增生异常综合征、急性白血病等。⑤一般抗贫血治疗无效。故本题选E。

91. 患者，男，45岁。肥胖体形，无症状，健康查体时发现尿糖阳性。空腹血糖稍高，葡萄糖耐量减低。其诊断是

A. 2型糖尿病
B. 1型糖尿病
C. 糖尿病酮症酸中毒
D. 肾炎
E. 肾病

考点：糖尿病的诊断

解析：1型糖尿病多发生于青少年，其胰岛素分泌缺乏，必须依赖胰岛素治疗维持生命。2型糖尿病多见于30岁以上中、老年人，其胰岛素的分泌量并不低甚至还偏高，病因主要是机体对胰岛素不敏感（即胰岛素抵抗）。C是糖尿病的一种急性并发症，是血糖急剧升高引起的胰岛素严重不足激发的酸中毒；D、E尿中有蛋白。故本题选A。

92. 患者，男，14岁。患1型糖尿病2年，近日在家中用胰岛素治疗，突然发生昏迷。其昏迷原因最可能是

A. 糖尿病高渗性昏迷
B. 乳酸性酸中毒
C. 呼吸性酸中毒
D. 尿毒症酸中毒
E. 低血糖昏迷

考点：糖尿病的并发症

解析：1型糖尿病应用胰岛素治疗的常见并发症为胰岛素应用过量导致低血糖，进而昏迷。A、B亦为糖尿病常见并发症，但与本题背景不符；C、D与本题关系不大。故本题选E。

93. 患儿，男，12岁。2年前诊断为1型糖尿病。今日在家中用胰岛素治疗后，突然发生昏迷。应首选的抢救措施是

A. 小剂量胰岛素静滴
B. 静脉补充氯化钾
C. 快速补充生理盐水
D. 静脉补充高渗葡萄糖
E. 静脉补充碳酸氢钠

考点：糖尿病的治疗

解析：1型糖尿病应用胰岛素治疗的常见并发症为胰岛素应用过量导致低血糖，进而昏迷。其治疗应首先提高血糖浓度。A会加重病情；B补充钾后，血糖会随钾离子进入组织细胞而加重低血糖；C、E与本题关系不大。故本题选D。

94. 患者，女，21岁，四肢关节痛6个月，近2个月出现面颊部对称性红斑，口腔溃疡反复发作，检查白细胞2.7×10^9g/L，血沉67mm/h，ANA（+）。该患者最可能的诊断是

A. 类风湿关节炎
B. 系统性红斑狼疮
C. 干燥综合征
D. 白塞病
E. 风湿性关节炎

考点：系统性红斑狼疮的诊断

解析：系统性红斑狼疮的症状一般为面颊部蝴蝶形红斑或盘状红斑，口腔黏膜点状出血、糜烂或溃疡，关节肿胀、酸痛等。一般检查血常规可见白细胞减少，狼疮活动时红细胞沉降率增快等。约95%的SLE病人ANA阳性。单独ANA阳性不能确诊本病，但ANA阳性且伴有特征性狼疮症状则支持系统性红斑狼疮的诊断。故本题选B。

95. 患者，男，26岁。近年来有多次强直、阵挛、昏睡发作，一般数分钟内意识恢复，发作前胸腹有气上冲感。属于癫痫的哪种发作类型

A. 大发作
B. 失神小发作
C. 精神运动性发作
D. 局限性发作
E. 癫痫持续状态

考点：癫痫的诊断

解析：大发作又称全面性强直-阵挛发作，半数有先兆，如上腹部不适。发作时有些病人先发出尖锐叫声，后意识丧失而跌倒，又全身肌肉强直、呼吸停顿，数秒钟后，出现阵挛性抽搐，

抽搐后全身松弛或进入昏睡（昏睡期），此后意识逐渐恢复。B 无全身痉挛现象；C 以有不规则及不协调动作如吮吸、咀嚼、寻找为主；D 的特点为一侧口角、手指或足趾的发作性抽动或感觉异常；E 发作时间大于 30 分钟。故本题选 A。

96.患者，男，60 岁。发作性右侧肢体无力伴言语不利 2 天，每次持续 20 分钟后可自行缓解。既往有高血压史。最可能的诊断是
　　A. 部分性癫痫
　　B. 周期性瘫痪
　　C. 短暂性脑缺血发作
　　D. 脑血栓形成
　　E. 脑栓塞
　　考点：短暂性脑缺血发作的诊断
　　解析：根据患者临床表现诊断为短暂性脑缺血发作（TIA）。TIA 好发于中老年人，男性多于女性，患者多有原发性高血压、动脉粥样硬化症、2 型糖尿病、血脂异常等病史。颈内动脉系统 TIA 常见症状有一过性单眼失明或视觉障碍，发作性偏身瘫痪或单肢瘫痪，发作性偏身感觉障碍或单肢感觉障碍，发作性偏盲或视野缺损。如为主侧大脑半球受累则可出现一过性失语。脑血栓形成多见于中年以上，有动脉硬化、高血压、糖尿病等病史，常有短暂性脑缺血发作病史。静息状态下或睡眠中发病，迅速出现局限性神经功能缺失症状，并持续 24 小时以上。神经系统症状和体征可用某一血管综合征解释。意识常清楚或轻度障碍，多无脑膜刺激征。脑栓塞有冠心病心肌梗死、心脏瓣膜病、心房颤动等病史。体力活动中骤然起病，迅速出现局限性神经功能缺失症状，症状在数秒钟到数分钟达到高峰，并持续 24 小时以上。神经系统症状和体征可用某一血管综合征解释。意识常清楚或轻度障碍，多无脑膜刺激征。故本题选 C。

97.患者，男，68 岁。高血压病史 20 年，近日突然意识丧失，深度昏迷，出现三偏征，伴有高热与呕血。应首先考虑的是
　　A. 壳核出血（内囊外侧型）
　　B. 丘脑出血（内囊内侧型）
　　C. 桥脑出血
　　D. 小脑出血
　　E. 蛛网膜下腔出血
　　考点：脑出血的诊断
　　解析：壳核出血（内囊外侧型）可出现典型"三偏"征，即对侧偏瘫、对侧偏身感觉

障碍和对侧同向偏盲。丘脑出血（内囊内侧型）出现"三偏"征，以感觉障碍明显。一侧脑桥少量出血，表现为交叉性瘫痪，两眼向病灶侧凝视麻痹。小脑出血常有眩晕，频繁呕吐，后枕剧痛，步履不稳，构音障碍，共济失调，眼球震颤，而无瘫痪。蛛网膜下腔出血见突发剧烈头痛伴脑膜刺激征阳性，眼底检查可见出血，尤其是玻璃体膜下出血。故本题选 B。

98.患者，男，30 岁。十二指肠溃疡史 5 年。今日突然呕血伴休克。应首先采取的抢救措施是
　　A. 补充血容量
　　B. 口服去甲肾上腺素
　　C. 静脉滴注止血敏
　　D. 静滴甲氰咪胍
　　E. 冰水洗胃
　　考点：休克的治疗
　　解析：休克的本质为有效循环血容量的不足，故首选补充血容量。待病情稳定后，再针对病因进行其他治疗。故本题选 A。

99.患者，男，33 岁。晨起被发现意识不清，T 37.1℃，P 96 次/分，R 25 次/分，BP 110/70mmHg，皮肤呈樱桃红色。为确诊应检查
　　A. 血碳氧血红蛋白
　　B. 全血胆碱酯酶活力
　　C. 动脉血气分析
　　D. 心电图
　　E. 颅脑 CT
　　考点：急性一氧化碳中毒的实验室检查及其他检查
　　解析：患者意识不清，血压下降，呼吸增快，皮肤呈樱桃红色，初步判定为诊断为急性一氧化碳中毒。急性一氧化碳中毒结合临床表现以及血碳氧血红蛋白测定超过 10%，可以确定诊断。全血胆碱酯酶活力为急性有机磷杀虫药中毒的特异性指标。故本题选 A。

100.患者，女，30 岁。半小时前家人发现其神志不清。既往无特殊病史。检查发现呕吐物有大蒜味，双侧瞳孔明显缩小。应首先考虑的是
　　A. 有机磷杀虫药中毒
　　B. 阿托品中毒
　　C. 糖尿病酮症酸中毒
　　D. 尿毒症
　　E. 肝昏迷
　　考点：急性有机磷杀虫药中毒的诊断
　　解析：A 有大蒜味，且瞳孔缩小。B 瞳孔扩

大；C 呼气时有烂苹果味；D 由于代谢物蓄积，水、电解质和酸碱平衡紊乱，以致内分泌功能失调而引起机体出现的一系列自体中毒症状；E 有肝臭味。故本题选 A。

【A3 型题】

(101～103 题共用题干)

患者，男，62 岁。有吸烟史 30 余年。近 10 余年晨间咳嗽明显，有白色浆液性泡沫样痰，夜间有阵咳，常感气短、喘息、胸闷、食欲减退。

101. 该患者初步诊断是
    A. 肺炎
    B. 慢性支气管炎
    C. 支气管哮喘
    D. 慢性阻塞性肺疾病
    E. 原发性支气管肺癌

102. 对本病的诊断、进展及预后有重要意义的检查是
    A. 肺功能检查
    B. 胸部 X 线检查
    C. 动脉血气分析
    D. 心电图检查
    E. 胸部 CT

103. 若患者 $PaO_2 \leq 55mmHg$，有高碳酸血症，需进行家庭氧疗，其氧流量是
    A. 0.5～1mL
    B. 1～2mL
    C. 1.5～3mL
    D. 3～5mL
    E. 5～10mL

考点：慢性阻塞性肺疾病的诊断、实验室检查及其他检查、治疗★

解析：试题 101 考查疾病的诊断。根据患者临床表现诊断为慢性阻塞性肺疾病。慢性阻塞性肺疾病最主要的病因为吸烟。病程较长，表现为慢性咳嗽、咳痰、气短及呼吸困难，喘息和胸闷。随疾病进展出现桶状胸，呼吸变浅，频率增快，双肺语颤减弱，叩诊呈过清音，心浊音界缩小，肺下界和肝浊音界下降，呼吸音减弱，呼气延长，部分患者可闻及湿啰音和/或散在的干啰音。肺炎多见于青壮年，急性起病，寒战高热，咳铁锈色痰，血白细胞增高，抗生素治疗有效。支气管哮喘主要表现为发作性伴哮鸣音的呼气性呼吸困难。原发性支气管肺癌表现咳嗽为常见的早期症状，多呈刺激性干咳，或有少量黏液痰。故 101 题选 D。试题 102 考查疾病的实验室检查及其他检查。肺功能检查结果是判断气流受限的主要客观指标，对 COPD 的诊断、严重度评估、疾病进展、预后及治疗反应等有重要意义。其中主要指标为第一秒用力呼气容积（FEV_1）减少，且 $FEV/FVC < 70\%$ 是判断气流受限的主要客观依据。胸片可作为确定肺部并发症及排除其他肺部疾病的客观依据。胸部 CT 不作为常规检查，高分辨率 CT 对疑难病例的鉴别诊断有一定意义。动脉血气分析可确定是否发生呼吸衰竭及其类型。故 102 题选 A。试题 103 考查疾病的治疗。长期家庭氧疗一般经鼻导管吸入给氧，氧流量 1.0～2.0L/min，吸氧持续时间 >15h/d。故 103 题选 B。

(104～106 题共用题干)

患者，女，32 岁。因旅途劳累而畏寒，高热，干咳，右侧胸痛，深呼吸或咳嗽时加重。查体：T 39℃，急性重病容，面部充血，口角有疱疹，右中下肺闻及支气管呼吸音。

104. 最可能的病原体是
    A. 肺炎支原体
    B. 肺炎克雷伯菌
    C. 肺炎链球菌
    D. 肺炎衣原体
    E. 金黄色葡萄球菌

105. 应立即作哪项检查以指导用药
    A. 血沉
    B. 痰细菌学检查
    C. 血培养
    D. 血电解质
    E. PPD 试验

106. 最佳治疗药物是
    A. 青霉素
    B. 红霉素
    C. 庆大霉素
    D. 异烟肼、链霉素
    E. 诺氟沙星

考点：肺炎链球菌肺炎的病因、实验室检查及其他检查、治疗★

解析：试题 104 考查疾病的病因。根据患者临床表现诊断为肺炎链球菌肺炎。肺炎链球菌肺炎由肺炎链球菌引起，症状见寒战、高热，咳嗽、咳痰、胸痛，呼吸困难。体征见急性热病面容，呼吸浅速，面颊绯红，皮肤灼热，部分患者

有鼻翼扇动、口唇单纯疱疹等。典型患者有肺实变体征，包括患侧呼吸运动减弱、触觉语颤增强、叩诊呈浊音、听诊呼吸音减低或消失，并可出现支气管呼吸音。消散期可闻及湿啰音。重症患者有肠胀气，上腹部压痛，多与炎症累及膈、胸膜有关。少数重症患者可出现休克，多见于老年患者。肺炎支原体肺炎由肺炎支原体引起，症状主要有乏力、咽痛、头痛、咳嗽、发热、食欲不振、腹泻、肌痛、耳痛等。咳嗽多为阵发性刺激性呛咳，咳少量黏液痰。发热可持续2~3周，体温恢复正常后可仍有咳嗽，偶伴有胸骨后疼痛。肺外表现更为常见，如皮炎（斑丘疹和多形红斑）等。查体可见咽部充血，儿童偶可并发鼓膜炎或中耳炎，伴颈部淋巴结肿大。胸部查体与肺部病变程度常不相称，可无明显阳性体征。故104题选C。试题105考查疾病的实验室检查及其他检查。痰直接涂片发现典型的革兰染色阳性、带荚膜的双球菌，即可初步做出病原学诊断。痰培养24~48小时可以确定病原体。PCR检测及荧光标记抗体检测，可提高病原学诊断率。对病情危重者，应在使用抗菌药物前做血培养。故105题选B。试题106考查疾病的治疗。治疗肺炎链球菌肺炎的抗菌药物首选青霉素G。对青霉素过敏者，可用红霉素或阿奇霉素、林可霉素等。重症患者可选用氟喹诺酮类、头孢菌素类等。多重耐药菌株感染者可用万古霉素、替考拉宁等。肺炎支原体肺炎抗感染治疗首选大环内酯类抗菌药，常用红霉素、罗红霉素和阿奇霉素等。故106题选A。

（107~109题共用题干）

患者，男，28岁。经常出现规律性上腹痛3年，空腹发作，夜间更重，进食可缓解，服抗酸药可止痛。

107. 该患者最可能的疾病是
A. 胃癌
B. 慢性萎缩性胃炎
C. 十二指肠溃疡
D. 慢性胆囊炎
E. 慢性胰腺炎

108. 确诊最有价值的检查方法是
A. Hp检测
B. 粪便隐血试验
C. X线钡餐检查
D. 血清学检查

E. 胃镜检查和黏膜活检

109. 最常见的并发症是
A. 急性穿孔
B. 出血
C. 穿透
D. 癌变
E. 幽门梗阻

考点：消化性溃疡的诊断、并发症、实验室检查及其他检查★

解析：试题107考查疾病的诊断。根据患者临床辨证诊断为消化性溃疡（十二指肠溃疡）。十二指肠溃疡的症状见上腹部疼痛，多位于中上腹部偏右侧，腹痛呈节律性并与进食相关，饥饿时疼痛，多在餐后2~4小时出现，进食后缓解，部分患者可有午夜痛。常伴有反酸、嗳气、恶心等消化道症状。胃癌症见上腹疼痛，食欲减退，恶心呕吐、呕血、黑便、低热、疲乏、体重减轻、贫血等。腹部肿块是胃癌的主要体征，多在上腹部偏右，可触及坚实而可移动的结节状肿块，伴压痛。粪便隐血试验常持续阳性，X线征象有充盈缺损、癌性龛影、皮革胃及胃潴留等表现。慢性萎缩性胃炎症见出现上腹痛、饱胀不适，以进餐后明显，可伴嗳气、反酸恶心等。胃镜下黏膜苍白或灰白色，呈颗粒状，可透见黏膜下血管，皱襞细小。故107题选C。试题108考查疾病的实验室检查及其他检查。胃镜检查和黏膜活检可直接观察黏膜情况，确定病变的部位、大小、数目、表面状态、有无活动性出血及其他合并疾病的存在，同时可以取活组织进行病理检查和Hp检测，是诊断消化性溃疡最有价值的检查方法。Hp检测：快速尿素酶试验是目前临床上最常用的Hp感染的检测方法，特异性和敏感性均高。粪便隐血试验主要用于确定溃疡有无活动及合并活动性出血，并可作为疗效判断的指标。故108题选E。试题109考查疾病的并发症。消化性溃疡的并发症有出血、穿孔、幽门梗阻、癌变，其中出血最常见。故109题选B。

（110~112题共用题干）

患者，男，45岁。肝炎病史20余年。近2月来出现右侧季肋部持续胀痛，伴厌食、乏力和腹胀。查体：右侧肋缘下可触及到肿大的肝脏，质地坚硬，边缘不规则，AFP>1000μg/L。

110. 首先考虑的疾病是
A. 肝硬化

B. 慢性肝炎活动期
C. 原发性肝癌
D. 溃疡性结肠炎
E. 胆石症

111. 有确诊意义的检查是
A. 肝功能检查
B. CT
C. MRI
D. 肝组织活检
E. 选择性肝动脉造影

112. 与该病最无关的因素是
A. 病毒
B. 射线
C. 遗传
D. 亚硝胺
E. 乙醇

考点：原发性肝癌的病因、诊断、实验室检查及其他检查★

解析：试题110考查疾病的诊断。根据患者临床表现诊断为原发性肝癌。原发性肝癌见肝区疼痛，呈持续性胀痛或隐痛，食欲减退，进行性消瘦、乏力、发热，肝肿大，黄疸，脾肿大，腹水征。AFP检查诊断肝细胞癌的标准为：①AFP超过500μg/L持续4周；②AFP由低浓度逐渐升高不降；③AFP超过200μg/L持续8周。肝硬化代偿期表现为乏力、食欲减退、腹部不适、恶心、上腹部隐痛、轻微腹泻等，症状多呈间歇性。查体见肝脏轻度肿大，质地偏硬，无或轻度压痛，脾轻度或中度肿大。肝功能检查多数正常或轻度异常。失代偿期有肝功能减退和门静脉高压的表现，肝功能指标检测有血清白蛋白下降、血清胆红素升高及凝血酶原时间延长等，B超或CT提示肝硬化改变，内镜检查证实食管胃底静脉曲张，肝活组织检查见假小叶形成。故110题选C。试题111考查疾病的实验室检查及其他检查。在超声或CT引导下，用细针穿刺行组织学或细胞学检查，是目前获得2cm直径以下小肝癌确诊的有效方法。CT、MRI及肝动脉造影对肝癌定位和定性诊断均有重要的临床价值。肝动脉造影是目前诊断小肝癌的最佳方法。故111题选D。试题112考查疾病的病因。原发性肝癌的病因：①病毒性肝炎。②黄曲霉素污染。③肝硬化。④家族史及遗传因素。⑤其他：酒精中毒；亚硝胺类物质；有机氯类农药；雄激素及类固醇；微量元素如低硒、锌、高镍、砷

等；铁代谢障碍等。故112题选B。

(113~115题共用题干)

患者，女，30岁。1周来发热、尿频、尿急、尿痛伴腰痛，既往无类似病史。查体：T 38.3℃，心肺检查未见异常，腹软，肝脾肋下未触及，双肾区有叩击痛、化验：尿蛋白（+），白细胞30~50/HP，可见白细胞管型。

113. 对该患者最可能的诊断是
A. 急性肾小球肾炎
B. 急性尿道炎
C. 急性膀胱炎
D. 急性肾盂肾炎
E. 尿道综合征

114. 不宜作为首选的治疗药物是
A. 喹诺酮类
B. 头孢菌素类
C. 红霉素
D. 半合成广谱青霉素
E. 克林霉素

115. 一般用药的疗程是
A. 3天
B. 7天
C. 14天
D. 20天
E. 30天

考点：尿路感染的诊断、治疗★

解析：试题113考查疾病的诊断。根据患者临床表现诊断为急性肾盂肾炎。急性肾盂肾炎常发生于育龄妇女。症状见膀胱刺激征，腰痛和/或下腹部痛，腰痛程度不一，多为钝痛、酸痛。查体可见肋脊角及输尿管点压痛、肾区压痛和叩击痛。全身症状见寒战、发热、头痛、恶心呕吐、食欲不振等，体温多在38~39℃，常伴有血白细胞计数升高和血沉增快。急性膀胱炎常见于年轻女性，主要表现为膀胱刺激征，即尿频、尿急、尿痛，尿液常混浊，并有异味，约30%患者出现血尿。一般无明显的全身感染症状，少数患者可有腰痛、低热等。血白细胞计数多不增高。尿道综合征多见于中年女性，仅有膀胱刺激征，而无脓尿及细菌尿，尿频较排尿不适更突出，有长期使用抗菌药物而无效的病史，口服地西泮有一定疗效。故113题选D。试题114、115考查疾病的治疗。急性肾盂肾炎尿标本采集后立即进行治疗，一般首选对革兰阴性杆菌有效的抗

内科学

菌药物,但应兼顾革兰阳性菌感染。治疗72小时无效者根据药敏结果调整用药。常用抗菌药物有喹诺酮类、半合成青霉素类、头孢类,必要时联合用药。复方新诺明对除铜假绿单胞菌外的革兰阳性及阴性菌有效。<u>故114题选C</u>。热退后连续用药3天改为口服,总疗程一般为7~14天。停药后第2、6周复查尿细菌培养,随后每月复查一次,随访中出现感染复发,应重新进行治疗。<u>故115题选C</u>。

(116~118题共用题干)

患者,男,36岁。5天前发热、咽疼,应用抗生素治疗无效。颈部浅表淋巴结肿大,咽部充血,扁桃体Ⅱ度肿大,下肢少许瘀斑。白细胞$16.6×10^9$/L,原始细胞0.60,血红蛋白80g/L,血小板$34×10^9$/L。

116. 最可能的诊断是
　　A. 原发免疫性血小板减少症
　　B. 骨髓增生异常综合征
　　C. 再生障碍性贫血
　　D. 溶血性贫血
　　E. 急性白血病

117. 体检中应特别注意的体征是
　　A. 睑结膜苍白
　　B. 胸骨压痛
　　C. 浅表淋巴结肿大
　　D. 皮肤出血点
　　E. 心脏杂音

118. 为明确诊断应做的检查是
　　A. 血小板抗体
　　B. 血清铁蛋白
　　C. 免疫学检查
　　D. 淋巴结活检
　　E. 骨髓涂片细胞学检查

考点:急性白血病的诊断、临床表现、实验室检查及其他检查★

解析:试题116考查疾病的诊断。急性白血病临床有发热、感染、出血、贫血等症状,查体有淋巴结、肝脾肿大及胸骨压痛,外周血片有原始细胞,骨髓细胞形态学及细胞化学染色显示其某一系列原始细胞≥30%即可诊断。骨髓增生异常综合征的RAEB及RAEB-t型除病态造血外,外周血中可见原始和幼稚细胞,全血细胞减少和染色体异常,易与白血病相混淆。但骨髓中原始细胞低于20%。目前已将RAEB-t(原始细胞20%~30%)归为急性白血病。典型再障有全血细胞减少,网织红细胞百分数低于0.01,淋巴细胞比例增高。一般无肝、脾肿大。骨髓多部位增生减低,造血细胞减少,非造血细胞比例增高,骨髓小粒空虚。一般抗贫血治疗无效。原发免疫性血小板减少症见广泛出血累及皮肤、黏膜及内脏;多次检查血小板计数减少;脾不肿大或轻度肿大;骨髓巨核细胞数增多或正常,有成熟障碍;泼尼松治疗有效;脾切除术治疗有效;血PAIg阳性;血PAC3阳性;血小板寿命测定缩短。<u>故116题选E</u>。试题117考查疾病的临床表现。急性白血病胸骨中下段压痛,此体征有助于诊断与鉴别诊断。<u>故117题选B</u>。试题118考查疾病的检查。骨髓象是确诊白血病的主要依据。多数病例骨髓增生明显活跃或极度活跃,原始细胞等于或超过全部骨髓有核细胞的30%。正常造血细胞严重受抑制,正常幼红细胞及巨核细胞减少。白血病性原始细胞形态有异常改变。<u>故118题选E</u>。

(119~121题共用题干)

患者,男,19岁。心悸、怕热、手颤、乏力1年,大便不成形,日3~4次,体重下降10kg。查体:P 90次/分,BP 128/90mmHg,皮肤潮湿,双手细颤,双眼突出,甲状腺Ⅱ度弥漫性肿大,可闻及血管杂音,心率104次/分,律不齐,心音强弱不等,腹平软,肝脾肋下未及,双下肢无水肿。

119. 为明确诊断,首选的检查是
　　A. 甲状腺摄碘率
　　B. 血清甲状腺激素测定
　　C. T_3抑制试验
　　D. TSH测定
　　E. 红细胞沉降率

120. 本例的心律不齐最可能是
　　A. 窦性心律不齐
　　B. 阵发性期前收缩
　　C. 心房颤动
　　D. 心房扑动
　　E. 室颤

121. 治疗应首选
　　A. 丙硫氧嘧啶
　　B. 立即行甲状腺次全切除术
　　C. 核素^{131}I
　　D. 普萘洛尔

E. 甲状腺全切除术

考点：甲状腺功能亢进症的临床表现、实验室检查及其他检查、治疗★

解析：试题119考查疾病的实验室检查及其他检查。根据患者表现诊断为甲状腺功能亢进症。血清甲状腺激素测定：①TT_3和TT_4：TT_3较TT_4更为灵敏，更能反映甲亢的程度与预后。②FT_3和FT_4：游离甲状腺激素是实现该激素生物效应的主要部分，且不受血中TBG浓度和结合力的影响，是诊断甲亢的首选指标。甲状腺摄碘率主要用于甲状腺毒症的病因鉴别。TSH测定是反映甲状腺功能最敏感的指标，也是反映下丘脑－垂体－甲状腺轴功能、鉴别原发性与继发性甲亢的敏感指标，尤其对亚临床型甲亢和甲减的诊断具有更重要意义。故119题选B。试题120考查疾病的临床表现。甲状腺功能亢进症出现的心律失常，以心房颤动、房性早搏等房性心律失常多见。故120题选C。试题121考查疾病的治疗。患者属于轻度甲亢，宜采用抗甲状腺药物治疗，有硫脲类（如丙硫氧嘧啶）和咪唑类（如甲巯咪唑和卡马西平）两类药物。手术治疗适应证：中、重度甲亢，长期服药无效，停药后复发，或不愿长期服药者；甲状腺显著肿大，压迫邻近器官；胸骨后甲状腺肿伴甲亢者；结节性甲状腺肿伴甲亢者。故121题选A。

（122~124题共用题干）

患者，女，45岁。双手和膝关节肿痛伴晨僵1年。关节屈伸受限，皮肤失去弹性，按之稍硬，肌肤紫暗，面色黧黑。查体：肘部可及皮下结节，质硬，无触痛。舌质暗红，苔薄白，脉弦涩。

122. 首先考虑的诊断是
A. 强直性脊柱炎
B. 类风湿关节炎
C. 系统性红斑狼疮
D. 骨关节炎
E. 痛风性关节炎

123. 最有助于确定诊断的是
A. 关节影像学检查
B. 关节滑液检查
C. 抗核抗体
D. 血象
E. C反应蛋白

124. 治疗应首选的药物是

A. 塞来昔布
B. 泼尼松
C. 青霉胺
D. 柳氮磺胺吡啶
E. 甲氨蝶呤

考点：类风湿关节炎的诊断、实验室检查及其他检查、治疗★

解析：试题122考查疾病的诊断。根据患者临床表现诊断为类风湿关节炎。类风湿关节炎以腕关节、掌指关节和近端指间关节最常见，多表现为晨僵、疼痛与压痛、肿胀、关节畸形、关节功能障碍，类风湿因子阳性。系统性红斑狼疮的特点为X线检查无关节骨质改变；多为女性；常伴有面部红斑等皮肤损害；多数有肾损害或多脏器损害；血清抗核抗体和抗双链DNA抗体显著增高。故122题选B。试题123考查疾病的实验室检查及其他检查。关节影像学检查：X线摄片对疾病的诊断、关节病变分期均很重要。CT有助于发现早期骨侵蚀和关节脱位等改变。MRI有助于发现关节内透明软骨、滑膜、肌腱、韧带和脊髓病变。故123题选A。试题124考查疾病的治疗。确诊的类风湿关节炎的患者均应使用DMARD，根据患者的病情活动性、严重性和进展确定个体化治疗方案。一般首选甲氨蝶呤（MTX），并作为联合治疗的基本药物。塞来昔布、泼尼松、青霉胺、柳氮磺胺吡啶均为治疗类风湿关节炎的药物，但非首选药。故124题选E。

（125~127题共用题干）

患者，男，15岁。吃午饭时，突然意识短暂丧失，面色变白，双目凝视，手中的筷子掉在地下，口角出现细小颤动，持续约15秒后立即清醒。

125. 最可能的诊断是
A. 癫痫单纯部分性发作
B. 癫痫强直性发作
C. 癫痫典型失神发作
D. 癫痫全面性强直－阵挛发作
E. 癫痫持续状态

126. 最常用的检查方法是
A. 超声检查
B. 脑电图
C. X线检查
D. CT检查

E. 彩色多普勒

127. 治疗应首选
   A. 丙戊酸钠
   B. 苯妥英钠
   C. 卡马西平
   D. 扑痫酮
   E. 乙琥胺

考点：癫痫的临床表现、实验室检查及其他检查、治疗★

解析：试题125考查疾病的临床表现。根据患者临床表现诊断为癫痫典型失神发作。典型失神发作多见于儿童或少年，突然短暂的意识丧失，停止当时的活动，呼之不应，两眼瞪视不动，持续5～30秒，无先兆和局部症状。可伴有简单的自动性动作，事后对发作不能回忆，每天可发作数次至数百次。单纯部分性发作一般不超过1分钟，起始与结束突然，表现为简单的运动、感觉、自主神经或精神症状，发作时意识始终存在，发作后能复述发作的细节。强直性发作见肌肉强烈收缩，使身体固定于特殊体位，头眼偏斜，躯干呈弓角反张，呼吸暂停，瞳孔散大。全面性强直-阵挛发作以意识丧失和全身对称性抽搐为特征。癫痫持续状态是指患者出现全面性强直-阵挛发作持续超过5分钟，有发生神经元损伤的危险并需要抗癫痫药物紧急救治的癫痫发作。故125题选C。试题126考查疾病的实验室检查及其他检查。脑电图是诊断癫痫最重要的辅助诊断依据。CT有助于明确症状性癫痫的病因。故126题选B。试题127考查疾病的治疗。丙戊酸钠为广谱抗癫痫药，是全面性强直-阵挛发作合并典型失神发作的首选药物。苯妥英钠对全面性强直-阵挛发作及部分性发作有效，但可以加重失神发作和肌阵挛发作。不宜用于婴幼儿及儿童。卡马西平为部分性发作的首选药物。故127题选A。

【B1型题】

   A. 呼吸困难
   B. 咳嗽
   C. 咯血
   D. 下垂性凹陷性水肿
   E. 紫绀

128. 左心衰竭时最早出现和最重要的症状是
129. 右心衰竭时典型的体征是

考点：慢性心力衰竭的临床表现★

解析：左心衰竭指左心室代偿功能不全而发生的心力衰竭，以肺循环淤血及心排血量降低表现为主，呼吸困难是其最早和最重要的症状。右心衰竭主要见于肺源性心脏病及某些先天性心脏病，以体循环淤血为主要表现，身体最低垂部位的对称性可压陷性水肿是其典型体征。故128题选A，129题选D。

   A. ST段下移
   B. ST段明显上抬，呈弓背向上的单相曲线
   C. T波低平
   D. T波倒置
   E. 异常深而宽的Q波

130. 急性心肌梗死心肌损伤的心电图改变是
131. 急性心肌梗死心肌坏死的心电图改变是

考点：急性心肌梗死的实验室检查及其他检查

解析：A见于心肌缺血；B见于急性心肌梗死心肌损伤；C、D临床意义广泛，特异性不强；E见于急性心肌梗死心肌坏死。故130题选B，131题选E。

   A. 柳氮磺吡啶
   B. 5-氨基水杨酸
   C. 泼尼松
   D. 环孢素
   E. 环磷酰胺

132. 轻中型溃疡性结肠炎，宜用
133. 重型和暴发型溃疡性结肠炎，宜用

考点：溃疡性结肠炎的治疗

解析：氨基水杨酸制剂常用柳氮磺吡啶（SASP），适用于轻、中型患者及重型经糖皮质激素治疗病情缓解者，病情缓解后改为维持量维持治疗，服用SASP的同时应补充叶酸。糖皮质激素适用于重型或暴发型，及柳氮磺吡啶治疗无效的轻型、中型患者。常用泼尼松口服，病情控制后逐渐减量维持至停药。上述两类药物治疗无效者可试用免疫抑制剂环孢素，可取得暂时缓解而避免急症手术。故132题选A，133题选C。

   A. 红细胞
   B. 白细胞
   C. 血小板
   D. 小圆上皮细胞
   E. 扁平上皮细胞

134. 慢性肾炎尿中最多见的细胞是
135. 急性肾盂肾炎尿中最多见的细胞是

考点：慢性肾小球肾炎和尿路感染的实验室检查及其他检查

解析：尿沉渣红细胞可见于肾小球疾患。急性肾盂肾炎属于尿路感染，尿沉渣镜检可见白细胞明显增多，白细胞管型有助于诊断。尿中见上皮细胞及管型多提示急性肾小球坏死。故134题选A，135题选B。

A. 全血细胞减少
B. 嗜碱粒细胞增多
C. 骨髓中原始细胞明显增多
D. 酸化溶血试验阳性
E. 网织红细胞增多

136. 慢性髓细胞白血病的特点是
137. 急性白血病的特点是

考点：急性白血病、慢性髓细胞白血病的实验室检查及其他检查

解析：慢性髓细胞白血病白细胞数增高，主要为中性中、晚幼和杆状核粒细胞，原粒细胞不超过10%，嗜酸、嗜碱粒细胞增多，可有少量有核细胞。原始细胞占全部骨髓有核细胞≥30%为急性白血病的诊断标准。故136题选B，137题选C。

A. 胰岛素
B. 优降糖
C. 甲磺丁脲
D. 氯磺丙脲
E. 二甲双胍

138. 可引起乳酸性酸中毒的药物是
139. 可引起过敏性休克的药物是

考点：糖尿病的治疗

解析：A 过量可使血糖过低；注射部位可有皮肤发红、皮下结节和皮下脂肪萎缩等局部反应；少数可发生荨麻疹等，偶有过敏性休克，极少数病人可产生胰岛素耐受性。B 的不良反应：①低血糖，轻则立即服糖水或进食可缓解，重则需静脉滴注葡萄糖；②偶可引起胆汁淤积性黄疸。C、D 由于治疗达标剂量大及毒副作用影响，已基本不用。E 可引起消化道反应，皮肤过敏反应，乳酸性酸中毒。故138题选E，139题选A。

A. 高热
B. 抽搐
C. "三偏征"
D. 脑膜刺激征明显
E. 脑脊液大多正常

140. 蛛网膜下腔出血的体征是
141. 内囊区出血的表现是

考点：脑出血、蛛网膜下腔出血的临床表现

解析：蛛网膜下腔出血以青壮年多见。多在情绪激动中或用力情况下急性发生，部分患者可有反复发作头痛史。突发剧烈头痛、呕吐、颜面苍白、全身冷汗，多数患者无意识障碍，但可有烦躁不安。脑膜刺激征多见且明显。其他临床症状：如低热、腰背腿痛等。由于内囊后支的感觉传导纤维受累，可出现病灶对侧偏身感觉减退或消失。如视放射也受累，则出现病灶对侧偏盲，即构成内囊损害的三偏（偏瘫、偏身感觉障碍及偏盲）征。故140题选D，141题选C。

A. 壳核出血
B. 丘脑出血
C. 桥脑出血
D. 小脑出血
E. 脑叶出血

142. 脑出血患者出现交叉性瘫痪、针尖样瞳孔和昏迷，判定出血部位是
143. 脑出血患者表现为眩晕、共济失调而无瘫痪，可能的出血部位是

考点：脑出血的治疗

解析：壳核出血（内囊外侧型）可出现典型的"三偏"征，即对侧偏瘫、对侧偏身感觉障碍和对侧同向偏盲。部分病例双眼向病灶侧凝视，称为同向偏视。出血量大可有意识障碍，病灶位于优势半球可有失语。丘脑出血（内囊内侧型）出现"三偏"征，以感觉障碍明显。上、下肢瘫痪程度基本均等；眼球上视障碍，可凝视鼻尖，瞳孔缩小，对光反射消失。桥脑出血：一侧脑桥少量出血，表现为交叉性瘫痪，两眼向病灶侧凝视麻痹。但多数累及两侧脑桥，出血破入第四脑室，迅速出现深度昏迷、双侧瞳孔针尖样缩小、四肢瘫痪和中枢性高热的特征性体征，并出现中枢性呼吸障碍和去脑强直，多于数天内死亡。小脑出血常有眩晕、频繁呕吐、后枕剧痛、步履不稳、构音障碍、共济失调、眼球震颤，而无瘫痪。重症者因血肿压迫脑干或破入第四脑

室,迅速出现昏迷、中枢性呼吸困难,常因急性枕骨大孔疝死亡。脑叶出血出现头痛、呕吐、脑膜刺激征及出血脑叶的定位症状。额叶可有对侧单肢瘫或偏身轻瘫、精神异常、摸索、强握;左颞叶可有感觉性失语、幻视、幻听;顶叶可有对侧单肢瘫或偏身感觉障碍、失用、空间构像障碍;枕叶表现为视野缺损。故142题选C,143题选D。

  A. 瞳孔扩大
  B. 瞳孔缩小
  C. 瞳孔呈白色
  D. 两瞳孔大小不等
  E. 瞳孔形状不规则

144. 有机磷杀虫药中毒的瞳孔变化是

145. 阿托品中毒的瞳孔变化是

  考点:急性有机磷杀虫药中毒、阿托品中毒

  解析:病理情况下,瞳孔缩小,见于虹膜炎症、中毒(有机磷类农药)、药物反应(毛果芸香碱、吗啡、氯丙嗪)等。瞳孔扩大见于外伤、颈交感神经刺激、青光眼绝对期、视神经萎缩、药物影响(阿托品、可卡因)等。双侧瞳孔大小不等:常提示有颅内病变,如脑外伤、脑肿瘤、中枢神经梅毒、脑疝等。故144题选B,145题选A。

传染病学

【A1 型题】

1. 下列有关感染的叙述，错误的是
   A. 感染是病原体对人体的一种寄生过程
   B. 感染过程要有病原体、人体和外环境
   C. 病原体的致病力包括毒力、侵袭力、病原体数量和变异性
   D. 机体的免疫应答对感染过程的表现起重要作用
   E. 病原体侵入人体，只要发病就是感染过程的开始

   考点：感染过程的表现★

   解析：病原体通过各种途径进入人体后就开始了感染的过程。故本题选 E。

2. 病原体侵入人体后，仅诱导机体产生特异性免疫应答，而不引起或只引起轻微的组织损伤，因而在临床上不显示任何症状、体征甚至生化改变，只能通过免疫检查才能发现。此种表现属于
   A. 病原携带状态
   B. 潜伏性感染
   C. 隐性感染
   D. 显性感染
   E. 机会性感染

   考点：感染过程的表现★

   解析：隐性感染又称亚临床感染，是指病原体侵入人体后，仅诱导机体产生特异性免疫应答，而不引起或只引起轻微的组织损伤，因而在临床上不显示任何症状、体征甚至生化改变，只能通过免疫检查才能发现。故本题选 C。

3. 病原携带者的特点是
   A. 病原体侵入机体后发生了免疫反应但未引起明显的组织损伤
   B. 病原体引起了明显的免疫反应和组织损伤
   C. 病原体寄生在机体组织内，不引起损伤，但在机体免疫功能下降时可引起损伤，出现症状和体征
   D. 机体无明显症状但病原体可长期存在并可排出体外
   E. 病原体被特异性免疫反应清除

   考点：感染过程的表现★

   解析：病原携带状态是指病原体侵入人体后，可以停留在入侵部位或侵入较远的脏器继续生长、繁殖，而人体不出现任何的疾病状态，但能携带并排出病原体，成为传染病流行的传染源。故本题选 D。

4. 下列各项，不属传染病基本特征的是
   A. 有病原体
   B. 有感染后免疫性
   C. 有流行病学特征
   D. 有发热
   E. 有传染性

   考点：传染病的基本特征★

   解析：传染病与其他疾病相区别的基本特征有四个：有病原体、有传染性、有流行病学特征和有感染后免疫。发热可以由感染性原因也可以由非感染性原因引起，并不是传染病的基本特征。故本题选 D。

5. 甲类传染病是指
   A. SARS、狂犬病
   B. 黑热病、炭疽
   C. 人感染高致病性禽流感、麻疹
   D. 鼠疫、霍乱
   E. 伤寒、流行性出血热

   考点：管理传染源★

   解析：甲类传染病：鼠疫、霍乱；SARS、狂犬病、炭疽、伤寒、流行性出血热、人感染高致病性禽流感、麻疹均属于乙类传染病。黑热病属于丙类传染病。故本题选 D。

6. 下列各型肝炎病毒，属脱氧核糖核酸（DNA）病毒的是

A. 甲型
B. 乙型
C. 丙型
D. 丁型
E. 戊型

考点：病毒性肝炎的病原学★

解析：乙型肝炎病毒其核心内含环状双股DNA。A、C、D、E 均为 RNA 病毒。故本题选 B。

7. 可经母婴途径传播的疾病是
A. 细菌性痢疾
B. 流行性脑脊髓膜炎
C. 霍乱
D. 乙型肝炎
E. 伤寒

考点：病毒性肝炎的流行病学★

解析：乙型肝炎的传播途径包括：①输血及血制品以及使用污染的注射器或针刺器具等传播；②母婴传播；③性接触传播；④其他，如日常生活密切接触传播。A、C、E 经消化道传播，B 经呼吸道传播。故本题选 D。

8. 丁型肝炎的潜伏期是
A. 2～6 周
B. 4～24 周
C. 2～26 周
D. 4～20 周
E. 2～9 周

考点：病毒性肝炎的临床表现★

解析：不同类型病毒引起的肝炎潜伏期不同，甲肝 2～6 周（平均 4 周）；乙肝 4～24 周（平均 3 个月）；丙肝 2～26 周（平均 7.4 周）；丁肝 4～20 周；戊肝 2～9 周（平均 6 周）。故本题选 D。

9. 戊型肝炎的潜伏期是
A. 30 天左右
B. 60～90 天
C. 2～9 周
D. 1～2 周
E. 1～3 天

考点：病毒性肝炎的临床表现★

解析：参见 8 题。故本题选 C。

10. 黄疸伴胆囊增大不会见于
A. 胰头癌
B. 胆总管结石
C. 急性肝炎

D. 壶腹癌
E. 胆囊结石

考点：病毒性肝炎的临床表现★

解析：急性肝炎大多有轻中度肝肿大，质地软，常有触痛或叩击痛，脾可轻度肿大，部分有黄疸。没有胆囊增大。故本题选 C。

11. 下列关于慢性重度肝炎临床表现的叙述，错误的是
A. 腹水
B. 脾脏肿大
C. 蜘蛛痣
D. 颅内出血
E. 肝掌

考点：病毒性肝炎的临床表现★

解析：慢性重度肝炎有明显或持续的肝炎症状，伴肝病面容、肝掌、蜘蛛痣、脾大，ALT 和（或）AST 反复或持续升高，白蛋白降低、丙种球蛋白明显升高。故本题选 D。

12. 黄疸深，恶心呕吐重，肝脏小，伴昏迷、抽搐，有明显"胆酶分离"现象，应考虑的疾病是
A. 急性病毒性肝炎
B. 肝硬化
C. 胰头癌
D. 急性重型肝炎
E. 肝癌

考点：病毒性肝炎的临床表现

解析：重型肝炎患者可出现精神症状，黄疸迅速加深，胆酶分离。故本题选 D。

13. 下列不属重型肝炎典型表现的是
A. 黄疸迅速加深
B. 出血倾向明显
C. 肝肿大
D. 出现烦躁、谵妄等神经系统症状
E. 急性肾功能不全

考点：病毒性肝炎的临床表现★

解析：重型肝炎病情发展迅速，2 周内出现极度乏力，严重消化道症状，出现神经、精神症状，表现为嗜睡、烦躁和谵妄等，排除 D；黄疸急剧加深，胆酶分离，排除 A；有出血倾向，排除 B；出现急性肾衰竭，排除 E；肝浊音界进行性缩小。故本题选 C。

14. 重型肝炎血清胆红素的升高特点是
A. 大于正常值上限的 6 倍
B. 大于正常值上限的 7 倍

C. 大于正常值上限的8倍
D. 大于正常值上限的9倍
E. 大于正常值上限的10倍

考点：病毒性肝炎的临床表现★

解析：重型肝炎时凝血酶原时间明显延长，PTA≤40%，黄疸迅速加深，每日上升≥17.1μmol/L或血清胆红素大于正常值上限的10倍。故本题选E。

15. 下列各项，不符合淤胆型肝炎临床表现的是
    A. 黄疸深
    B. 自觉症状重
    C. 皮肤瘙痒
    D. 大便灰白
    E. 血清胆固醇升高

考点：病毒性肝炎的临床表现★

解析：淤胆型肝炎主要表现为较长时期的肝内梗阻性黄疸，临床自觉症状轻微，常表现有皮肤瘙痒、大便灰白，肝功能检查血清胆红素明显升高，以直接胆红素为主。A、C、D、E等均符合淤胆型肝炎的临床表现。故本题选B。

16. 抗-HBs阳性的临床意义是
    A. HBV已被清除，处于恢复期
    B. 见于HBV携带者或乙肝患者
    C. HBV大部分已被清除或抑制
    D. 患有乙型肝炎且HBV正在复制
    E. 提示有强传染性

考点：病毒性肝炎的实验室检查及其他检查★

解析：抗HBs是一种保护性抗体，抗HBs阳性表示对HBV有免疫力，见于乙型肝炎恢复期、既往感染及乙肝疫苗接种后。故本题选A。

17. 提示病毒复制，传染性强，持续阳性，表明肝细胞损害较重，且可转为慢性乙型肝炎的指标是
    A. HBsAg
    B. HBeAg
    C. HBcAg
    D. 抗-HBs
    E. 抗HBc

考点：病毒性肝炎的实验室检查及其他检查★

解析：HBsAg表示体内是否存在乙肝病毒，无症状携带者和慢性患者体内可持续存在多年，甚至终身；抗-HBs阳性表示对HBV有免疫力，见于乙肝恢复期、既往感染及乙肝疫苗接种后；HBeAg表示患者处于高感染低应答期，说明病毒是否复制及具有传染性；HBcAg较少用于临床常规检测；抗HBc提示急性期或慢性肝炎急性发作。故本题选B。

18. 下列各项，既是重型肝炎的诊断依据，也是判断其预后的敏感指标的是
    A. 血氨
    B. 胆碱酯酶
    C. 丙氨酸转氨酶
    D. 天冬氨酸转氨酶
    E. 凝血酶原活动度

考点：病毒性肝炎的实验室检查及其他检查★

解析：凝血酶原活动度下降与肝损害严重程度密切相关。凝血酶原活动度≤40%为肝细胞大量坏死的肯定界限，为重型肝炎诊断及判断预后的重要指标。故本题选E。

19. 丙氨酸氨基转移酶（ALT）增高最明显的疾病是
    A. 急性心肌梗死
    B. 肝硬化
    C. 急性病毒性肝炎
    D. 肝癌
    E. 急性重症肝炎

考点：病毒性肝炎的实验室检查及其他检查★

解析：ALT是目前临床上反映肝细胞功能的最常用指标，急性肝炎时ALT明显升高，重型肝炎患者可出现ALT快速下降。故本题选C。

20. 下列慢性乙型肝炎治疗措施，最主要的是
    A. 一般治疗
    B. 对症治疗
    C. 抗病毒治疗
    D. 保肝治疗
    E. 抗肝纤维化治疗

考点：病毒性肝炎的治疗★

解析：慢性肝炎治疗包括一般及对症治疗、免疫调节、保肝治疗、抗肝纤维化治疗、抗病毒治疗等。抗病毒治疗是慢性乙型肝炎和丙型肝炎的关键治疗，只要有适应证，且条件允许，就应进行规范的抗病毒治疗。故本题选C。

21. 流行性感冒病毒分型的依据是
    A. 核蛋白
    B. 血凝素
    C. 神经氨酸酶

D. RNA 多聚酶
E. 核酸

考点：流行性感冒的病原学

解析：人类流感病毒根据其核蛋白和 M_1 抗原性的不同，分为甲、乙、丙三型。故本题选 A。

22. 引起人感染高致病性禽流感的主要病毒亚型是
    A. H5N1
    B. H5N2
    C. H9N2
    D. H7N7
    E. H1N1

考点：人感染高致病性禽流感的病原学★

解析：禽流感病毒的 H2 和 H7 亚型毒株能引起严重的禽类疾病，称为高致病性禽流感，目前感染人类的禽流感病毒亚型主要有 H5N1、H9N2、H7N7，其中感染 H5N1 亚型者病情最重，死亡率高。故本题选 A。

23. 下列各项检查，属人感染高致病性禽流感确诊依据的是
    A. 血常规
    B. 肝功能
    C. 病原及血清学检查
    D. 骨髓穿刺
    E. 胸部 X 线检查

考点：人感染高致病性禽流感的诊断

解析：患者呼吸道分泌物中分离出特定病毒，且双份血清抗禽流感病毒抗体滴度恢复期较发病初期有 4 倍或以上升高是本病确诊的重要依据。故本题选 C。

24. 一般认为不能传播 AIDS 的是
    A. 性传播
    B. 母婴传播
    C. 器官移植
    D. 输血
    E. 蚊虫叮咬

考点：艾滋病的流行病学

解析：艾滋病主要传播途径是性接触、血源传播（输血、器官移植、药瘾者共用针具等）和母婴传播，目前无证据表明可经食物、水、昆虫或生活接触传播。故本题选 E。

25. HIV 主要侵犯的靶细胞是
    A. CD3 细胞
    B. CD4 细胞

C. CD8 细胞
D. CD27 细胞
E. CD38 细胞

考点：艾滋病的发病机制★

解析：HIV 主要侵犯人体免疫系统，包括 CD4 细胞、巨噬细胞和树突状细胞，主要表现为 CD4 淋巴细胞数量不断减少，导致免疫功能缺陷。故本题选 B。

26. 艾滋病病毒侵入人体至发展为艾滋病所经历的时期为
    A. 1 个月
    B. 2 个月
    C. 半年
    D. 1 年
    E. 2 年以上

考点：艾滋病的临床表现

解析：少数急性感染（感染后平均 2~4 周）者有临床症状。故本题选 A。

27. 下列各项，艾滋病早期诊断的临床表现中不包含
    A. 便血
    B. 发热
    C. 头痛
    D. 腹泻
    E. 关节痛

考点：艾滋病的临床表现★

解析：艾滋病临床表现以发热最为常见，可伴头痛、咽痛、恶心、呕吐、腹泻、皮疹、关节痛、淋巴结肿大以及神经精神症状，无便血。故本题选 A。

28. 艾滋病可出现持续性全身淋巴结肿大的时期是
    A. 急性 HIV 感染期
    B. 无症状感染期
    C. 艾滋病期
    D. 恢复期
    E. 任何病期

考点：艾滋病的临床表现★

解析：艾滋病期临床表现为持续 1 个月以上的发热、盗汗、腹泻、体重减轻 10% 以上，部分患者表现精神症状，还可出现持续性全身淋巴结肿大。故本题选 C。

29. 诊断艾滋病最简单的检测是
    A. 抗体检测
    B. 细胞培养（病毒分离）

C. p24抗原检测

D. 病毒核酸检测

E. 抗原检测

考点：艾滋病的实验室检查及其他检查

解析：抗体检测是感染诊断的金标准。包括筛查试验和确认试验。HIV抗体筛查检测方法阳性率可达99%。HIV抗体确认试验常用的方法是免疫印迹法。故本题选A。

30. 流行性出血热伤害最严重的部位是

A. 肾

B. 心

C. 肝

D. 脑

E. 脾

考点：流行性出血热的病理

解析：流行性出血热病理变化以小血管和肾脏病变最明显，其次为心、肝、脑等脏器。故本题选A。

31. 流行性出血热面色呈

A. 黏液性水肿病容

B. 满月面容

C. 二尖瓣面容

D. 无欲貌

E. 酒醉貌

考点：流行性出血热临床表现★

解析：流行性出血热主要表现为发热、全身中毒症状、毛细血管损伤和肾损害，毛细血管损害征主要表现为充血、出血和渗出水肿征，皮肤充血潮红主要见于颜面、颈、胸部等部位，重者呈醉酒貌。故本题选E。

32. 下列各项，属于流行性出血热低血压休克期治疗的是

A. 补充营养，定期复查肾功能、血压和垂体功能

B. 补充血容量、纠正酸中毒、使用血管活性药、应用糖皮质激素、强心

C. 抗病毒、减轻外渗、改善中毒症状和预防DIC

D. 稳定内环境、促进利尿、导泻和放血疗法、透析治疗

E. 维持水与电解质稳定，防治继发感染

考点：流行性出血热的治疗★

解析：流行性出血热发热期治疗原则：抗病毒、减轻外渗、改善中毒症状和预防DIC；低血压休克期治疗原则：补充血容量、纠正酸中毒、使用血管活性药、应用糖皮质激素、强心；少尿期治疗原则：稳定内环境、促进利尿、导泻和放血疗法、透析治疗；多尿期治疗原则：维持水和电解质稳定，防治继发感染；恢复期治疗原则：补充营养，定期复查肾功能、血压和垂体功能。故本题选B。

33. 流行性出血热少尿期治疗原则，正确的是

A. 补充营养，定期复查肾功能、血压和垂体功能

B. 补充血容量、纠正酸中毒、使用血管活性药、应用糖皮质激素、强心

C. 抗病毒、减轻外渗、改善中毒症状和预防DIC

D. 稳定内环境、促进利尿、导泻和放血疗法、透析治疗

E. 维持水与电解质稳定，防治继发感染

考点：流行性出血热的治疗★

解析：参见32题。故本题选D。

34. 下列各项，不是狂犬病传染源的是

A. 病犬

B. 蝙蝠

C. 臭鼬

D. 浣熊

E. 患者

考点：狂犬病的流行病学

解析：带狂犬病毒的动物是本病传染源，我国狂犬病主要传染源是病犬，其次为猫、猪、牛、马等家畜和狼。发达国家野生动物如蝙蝠、臭鼬、浣熊等也成为主要传染源，一般来说，狂犬病患者不是传染源。故本题选E。

35. 狂犬病麻痹的典型表现是

A. 恐风

B. 恐水

C. 肢体瘫痪

D. 呼吸急促

E. 心率增快

考点：狂犬病的临床表现

解析：狂犬病麻痹期的表现为肌肉痉挛减少或停止，进入全身弛缓性瘫痪，尤以肢体软瘫多见。故本题选C。

36. 狂犬病的主要治疗措施是

A. 吸氧

B. 镇静

C. 抗病毒

D. 预防感染

E. 对症综合治疗

考点：狂犬病的治疗

解析：狂犬病目前无特效治疗方法，强调在咬伤后及时进行预防性治疗，对发病后以对症支持等综合治疗为主。故本题选 E。

37. 乙型脑炎（简称乙脑）的主要传染源是

　　A. 猪
　　B. 乙脑病毒携带者
　　C. 乙脑患者
　　D. 蚊虫
　　E. 野鼠

考点：流行性乙型脑炎的流行病学

解析：猪是本病主要传染源，蚊虫叮咬是主要传播途径。野鼠是流行性出血热的传染源。故本题选 A。

38. 下列关于流行性乙型脑炎临床分型的叙述，正确的是

　　A. 轻型、普通型、重型、极重型（暴发型）
　　B. 轻型、普通型、危重型
　　C. 轻型、中型、重型
　　D. 不典型、典型、暴发型
　　E. 不典型、典型、重型

考点：流行性乙型脑炎的临床表现★

解析：流行性乙型脑炎临床分型：轻型、普通型、重型、极重型（暴发型），流行期间以轻型和普通型患者多见。故本题选 A。

39. 流行性乙型脑炎的主要死因是

　　A. 高热抽搐
　　B. 意识障碍
　　C. 循环衰竭
　　D. 呼吸衰竭
　　E. 脑水肿

考点：流行性乙型脑炎的临床表现★

解析：流行性乙型脑炎极期的主要表现为高热、意识障碍、惊厥或抽搐、呼吸衰竭，其中高热、抽搐、呼吸衰竭是乙脑极期的严重表现，呼吸衰竭是引起死亡的主要原因。故本题选 D。

40. 不符合流行性乙型脑炎脑脊液表现的是

　　A. 糖正常
　　B. 蛋白轻度增高
　　C. 早期以中性粒细胞为主
　　D. 白细胞多在 (50~500)×10^9/L
　　E. 糖蛋白下降

考点：流行性乙型脑炎的实验室检查

解析：流行性乙型脑炎脑脊液外观清或微浑浊，白细胞多在 (50~500)×10^9/L，个别可高达 1000×10^9/L 以上，早期以中性粒细胞为主，以后以单核细胞为主。蛋白轻度增高，糖及氯化物正常。故本题选 E。

41. 中毒性菌痢区别于流行性乙型脑炎最主要的是

　　A. 高热、抽搐、昏迷
　　B. 起病急
　　C. 10 岁以下儿童发病率高
　　D. 粪便镜检可见大量脓、白细胞
　　E. 多见于春、夏季

考点：流行性乙型脑炎的鉴别诊断

解析：乙脑与中毒性菌痢均多见于夏、秋季，且 10 岁以下儿童发病率较高。中毒性菌痢起病较乙脑更急，常于发病 24h 内出现高热、抽搐、昏迷等，一般无脑膜刺激征，脑脊液多正常，粪便镜检可见大量脓、白细胞，中毒性菌痢与流行性乙型脑炎最主要区别为粪便镜检可见大量脓、白细胞。故本题选 D。

42. 流行性乙型脑炎患者出现瞳孔不等大、呼吸不规则，应首先采取的措施是

　　A. 糖皮质激素静脉滴注
　　B. 吸痰
　　C. 20% 甘露醇快速静脉滴注
　　D. 吸氧
　　E. 镇痉

考点：流行性乙型脑炎的治疗

解析：流行性乙型脑炎患者出现瞳孔不等大、呼吸不规则，见于乙脑实质病变，尤其是延脑呼吸中枢病变导致的呼吸衰竭，多见于重型患者，治疗时首先采取的措施是吸氧，通过吸氧纠正患者缺氧状态。故本题选 D。

43. 流行性脑脊髓膜炎的病原菌是

　　A. 革兰阴性杆菌
　　B. 抗酸杆菌
　　C. 革兰阴性球菌
　　D. 革兰阳性球菌
　　E. 革兰阴性弧菌

考点：流行性脑脊髓膜炎的病原学★

解析：流行性脑脊髓膜炎是由脑膜炎双球菌引起的化脓性脑膜炎。病原学为脑膜炎双球菌，属奈瑟菌属，革兰染色阴性。临床表现为发热、头痛、呕吐、皮肤黏膜瘀点、瘀斑及颈项强直等脑膜刺激征。故本题选 C。

44. 流行性脑脊髓膜炎的主要传染源是

A. 患者和带菌者

B. 苍蝇

C. 鼠类

D. 污染水源

E. 病毒

考点：流行性脑脊髓膜炎的流行病学★

解析：流行性脑脊髓膜炎传染源是带菌者和流脑患者，流行期间人群带菌率高达50%。故本题选A。

45. 流行性脑脊髓膜炎的主要致病因子是

A. 肠毒素

B. 内毒素

C. 类毒素

D. 细胞毒素

E. 神经毒素

考点：流行性脑脊髓膜炎的发病机制★

解析：内毒素是流行性脑脊髓膜炎重要的致病因素。故本题选B。

46. 下列有关流行性脑脊髓膜炎临床分型的叙述，正确的是

A. 不典型、典型、重型

B. 普通型、暴发型、轻型、慢性型

C. 轻型、中型、重型

D. 不典型型、典型、暴发型

E. 轻型、普通型、危重型

考点：流行性脑脊髓膜炎的临床表现★

解析：流行性脑脊髓膜炎潜伏期1~7日，一般为2~3天。按病情可分为以下各型：普通型、暴发型、轻型、慢性型。故本题选B。

47. 流行性脑脊髓膜炎常见的皮疹是

A. 玫瑰色斑丘疹

B. 单纯疱疹

C. 瘀点、瘀斑

D. 脓疱疹

E. 坏疽

考点：流行性脑脊髓膜炎的临床表现★

解析：流行性脑脊髓膜炎败血症期出现皮肤黏膜瘀点、瘀斑，初呈鲜红色，迅速增多，扩大。故本题选C。

48. 下列各项，不支持流行性脑脊髓膜炎诊断的脑脊液检查是

A. 外观混浊

B. 蛋白质含量高

C. 白细胞减少

D. 糖含量明显减少

E. 氯化物含量减少

考点：流行性脑脊髓膜炎的实验室检查

解析：脑脊液检查是流脑明确诊断的重要依据。发病过程中，脑脊液压力升高，外观混浊，排除A；白细胞明显增高，蛋白质含量增高，糖及氯化物含量均减少，排除B、D、E。故本题选C。

49. 伤寒杆菌菌体裂解产生的毒素是

A. 内毒素

B. 外毒素

C. 神经毒素

D. 细胞毒素

E. 治虚毒素

考点：伤寒的病原学

解析：伤寒杆菌产生内毒素，对伤寒的发病起着重要作用。故本题选A。

50. 伤寒的主要病变部位在

A. 十二指肠

B. 小肠上段

C. 小肠下段

D. 乙状结肠

E. 直肠

考点：伤寒的病理★

解析：伤寒的主要病理特征是全身网状内皮系统的增生反应，以回肠下段淋巴组织的病变最为显著。故本题选C。

51. 典型伤寒出现玫瑰疹的时间是

A. 第3~5天

B. 第7~10天

C. 第14~21天

D. 第22~28天

E. 第28天以后

考点：伤寒的临床表现★

解析：伤寒患者在高热期可有皮疹，典型的表现是于病程第7~14天，在胸、腹、背部及四肢皮肤分批出现淡红色斑丘疹（玫瑰疹），直径2~4mm，压之退色，2~4天内消退。故本题选B。

52. 伤寒第二次菌血症的时间发生在

A. 第1周

B. 第1~3周

C. 第3~4周

D. 第4~5周

E. 第5~6周

考点：伤寒的临床表现★

解析：伤寒沙门菌被单核-巨噬细胞系统吞噬、繁殖后再次进入血液循环，形成第二次菌血症。伤寒杆菌向肝、脾、胆、骨髓、肾和皮肤等器官组织播散，肠壁淋巴结出现髓样肿胀、增生、坏死，临床上处于初期和极期（相当于病程第1~3周）。故本题选B。

53. 伤寒最严重的并发症是
 A. 肠穿孔
 B. 肠出血
 C. 中毒性心肌炎
 D. 中毒性肝炎
 E. 急性胆囊炎

考点：伤寒的临床表现★

解析：肠穿孔是伤寒最严重的并发症，多见于病程第2~3周。多发生于回肠末端，表现为右下腹剧痛，伴有恶心、呕吐、冷汗、呼吸急促、体温与血压下降，经1~2小时腹痛及其他症状暂时缓解，不久体温又迅速上升并出现腹膜炎征象，表现为腹胀、腹痛、腹壁紧张，压痛和反跳痛，肠鸣音减弱，白细胞计数增高伴核左移。故本题选A。

54. 肠穿孔是伤寒最严重的并发症，多发于
 A. 回肠末端
 B. 直肠末端
 C. 空肠末端
 D. 乙状结肠末端
 E. 横结肠末端

考点：伤寒的临床表现★

解析：参见53题。故本题选A。

55. 下列各项，属于伤寒早期诊断的是
 A. 仅有"H"抗体效价增高，而"O"抗体效价不高
 B. 白细胞计数增高或正常
 C. 中性粒细胞增高
 D. 只有"O"抗体效价的升高
 E. 嗜酸性粒细胞增高

考点：伤寒的实验室检查

解析：单独出现H抗体升高，对伤寒诊断帮助不大；伤寒外周血白细胞数减少，中性粒细胞减少，嗜酸性粒细胞减少或消失；"O"抗体升高支持伤寒沙门菌感染，不能区分伤寒或副伤寒。故本题选D。

56. 伤寒最具诊断价值的是
 A. 肥达反应阴性
 B. "O"效价≥1∶80，"H"效价≥1∶160

 C. 只有"O"抗体效价的升高
 D. 仅有"H"抗体效价增高，而"O"抗体效价不高
 E. 白细胞计数减少或正常

考点：伤寒的实验室检查

解析：肥达试验阳性有辅助诊断意义；"O"效价≥1∶80，"H"效价≥1∶160，或"O"抗体效价有4倍以上的升高，才有辅助诊断意义；"O"抗体升高只能支持沙门菌感染，不能区分伤寒或副伤寒；单独出现"H"抗体升高，对伤寒的诊断帮助不大；白细胞计数不可诊断伤寒。故本题选B。

57. 治疗伤寒应首选的药物是
 A. 头孢唑啉
 B. 氯霉素
 C. 链霉素
 D. 环丙沙星
 E. 庆大霉素

考点：伤寒的治疗★

解析：伤寒的抗菌治疗，氟喹诺酮类药物为首选。主要因为该类药物抗菌谱广，尤其对革兰阴性杆菌活性高，细菌对其产生突发耐药的发生率低，体内分布广，组织体液中药物浓度高，可达有效抑菌或杀菌水平，大多品种系口服制剂。目前常用的该类药物有氧氟沙星、左氧氟沙星、环丙沙星等。故本题选D。

58. 细菌性痢疾的好发部位是
 A. 回盲部和升结肠
 B. 横结肠
 C. 空肠
 D. 回肠
 E. 直肠和乙状结肠

考点：细菌性痢疾的病理

解析：细菌性痢疾的病理变化主要发生于大肠，以乙状结肠与直肠为主，严重者可波及整个结肠及回肠末端。故本题选E。

59. 细菌性痢疾急性期的基本病变是
 A. 全身小血管内皮细胞肿胀，血浆渗出
 B. 肠黏膜水肿增厚、溃疡形成
 C. 肠黏膜弥漫性纤维蛋白渗出性炎症
 D. 肠壁形成口小底大的烧瓶样溃疡
 E. 嗜酸性肉芽肿的形成

考点：细菌性痢疾的病理★

解析：急性菌痢的典型病变过程为初期急性卡他性炎，随后出现特征性假膜性炎和溃疡，最

后愈合。肠黏膜的基本病理变化是弥漫性纤维蛋白渗出性炎症。故本题选 C。

60. 细菌性痢疾慢性期 X 线钡灌肠可见的肠道变化是

A. 肠道痉挛，结肠袋消失
B. 肠道痉挛，结肠袋出现
C. 肠腔增宽
D. 肠黏膜变薄
E. 肠道动力增强

考点：细菌性痢疾的临床表现★

解析：慢性菌痢 X 线钡剂可见肠道痉挛，动力改变，结肠袋消失，肠腔狭窄，肠黏膜增厚，肠动力减弱。故本题选 A。

61. 导致霍乱特征性剧烈水样腹泻的是

A. 肠毒素
B. 细胞毒素
C. 神经毒素
D. 内毒素
E. 类毒素

考点：霍乱的发病机制★

解析：霍乱肠毒素是引起霍乱症状的主要物质。细胞内环磷酸腺苷浓度升高，刺激肠黏膜隐窝细胞过度分泌水、氯化物及碳酸氢盐，同时抑制肠绒毛细胞对钠的正常吸收，以致出现大量水分和电解质聚集在肠腔，形成剧烈水样腹泻。故本题选 A。

62. 霍乱不常见的临床分型是

A. 不典型
B. 轻型
C. 中型（典型）
D. 重型
E. 暴发型

考点：霍乱的临床表现

解析：暴发型霍乱称为干性霍乱，起病急骤，发展迅速，尚未出现明显吐泻症状即进入中毒性休克而死亡，临床较罕见。故本题选 E。

63. 下列关于确诊霍乱的选项中，正确的是

A. 剧烈腹泻
B. 疫源检查中，首次粪便检出 O_1 或 O_{139} 群霍乱弧菌
C. 水样便
D. 呕吐，迅速出现脱水
E. 循环衰竭及肌肉痉挛

考点：霍乱的诊断

解析：霍乱的临床表现为剧烈腹泻、水样便、呕吐，迅速出现脱水和循环衰竭及肌肉痉挛，而疫源检查中，首次粪便检出 O_1 或 O_{139} 群霍乱弧菌才可确诊霍乱。故本题选 B。

64. 下列霍乱的治疗措施，最重要的是

A. 补液
B. 镇静
C. 止痛
D. 降温
E. 止泻

考点：霍乱的治疗★

解析：及时足量补液是治疗霍乱的关键。故本题选 A。

65. 霍乱重型患者补液量

A. ＜3000mL/d
B. 3000～4000mL/d
C. 4000～8000mL/d
D. 8000～12000mL/d
E. ＞15000mL/d

考点：霍乱的治疗★

解析：补液量应根据失水程度决定，轻型脱水者 3000～4000mL/d，中型脱水者 4000～8000mL/d，重型脱水者 8000～12000mL/d。故本题选 D。

66. 发生霍乱时，对疫区接触者的检疫期是

A. 3 天
B. 5 天
C. 7 天
D. 9 天
E. 12 天

考点：霍乱的预防

解析：对霍乱接触者需留观 5 天，待连续 3 次大便阴性方可解除隔离。故本题选 B。

67. 结核病的传播途径不包括

A. 呼吸道传播
B. 消化道传播
C. 垂直传播
D. 蚊虫叮咬传播
E. 经皮肤伤口感染传播

考点：结核病的流行病学

解析：结核病的传播途径：①呼吸道；②消化道；③垂直传播；④其他途径，如经皮肤伤口感染和上呼吸道直接接种。②③④均极罕见。乙脑主要通过蚊虫叮咬传播。故本题选 D。

68. 下列不属于消毒方法的是

A. 物理消毒法

B. 化学消毒法
C. 快速消毒法
D. 生物消毒法
E. 辐射消毒法

考点：消毒方法

解析：消毒指通过物理、化学或生物学方法，消除或杀灭体外环境中病原微生物的一系列方法，其中物理消毒法包括辐射消毒法。故本题选C。

【B1型题】

A. 血液传播
B. 性交传播
C. 粪－口传播
D. 日常生活接触
E. 母婴传播

69. 戊肝的传播途径是
70. 丙肝的传播途径是

考点：病毒性肝炎的流行病学★

解析：甲型肝炎主要由粪－口途径传播；乙型肝炎主要由血液、体液传播和母婴传播；丙型肝炎主要由血液传播；丁肝传播途径与乙肝相似；戊肝传播途径与甲肝相似。故69题选C，70题选A。

A. 补充营养，定期复查肾功能、血压和垂体功能
B. 补充血容量、纠正酸中毒、使用血管活性药、应用糖皮质激素、强心
C. 抗病毒、减轻外渗、改善中毒症状和预防DIC
D. 稳定内环境、促进利尿、导泻和放血疗法、透析治疗
E. 维持水与电解质稳定，防治继发感染

71. 流行性出血热发热期的治疗原则是
72. 流行性出血热少尿期的治疗原则是

考点：流行性出血热的治疗★

解析：参见32题。故71题选C，72题选D。

A. 变质性炎
B. 化脓性炎
C. 增生性炎
D. 出血性炎

E. 假膜性炎

73. 流行性脑脊髓膜炎，病理变化为
74. 流行性乙型脑炎，其病理变化为

考点：流行性乙型脑炎、流行性脑脊髓膜炎的病理

解析：A为流行性乙型脑炎的病理改变。B为流行性脑脊髓膜炎的病理变化。C是增生性炎的病变特点。D是渗出性炎症的一个类型。E易发生于黏膜、浆膜和肺组织。故73题选B，74题选A。

A. 氟喹诺酮类
B. 复方磺胺甲噁唑
C. 头孢菌素类
D. 青霉素
E. 阿莫西林

75. 细菌性痢疾治疗首选的药物是
76. 流行性脑脊髓膜炎首选的药物是

考点：细菌性痢疾、流行性脑脊髓膜炎的治疗★

解析：喹诺酮类药物抗菌谱广，口服吸收好，耐药菌株相对较少。常用的有环丙沙星、左氧氟沙星、加替沙星等，为治疗细菌性痢疾的首选药物。目前青霉素对脑膜炎球菌仍为一种高度敏感的杀菌药物，故流行性脑脊髓膜炎首选药物是青霉素。故75题选A，76题选D。

A. 伤寒
B. 中毒型菌痢
C. 霍乱
D. 流行性乙型脑炎
E. 急性病毒性肝炎

77. 白细胞、血红蛋白均增高，多见于
78. 嗜酸性粒细胞减少或消失，多见于

考点：伤寒、霍乱的实验室检查与其他检查★

解析：伤寒外周血象可见嗜酸性粒细胞减少或消失；中毒性菌痢外周血象白细胞增多；霍乱因失水导致血液浓缩，故外周血象血红蛋白和白细胞计数均升高；流行性乙型脑炎外周血象白细胞总数升高，部分患者血象始终正常；急性病毒性肝炎外周血象白细胞总数正常或略升高。故77题选C，78题选A。

医学伦理学

【A1 型题】

1. 目前我国医学伦理学主要的研究方向是
   A. 研究道德问题
   B. 医学活动中的道德现象和道德关系
   C. 关于道德的学说和体系
   D. 生命伦理学发展的新阶段
   E. 临床医学问题

   考点：医学伦理学的研究对象★

   解析：医学伦理学的研究对象是医学活动中的道德现象、道德关系。故本题选 B。

2. 被称为我国"公共卫生事件应急体系建设的重要推动者"的是
   A. 钟南山
   B. 林巧稚
   C. 屠呦呦
   D. 孙思邈
   E. 张孝骞

   考点：中国当代医学家的道德境界

   解析：钟南山是我国"公共卫生事件应急体系建设的重要推动者"。林巧稚被称为"万婴之母"。屠呦呦是共和国勋章、诺贝尔生理学或医学奖、联合国教科文组织生命科学研究金奖等许多殊荣获得者，为人类健康事业做出了巨大贡献。孙思邈"论大医习业""论大医精诚"提出的医德原则和医德规范是中国传统医德的重要内容，成为后世医家行为的规范，和激励后世医家践行医德的精神力量。张孝骞被尊称为"医圣"、"协和"泰斗、"湘雅"轩辕。故本题选 A。

3. "上以疗君亲之疾，下以救贫贱之厄，中可保身长全"体现的医疗活动的原则是
   A. 尊重原则
   B. 保密原则
   C. 公益原则
   D. 审慎原则
   E. 公正原则

   考点：公正

   解析：《伤寒杂病论》指出："上以疗君亲之疾，下以救贫贱之厄，中可保身长全。"公正原则是指以形式公正与内容公正的有机统一为依据分配和实现医疗和健康利益的伦理原则，即具有同样医疗需要以及同等社会贡献和条件的病人应得到同样的医疗待遇。公正原则主要体现在两个方面，即医疗卫生资源分配公正和医学人际交往公正。病人虽有千差万别，但人人享有平等的生命健康权和医疗保健权。故本题选 E。

4. 对无伤原则的解释，正确的是
   A. 无伤原则就是消除任何医疗伤害
   B. 无伤原则就是要求医生对患者丝毫不能伤害
   C. 因绝大多数医疗行为都存在着不同程度的伤害，所以无伤原则是做不到的
   D. 无伤原则努力避免对患者造成不应有的伤害
   E. 对肿瘤患者进行化疗意味着绝对伤害

   考点：无伤

   解析：无伤原则从患者的利益出发，为患者提供最佳的诊治、护理，努力避免对患者造成不应有的伤害，不做过度检查，不做过度治疗。故本题选 D。

5. 下列各项，不属医患冲突原因的是
   A. 医疗服务态度
   B. 医生的道德修养
   C. 医生的医疗观
   D. 病人不愿支付医疗费用
   E. 医疗管理方面因素

   考点：影响医患关系的主要因素

   解析：影响医患关系的因素主要存在于医务人员、患者及其家属、管理和社会方面。①医生方面：医生的医疗观、道德修养、服务态度和责任感等。②病人方面：是否遵守就医道德、对医

务人员是否信任等。③管理、社会方面：医院管理制度是否科学完备、卫生法规是否健全、社会风气的影响。故本题选D。

6. 医患关系的模式是
   A. 主动-被动型，互相-合作型，平等参与型
   B. 主动-合作型，相互-指导型，共同参与型
   C. 主动-配合型，指导-合作型，共同参与型
   D. 主动-被动型，指导-合作型，共同参与型
   E. 主动-被动型，共同参与型，父权主义型

考点：医患关系的模式
解析：医患关系的模式：①主动-被动型；②指导-合作型；③共同参与型。故本题选D。

7. 尊重患者知情同意权，其正确的做法是
   A. 婴幼患儿可以由监护人决定其诊疗方案
   B. 家属无承诺，即使患者本人知情同意也不得给予手术
   C. 对特殊急诊患者的抢救都同样对待
   D. 无须做到患者完全知情
   E. 只经患者同意即可手术

考点：权利与义务
解析：患者的知情同意权是国际上公认的患者的基本权利之一，是患者与医生在临床医疗过程中权利和义务的体现。婴幼儿缺乏自主意识，可由监护人决定其诊疗方案。患者本人同意的情况下，即使无家属承诺，也可以进行手术。在特殊急诊抢救病人时，为了最大限度地争取时间，可以特殊对待。患者同意手术，在全面考虑手术适应证和患者实际状况的情况下，可以手术。故本题选A。

8. 在选择诊断方法、治疗药物时，应考虑患者的经济负担和社会医疗资源，这反映的是
   A. 知情同意原则
   B. 保护隐私原则
   C. 医疗公正原则
   D. 医疗最优化原则
   E. 效益最大化原则

考点：临床诊疗的道德原则
解析：最优化原则：在临床诊疗中，以最小的代价获得最大效益的决策原则，也叫最佳方案原则。其内容为：疗效最佳，安全无害，痛苦最小，耗费最少。最优化原则是最普通、最基本的治疗原则。故本题选D。

9. 下列各项，属中医四诊的道德要求的是
   A. 全面系统
   B. 安神定志
   C. 认真细致
   D. 加强联系
   E. 切忌片面

考点：中医四诊的道德要求
解析：中医四诊的道德要求：①安神定志。《素问·征四失论》中就指出："精神不专，志意不理"是医生失误的重要原因之一。为了排除医生主观因素的干扰，中医诊断疾病强调安神定志。②实事求是。故本题选B。

10. 下列各项，符合体格检查道德要求的是
   A. 尊重病人，心正无私
   B. 全神贯注，语言得当
   C. 客观求实，科学探索
   D. 安全保密，谨慎行事
   E. 综合分析，合理运用

考点：体格检查的道德要求
解析：体格检查的道德要求：①全面系统，认真细致；②关心体贴，减少痛苦；③尊重病人，心正无私。故本题选A。

11. 在使用辅助检查手段时，不适宜的是
   A. 认真严格地掌握适应证
   B. 可以广泛积极地依赖各种辅助检查
   C. 有利于提高医生诊治疾病的能力
   D. 必要检查能尽早确定诊断和进行治疗
   E. 应从患者的利益出发决定该做的项目

考点：辅助检查的道德要求
解析：辅助检查的道德要求：①目的明确，诊治需要；②知情同意，尽职尽责；③综合分析，切忌片面；④密切联系，加强协作。故本题选B。

12. 下列各项，不符合道德要求的是
   A. 尽量为患者选择安全有效的药物
   B. 要严格遵守各种抗生素的用药规则，尽可能开患者要求的好药，贵重药物
   C. 在医疗过程中要为患者保守秘密
   D. 对婴幼患儿、老年病人的用药应该谨慎，防止肾功能损害
   E. 钻研药理知识，防止粗疏和盲目用药

考点：药物治疗的道德要求
解析：药物治疗的道德要求：①对症下药，

剂量安全；②合理配伍，细致观察；③节约费用，公正分配。故本题选B。

13. 在我国实施人类辅助生殖技术，下列各项中违背卫生部制定的伦理原则的是
   A. 使用捐赠的精子
   B. 使用捐赠的卵子
   C. 实施亲属代孕
   D. 实施卵胞浆内单精注射
   E. 使用捐赠的胚胎

考点：实施人类辅助生殖技术的伦理原则

解析：实施人类辅助生殖技术的伦理原则：①有利于患者的原则；②夫妻双方自愿和知情同意的原则；③确保后代健康的原则；④维护社会公益的原则；⑤互盲和保密的原则；⑥严防精子、卵子商品化的原则；⑦伦理监督原则。实施亲属代孕不符合上述原则。故本题选C。

14. 医德评价的方式是
   A. 社会舆论
   B. 社会舆论、内心信念、传统习俗
   C. 疗效标准、社会标准、科学标准
   D. 社会舆论
   E. 内心信念

考点：医学道德评价的方式

解析：社会舆论、内心信念、传统习俗是医德评价的方式；医德评价的标准是疗效标准、社会标准和科学标准。故本题选B。

【B1型题】

   A. 医学关系中的主体在道义上应享有的权利和利益
   B. 医学关系中的主体在道义上应履行的职责和使命
   C. 医务人员在履行义务的过程中形成的道德责任感和自我评价能力
   D. 医学关系中的主体因履行道德职责受到褒奖而产生的自我赞赏
   E. 医务人员对患者、对医疗卫生工作的职业态度和内心体验

15. 作为医学伦理学基本范畴的良心是指
16. 作为医学伦理学基本范畴的情感是指

考点：情感与良心

解析：医学道德情感是医务人员对患者、对医疗卫生工作的职业态度和内心体验，是建立在对患者的生命和健康高度负责基础上的。医学道德良心是医务人员道德情感的深化，是医务人员在履行义务的过程中形成的道德责任感和自我评价能力。故15题选C，16题选E。

   A. 医患关系是一种民事法律关系
   B. 医患关系是医学伦理学的核心问题和主要研究对象
   C. 医患关系是一种商家与消费者的关系
   D. 医患关系是包括非技术性和技术性方面的关系
   E. 医患关系是患者与治疗者在诊疗和保健中所建立的联系

17. 概括医患关系内涵的是
18. 概括医患关系内容的是

考点：医患关系

解析：医患关系是医疗活动中首要的关系，是医学伦理学的核心问题和主要研究对象。医患关系的内容可分为技术方面的关系和非技术方面的关系两部分。故17题选B，18题选D。

卫生法规

【A1 型题】

1. 我国依法制定卫生行政法规的国家机构是
　A. 国务院
　B. 卫生行政部门
　C. 最高人民法院
　D. 全国人大及其常委会
　E. 地方人民政府

考点：卫生法的渊源★

解析：国务院根据宪法和法律制订行政法规，由总理签署国务院令公布。故本题选 A。

2. 法律效力仅次于宪法的是
　A. 自治条例
　B. 法律
　C. 卫生国际条约
　D. 卫生部门规章
　E. 卫生行政法规

考点：卫生法的渊源★

解析：法律作为卫生法的渊源，包括由全国人民代表大会制定的基本法律和由全国人民代表大会常务委员会制定的非基本法律，其法律效力仅次于《宪法》。卫生部门规章不得与《宪法》、法律、行政法规相抵触。卫生行政法规的法律效力低于法律而高于地方性法规。故本题选 B。

3. 不属于卫生法基本原则的是
　A. 预防为主
　B. 卫生保护
　C. 保护社会健康
　D. 公平
　E. 祖国传统医学与现代医学相结合

考点：卫生法的基本原则

解析：卫生法的基本原则是卫生保护原则、预防为主原则、公平原则、保护社会健康原则、患者自主原则。故本题选 E。

4. 目前，我国卫生法规中所涉及的民事责任的主要承担方式是
　A. 恢复原状
　B. 赔偿损失
　C. 停止侵害
　D. 消除危险
　E. 支付违约金

考点：卫生民事责任的承担方式

解析：承担民事责任的方式有：①停止侵害；②排除妨碍；③消除危险；④返还财产；⑤恢复原状；⑥修理、重做、更换；⑦继续履行；⑧赔偿损失；⑨支付违约金；⑩消除影响、恢复名誉；⑪赔礼道歉。卫生法所涉及的民事责任以赔偿损失为主要形式。故本题选 B。

5. 下列各项，属于行政处罚的是
　A. 罚款
　B. 降级
　C. 赔偿损失
　D. 撤职
　E. 赔礼道歉

考点：卫生行政处罚的种类

解析：行政处罚的种类：①警告；②罚款；③没收违法所得、没收非法财物；④责令停产、停业；⑤暂扣或者吊销有关许可证等。故本题选 A。

6. 受理申请医师注册的卫生健康主管部门除《医师法》规定不予注册的情形外，应当自收到申请之日起多少工作日内准予注册，将注册信息录入国家信息平台，并发给医师执业证书
　A. 10
　B. 15
　C. 20
　D. 30
　E. 40

考点：执业医师注册的条件及办理★

解析：《医师法》第十三条规定：取得医师资格的，可以向所在地县级以上地方人民政府卫生健康主管部门申请注册。除有本法规定不予注册的情形外，卫生健康主管部门应当自受理申请之日起二十个工作日内准予注册，将注册信息录入国家信息平台，并发给医师执业证书。故本题选 C。

7. 某医科大学医学专业本科生 2020 年 7 月毕业后分配到三级医院从事临床工作，同年 12 月擅自另行开设诊所独立行医。依据《中华人民共和国医师法》，其行为属于
   A. 未取得医师资格非法行医
   B. 执业医师行医
   C. 执业助理医师行医
   D. 个体行医
   E. 未办理手续非法行医
   考点：执业医师注册的条件及办理 ★
   解析：《医师法》第十二条规定：医师资格考试成绩合格，取得执业医师资格或者执业助理医师资格，发给医师资格证书。医师资格考试的目的是检验、评价申请医师资格者是否具备从事医学实践所必需的基本专业知识与能力。经医师资格考试合格的人员即可依法取得相应的医师资格（执业医师资格或执业助理医师资格）。取得医师资格即具有法律规定的医师行业的准入资格，按照法律及有关规定，经注册取得医师执业证书等法定证件者，可从事医师工作。不具有医师资格的人员，不得以任何形式开展诊疗活动（即开展医师执业活动），否则即为非法行医。第二十条规定：医师个体行医应当依法办理审批或者备案手续。执业医师个体行医，须经注册后在医疗卫生机构中执业满五年。该医生在未取得医师资格，且未办理相关审批或者备案手续情况下，个体行医，属于非法行医。故本题选 A。

8. 王某 2018 年于某中医药大学毕业后进入县中医院工作，并于 2019 年经考试取得中医执业资格，目前王某想申请个体行医，依据我国《医师法》的相关规定，卫生健康主管部门应
   A. 批准其个体行医资格申请
   B. 要求其应具备主治医师资格
   C. 要求其参加国家临床中医专业技术资格考试
   D. 要求其能保证个体行医质量，才能予以受理申请
   E. 要求其经执业医师注册后在医疗机构中执业满 5 年

考点：执业医师注册的条件及办理 ★
解析：参见 7 题。故本题选 E。

9. 负责本行政区域医师管理工作的机构是
   A. 县级以上人民政府劳动人事主管部门
   B. 县级以上人民政府工商行政主管部门
   C. 县级以上人民政府卫生健康主管部门
   D. 各级医师协会
   E. 各级政府
   考点：执业医师注册的条件及办理 ★
   解析：《医师法》第四条规定，国务院卫生健康主管部门负责全国的医师管理工作。县级以上地方人民政府卫生健康主管部门负责本行政区域内的医师管理工作。取得医师资格的，可以向所在地县级以上地方人民政府卫生健康主管部门申请注册。故本题选 C。

10. 下列属于执业医师义务的是
    A. 从事医学教育、研究、学术交流
    B. 获取劳动报酬，参加社会保险，享受国家规定的福利待遇
    C. 遵循药品临床应用指导原则、临床诊疗指南和药品说明书等合理用药
    D. 宣传推广与岗位相适应的健康科普知识，对公众进行健康教育和健康指导
    E. 对所在医疗卫生机构和卫生健康主管部门的工作提出意见和建议
    考点：执业医师的义务
    解析：执业医师的义务：①树立敬业精神，恪守职业道德，履行医师职责，尽职尽责救治患者，执行疫情防控等公共卫生措施。②遵循临床诊疗指南，遵守临床技术操作规范和医学伦理规范等。③尊重、关心、爱护患者，依法保护患者隐私和个人信息。④努力钻研业务，更新知识，提高医学专业技术能力和水平，提升医疗卫生服务质量。⑤宣传推广与岗位相适应的健康科普知识，对患者及公众进行健康教育和健康指导。⑥法律、法规规定的其他义务。A、B、E 是执业医师的权利，C 是医师执业规则。故本题选 D。

11. 某药业公司将其他药品冒充感冒药销售，该药属于
    A. 劣药
    B. 假药
    C. 特殊管理药品
    D. 非处方药
    E. 失效药品
    考点：禁止生产（包括配制）、销售假药 ★

解析：有下列情形之一的为假药：①药品所含成分与国家药品标准规定的成分不符的。②以非药品冒充药品或者以他种药品冒充此种药品的。③变质的药品；④药品所标明的适应证或者功能主治超出规定范围。故本题选 B。

12.《药品管理法》规定对四类药品实行特殊管理，下列药品中，不属于法定特殊管理药品的是

A. 生化药品
B. 麻醉药品
C. 精神药品
D. 放射性药品
E. 医疗用毒性药品

考点：特殊药品的分类

解析：特殊药品包括麻醉药品、精神药品、医疗用毒性药品、放射性药品等，国家对其实行特殊管理。故本题选 A。

13. 依照《麻醉药品管理办法》的规定，麻醉药品的处方剂量，每张处方注射剂不得超过多少的常用量

A. 1 次
B. 3 次
C. 5 日
D. 7 日
E. 14 日

考点：麻醉药品管理的相关规定

解析：《处方管理办法》第二十三条规定：为门（急）诊患者开具的麻醉药品注射剂，每张处方为一次常用量；控缓释制剂，每张处方不得超过 7 日常用量；其他剂型，每张处方不得超过 3 日常用量。故本题选 A。

14. 除特殊需要外，第一类精神药品的其他剂型处方，每次不得超过多少日的常用量

A. 1 日
B. 3 日
C. 5 日
D. 7 日
E. 14 日

考点：精神药品管理的相关规定★

解析：《处方管理办法》第二十三条规定：为门（急）诊患者开具的第一类精神药品注射剂，每张处方为 1 次常用量；控缓释制剂，每张处方不得超过 7 日常用量；其他剂型，每张处方不得超过 3 日常用量。哌甲酯用于治疗儿童多动症时，每张处方不得超过 15 日常用量。故本题选 B。

15. 门（急）诊癌症的精神类注射剂用量是

A. 1 日常用量
B. 2 日常用量
C. 3 日常用量
D. 1 日极量
E. 2 日极量

考点：精神药品管理的相关规定★

解析：《处方管理办法》第二十四条规定：为门（急）诊癌症疼痛患者和中、重度慢性疼痛患者开具的麻醉药品、第一类精神药品注射剂，每张处方不得超过 3 日常用量；控缓释制剂，每张处方不得超过 15 日常用量；其他剂型，每张处方不得超过 7 日常用量。故本题选 C。

16. 医用毒性药品，每次处方剂量不得超过

A. 15 日常用量
B. 7 日常用量
C. 3 日常用量
D. 5 日极量
E. 2 日极量

考点：医疗用毒性药品管理的相关规定

解析：《医疗用毒性药品管理办法》第九条规定：医疗单位供应和调配毒性药品，凭医师签名的正式处方。每次处方剂量不得超过 2 日极量。故本题选 E。

17. 某药店经营者为贪图利益而违法销售超过有效期的药品，依据《药品管理法》第 75 条的规定，其所在地的药品监督管理行政执法机构应给予的处罚是没收违法销售药品和违法所得，并

A. 处以非法所得十倍以上二十倍以下的罚款
B. 处以非法所得二倍以上五倍以下罚款
C. 处以二千元以上五千元以下的罚款
D. 处以违法销售药品货值金额两倍以上五倍以下的罚款
E. 处以违法销售药品货值金额一倍以上三倍以下的罚款

考点：《药品管理法》规定的行政责任

解析：超过有效期的药品属于劣药。《药品管理法》第七十五条规定：生产、销售劣药的，没收违法生产、销售的药品和违法所得，并处违法生产、销售药品货值金额十倍以上二十倍以下的罚款；情节严重的，责令停产、停业整顿或者吊销药品批准证明文件、吊销药品生产许可证、

药品经营许可证或者医疗机构制剂许可证。故本题选 A。

18. 我国的《传染病防治法》规定的甲类传染病是

A. 鼠疫、艾滋病
B. 鼠疫、霍乱
C. 鼠疫、霍乱、艾滋病
D. 鼠疫、霍乱、伤寒和副伤寒
E. 鼠疫、霍乱、艾滋病、伤寒和副伤寒

考点：法定传染病的分类★

解析：传染病分为甲类、乙类和丙类。甲类传染病是指鼠疫、霍乱。乙类传染病是指传染性非典型肺炎、艾滋病、病毒性肝炎、脊髓灰质炎、人感染高致病性禽流感、人感染 H7N9 禽流感、麻疹、流行性出血热、狂犬病、流行性乙型脑炎、登革热、炭疽、细菌性和阿米巴性痢疾、肺结核、伤寒和副伤寒、流行性脑脊髓膜炎、百日咳、白喉、新生儿破伤风、猩红热、布鲁氏菌病、淋病、梅毒、钩端螺旋体病、血吸虫病、疟疾、新型冠状病毒肺炎。丙类传染病是指流行性感冒（甲型 H1N1 流感）、流行性腮腺炎、风疹、急性出血性结膜炎、麻风病、流行性和地方性斑疹伤寒、黑热病、包虫病、丝虫病，除霍乱、细菌性和阿米巴性痢疾、伤寒和副伤寒以外的感染性腹泻病、手足口病。排除 A、C、D、E 选项。故本题选 B。

19. 下列不属于乙类传染病的是

A. 艾滋病
B. 病毒性肝炎
C. 流行性感冒
D. 狂犬病
E. 麻疹

考点：法定传染病的分类★

解析：参见 18 题。故本题选 C。

20. 属于丙类传染病的病种是

A. 艾滋病
B. 肺结核
C. 传染性非典型肺炎
D. 人感染高致病性禽流感
E. 流行性腮腺炎

考点：法定传染病的分类★

解析：参见 18 题。故本题选 E。

21. 下列属于乙类传染病，但是采取甲类传染病的预防、控制措施的是

A. 艾滋病
B. 传染性非典型肺炎
C. 流行性出血热
D. 登革热
E. 血吸虫病

考点：法定传染病的分类★

解析：对乙类传染病中传染性非典型肺炎、炭疽中的肺炭疽、新型冠状病毒肺炎，采取《中华人民共和国传染病防治法》所称甲类传染病的预防、控制措施。其他乙类传染病和突发原因不明的传染病需要采取本法所称甲类传染病的预防、控制措施的，由国务院卫生行政部门及时报经国务院批准后予以公布、实施。故本题选 B。

22. 为保证儿童及时接受预防接种，医疗机构与儿童的监护人员应当

A. 订立合同
B. 共同协商
C. 先由医疗机构提出
D. 先由监护人提出
E. 相互配合

考点：国家建立传染病预防的相关制度

解析：《传染病防治法》第十五条规定：国家对儿童实行预防接种证制度。国家免疫规划项目的预防接种实行免费。医疗机构、疾病预防控制机构与儿童的监护人应当相互配合，保证儿童及时接受预防接种。具体办法由国务院制定。故本题选 E。

23. 定期公布传染病疫情信息的部门是

A. 国务院
B. 省人民政府卫生行政部门
C. 县级以上地方人民政府
D. 医疗机构
E. 国务院卫生行政部门

考点：传染病疫情的通报和公布

解析：《传染病防治法》第三十八条规定：国家建立传染病疫情信息公布制度。国务院卫生行政部门定期公布全国传染病疫情信息。省、自治区、直辖市人民政府卫生行政部门定期公布本行政区域的传染病疫情信息。故本题选 E。

24. 负责建立重大、紧急疫情信息报告系统的部门是

A. 国务院卫生行政主管部门
B. 国务院事务管理局
C. 省级人民政府
D. 各级医疗机构

E. 县级以上地方人民政府

考点：突发公共卫生事件应急报告制度与报告情形

解析：国务院卫生行政主管部门制定突发事件应急报告规范，建立重大、紧急疫情信息报告系统。省、自治区、直辖市人民政府根据全国突发事件应急预案，结合本地实际情况，制定本行政区域的突发事件应急预案。故本题选 A。

25. 发现不明原因的群体性疾病的，医疗机构向所在地县级人民政府卫生行政主管部门报告的时限要求在

　　A. 12 小时内
　　B. 10 小时内
　　C. 6 小时内
　　D. 2 小时内
　　E. 1 小时内

考点：突发公共卫生事件报告情形

解析：发现不明原因的群体性疾病的，医疗机构应当在 2 小时内向所在地县级人民政府卫生行政主管部门报告。故本题选 D。

【B1 型题】

　　A. 医生的诊疗权
　　B. 医生的健康教育权
　　C. 医生接受医学继续教育权
　　D. 医生的特殊干涉权
　　E. 医生对自己的保护权

26. 医生参加专业培训，学习新知识、新技能，行使的权利是

27. 医生根据患者情况对其所患疾病做出诊断、治疗，行使的权利是

考点：执业医师的权利

解析：现代社会和科学技术的不断发展，要求医师及时更新知识，调整知识结构，不断提高道德修养和业务水平，属于医师的医学继续教育权。这是医师的权利，也是医师的义务。在注册的执业范围内，医师有权根据病人的情况进行必要的医学诊疗检查，选择恰当的医疗方案，预防措施、保健方法帮助病人恢复健康；有权依据病情、疫情的需要进行疾病调查或流行病学调查，采取预防措施和必要的医学处置；同时医师有权根据病人的需要和医疗结果出具相应的医学证明，属于医疗诊治权。这是医师从事执业活动享有的基本权利。故 26 题选 C，27 题选 A。

　　A. 劣药
　　B. 假药
　　C. 保健药品
　　D. 非处方用药
　　E. 特殊药品

28. 药品所含成分的名称与国家药品标准或者省、自治区、直辖市药品标准规定不符合的是

29. 药品成分的含量与国家药品标准或者省、自治区、直辖市药品标准规定不符合的是

考点：禁止生产（包括配制）、销售假药、劣药★

解析：有下列情形之一的，为劣药：①药品成分的含量不符合国家药品标准；②被污染的药品；③未标明或者更改有效期的药品；④未注明或者更改产品批号的药品；⑤超过有效期的药品；⑥擅自添加防腐剂、辅料的药品；⑦其他不符合药品标准的药品。余参见 11 题。故 28 题选 B，29 题选 A。

　　A. 在必要时可以采取停工、停业、停课等措施
　　B. 承担本单位的传染病预防、控制和责任区域内的传染病预防工作
　　C. 对甲类传染病疫区实施封锁管理
　　D. 承担责任范围内的传染病监测管理工作
　　E. 对违反《中华人民共和国传染病防治法》的行为给予行政处罚

30. 各级各类卫生防疫机构按照专业分工应

31. 各级各类医疗保健机构设立的预防保健组织或人员应

考点：各级医疗机构在传染病预防控制中的职责

解析：各级医疗机构必须严格执行国务院卫生行政部门规定的管理制度、操作规范，防止传染病的医源性感染和医院感染。应当确定专门的部门或者人员，承担传染病疫情报告、本单位的传染病预防、控制以及责任区域内的传染病预防工作；承担医疗活动中与医院感染有关的危险因素监测、安全防护、消毒、隔离和医疗废物处置工作。各级疾病预防控制机构在传染病预防控制中履行下列职责：①实施传染病预防控制规划、计划和方案；②收集、分析和报告传染病监测信息，预测传染病的发生、流行趋势；③开展对传染病疫情和突发公共卫生事件的流行病学调查、现场处理及其效果评

价；④开展传染病实验室检测、诊断、病原学鉴定；⑤实施免疫规划，负责预防性生物制品的使用管理；⑥开展健康教育、咨询，普及传染病防治知识；⑦指导、培训下级疾病预防控制机构及其工作人员开展传染病监测工作；⑧开展传染病防治应用性研究和卫生评价，提供技术咨询。故30题选D，31题选B。